U0145984

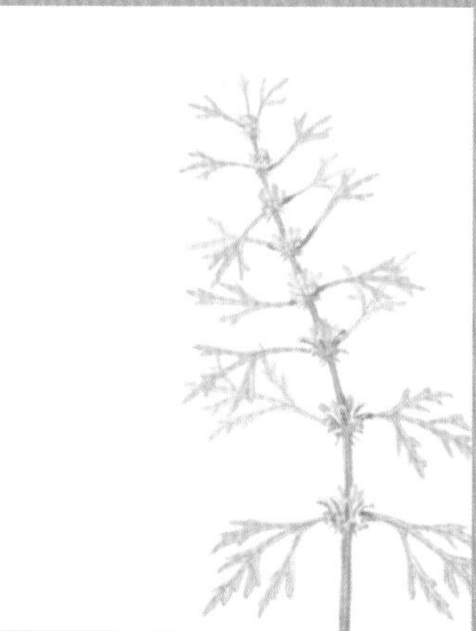

老中医养生堂　编著

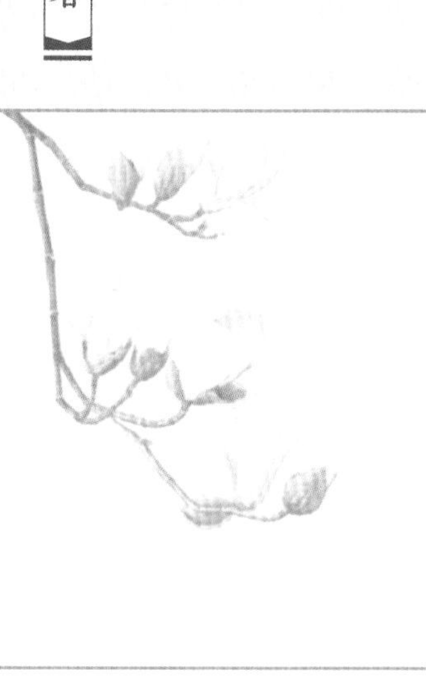

中草药对照使用图鉴

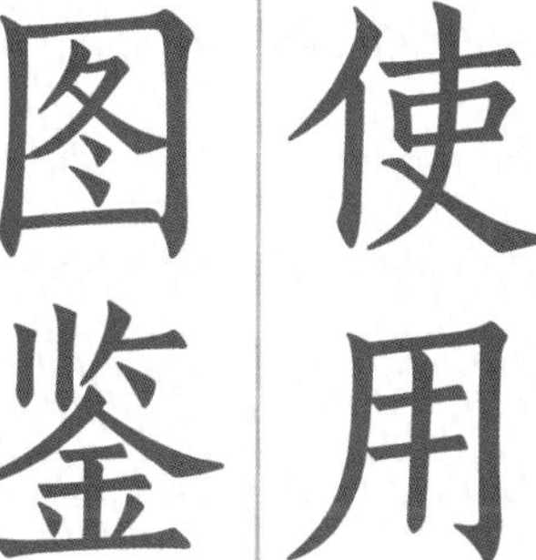

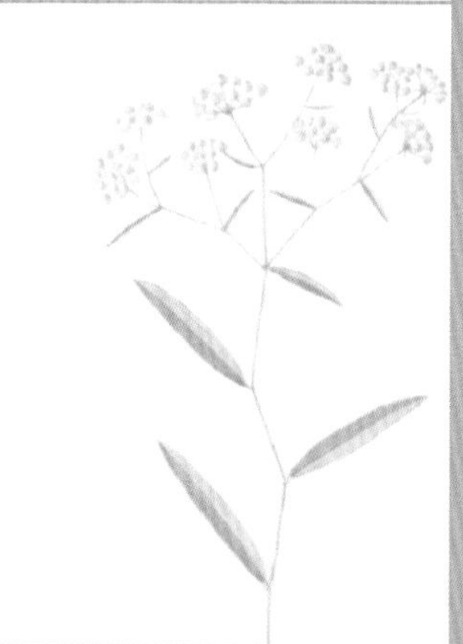

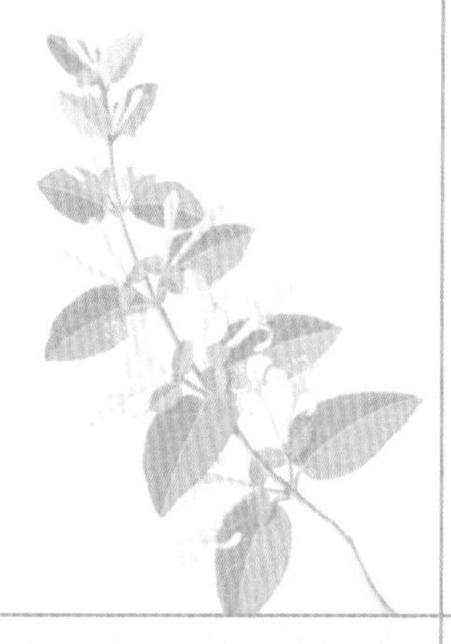

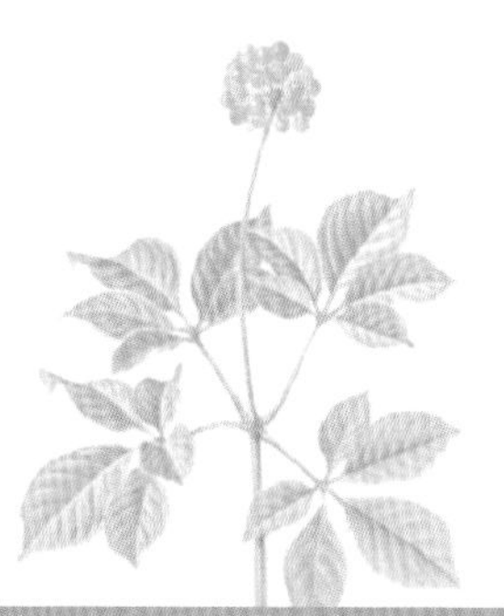

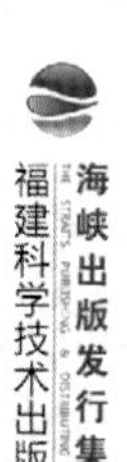

海峡出版发行集团
THE STRAITS PUBLISHING & DISTRIBUTING GROUP
福建科学技术出版社

图书在版编目（CIP）数据

中草药对照使用图鉴 / 老中医养生堂编著．—福州：福建科学技术出版社，2024.3

ISBN 978-7-5335-7173-3

Ⅰ．①中… Ⅱ．①老… Ⅲ．①中草药－图集 Ⅳ．①R28-64

中国国家版本馆 CIP 数据核字（2024）第 001148 号

书　　名	**中草药对照使用图鉴**
编　　著	老中医养生堂
出版发行	福建科学技术出版社
社　　址	福州市东水路76号（邮编350001）
网　　址	www.fjstp.com
经　　销	福建新华发行（集团）有限责任公司
印　　刷	福建新华联合印务集团有限公司
开　　本	787毫米×1092毫米　1/16
印　　张	16.5
字　　数	356千字
插　　页	4
版　　次	2024年3月第1版
印　　次	2024年3月第1次印刷
书　　号	ISBN 978-7-5335-7173-3
定　　价	98.00元

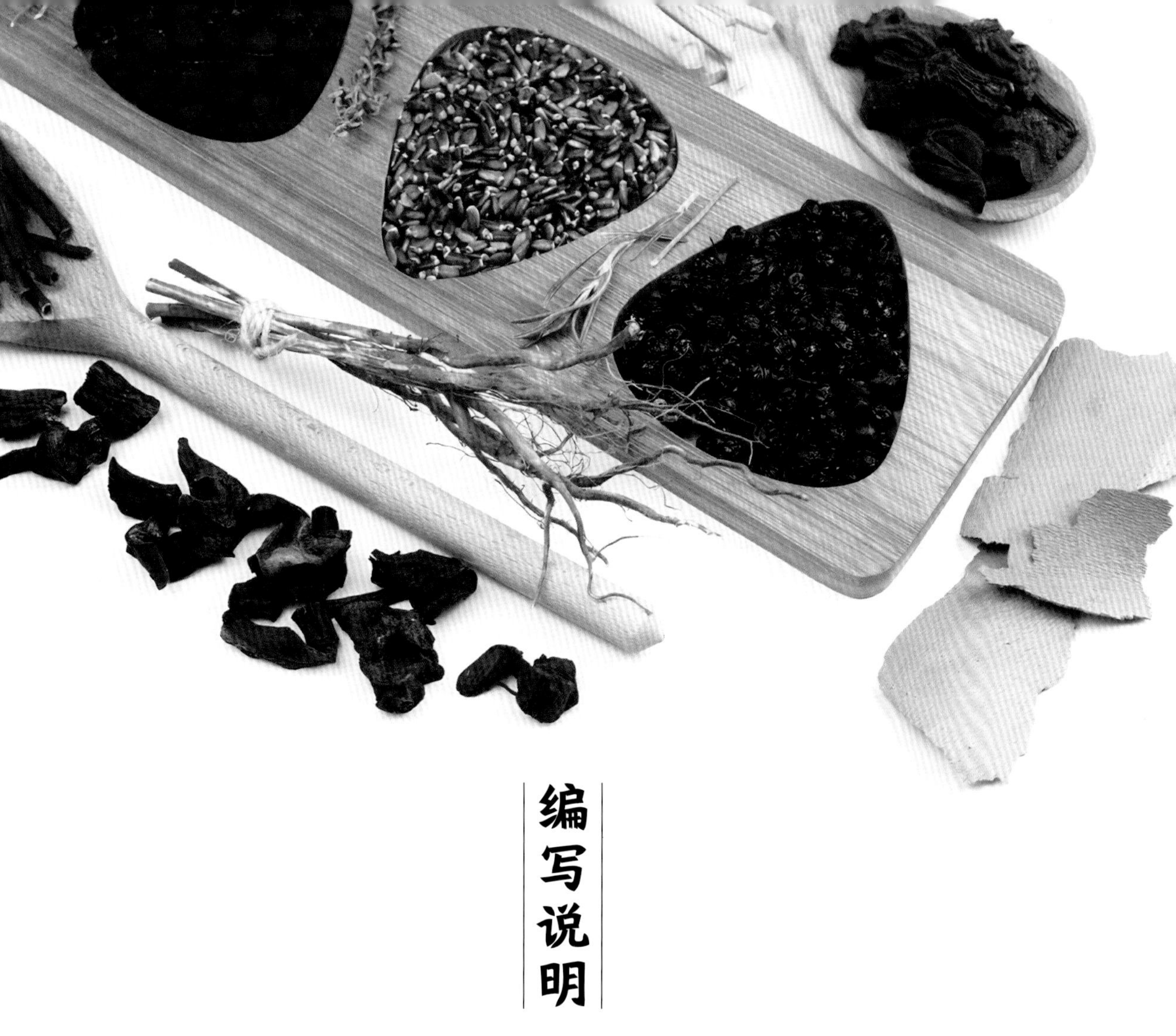

编写说明

中医中药是中华传统文化的重要组成部分，中草药凭借其独特的药用价值，走进了百姓的日常生活。本书精选了 401 种野外常见中草药及相对应的中药材，按功效分类，记录其别名、性味、来源、形态特征、功效主治、用法用量、实用验方及注意事项等内容。各品种收录中药原植物图与中药材图，让读者既可以在山间田野里识认中草药，又能在药房里正确分辨中药材。

为了让读者更好地使用本书，现对本书的编写做以下说明。

1. 药名、来源、别名　参考《中华人民共和国药典》（2020 年版）、《中药大辞典》（第二版）收录药材中文名、来源。别名为常用的俗名、地方名。

2. 形态特征　介绍原植物的形态特征。对存在多来源原植物的品种，选取其中较常见的原植物品种予以详解，并在图片上注明植物名。

3. 实用验方　以专家团队丰富的临床经验为基础，荟萃各地验方而成。不同地域对同一药材存在命名不同的情况，读者使用验方时可对照药物“别名”一项。该部分方剂是各医师结合临床实际所开的经验方，故存在部分药物使用剂量与书中“用法用量”不一致的情况。因此，建议读者使用前请教专业的医师或药师，避免误食或滥用。

4. 用法用量　系临床上该中药材的常用剂量，并注明出有毒药物。对于书中所提到的一些有毒药物，如川乌、朱砂等，以及方剂中药物的用法用量，需依个人体质差异来调整，希望读者能够参考书中的注意事项，或在使用前请教专业的医师或药师，以免造成身体不适或病情延误。

最后，感谢香港浸会大学陈虎彪教授为本书提供精美、高清的植物图，本书所收录的原植物图片均由陈虎彪教授提供。衷心希望本书能够更好地为广大读者提供识药认药的帮助，满足广大读者的需求，同时也能为我国的中医药发展事业略尽绵薄之力！

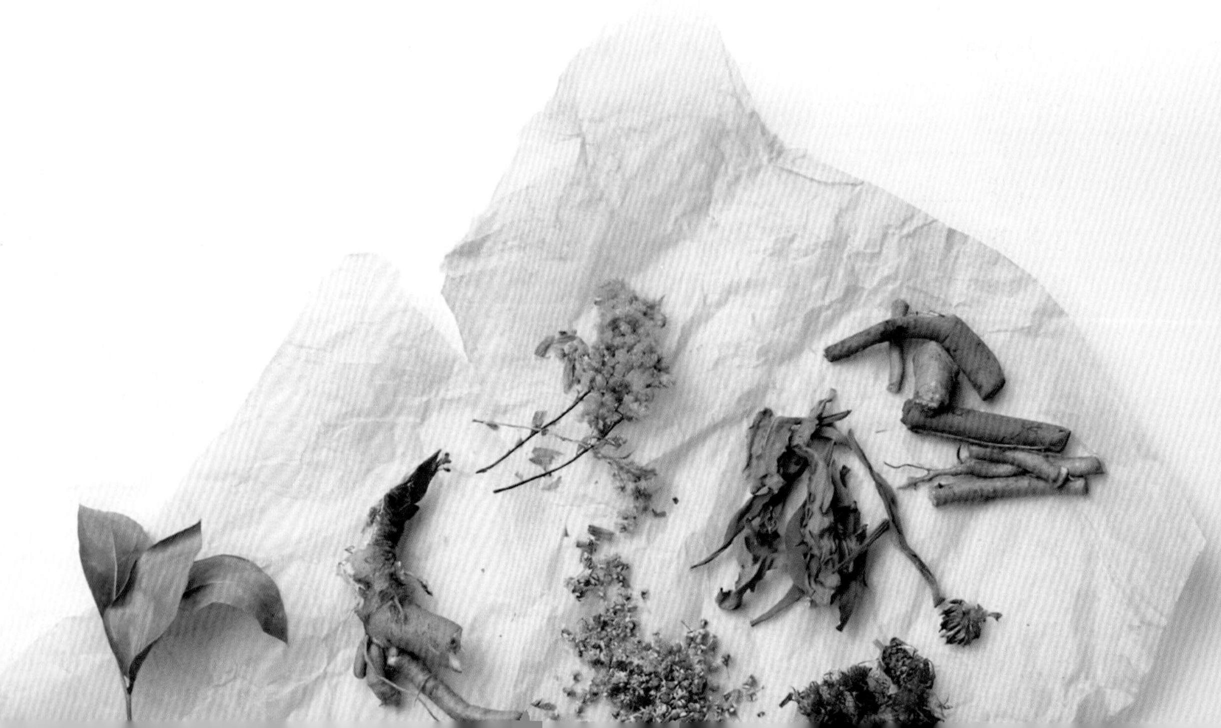

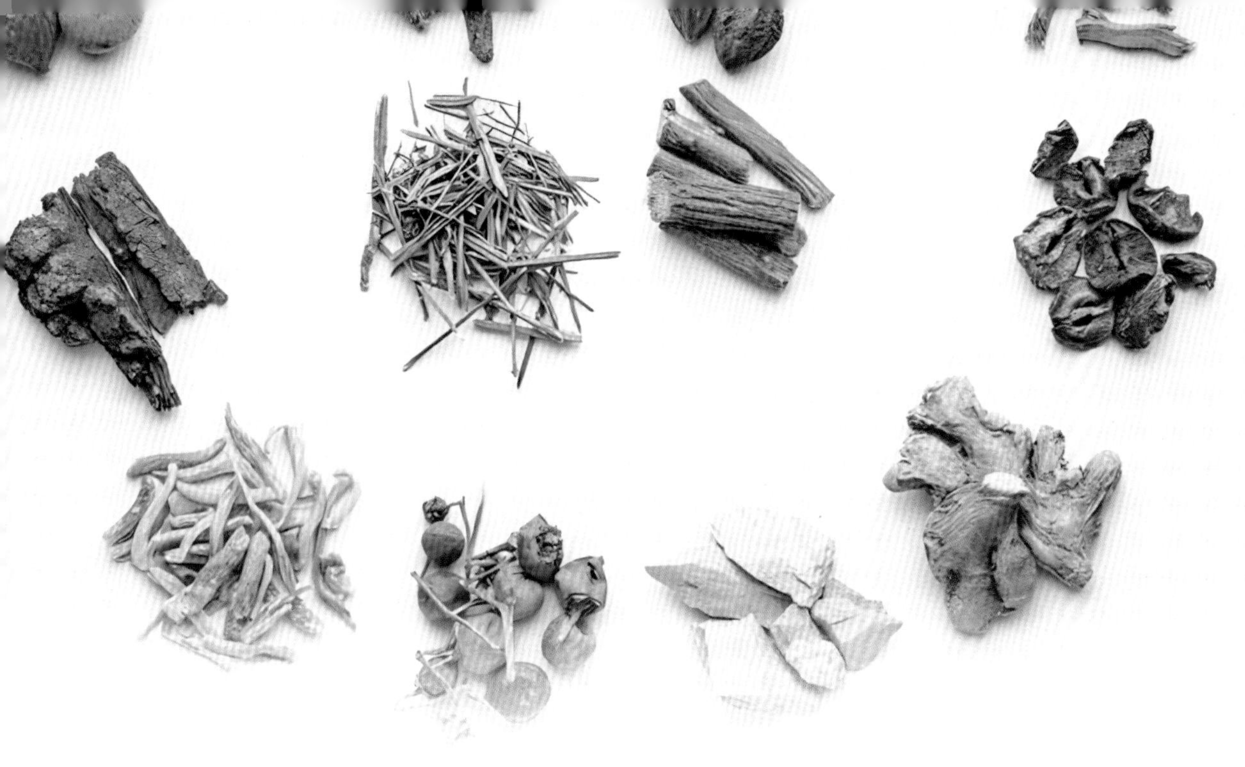

目录

解表药

清热药

泻下药

祛风湿药

化湿药

利水渗湿药

温里药

理气药

消食药

驱虫药

止血药

活血化瘀药

化痰止咳平喘药

安神药

平肝息风药

开窍药

补虚药

收涩药

涌吐药

攻毒杀虫止痒药

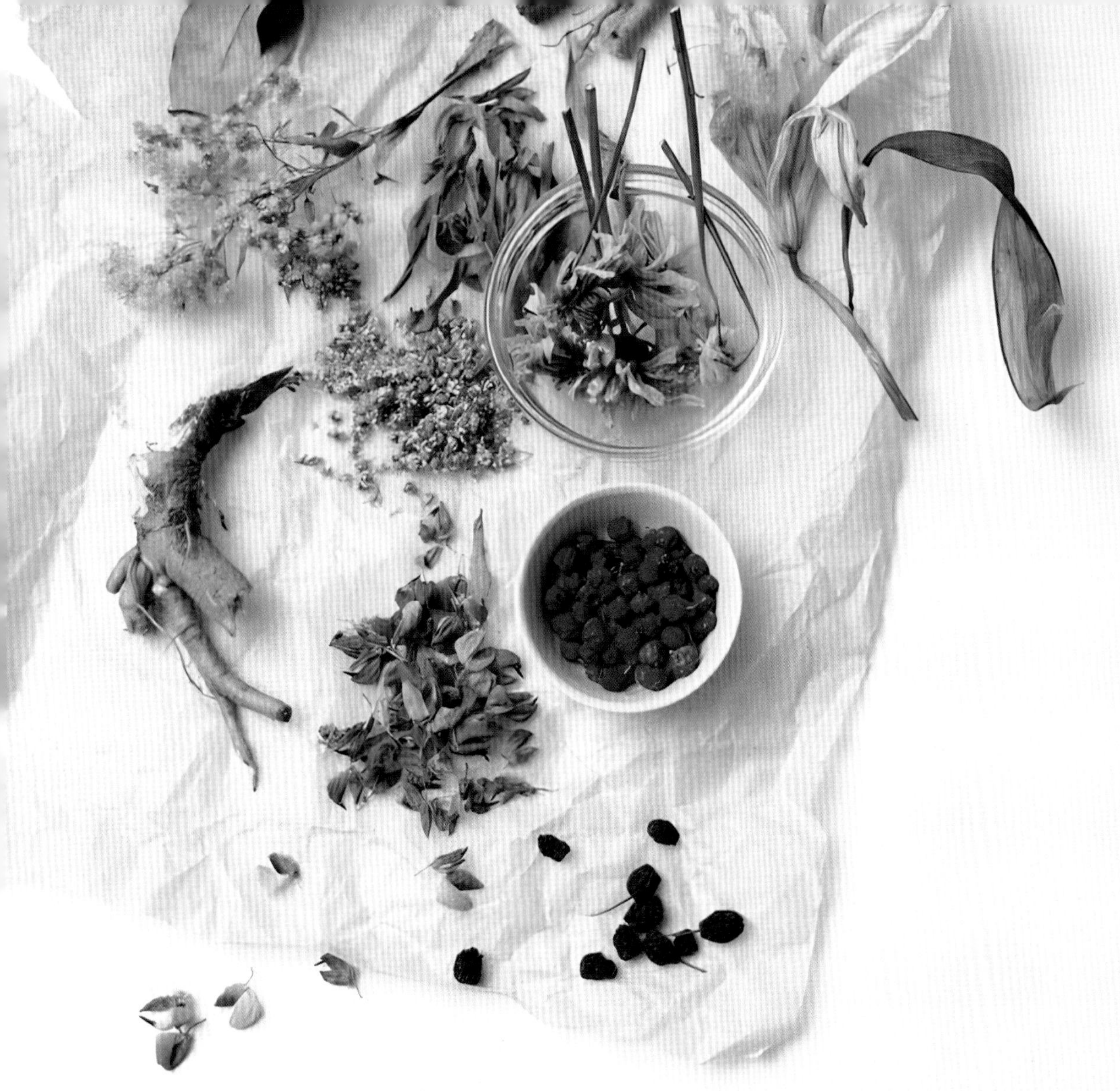

解表药

jie biao yao

1. 麻黄

别名：龙沙、卑相、卑盐。
性味：辛、微苦，温。

来　　源　麻黄科植物草麻黄 *Ephedra sinica*、中麻黄 *E. intermedia* 或木贼麻黄 *E. equisetina* 的干燥草质茎。

形态描述　草本状灌木，高 20~40cm。木质茎短或成匍匐状，小枝直伸或微曲，表面细纵槽纹常不明显。叶 2 裂，裂片锐三角形，先端急尖。雄球花多成复穗状，常具总梗，苞片通常 4 对，雄蕊 7~8，花丝合生，稀先端稍分离；雌球花单生，在幼枝上顶生，在老枝上腋生，常在成熟过程中基部有梗抽出，花成熟时肉质红色，近圆球形；种子通常 2 粒，包于苞片内，三角状卵圆形或宽卵圆形，表面具细皱纹，种脐明显，半圆形。花、果期 5~9 月。

注意事项　凡素体虚弱而自汗、盗汗、气喘者均忌服。

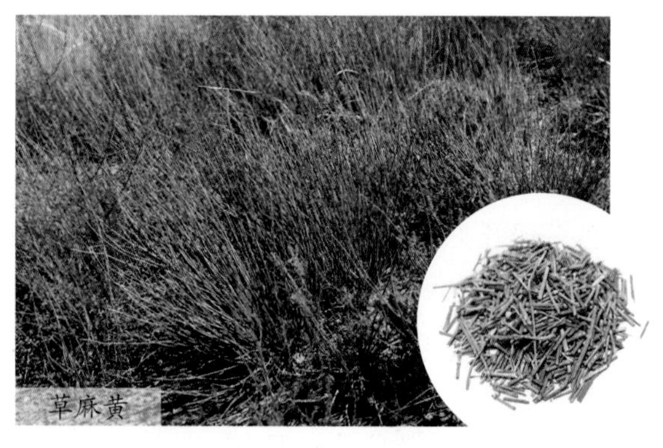
草麻黄

功效主治　发汗散寒，宣肺平喘，利水消肿。用于风寒感冒，胸闷喘咳，风水浮肿。

用法用量　2~10g。

实用验方　**小儿腹泻：**麻黄 2~4g，前胡 4~8g，水煎，取汁 300mL，稍加白糖，频频口服。**支气管哮喘：**紫苏子、白果、杏仁、桑白皮、黄芩、半夏、款冬花、麻黄、葶苈子各 10g，鱼腥草、生石膏各 30g，甘草 5g，水煎，每日 1 剂，早晚分服，2 周为 1 个疗程。

2. 桂枝

别名：柳桂。
性味：辛、甘，温。

来　　源　樟科植物肉桂 *Cinnamomum cassia* 的干燥嫩枝。

形态描述　中等大乔木。一年生枝条圆柱形，黑褐色，当年生枝条多少四棱形，黄褐色，具纵向细条纹，密被灰黄色短绒毛。叶互生或近对生，长椭圆形至近披针形，革质，边缘软骨质，内卷，上面绿色，有光泽，无毛，下面淡绿色，疏被黄色短绒毛，离基三出脉，侧脉近对生。圆锥花序腋生或近顶生，三级分枝，分枝末端为 3 花的聚伞花序。花白色，被黄褐色短绒毛。果椭圆形，成熟时黑紫色，无毛。花期 6~8 月，果期 10~12 月。

注意事项　热病高热、阴虚火旺、血热妄行者禁服，孕妇慎用。

功效主治　发汗解肌，温通经脉，助阳化气，平冲降气。用于风寒感冒，脘腹冷痛，血寒经闭，关节痹痛，痰饮，水肿，心悸，奔豚。

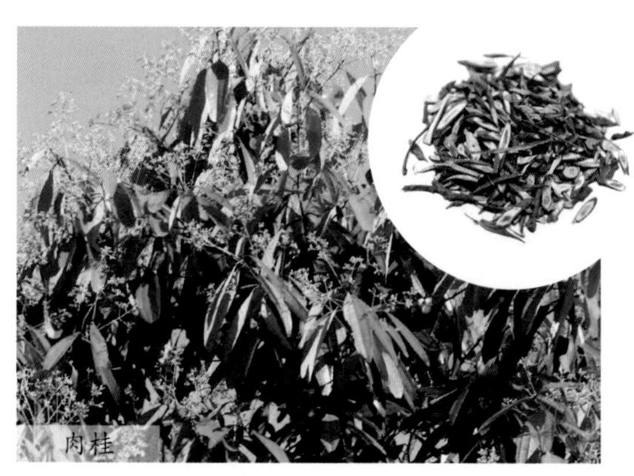
肉桂

用法用量　3~10g。

实用验方　**风寒感冒，表虚有汗：**桂枝、白芍、生姜各 6g，大枣 2 枚，炙甘草 3g，水煎服。**更年期综合征：**桂枝、制半夏、黄芪、生大黄各 9g，龙骨、牡蛎各 30g，炙甘草 3g，水煎服，每日 1 剂，分 2 次服。**窦性心动过缓：**桂枝 20g，党参 30g，炙甘草 10g，水煎服。

3. 紫苏叶

别名：苏、苏叶、紫菜。
性味：辛，温。

来　　源　唇形科植物紫苏 *Perilla frutescens* 的干燥叶（或带嫩枝）。

形态描述　一年生直立草本，高 0.3~2m。茎绿色或紫色，钝四棱形，具四槽，密被长柔毛。叶阔卵形或圆形，边缘在基部以上有粗锯齿，膜质或草质，两面绿色或紫色，或仅下面紫色，上面被疏柔毛，下面被贴生柔毛。轮伞花序 2 花，偏向一侧的顶生及腋生总状花序；花萼钟形，下部被长柔毛，夹有黄色腺点。雄蕊 4，离生，花丝扁平，花药 2 室，其后略叉开或极叉开。小坚果近球形，灰褐色，具网纹。花、果期 8~12 月。

注意事项　阴虚、温病及气虚者慎服。

功效主治　解表散寒，行气和胃。用于风寒感冒，咳嗽呕恶，妊娠呕吐，鱼蟹中毒。

用法用量　5~10g。

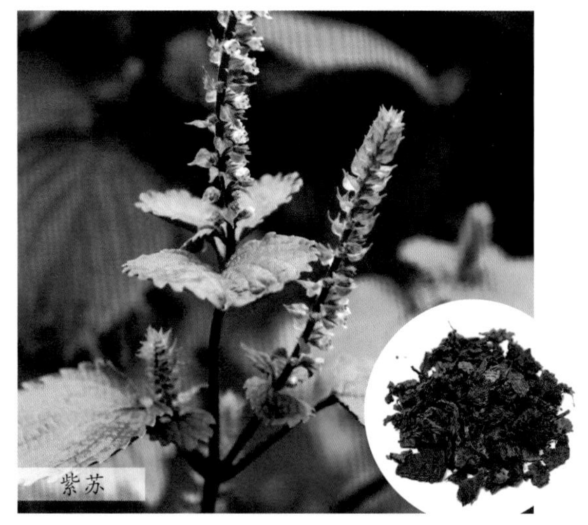
紫苏

实用验方　**风热感冒：**紫苏叶、荆芥各 1.5kg，大青叶、鸭跖草、四季青各 3kg，加水 25L，浓煎成剂，每次 50mL，每日 3~4 次，口服，病重热甚者可 3~4h 服 1 次。**寻常疣：**以鲜紫苏叶摩擦疣部，每次 10~15min，每日 1 次，用于疣部及周围皮肤消毒。

4. 紫苏梗

别名：紫苏茎、苏梗。
性味：辛，温。

来　　源　唇形科植物紫苏 *Perilla frutescens* 的干燥茎。

形态描述　同“3. 紫苏叶”。

功效主治　理气宽中，止痛，安胎。用于胸膈痞闷，胃脘疼痛，嗳气呕吐，胎动不安。

用法用量　5~10g。

实用验方　**胸腹胀闷，恶心呕吐：**紫苏梗、陈皮、香附、莱菔子、半夏各 9g，生姜 6g，水煎服。**鱼蟹中毒：**紫苏梗 6g，生姜 3 片，水煎服。

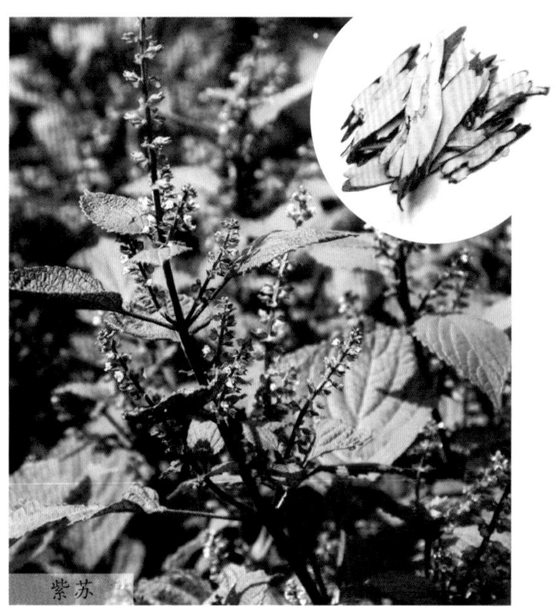
紫苏

5. 生姜

性味：辛，微温。

来　　源　姜科植物姜 *Zingiber officinale* 的新鲜根茎。

形态描述　株高0.5~1m。根茎肥厚，多分枝，有芳香及辛辣味。叶披针形，无毛，无柄；叶舌膜质，长2~4mm。总花梗长达25cm；穗状花序球果状，长4~5cm；苞片卵形，长约2.5cm，淡绿色或边缘淡黄色，顶端有小尖头；花萼管长约1cm；花冠黄绿色，管长2~2.5cm，裂片披针形，长不及2cm；唇瓣中央裂片长圆状倒卵形，短于花冠裂片，有紫色条纹及淡黄色斑点，侧裂片卵形，长约6mm；雄蕊暗紫色，花药长约9mm；药隔附属体钻状，长约7mm。花期在秋季。

注意事项　阴虚内热及实热证者禁服。

功效主治　解表散寒，温中止呕，化痰止咳，解鱼蟹毒。用于风寒感冒，胃寒呕吐，寒痰咳嗽，鱼蟹中毒。

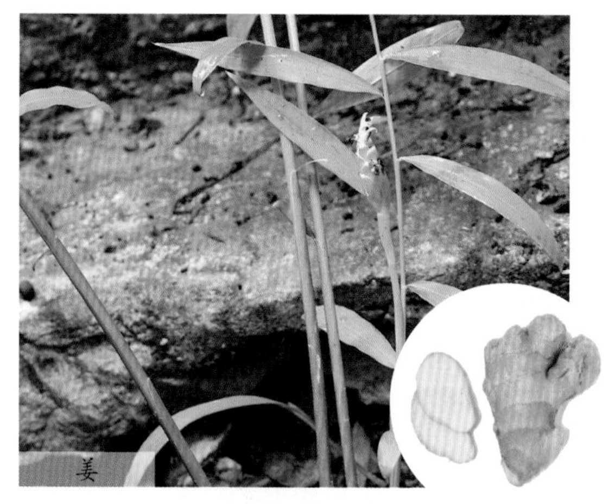
姜

用法用量　3~10g。

实用验方　**脾虚腹泻**：太子参30g，白术10g，桂枝6g，生姜3片，大枣5枚，水煎服。**斑秃**：骨碎补、陈皮、生姜各适量，浸入酒精度60度的白酒内2周，取药酒涂搽患处。**反胃呕吐**：草豆蔻、生姜各5g，半夏6g，水煎服，少量频服。

6. 香薷

别名：香茅、香戎、石香薷。
性味：辛，微温。

来　　源　唇形科植物石香薷 *Mosla chinensi* 或江香薷 *M. chinensis* 'Jiangxiangru' 的干燥地上部分。

形态描述　直立草本，高9~40cm。茎纤细，自基部多分枝，或植株矮小不分枝，被白色疏柔毛。叶线状长圆形至线状披针形，边缘具疏而不明显的浅锯齿，上面榄绿色，下面较淡，两面均被疏短柔毛及棕色凹陷腺点。总状花序头状。花冠紫红、淡红至白色，略伸出于苞片，外面被微柔毛，内面在下唇之下方冠筒，上略被微柔毛，余部无毛。雄蕊及雌蕊内藏。小坚果球形，灰褐色，具深雕纹，无毛。花期6~9月，果期7~11月。

注意事项　表虚者禁服。

功效主治　发汗解表，化湿和中。用于暑湿感冒，恶寒发热，头痛无汗，腹痛吐泻，水肿，小便不利。

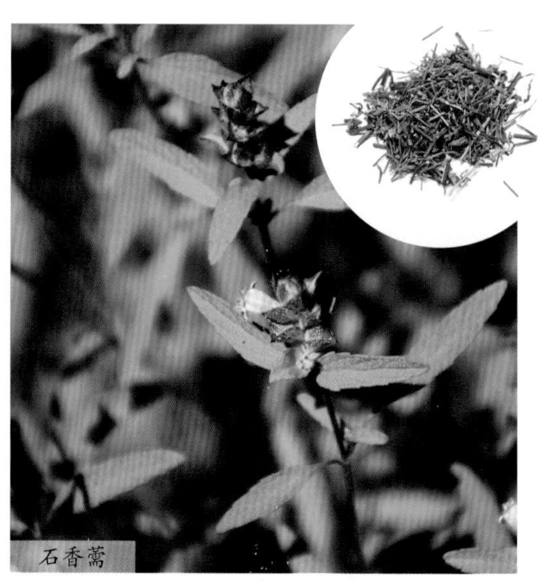
石香薷

用法用量　3~10g。

实用验方　**水肿**：香薷9g，煎汤，冲白术细粉6g，每日3服。**夏日感冒夹湿**：香薷10g，厚朴、白扁豆各12g，佩兰8g，水煎服。

7. 荆芥

别名：假苏、鼠蓂、姜苏。
性味：辛，微温。

来　　源　唇形科植物裂叶荆芥 *Schizonepeta tenuifolia* 的干燥地上部分。

形态描述　一年生草本，高 0.3~1m。茎四棱形，多分枝，被灰白色疏短柔毛，茎下部的节及小枝基部通常微红色。叶指状三裂，裂片披针形，全缘，草质，上面暗橄榄绿色，被微柔毛，下面带灰绿色，被短柔毛，脉上及边缘较密，有腺点。顶生穗状花序。花冠青紫色，外被疏柔毛，内面无毛，冠檐二唇形。雄蕊 4，后对较长，均内藏，花药蓝色。花柱先端 2 裂。小坚果长圆状三棱形，褐色，有小点。花期 7~9 月，果期在 9 月以后。

注意事项　表虚自汗、阴虚头痛者忌服。

功效主治　解表散风，透疹，消疮。用于感冒，头痛，麻疹，风疹，疮疡初起。

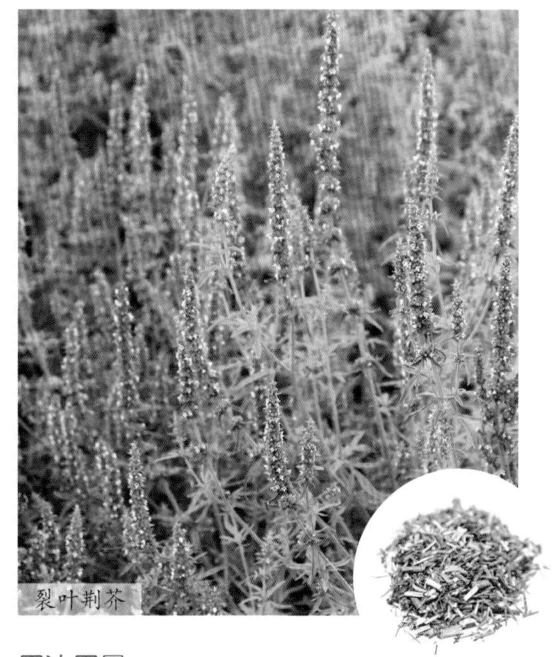
裂叶荆芥

用法用量　5~10g。

实用验方　**咽喉肿痛**：荆芥 6g，桔梗 4.5g，甘草 3g，水煎服。**麻疹不透**：荆芥、防风、浮萍各 6g，芦根、紫草各 9g，水煎服。

8. 荆芥穗

性味：辛，微温。

来　　源　唇形科植物裂叶荆芥 *Schizonepeta tenuifolia* 的干燥花穗。

形态描述　同“7. 荆芥”。

注意事项　表虚自汗、阴虚头痛者忌服。

功效主治　解表散风，透疹，消疮。用于感冒，头痛，麻疹，风疹，疮疡初起。

用法用量　5~10g。

实用验方　**荨麻疹**：净荆芥穗 30g，碾为细末，过筛后均匀地撒布患处，反复用手掌揉搓至发热为度。**流行性感冒**：荆芥穗、防风、柴胡、桔梗各 6g，羌活 4.5g，甘草 3g，水煎服。

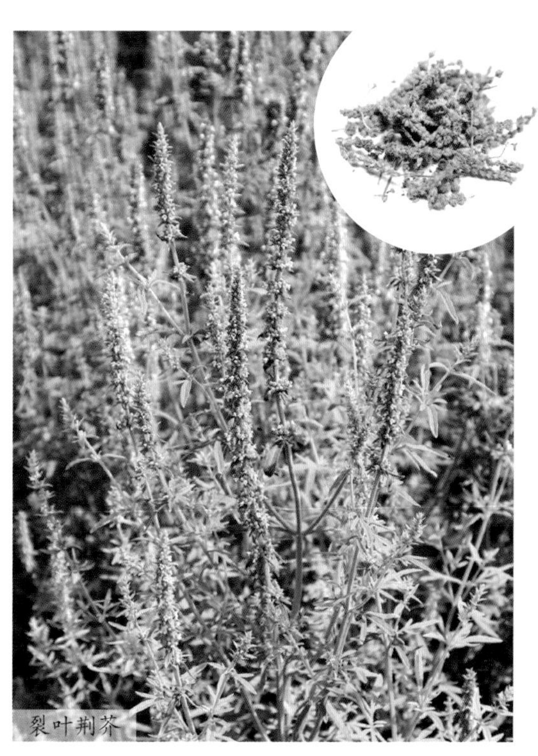
裂叶荆芥

9. 防风

别名：铜芸、百枝、屏风。
性味：辛、甘，微温。

来　源　伞形科植物防风 *Saposhnikovia divaricata* 的干燥根。

形态描述　多年生草本，高 30~80cm。根粗壮，细长圆柱形，分歧，淡黄棕色。根头处被有纤维状叶残基及明显的环纹。茎单生，自基部分枝较多，基生叶丛生，有扁长的叶柄，基部有宽叶鞘。叶片卵形或长圆形，二回或近三回羽状分裂。复伞形花序多数，生于茎和分枝，无毛；小伞形花序有花 4~10。双悬果狭圆形或椭圆形，幼时有疣状突起，成熟时渐平滑；每棱槽内通常有油管 1，合生面油管 2；胚乳腹面平坦。花、果期 8~10 月。

注意事项　血虚发痉或不因风邪头痛者忌服。

功效主治　祛风解表，胜湿止痛，止痉。

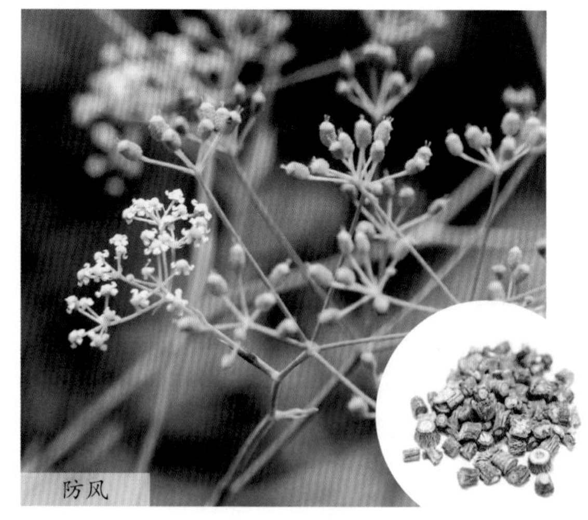
防风

用于感冒头痛，风湿痹痛，风疹瘙痒，破伤风。

用法用量　5~10g。

实用验方　**风湿头痛：**防风、佩兰叶各 10g，生薏苡仁 15g，石菖蒲、川芎、白芷各 9g，水煎服。**风湿关节痛：**防风 10g，千年健 15g，威灵仙 9g，穿山龙 24g，水煎服。

10. 羌活

别名：羌青、护羌使者。
性味：辛、苦，温。

来　源　伞形科植物羌活 *Notopterygium incisum* 或宽叶羌活 *N. franchetii* 的干燥根茎和根。

形态描述　多年生草本，高 60~120cm。根茎粗壮，伸长呈竹节状。茎直立，圆柱形，中空，有纵直细条纹，带紫色。基生叶及茎下部叶有柄，下部有膜质叶鞘；叶为三出式三回羽状复叶，末回裂片长圆状卵形至披针形。复伞形花序。雄蕊花丝内弯，花药黄色，椭圆形；花柱 2，花柱基平压稍隆起。分生果长圆状，背腹稍压扁，主棱扩展成翅；油管明显，每棱槽 3，合生面 6；胚乳腹面内凹成沟槽。花期 7 月，果期 8~9 月。

注意事项　气血亏虚者慎服。

功效主治　解表散寒，祛风除湿，止痛。用于风寒感冒，头痛项强，风湿痹痛，肩

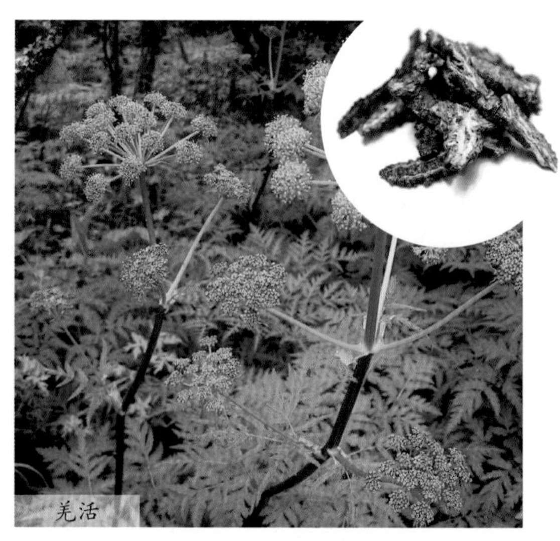
羌活

背酸痛。

用法用量　3~10g。

实用验方　**风寒感冒，四肢酸痛：**羌活、紫苏叶各 9g，淡豆豉、制香附各 10g，陈皮 6g，水煎服。**风湿性关节炎：**羌活、川牛膝、狗脊各 10g，防风、徐长卿各 9g，桂枝 6g，水煎服。

11. 白芷

别名：芷、芳香、苻蓠。
性味：辛，温。

来　　源　伞形科植物白芷 *Angelica dahurica* 或杭白芷 *A. dahurica* var. *formosana* 的干燥根。

形态描述　多年生高大草本。高 1~2.5m。根圆柱形，有分枝，外表皮黄褐色至褐色，有浓烈气味。茎紫色，中空，有纵长沟纹。茎上部叶二至三回羽状分裂，叶片卵形至三角形，下部为囊状膨大的膜质叶鞘，常带紫色；末回裂片长圆形，卵形或线状披针形，多无柄。复伞形花序顶生或侧生；花柱比短圆锥状的花柱基长 2 倍。果实卵圆形，黄棕色，背棱扁，厚而钝圆，近海绵质，远较棱槽为宽，侧棱翅状；棱槽中有油管 1，合生面油管 2。花、果期 7~9 月。

注意事项　血虚有热及阴虚阳亢头痛者禁服。

功效主治　解表散寒，祛风止痛，宣通鼻窍，燥湿止带，消肿排脓。用于感冒头痛，眉棱骨痛，鼻塞流涕，鼻鼽，鼻渊，牙痛，带下病，疮疡肿痛。

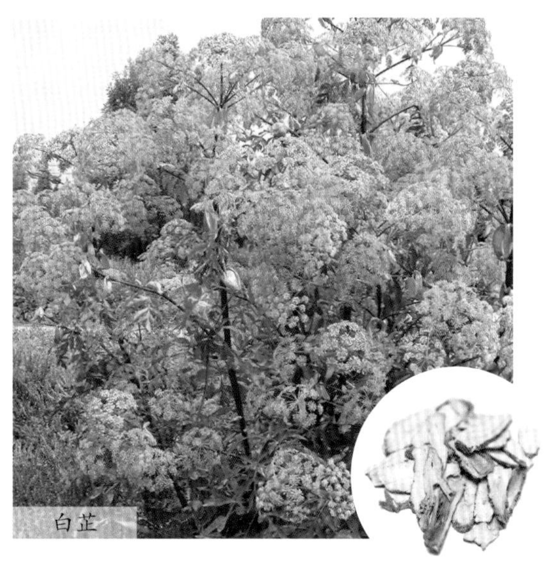
白芷

用法用量　3~10g。

实用验方　**头痛**：白芷 4g，生川乌 1g，研末，茶调服。**腹痛**：白芷、山鸡椒果实、制香附各 15g，共研末，调水敷脐部。

12. 细辛

别名：小辛、细草、少辛。
性味：辛，温；有小毒。

来　　源　马兜铃科植物北细辛 *Asarum heterotropoides* var. *mandshuricum*、汉城细辛 *A. sieboldii* var. *seoulense* 或华细辛 *A. sieboldii* 的干燥根和根茎。

形态描述　多年生草本。根状茎横走，根细长。叶卵状心形或近肾形，顶端圆形，叶面在脉上有毛，有时被疏生短毛，叶背毛较密；芽苞叶近圆形，长约 8mm。花紫棕色，稀紫绿色；花被管壶状或半球状，内壁有纵行脊皱，花被裂片三角状卵形，由基部向外反折，贴靠于花被管上；雄蕊着生于子房中部，花丝常较花药稍短，药隔不伸出；子房半下位或几近上位，近球形，花柱 6，顶端 2 裂，柱头侧生。果半球状。花期 5 月。

注意事项　阴虚、血虚、气虚多汗及火升炎上者禁服。

功效主治　解表散寒，祛风止痛，通窍，温肺化饮。用于风寒感冒，头痛，牙痛，鼻塞流涕，鼻鼽，鼻渊，风湿痹痛，痰饮喘咳。

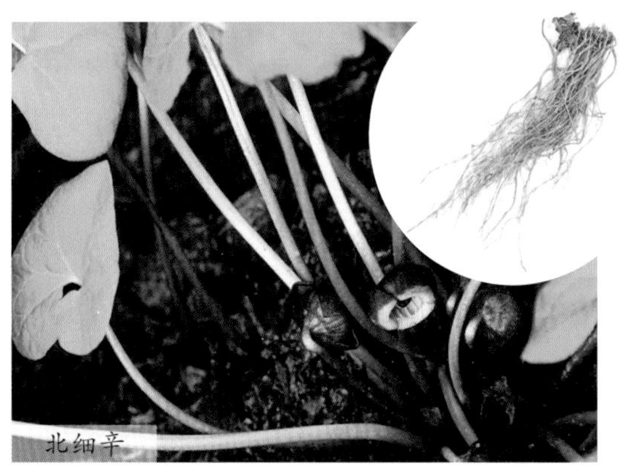
北细辛

用法用量　1~3g。散剂每次服 0.5~1g。外用适量。

实用验方　**类风湿关节炎**：细辛、制附子（先煎）各 10~30g，豨莶草 30~100g，随证加味，每剂水煎 2 次，每次 40min，取汁共 200mL，分 4 次服。**风寒头痛**：细辛适量，研末，加面粉及白酒调成糊状，敷太阳穴。

13. 藁本

别名：藁茇、地新、蔚香。
性味：辛，温。

来　　源　伞形科植物藁本 *Ligusticum sinense* 或辽藁本 *L. jeholense* 的干燥根茎和根。

形态描述　多年生草本，高达1m。根茎发达，具膨大结节。茎直立，圆柱形，中空，具条纹；叶宽三角形，二回三出式羽状全裂；茎中部叶较大，上部叶简化。复伞形花序顶生或侧生；花白色，花柄粗糙。分生果幼嫩时宽卵形，稍两侧扁压，成熟时长圆状卵形，背腹扁压，背棱突起，侧棱略扩大呈翅状；背棱槽内油管1~3，侧棱槽内油管3，合生面油管4~6；胚乳腹面平直。花期8~9月，果期10月。

注意事项　阴血虚及热证头痛者禁服。

功效主治　祛风，散寒，除湿，止痛。用于风寒感冒，巅顶疼痛，风湿痹痛。

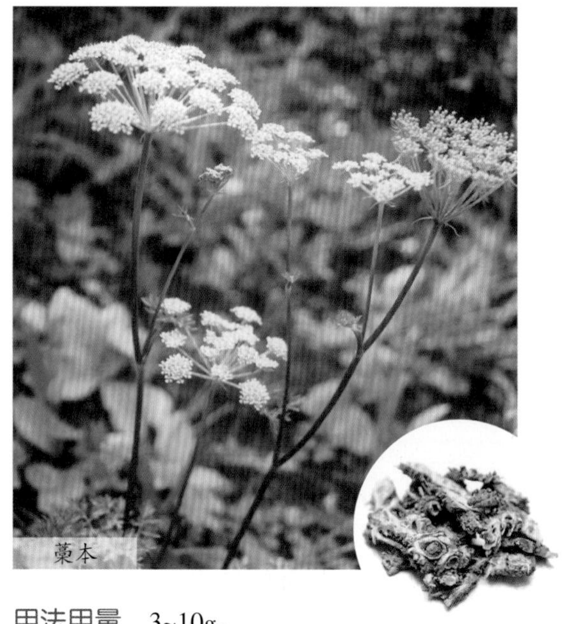
藁本

用法用量　3~10g。

实用验方　**风寒头痛：**藁本、防风、蔓荆子各9g，白芷6g，水煎服。**风寒脊背酸痛：**藁本、防风、骨碎补、桑枝各10g，桂枝6g，威灵仙9g，水煎服。

14. 苍耳子

别名：牛虱子、胡寝子。
性味：辛、苦，温；有毒。

来　　源　菊科植物苍耳 *Xanthium sibiricum* 的干燥成熟带总苞的果实。

形态描述　一年生草本，高20~90cm。茎较矮小，通常自基部起有分枝；成熟的具瘦果的总苞较小，基部缩小，上端常具1个较长的喙，另外有1个较短的侧生的喙，两喙彼此分离或连合，有时侧生的短喙退化成刺状或不存在，总苞外面有极疏的刺或几无刺。瘦果2，倒卵形。花期7~8月，果期9~10月。

注意事项　本品有毒，剂量过大可致中毒，因此不宜过量服用。

功效主治　散风寒，通鼻窍，祛风湿。用于风寒头痛，鼻塞流涕，鼻鼽，鼻渊，风疹瘙痒，湿痹拘挛。

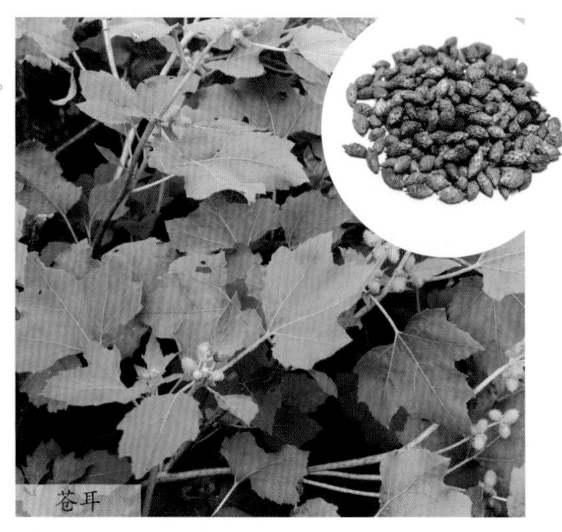
苍耳

用法用量　3~10g。

实用验方　**风邪头痛：**苍耳子、白芷、防风各9g，水煎服。**鼻塞不闻香臭：**苍耳子3g，研末，湿棉花蘸末塞入鼻腔。

15. 辛夷

别名：侯桃、新雉、木笔花。
性味：辛，温。

来　　源　木兰科植物望春花 *Magnolia biondii* 、玉兰 *M. denudata* 或武当玉兰 *M. sprengeri* 的干燥花蕾。

形态描述　落叶乔木，高可达12m，胸径达1m。叶椭圆状披针形、卵状披针形，边缘干膜质，下延至叶柄，上面暗绿色，下面浅绿色，初被平伏棉毛，后无毛；侧脉每边10~15条。花先叶开放，芳香；花梗顶端膨大，具3苞片脱落痕；花被9，外轮3片紫红色，近狭倒卵状条形，中内两轮近匙形，白色，外面基部常紫红色，内轮的较狭小。聚合果圆柱形；种子心形，外种皮鲜红色，内种皮深黑色。花期3月，果熟期9月。

注意事项　阴虚火旺者慎服。

功效主治　散风寒，通鼻窍。用于风寒头痛，鼻塞流涕，鼻鼽，鼻渊。

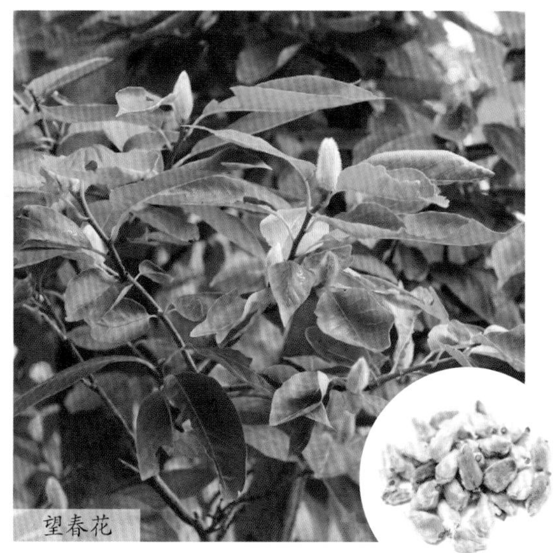
望春花

用法用量　3~10g，包煎。外用适量。

实用验方　鼻炎：夏枯草全草、半边莲、一枝黄花各15g，辛夷、苍耳子、菊花各10g，水煎服。感冒头痛：辛夷3g，紫苏叶6g，开水泡服。

16. 鹅不食草

别名：野园荽。
性味：辛，温。

来　　源　菊科植物鹅不食草 *Centipeda minima* 的干燥全草。

形态描述　一年生小草本，高5~20cm。茎多分枝，匍匐状，微被蛛丝状毛或无毛。叶互生，楔状倒披针形，顶端钝，基部楔形，边缘有少数锯齿，无毛或背面微被蛛丝状毛。头状花序小，扁球形，单生于叶腋，无花序梗或极短；边缘花雌性，多层，花冠细管状，淡绿黄色，顶端2~3微裂；盘花两性，花冠管状，顶端4深裂，淡紫红色，下部有明显的狭管。瘦果椭圆形，具4棱，棱上有长毛，无冠状冠毛。花、果期6~10月。

注意事项　气虚胃弱者禁用。

功效主治　发散风寒，通鼻窍，止咳。用于风寒头痛，咳嗽痰多，鼻塞不通，鼻渊流涕。

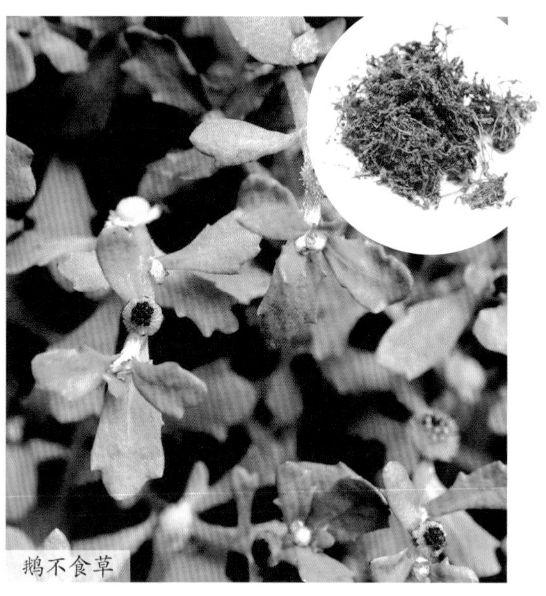
鹅不食草

用法用量　6~9g。外用适量。

实用验方　百日咳：水蓑衣、葫芦茶各30g，鹅不食草3g，水煎服。感冒后发热稽留不退：鲜鹅不食草30~45g，水煎服，每日1剂。

17. 薄荷

别名：蕃荷菜、猫儿薄苛。
性味：辛，凉。

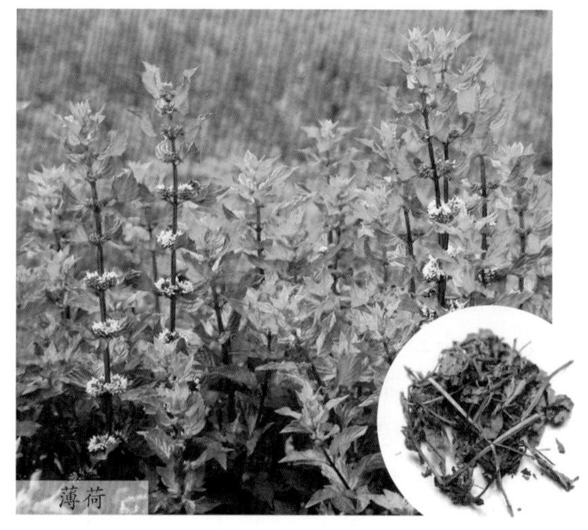

来　　源　唇形科植物薄荷 *Mentha haplocalyx* 的干燥地上部分。

形态描述　多年生草本，高 30~60cm。茎直立，下部数节具纤细的须根及水平匍匐根状茎，锐四棱形，具四槽，多分枝。叶披针形，先端锐尖，基部楔形至近圆形，边缘在基部以上疏生粗大的牙齿状锯齿，侧脉约 5~6 对。轮伞花序腋生，轮廓球形，被微柔毛。雄蕊 4，均伸出于花冠之外，花丝丝状，无毛，花药卵圆形，2 室，室平行。花柱略超出雄蕊，先端近相等 2 浅裂，裂片钻形。小坚果卵珠形，黄褐色，具小腺窝。花期 7~9 月，果期 10 月。

注意事项　表虚汗多者禁服。

功效主治　疏散风热，清利头目，利咽，透疹，疏肝行气。用于风热感冒，风温初起，头痛，目赤，喉痹，口疮，风疹，麻疹，胸胁胀闷。

用法用量　3~6g，后下。

实用验方　**风热感冒：**薄荷 10g，武火急煎取汁，加入粳米 60g 煮粥，酌加白糖调服。**胃火旺盛所致口臭：**薄荷叶、丁香、佩兰各适量，开水冲泡含漱。

18. 一枝黄花

别名：野黄菊。
性味：辛、苦，凉。

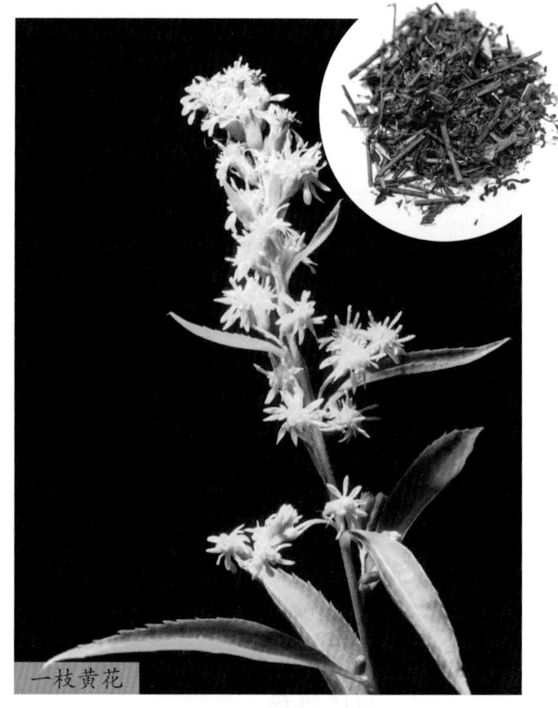

来　　源　菊科植物一枝黄花 *Solidago decurrens* 的干燥全草。

形态描述　多年生草本，高（9）35~100cm。茎直立，通常细弱，单生或少数簇生，不分枝或中部以上有分枝。叶质地较厚，叶两面、沿脉及叶缘有短柔毛或下面无毛。头状花序较小，多数在茎上部排列成紧密或疏松的长 6~25cm 的总状花序或伞房圆锥花序，少有排列成复头状花序的。总苞片 4~6 层，披针形或披狭针形，顶端急尖或渐尖。舌状花舌片椭圆形。瘦果长 3mm，无毛，极少有在顶端被稀疏柔毛的。花、果期 4~11 月。

注意事项　不可久煎，久煎令人作呕。

功效主治　清热解毒，疏散风热。用于喉痹，乳蛾，咽喉肿痛，疮疖肿毒，风热感冒。

用法用量　9~15g。

实用验方　**肝硬化腹水：**一枝黄花 30~60g，猪瘦肉适量，水炖服。**咳嗽：**一枝黄花 5~6 株，水煎服。

19. 牛蒡子

别名：恶实、鼠粘子。
性味：辛、苦，寒。

来　　源　菊科植物牛蒡 *Arctium lappa* 的干燥成熟果实。

形态描述　二年生草本，具粗大的肉质直根，高达2m，有分枝支根。茎直立，粗壮，紫红或淡紫红色，全部茎枝被稀疏的乳突状短毛及长蛛丝毛并混杂以棕黄色的小腺点。基生叶宽卵形，边缘稀疏的浅波状凹齿或齿尖，基部心形。头状花序在茎枝顶端排成疏松的伞房花序或圆锥状伞房花序，花序梗粗壮。小花紫红色，外面无腺点。瘦果倒长卵形，两侧压扁，浅褐色，有多数细脉纹，有深褐色的色斑或无色斑。花、果期6~9月。

注意事项　脾虚便溏者禁服。

功效主治　疏散风热，宣肺透疹，解毒利咽。用于风热感冒，咳嗽痰多，麻疹，风疹，

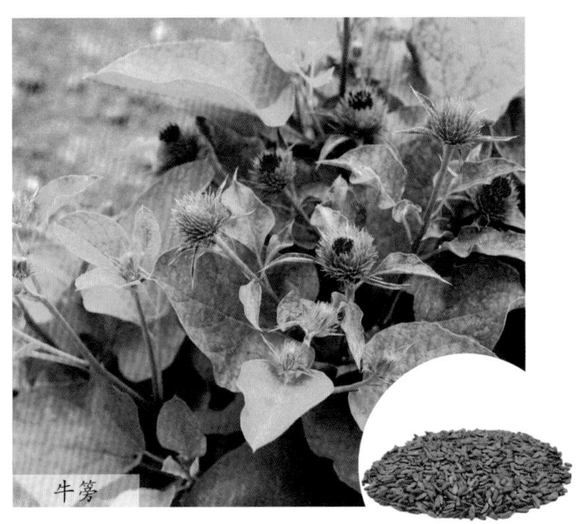
牛蒡

咽喉肿痛，痄腮，丹毒，痈肿疮毒。

用法用量　6~12g。

实用验方　**感冒头痛：**牛蒡子9g，板蓝根15g，薄荷、甘草各3g，水煎服。**麻疹不透：**牛蒡子、葛根各6g，蝉蜕、荆芥各3g，水煎服。**口腔溃疡：**黄柏、桔梗、牛蒡子各9g，卤地菊15g，水煎服。

20. 桑叶

别名：铁扇子。
性味：甘、苦，寒。

来　　源　桑科植物桑 *Morus alba* 的干燥叶。

形态描述　乔木或为灌木，高3~10m或更高，胸径可达50cm，树皮厚，灰色，具不规则浅纵裂。叶卵形或广卵形，表面鲜绿色，无毛，背面沿脉有疏毛，脉腋有簇毛。花单性，腋生或生于芽鳞腋内，与叶同时生出；雄花序下垂，密被白色柔毛；雌花序被毛，无梗，花被片倒卵形，外面和边缘被毛，两侧紧抱子房，无花柱，柱头2裂，内面有乳头状突起。聚花果卵状椭圆形，成熟时红色或暗紫色。花期4~5月，果期5~8月。

注意事项　肝燥者禁用。

功效主治　疏散风热，清肺润燥，清肝明目。用于风热感冒，肺热燥咳，头晕头痛，目赤昏花。

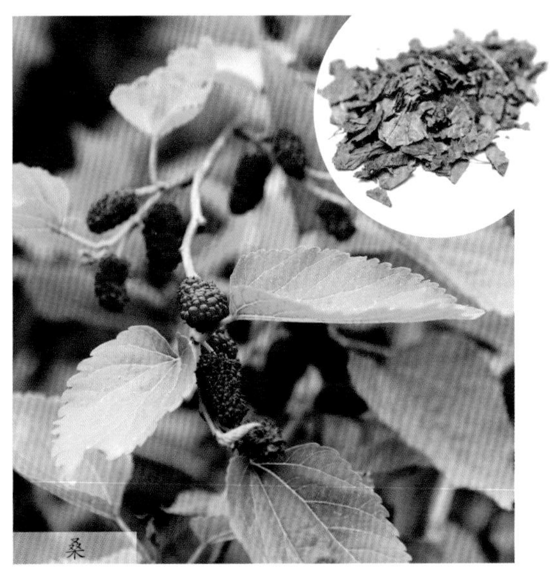
桑

用法用量　5~10g。

实用验方　**夜间盗汗：**桑叶9g，研细末，米汤送服，每日1剂，连服3~5日。**头目眩晕：**桑叶、菊花、枸杞子各9g，决明子6g，水煎代茶饮。

21. 菊花

别名：日精、甘菊、金蕊。
性味：甘、苦，微寒。

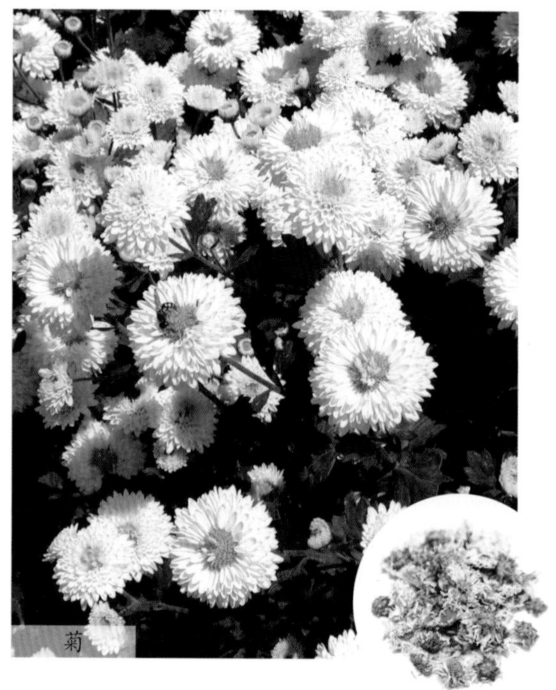
菊

来　　源　菊科植物菊 *Chrysanthemum morifolium* 的干燥头状花序。

形态描述　多年生草本，高 60~150cm。茎直立，分枝或不分枝，被柔毛。叶卵形至披针形，长 5~15cm，羽状浅裂或半裂，有短柄，叶下面被白色短柔毛。头状花序直径 2.5~20cm，大小不一。总苞片多层，外层外面被柔毛。舌状花颜色各种。管状花黄色。花期 9~11 月。

注意事项　气虚胃寒、食少泄泻之病，宜少用之。

功效主治　散风清热，平肝明目，清热解毒。用于风热感冒，头痛眩晕，目赤肿痛，眼目昏花，疮痈肿毒。

用法用量　5~10g。

实用验方　**风热感冒：**薄荷、菊花、大青根、金银花、桑叶各 15~20g，水煎服。**热咳：**菊花 10g，豆腐 1 块，水煎服。**角膜炎：**决明子 15g，菊花 10g，水煎服。

22. 蔓荆子

别名：蔓荆实、万荆子。
性味：辛、苦，微寒。

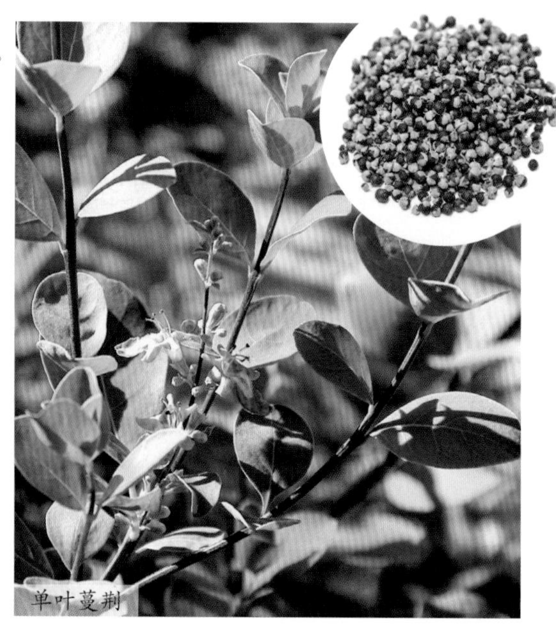
单叶蔓荆

来　　源　马鞭草科植物单叶蔓荆 *Vitex trifolia* var. *simplicifolia* 或蔓荆 *V. trifolia* 的干燥成熟果实。

形态描述　茎匍匐，节处常生不定根。单叶对生，叶片倒卵形或近圆形，顶端通常钝圆或有短尖头，基部楔形，全缘，长 2.5~5cm，宽 1.5~3cm。花和果实的形态特征同原变种。花期 7~8 月，果期 8~10 月。

注意事项　胃虚者慎服。

功效主治　疏散风热，清利头目。用于风热感冒头痛，齿龈肿痛，目赤多泪，目暗不明，头晕目眩。

用法用量　5~10g。

实用验方　**风热感冒伴头痛头晕，身热恶风：**蔓荆子 9g，桑叶、菊花各 8g，水煎服。**风湿头痛：**秦艽 10g，川芎、炒苍术、蔓荆子各 9g，水煎服。**肝热头痛：**决明子 10~15g，蔓荆子 15g，水煎服。

23. 柴胡

别名：地熏、茈胡、柴草。
性味：辛、苦，微寒。

来　　源　伞形科植物柴胡 *Bupleurum chinense* 或狭叶柴胡 *B. scorzonerifolium* 的干燥根。

形态描述　多年生草本，高 50~85cm。主根较粗大，棕褐色，质坚硬。茎表面有细纵槽纹，实心，上部多回分枝，微作之字形曲折。基生叶倒披针形或狭椭圆形，基部收缩成柄，早枯落；茎中部叶倒披针形或广线状披针形，基部收缩成叶鞘抱茎，脉 7~9，叶表面鲜绿色，背面淡绿色，常有白霜；茎顶部叶同形，但更小。复伞形花序，常水平伸出，形成疏松的圆锥状。果广椭圆形，棕色，每棱槽油管 3，很少 4，合生面 4 条。花期 9 月，果期 10 月。

注意事项　真阴亏损、肝阳上亢及肝风内动者禁服。

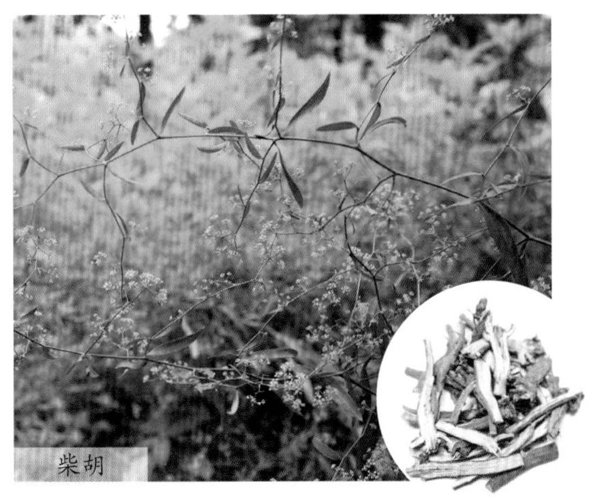
柴胡

功效主治　疏散退热，疏肝解郁，升举阳气。用于感冒发热，寒热往来，胸胁胀痛，月经不调，子宫脱垂，脱肛。

用法用量　3~10g。

实用验方　**复发性口腔溃疡：**柴胡 9g，鱼腥草、一点红、积雪草各 15g，水煎服。**风寒感冒：**鲜全缘琴叶榕茎叶 30g，柴胡 9g，一枝黄花 9~15g，水煎服。

24. 升麻

别名：周升麻、周麻。
性味：辛、微甘，微寒。

来　　源　毛茛科植物大三叶升麻 *Cimicifuga heracleifolia*、兴安升麻 *C. dahurica* 或升麻 *C. foetida* 的干燥根茎。

形态描述　根状茎粗壮，表面黑色，有许多下陷圆洞状的老茎残痕。茎高 1m 或更高，下部微具槽，无毛。茎下部叶为二回三出复叶，无毛；茎上部叶通常为一回三出复叶。花序具 2~9 条分枝，分枝和花序轴所成的角度通常小于 45 度；轴及花梗被灰色腺毛和柔毛；萼片黄白色，倒卵状圆形至宽椭圆形；退化雄蕊椭圆形，顶部白色，近膜质，通常全缘；花丝丝形；心皮 3~5 枚，有短柄，无毛；种子 2 粒，四周生膜质的鳞翅。花期 8~9 月，果期 9~10 月。

注意事项　阴虚阳浮、喘满气逆及麻疹已透者忌服。

功效主治　发表透疹，清热解毒，升举阳气。

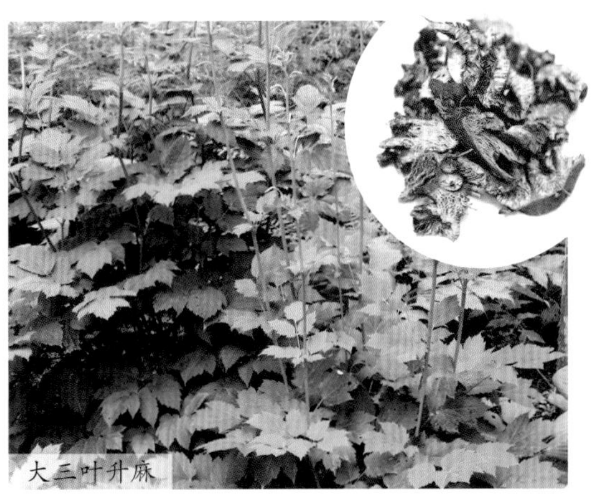
大三叶升麻

用于风热头痛，牙痛，口疮，咽喉肿痛，麻疹不透，阳毒发斑，脱肛，子宫脱垂。

用法用量　3~10g。

实用验方　**扁桃体炎：**升麻、葛根、桔梗、薄荷各 5g，前胡、栀子各 8g，黄芩、炒牛蒡子、川芎各 10g，甘草 3g，水煎服。**腮腺炎：**马勃、积雪草、爵床、大青叶各 15g，升麻 3g，水煎服。**口腔溃疡：**升麻 9g，金银花、爵床、积雪草各 15g，水煎服。

25. 葛根

别名：甘葛、葛麻茹、葛子根。
性味：甘、辛，凉。

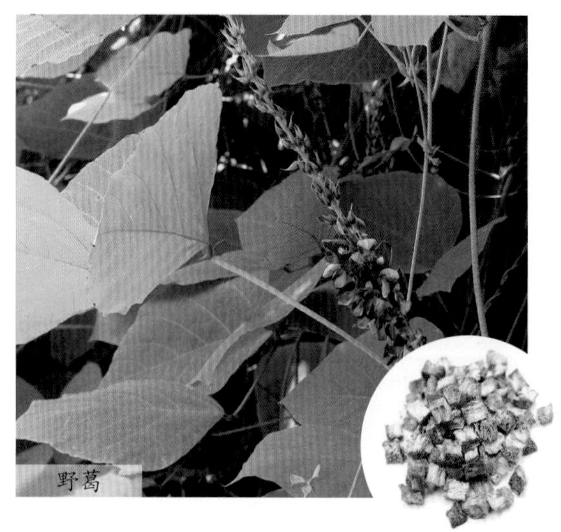
野葛

来　　源　豆科植物野葛 *Pueraria lobata* 的干燥根。

形态描述　粗壮藤本，长可达 8m，全体被黄色长硬毛，茎基部木质，有粗厚的块状根。羽状复叶具 3 小叶；小叶三裂，偶尔全缘，顶生小叶宽卵形或斜卵形，先端长渐尖，侧生小叶斜卵形，稍小，上面被淡黄色、平伏的疏柔毛。总状花序中部以上有颇密集的花；花冠紫色，旗瓣倒卵形，基部有 2 耳及一黄色硬痂状附属体，具短瓣柄，翼瓣镰状；对旗瓣的 1 枚雄蕊仅上部离生；子房线形，被毛。荚果长椭圆形，扁平，被褐色长硬毛。花期 9~10 月，果期 11~12 月。

注意事项　表虚多汗与虚阳上亢者慎用。

功效主治　解肌退热，生津止渴，透疹，升阳止泻，通经活络，解酒毒。用于外感发热头痛，项背强痛，口渴，消渴，麻疹不透，热痢，泄泻，眩晕头痛，中风偏瘫，胸痹心痛，酒毒伤中。

用法用量　3~10g。

实用验方　**冠心病：**葛根 15g，丹参、赤芍各 10g，盐肤木 30g，水煎服。**口渴：**葛根、天花粉、女贞子各 15g，水煎服。

26. 淡豆豉

别名：香豉、淡豉。
性味：苦、辛，凉。

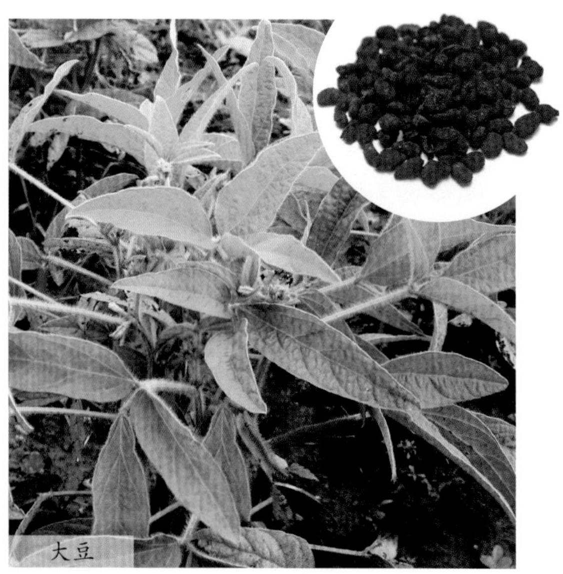
大豆

来　　源　豆科植物大豆 *Glycine max* 的成熟种子的发酵加工品。

形态描述　一年生草本，高 30~90cm。茎粗壮，直立，或上部近缠绕状，上部多少具棱，密被褐色长硬毛。叶通常具 3 小叶；托叶宽卵形，渐尖，具脉纹，被黄色柔毛；小叶纸质，宽卵形，侧生小叶较小，斜卵形，两面散生糙毛或下面无毛。总状花序短的少花，长的多花；雄蕊二体；子房基部有不发达的腺体，被毛。荚果肥大，长圆形，下垂，黄绿色，密被褐黄色长毛；种子 2~5 颗，椭圆形，种皮光滑。花期 6~7 月，果期 7~9 月。

注意事项　胃虚易泛恶者慎服。

功效主治　解表，除烦，宣发郁热。用于感冒，寒热头痛，烦躁胸闷，虚烦不眠。

用法用量　6~12g。

实用验方　**感冒：**香附 5g，紫苏叶 6g，淡豆豉 9g，陈皮 3g，葱白、甘草各 2g，水煎服。**烦闷不眠：**淡豆豉、生栀子各 10g，水煎服。**热病心烦：**生栀子 9g，淡豆豉 15g，水煎服。

27. 浮萍

别名：水萍、水花、浮蘋。
性味：辛，寒。

来　　源　浮萍科植物紫萍 *Spirodela polyrrhiza* 的干燥全草。

形态描述　多年生细小草本，漂浮水面。叶状体扁平，阔倒卵形，长5~8mm，宽4~6mm，先端钝圆，表面绿色，背面紫色，具掌状脉5~11条，背面中央生5~11条根，根长3~5cm，白绿色，根冠尖，脱落；根基附近的一侧囊内形成圆形新芽，萌发后，幼小叶状体渐从囊内浮出，由一细弱的柄与母体相连。花未见，据记载，肉穗花序有2个雄花和1个雌花。花期4~6月，果期5~7月。

注意事项　表虚自汗者禁服。

功效主治　宣散风热，透疹，利尿。用于麻疹不透，风疹瘙痒，水肿尿少。

用法用量　3~9g。外用适量，煎汤浸洗。

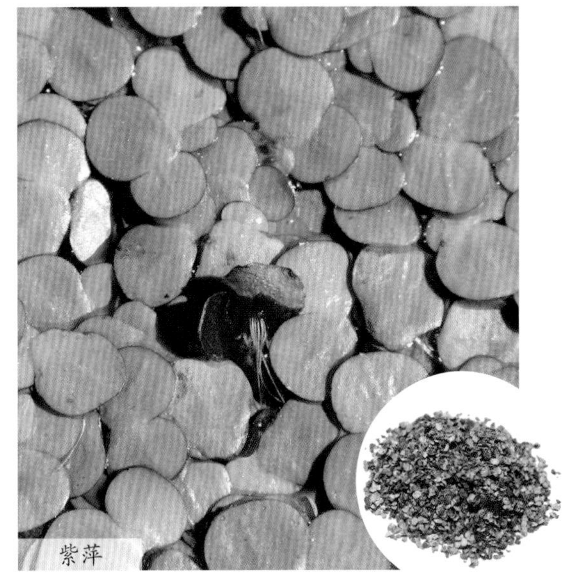
紫萍

实用验方　**鼻衄：**浮萍适量，研末，吹入鼻中。**皮肤瘙痒：**浮萍、苍耳草、千里光各适量，水煎洗患处。**麻疹不透：**荆芥、防风、浮萍各6g，芦根、紫草各9g，水煎服。

28. 木贼

别名：木贼草、锉草、节节草。
性味：甘、苦，平。

来　　源　木贼科植物木贼 *Equisetum hyemale* 的干燥地上部分。

形态描述　大型植物。根茎横走或直立，黑棕色，节和根有黄棕色长毛。地上枝多年生。枝一型。高达1m或更多，绿色，不分枝或直基部有少数直立的侧枝。地上枝有脊16~22条，脊的背部弧形或近方形，无明显小瘤或有小瘤2行；鞘筒黑棕色或顶部及基部各有一圈或仅顶部有一圈黑棕色；鞘齿16~22枚，披针形，小。顶端淡棕色，膜质，芒状，早落，下部黑棕色，薄革质，基部的背面有3~4条纵棱，宿存或同鞘筒一起早落。孢子囊穗卵状，顶端有小尖突，无柄。

注意事项　气血虚者慎服。

功效主治　疏散风热，明目退翳。用于风热目赤，迎风流泪，目生云翳。

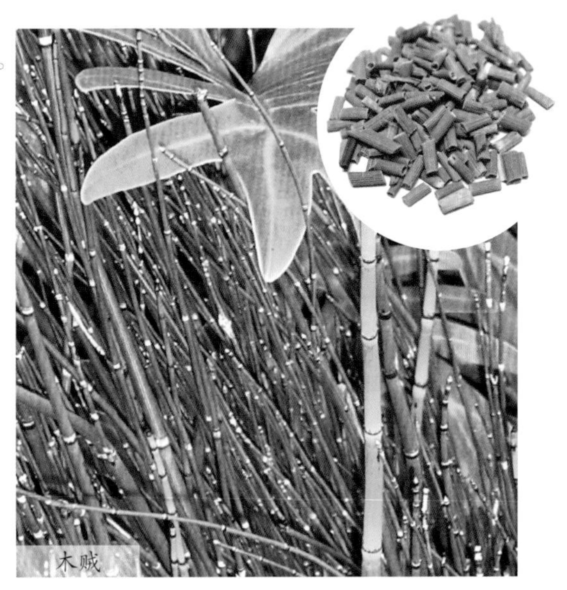
木贼

用法用量　3~9g。

实用验方　**肠风：**木贼（去节，炒）30g，炒木馒头、制枳壳、炒槐角、茯苓、荆芥各15g，共研成细末，每服6g，以浓煎大枣汤调下。**咽喉肿痛：**鲜木贼洗净，捣烂绞汁，调蜜服。

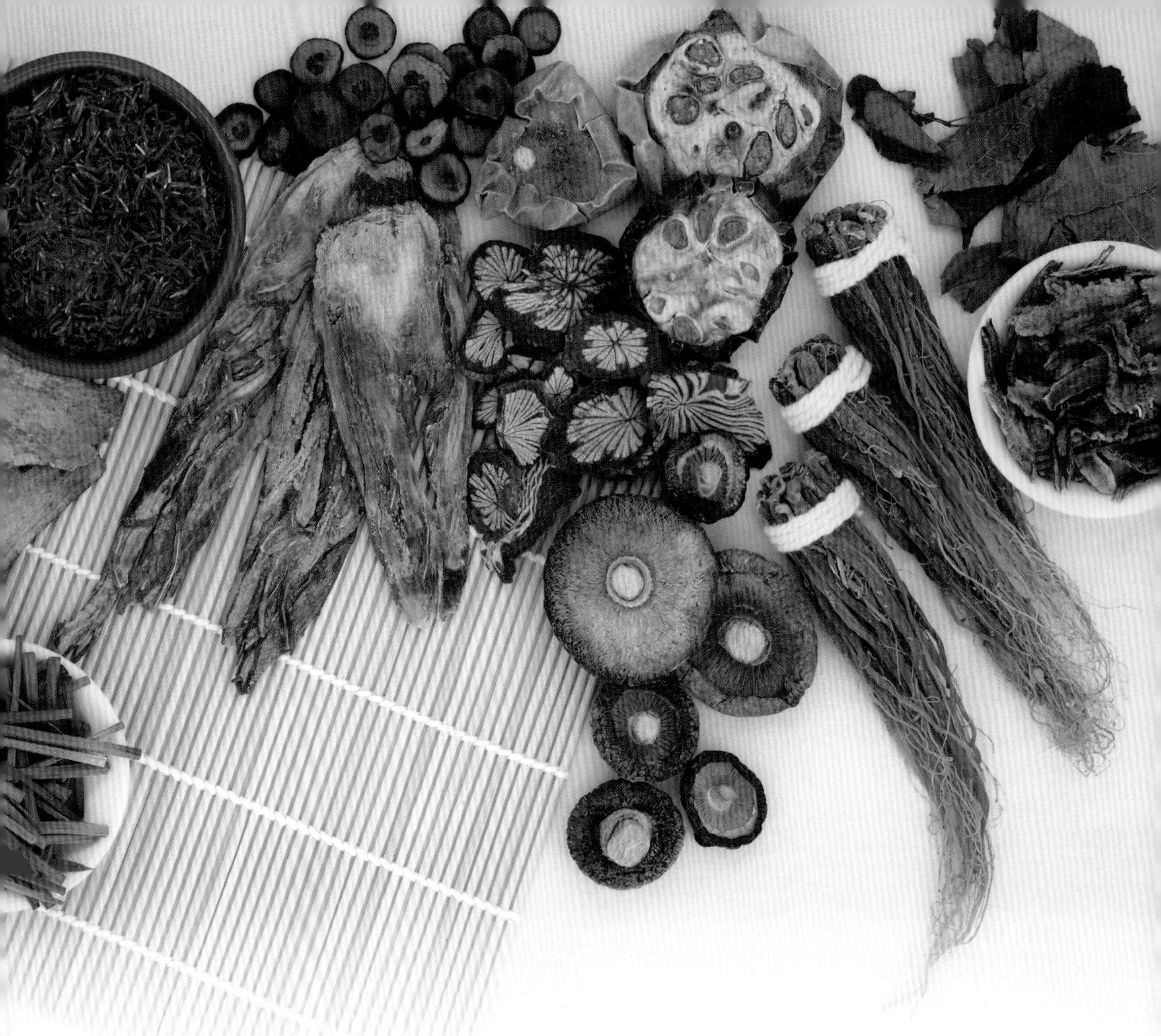

清热药

qing re yao

29. 荷叶

别名：蕸。
性味：苦，平。

来　　源　睡莲科植物莲 *Nelumbo nucifera* 的干燥叶。

形态描述　多年生水生草本。根状茎横生，肥厚，节间膨大，内有多数纵行通气孔道，节部缢缩，上生黑色鳞叶，下生须状不定根。叶圆形，盾状，全缘稍呈波状，上面光滑，具白粉，下面叶脉从中央射出，有1~2次叉状分枝；叶柄粗壮，圆柱形，中空，外面散生小刺。花瓣由外向内渐小，有时变成雄蕊；花柱极短，柱头顶生。坚果椭圆形或卵形，果皮革质，坚硬，熟时黑褐色；种子（莲子）卵形或椭圆形，种皮红色或白色。花期6~8月，果期8~10月。

注意事项　凡上焦邪盛，治宜清降者，切不可用。

功效主治　清暑化湿，升发清阳，凉血止血。用于暑热烦渴，暑湿泄泻，脾虚泄泻，血热吐衄，便血崩漏。

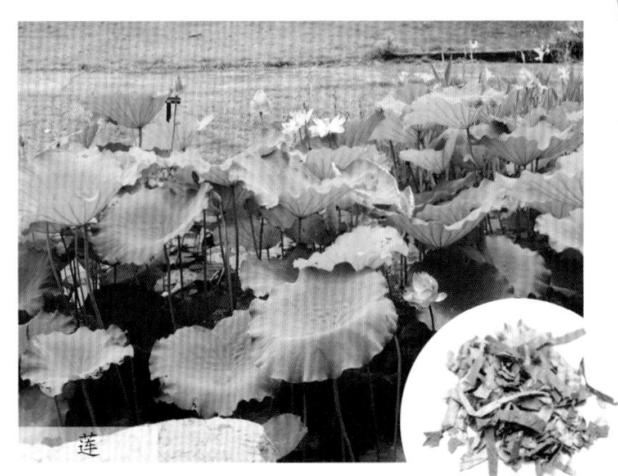
莲

用法用量　3~10g。

实用验方　**高脂血症：**荷叶50kg，文火水煎2次，每次2~3h，将2次煎液混合浓缩至12L，过滤，每日服2次，每次20mL，20日为1个疗程。**中暑：**石香薷10g，玉叶金花15~30g，荷叶、牡荆各15g，水煎代茶饮。

30. 知母

别名：蚳母、连母、水参。
性味：苦、甘，寒。

来　　源　百合科植物知母 *Anemarrhena asphodeloides* 的干燥根茎。

形态描述　根状茎粗0.5~1.5cm，为残存的叶鞘所覆盖。叶长15~60cm，宽1.5~11mm，向先端渐尖而成近丝状，基部渐宽而成鞘状，具多条平行脉，没有明显的中脉。花葶比叶长得多；总状花序通常较长，可达20~50cm；苞片小，卵形或卵圆形，先端长渐尖；花粉红色、淡紫色至白色；花被片条形，长5~10mm，中央具3脉，宿存。蒴果狭椭圆形，长8~13mm，宽5~6mm，顶端有短喙。种子长7~10mm。花、果期6~9月。

注意事项　脾胃虚寒、大便溏泻者忌服。

功效主治　清热泻火，滋阴润燥。用于外感热病，高热烦渴，肺热燥咳，骨蒸潮热，内热消渴，肠燥便秘。

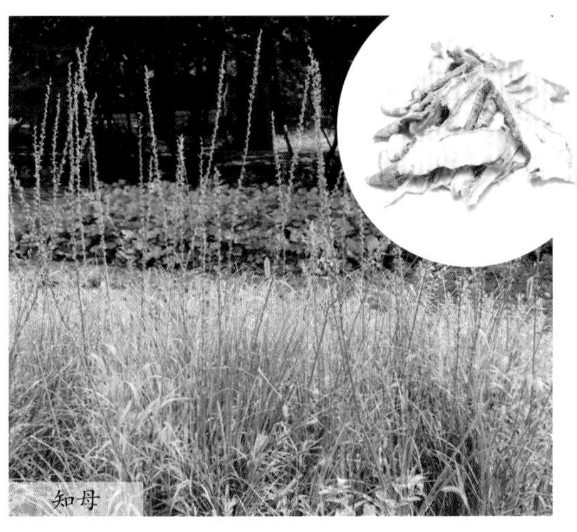
知母

用法用量　6~12g。

实用验方　**盗汗：**知母、女贞子各10g，生地黄15g，荞麦24g，水煎服。**慢性咽喉炎：**知母、玄参、麦冬各10g，胖大海5g，水煎服。**慢性支气管炎：**知母、藕节、桔梗、南沙参各10g，款冬花9g，水煎服。

31. 芦根

别名：芦茅根、苇根、芦柴根。
性味：甘，寒。

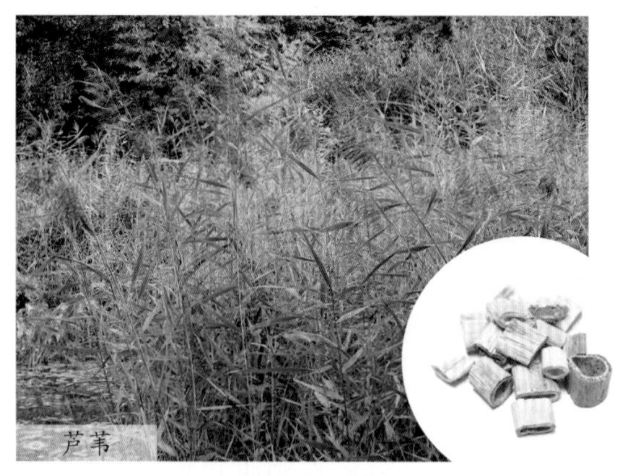

来　　源　禾本科植物芦苇 *Phragmites communis* 的新鲜或干燥根茎。

形态描述　多年生高大草本，根状茎十分发达。叶鞘下部者短于而上部者，长于其节间；叶舌边缘密生一圈短纤毛，易脱落；叶片披针状线形，顶端长渐尖成丝形。圆锥花序大型，分枝多数，着生稠密下垂的小穗；小穗柄无毛；含 4 花；颖具 3 脉，第一颖长 4mm；第二颖长约 7mm；第一不孕外稃雄性，长约 12mm，第二外稃长 11mm，两侧密生等长于外稃的丝状柔毛，与无毛的小穗轴相连接处具明显关节；雄蕊 3，花药黄色；颖果长约 1.5mm。花、果期 7~10 月。

注意事项　脾胃虚寒者忌服。

功效主治　清热泻火，生津止渴，除烦，止呕，利尿。用于热病烦渴，肺热咳嗽，肺痈吐脓，胃热呕哕，热淋涩痛。

用法用量　15~30g；鲜品用量加倍，或捣汁用。

实用验方　**咽喉炎：**芦根 24g，马兰、卤地菊各 15g，水煎服。**尿路感染：**芦根 30g，蒲公英、车前草、半枝莲各 15g，水煎服。**肾炎水肿：**芦根、猫须草、赤小豆各 30g，香薷 15g，水煎服。

32. 天花粉

别名：栝楼根、蒌根。
性味：甘、微苦，微寒。

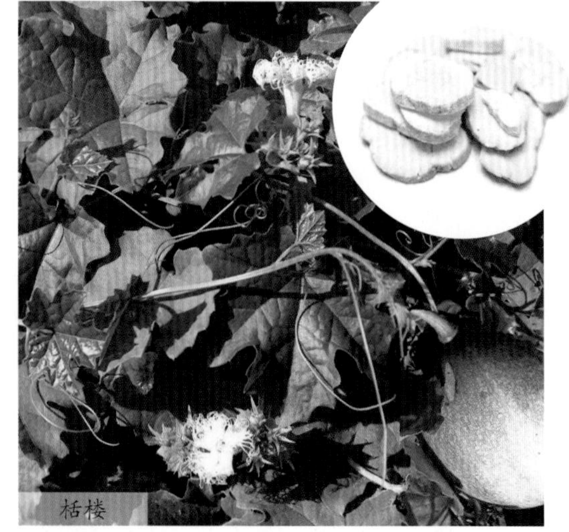

来　　源　葫芦科植物栝楼 *Trichosanthes kirilowii* 或双边栝楼 *T. rosthornii* 的干燥根。

形态描述　攀缘藤本，长达 10m。块根圆柱状，粗大肥厚，富含淀粉，淡黄褐色。茎具纵棱及槽，被白色伸展柔毛。叶片纸质，轮廓近圆形，常 3~5 (~7) 浅裂至中裂，两面沿脉被长柔毛状硬毛，基出掌状脉 5 条，细脉网状。花雌雄异株。雄总状花序单生，或与一单花并生，或在枝条上部者单生，具纵棱与槽，被微柔毛，顶端有 5~8 花。雌花单生。果实椭圆形，成熟时黄褐色或橙黄色；种子卵状椭圆形，淡黄褐色，近边缘处具棱线。花、果期 5~10 月。

注意事项　脾胃虚寒大便滑泄者忌服。

功效主治　清热泻火，生津止渴，消肿排脓。用于热病烦渴，肺热燥咳，内热消渴，疮疡肿毒。

用法用量　10~15g。

实用验方　**糖尿病：**玉米须 20g，天花粉、连钱草各 15g，水煎服。**咳嗽：**沙参、麦冬各 9g，玉竹 6g，桑叶、天花粉各 4.5g，甘草 3g，水煎服。**高热：**鲜石斛 15~30g，连翘、天花粉、生地黄、麦冬各 15g，水煎服。

33. 淡竹叶

别名：竹叶麦冬。
性味：甘、淡，寒。

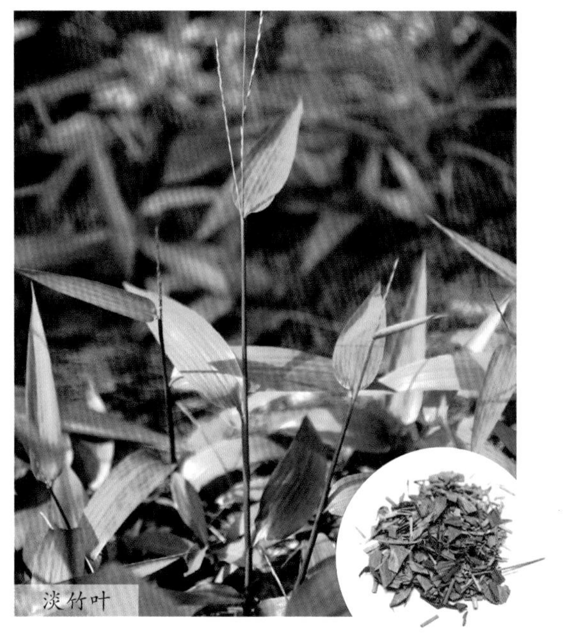

来　　源　禾本科植物淡竹叶 *Lophatherum gracile* 的干燥茎叶。

形态描述　多年生，具木质根头。须根中部膨大呈纺锤形小块根。秆直立，疏丛生，高40~80cm，具5~6节。叶片披针形，具横脉，有时被柔毛或疣基小刺毛，基部收窄成柄状。圆锥花序分枝斜升或开展；小穗线状披针形，具极短柄；颖顶端钝，具5脉，边缘膜质；第一外稃具7脉，顶端具尖头，内稃较短，其后具小穗轴；不育外稃向上渐狭小，互相密集包卷，顶端具短芒；雄蕊2枚。颖果长椭圆形。花、果期6~10月。

注意事项　孕妇勿服。

功效主治　清热泻火，除烦止渴，利尿通淋。用于热病烦渴，小便短赤涩痛，口舌生疮。

用法用量　6~10g。

实用验方　**牙痛**：淡竹叶、地骨皮各10g，生石膏30g，水煎服。**小儿夜啼**：淡竹叶9g，木通5g，车前子6g，蝉蜕5只，甘草3g，水煎服。

34. 鸭跖草

别名：鸡舌草、蓝姑草。
性味：甘、淡，寒。

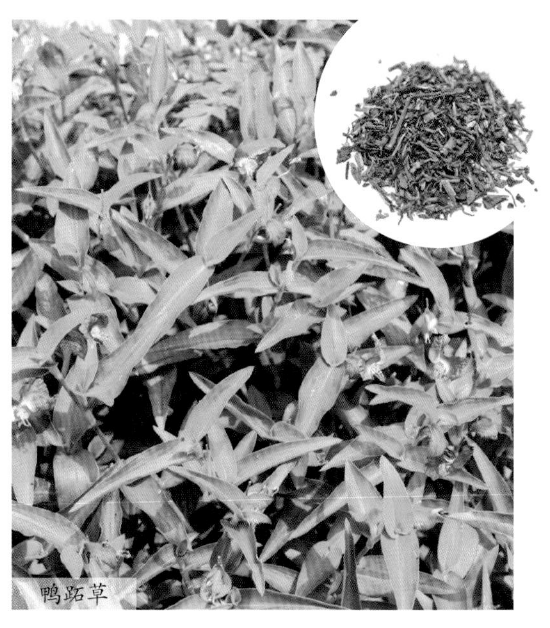

来　　源　鸭跖草科植物鸭跖草 *Commelina communis* 的干燥地上部分。

形态描述　一年生披散草本。茎匍匐生根，多分枝，长可达1m，下部无毛，上部被短毛。叶披针形至卵状披针形。总苞片佛焰苞状，与叶对生，折叠状，展开后为心形，顶端短急尖，基部心形，边缘常有硬毛；聚伞花序，下面一枝仅有花1朵，不孕；上面一枝具花3~4朵，具短梗，几乎不伸出佛焰苞。蒴果椭圆形，2室，有种子4颗。种子棕黄色，一端平截、腹面平，有不规则窝孔。

注意事项　脾胃虚弱者，用量宜少。

功效主治　清热泻火，解毒，利水消肿。用于感冒发热，热病烦渴，咽喉肿痛，水肿尿少，热淋涩痛，痈肿疔毒。

用法用量　15~30g。外用适量。

实用验方　**急性扁桃体炎**：鲜鸭跖草60g，浓煎去渣，加冰糖30g，凉后服用，每日3次。吞咽困难者，用鲜全草绞汁，调米醋少许，频频咽下。**中暑头痛**：金毛耳草、鸭跖草、萹蓄各30g，水煎服。

35. 栀子

别名：木丹、卮子、山栀子。
性味：苦，寒。

来　　源　茜草科植物栀子*Gardenia jasminoides*的干燥成熟果实。

形态描述　灌木，高0.3~3m。嫩枝常被短毛，枝圆柱形，灰色。叶对生，革质，稀为纸质，少为3枚轮生，叶形多样，通常为长圆状披针形、倒卵状长圆形、倒卵形或椭圆形，基部楔形或短尖，两面无毛；侧脉8~15对，在下面凸起，在上面平。花常单朵生于枝顶；花柱粗厚，柱头纺锤形，伸出，黄色，平滑。果椭圆形，黄色或橙红色，有翅状纵棱5~9条；种子近圆形而稍有棱角。花期3~7月，果期5月至次年2月。

注意事项　脾虚便溏者忌服。

功效主治　泻火除烦，清热利湿，凉血解毒；外用消肿止痛。用于热病心烦，湿热黄疸，淋证涩痛，血热吐衄，目赤肿痛，火毒疮疡；外治扭挫伤痛。

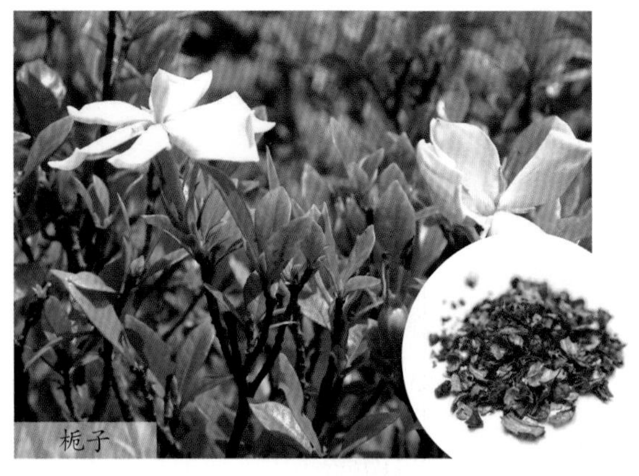
栀子

用法用量　6~10g。外用生品适量，研末调敷。

实用验方　**黄疸：**丁癸草、车前草各15g，栀子、茵陈各10g，水煎服。**咽喉肿痛：**栀子数粒，开水浸泡，取浸出液，冲蕨粉少许，白糖调服。**风火牙痛：**栀子、乌梅各7粒，水煎，取煎出液煮糯米稀饭，冰糖调服。

36. 决明子

别名：草决明、还瞳子。
性味：甘、苦、咸，微寒。

来　　源　豆科植物钝叶决明*Cassia obtusifolia*或决明*C. tora*的干燥成熟种子。

形态描述　直立、粗壮、一年生亚灌木状草本，高1~2m。叶柄上无腺体；叶轴上每对小叶间有棒状的腺体1枚；小叶3对，膜质，倒卵形或倒卵状长椭圆形，顶端圆钝而有小尖头，基部渐狭，偏斜，上面被稀疏柔毛，下面被柔毛；托叶线状，被柔毛，早落。花腋生，通常2朵聚生；能育雄蕊7枚，花药四方形，顶孔开裂，花丝短于花药；子房无柄，被白色柔毛。荚果纤细，近四棱形，两端渐尖，膜质；种子约25颗，菱形，光亮。花、果期8~11月。

注意事项　脾胃虚寒及便溏者慎服。

功效主治　清热明目，润肠通便。用于目赤涩痛，羞明多泪，头痛眩晕，目暗不明，大便秘结。

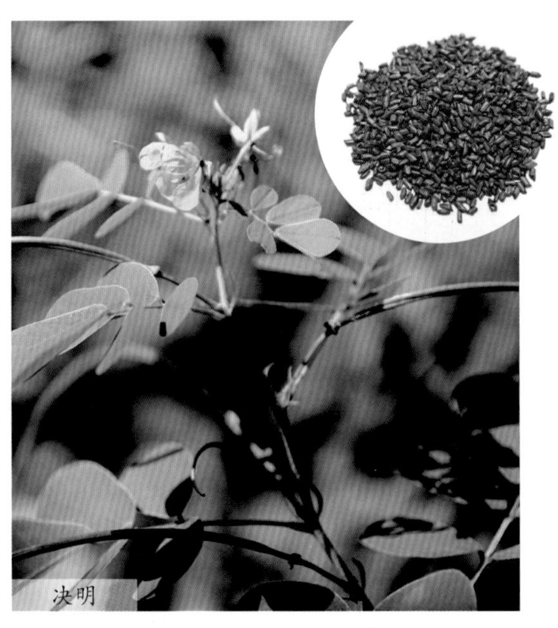
决明

用法用量　9~15g。

实用验方　**目赤肿痛：**决明子6g，木贼10g，野菊花15g，水煎服。**肝热头痛：**决明子10~15g，蔓荆子15g，水煎服。**高血压：**决明子、钩藤、夏枯草各12g，水煎服。

37. 谷精草

别名：戴星草、文星草。
性味：辛、甘，平。

来　　源　谷精草科植物谷精草 *Eriocaulon buergerianum* 的干燥带花茎的头状花序。

形态描述　草本。叶线形，丛生，半透明，具横格，脉7~12（~18）条。花葶多数，扭转，具4~5棱；花序熟时近球形，禾秆色；雄花花萼佛焰苞状，外侧裂开，3浅裂；花冠裂片3，近锥形，近顶处各有1黑色腺体，端部常有白毛；雄蕊6枚，花药黑色，雌花萼合生，外侧开裂，顶端3浅裂，背面及顶端有短毛，外侧裂口边缘有毛，下长上短；子房3室，花柱分枝3，短于花柱。种子矩圆状，表面具横格及T字形突起。花、果期7~12月。

注意事项　血虚病目者禁用。

功效主治　疏散风热，明目退翳。用于风热目赤，肿痛羞明，目生翳膜，风热头痛。

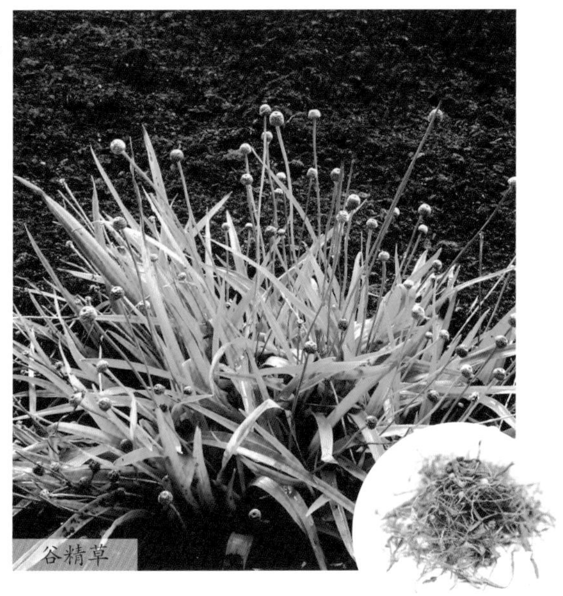
谷精草

用法用量　5~10g。

实用验方　**消化不良：**南山楂根、绣花针、牡蒿、谷精草各30g，山豆根6g，水煎服。**视物模糊：**谷精草、石斛、枸杞子、菟丝子各10g，菊花9g，水煎服。

38. 密蒙花

别名：小锦花、蒙花。
性味：甘，微寒。

来　　源　马钱科植物密蒙花 *Buddleja officinalis* 的干燥花蕾和花序。

形态描述　灌木，高1~4m。叶对生，叶片纸质，狭椭圆形至长圆状披针形。花多而密集，组成顶生聚伞圆锥花序，花梗极短；小苞片披针形，被短绒毛；花萼钟状，花萼裂片三角形；花冠紫堇色，后变白色或淡黄白色，喉部橘黄色；雄蕊着生于花冠管内壁中部，花丝极短，花药长圆形；子房卵珠状，中部以上至花柱基部被星状短绒毛，柱头棍棒状。蒴果椭圆状，2瓣裂，种子多颗，狭椭圆形，两端具翅。花期3~4月，果期5~8月。

功效主治　清热泻火，养肝明目，退翳。用于目赤肿痛，多泪羞明，目生翳膜，肝虚目暗，视物昏花。

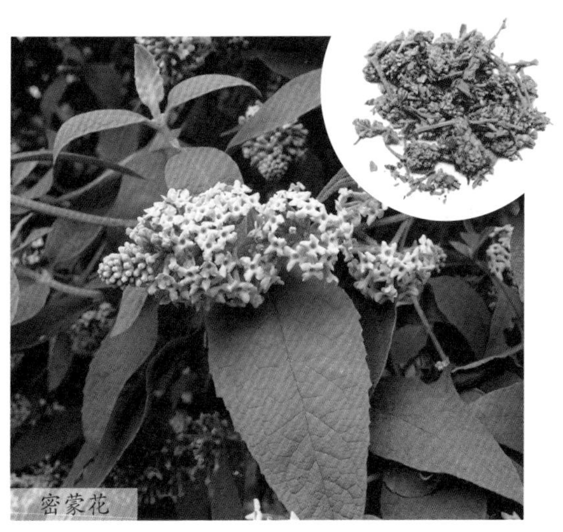
密蒙花

用法用量　3~9g。

实用验方　**角膜炎：**密蒙花3g，木贼6g，石决明、菊花各15g，水煎服。**角膜云翳：**密蒙花、石决明（先煎）各12g，木贼、菊花、蒺藜各9g，水煎服。**肝虚有热而视物涩痛：**密蒙花、女贞子、沙苑子各15g，枸杞子20g，水煎服。

39. 青葙子

别名：野鸡冠花子、牛尾巴花子、狗尾巴子。
性味：苦，微寒。

来　　源　苋科植物青葙 *Celosia argentea* 的干燥成熟种子。

形态描述　一年生草本，高 0.3~1m。叶片矩圆披针形、披针形或披针状条形。花多数，密生，在茎端或枝端成单一、无分枝的塔状或圆柱状穗状花序；苞片及小苞片披针形；花被片矩圆状披针形，初为白色顶端带红色，或全部粉红色，后成白色，花药紫色；子房有短柄，花柱紫色。胞果卵形，包裹在宿存花被片内。种子凸透镜状肾形。花期 5~8 月，果期 6~10 月。

注意事项　瞳子散大者忌服。

功效主治　清肝泻火，明目退翳。用于肝热目赤，目生翳膜，视物昏花，肝火眩晕。

用法用量　9~15g。

实用验方　**高血压：**青葙子、荠菜、夏枯草各 15g，水煎服。**夜盲：**青葙子 15g，鸭肝 1 具，水煎服。**急性结膜炎、角膜炎所致的目赤肿痛：**青葙子 15g，蒲公英 20g，水煎服。

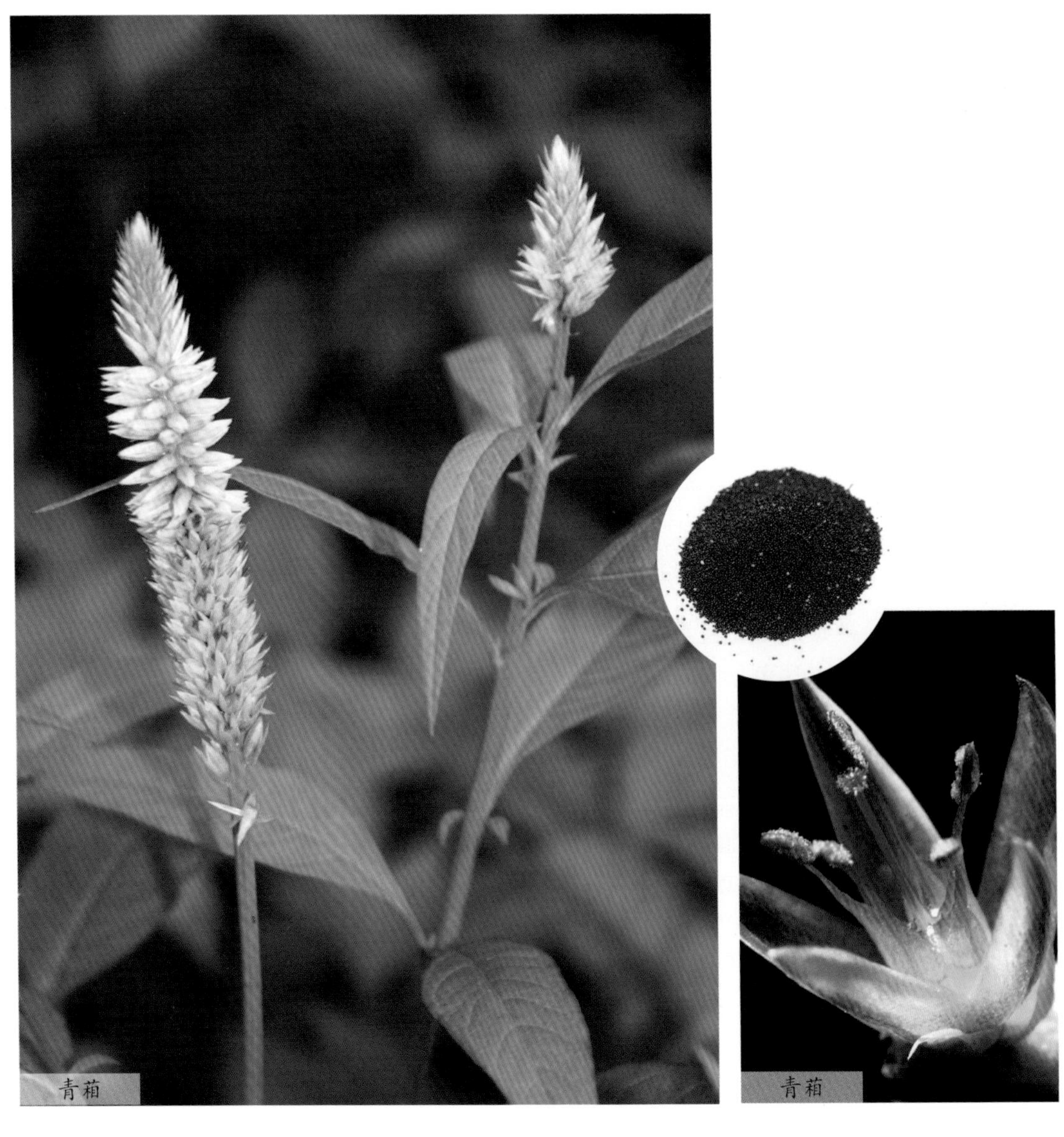

青葙　青葙

40. 黄芩

别名：黄文、经芩、元芩。
性味：苦，寒。

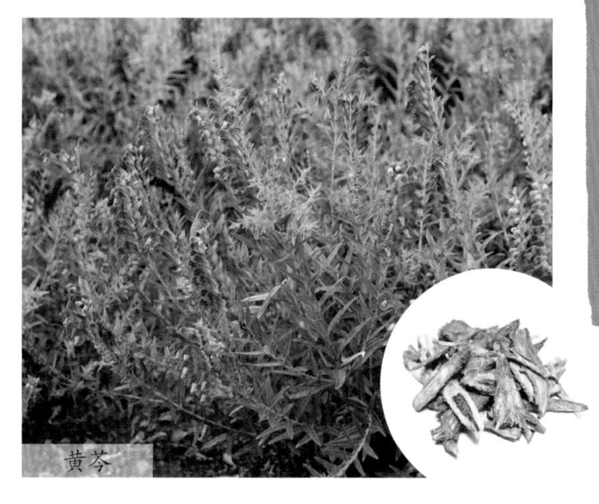
黄芩

来　　源　唇形科植物黄芩 *Scutellaria baicalensis* 的干燥根。

形态描述　多年生草本，茎基部伏地，上升，高（15）30~120cm。叶坚纸质，披针形至线状披针形。花序在茎及枝上顶生，总状，常生于茎顶聚成圆锥花序，与序轴均被微柔毛。花冠紫红至蓝色；冠檐2唇形，上唇盔状，下唇两侧裂片向上唇靠合。雄蕊4，稍露出，前对较长，后对较短。花柱细长，先端锐尖，微裂。花盘环状，前方稍增大，后方延伸成极短子房柄。子房褐色，无毛。小坚果卵球形，黑褐色。花期7~8月，果期8~9月。

注意事项　脾胃虚寒、少食便溏者禁服。

功效主治　清热燥湿，泻火解毒，止血，安胎。用于湿温，暑湿，胸闷呕恶，湿热痞满，泻痢，黄疸，肺热咳嗽，高热烦渴，血热吐衄，痈肿疮毒，胎动不安。

用法用量　3~10g。

实用验方　**急性结膜炎：**黄芩、菊花各10g，叶下珠24g，水煎服。**急性咽喉炎：**黄芩10g，马兰15g，胖大海6g，水煎服。**急性扁桃体炎：**黄芩10g，一点红、一枝黄花各15g，水煎服。

41. 黄连

别名：王连、灾连。
性味：苦，寒。

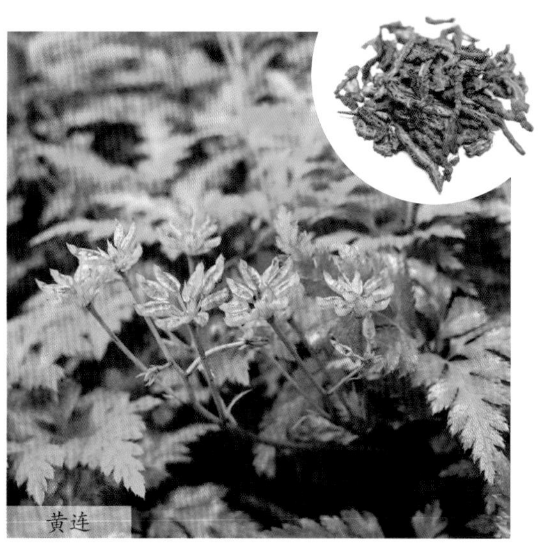
黄连

来　　源　毛茛科植物黄连 *Coptis chinensis*、三角叶黄连 *C. deltoidea* 或云连 *C. teeta* 的干燥根茎。

形态描述　根状茎黄色，常分枝，密生多数须根。叶片稍带革质，卵状三角形，三全裂，中央全裂片卵状菱形，顶端急尖。二歧或多歧聚伞花序有3~8朵花；苞片披针形，三或五羽状深裂；萼片黄绿色，长椭圆状卵形；花瓣线形或线状披针形，顶端渐尖，中央有蜜槽；雄蕊约20；心皮8~12，花柱微外弯。种子长椭圆形，褐色。花期2~3月，果期4~6月。

注意事项　凡阴虚烦热、胃虚呕恶、脾虚泄泻、五更泄泻者慎服。

功效主治　清热燥湿，泻火解毒。用于湿热痞满，呕吐吞酸，泻痢，黄疸，高热神昏，心火亢盛，心烦不寐，心悸不宁，血热吐衄，目赤，牙痛，消渴，痈肿疔疮；外治湿疹，湿疮，耳道流脓。

用法用量　2~5g。外用适量。

实用验方　**黄疸：**木通根6g，绵茵陈、苍耳子各9g，薄荷、黄连各3g，水煎服。**痢疾腹痛，里急后重：**莪术、槟榔各10g，大黄、黄连各8g，水煎服。

42. 黄柏

别名：檗木、檗皮、黄檗。
性味：苦，寒。

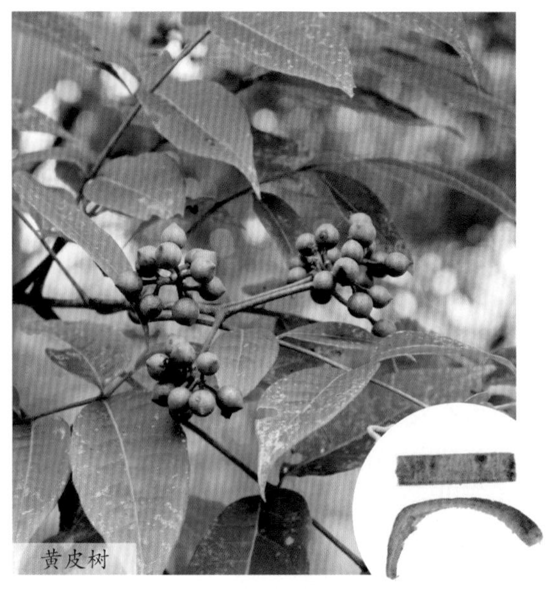
黄皮树

来　　源　芸香科植物黄皮树 *Phellodendron chinense* 的干燥树皮。

形态描述　树高达 15m。叶轴及叶柄粗壮，通常密被褐锈色或棕色柔毛，有小叶 7~15 片，小叶纸质，长圆状披针形或卵状椭圆形，顶部短尖至渐尖，基部阔楔形至圆形。两侧通常略不对称，边全缘或浅波浪状毛。花序顶生，花通常密集，花序轴粗壮，密被短柔毛。果多数密集成团，果椭圆形或近圆球形，蓝黑色；种子 5~8，有细网纹。花期 5~6 月，果期 9~11 月。

注意事项　脾虚泄泻、胃弱食少者忌服。

功效主治　清热燥湿，泻火除蒸，解毒疗疮。用于湿热泻痢，黄疸尿赤，带下阴痒，热淋涩痛，脚气痿躄，骨蒸劳热，盗汗，遗精，疮疡肿毒，湿疹湿疮。

用法用量　3~12g。外用适量。

实用验方　**急性尿路感染：**黄柏、泽泻、车前草各 10g，赤小豆 15g，薏苡根 24g，水煎服。**急性咽喉炎：**黄柏、穿心莲各 10g，芦根 24g，金银花 15g，水煎服。

43. 关黄柏

性味：苦，寒。

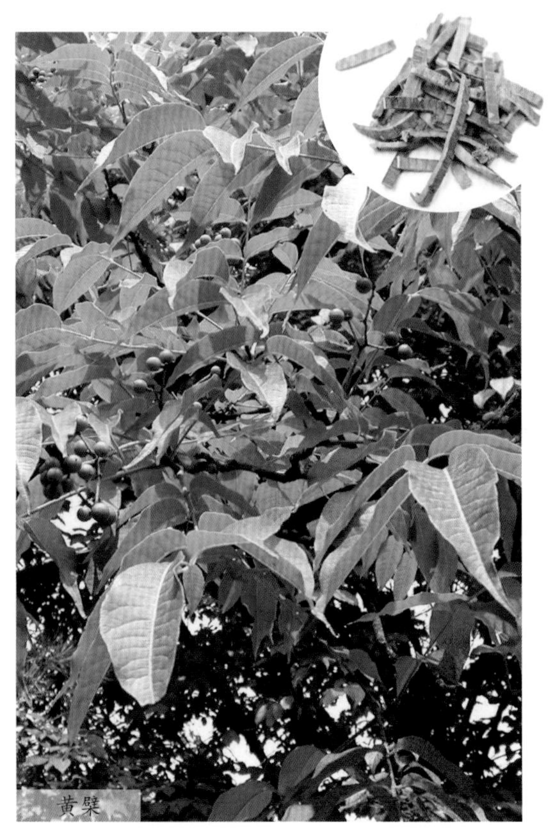
黄檗

来　　源　芸香科植物黄檗 *Phellodendron amurense* 的干燥树皮。

形态描述　树高 10~20m，大树高达 30m，胸径 1m。叶轴及叶柄均纤细，有小叶 5~13 片，小叶薄纸质或纸质，卵状披针形或卵形，秋季落叶前叶色由绿转黄而明亮，毛被大多脱落。花序顶生；萼片细小，阔卵形；花瓣紫绿色；雄花的雄蕊比花瓣长，退化雌蕊短小。果圆球形，蓝黑色，通常有 5~8（~10）浅纵沟，干后较明显；种子通常 5 粒。花期 5~6 月，果期 9~10 月。

功效主治　清热燥湿，泻火除蒸，解毒疗疮。用于湿热泻痢，黄疸尿赤，带下阴痒，热淋涩痛，脚气痿躄，骨蒸劳热，盗汗，遗精，疮疡肿毒，湿疹湿疮。

用法用量　3~12g。外用适量。

44. 龙胆

别名：陵游、地胆草。
性味：苦，寒。

来　　源　龙胆科植物条叶龙胆 *Gentiana manshurica*、龙胆 *G. scabra*、三花龙胆 *G. triflora* 或坚龙胆 *G. rigescens* 的干燥根和根茎。

形态描述　多年生草本，高 20~30cm。根茎平卧或直立，短缩或长达 4cm，具多数粗壮、略肉质的须根。花枝单生，直立，黄绿色或带紫红色，中空，近圆形，具条棱，光滑。花冠蓝紫色或紫色，筒状钟形，花丝钻形，花药狭矩圆形；子房狭椭圆形或椭圆状披针形，两端渐狭，柱头 2 裂。蒴果内藏，宽椭圆形；种子褐色，有光泽，线形或纺锤形。花、果期 8~11 月。

注意事项　脾胃虚弱作泄及无湿热实火者忌服。

功效主治　清热燥湿，泻肝胆火。用于湿热黄疸，阴肿阴痒，带下病，湿疹瘙痒，肝火目赤，耳鸣耳聋，胁痛口苦，强中，惊风抽搐。

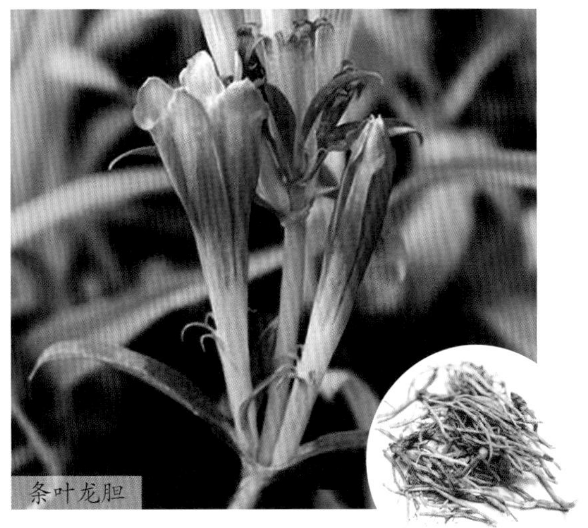
条叶龙胆

用法用量　3~6g。

实用验方　**急性结膜炎**：龙胆、千里光各 10g，菊花 9g，水煎服。**风火牙痛**：龙胆 10g，石膏、芦根各 30g，知母 9g，水煎服。**胆囊炎**：龙胆 10g，蒲公英 15g，青皮 9g，半枝莲 24g，水煎服。

45. 秦皮

别名：岑皮、梣皮。
性味：苦、涩，寒。

来　　源　木犀科植物苦枥白蜡树 *Fraxinus rhynchophylla*、白蜡树 *F. chinensis*、尖叶白蜡树 *F. szaboana* 或宿柱白蜡树 *F. stylosa* 的干燥枝皮或干皮。

形态描述　落叶大乔木，高 12~15m。羽状复叶小叶 5~7 枚，革质，阔卵形、倒卵形或卵状披针形。圆锥花序顶生或腋生当年生枝梢；花序梗细而扁，苞片长披针形，先端渐尖，无毛，早落；雄花与两性花异株；花萼浅杯状，萼毛三角形无毛；无花冠；两性花具雄蕊 2 枚，花药椭圆形，雌蕊具短花柱，柱头 2 叉深裂；雄花花萼小，花丝细。翅果线形，坚果略隆起；具宿存萼。花期 4~5 月，果期 9~10 月。

注意事项　脾胃虚寒者忌服。

功效主治　清热燥湿，收涩止痢，止带，明目。用于湿热泻痢，赤白带下，目赤肿痛，目生翳膜。

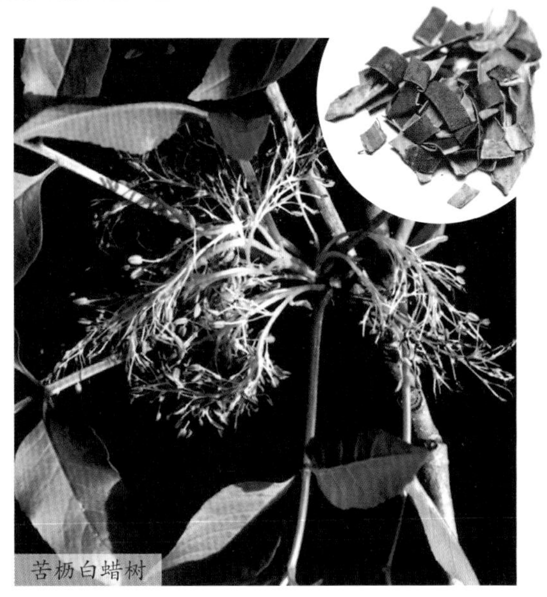
苦枥白蜡树

用法用量　6~12g。外用适量，煎洗患处。

实用验方　**痢疾**：秦皮、神曲各 10g，凤尾草、马齿苋各 15g，川黄连 6g，水煎服。**急性结膜炎**：秦皮、野菊花各 10g，木贼、桑叶各 9g，生地黄、叶下珠各 15g，水煎服。

46. 苦参

别名：苦骨、川参、牛参。
性味：苦，寒。

来　　源　豆科植物苦参 *Sophora flavescens* 的干燥根。

形态描述　草本或亚灌木，稀呈灌木状，通常高 1m 左右，稀达 2m。羽状复叶小叶 6~12 对，互生或近对生，纸质，形状多变。总状花序顶生；花多数，疏或稍密；花梗纤细，苞片线形，花萼钟状；花冠白色或淡黄白色，旗瓣倒卵状匙形，翼瓣单侧生，龙骨瓣与翼瓣相似，稍宽，雄蕊 10，子房近无柄，胚珠多数。荚果呈不明显串珠状，稍四棱形，有种子 1~5 粒；种子长卵形，深红褐色。花期 6~8 月，果期 7~10 月。

注意事项　脾胃虚寒者忌服。

功效主治　清热燥湿，杀虫，利尿。用于热痢，便血，黄疸尿闭，赤白带下，阴肿阴痒，湿疹，湿疮，皮肤瘙痒，疥癣麻风；外治滴虫性阴道炎。

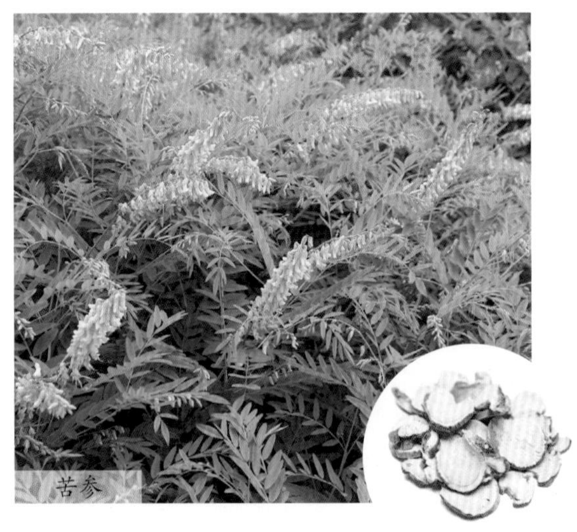
苦参

用法用量　4.5~9g。外用适量，煎汤洗患处。

实用验方　**浑身瘙痒：**苦参、白鲜皮、蒺藜、苍耳子各 30g，水煎洗。**癣：**苦参适量，水煎熏洗患处。**痢疾：**苦参、长圆叶艾纳香、凤尾草、爵床各 15~30g，水煎服。

47. 白鲜皮

别名：北鲜皮。
性味：苦，寒。

来　　源　芸香科植物白鲜 *Dictamnus dasycarpus* 的干燥根皮。

形态描述　茎基部木质化的多年生宿根草本，高 40~100cm。叶有小叶 9~13 片，椭圆至长圆形。总状花序；苞片狭披针形；花瓣白带淡紫红色或粉红带深紫红色脉纹，倒披针形；雄蕊伸出于花瓣外；萼片及花瓣均密生透明油点。成熟的果（蓇葖）沿腹缝线开裂为 5 个分果瓣，每分果瓣又深裂为 2 小瓣，瓣的顶角短尖，内果皮蜡黄色，有光泽，每分果瓣有种子 2~3 粒；种子阔卵形或近圆球形，光滑。花期 5 月，果期 8~9 月。

注意事项　虚寒者忌服。

功效主治　清热燥湿，祛风解毒。用于湿热疮毒，黄水淋漓，湿疹，风疹，疥癣疮癞，风湿热痹，黄疸尿赤。

用法用量　5~10g。外用适量，煎汤洗或研粉敷。

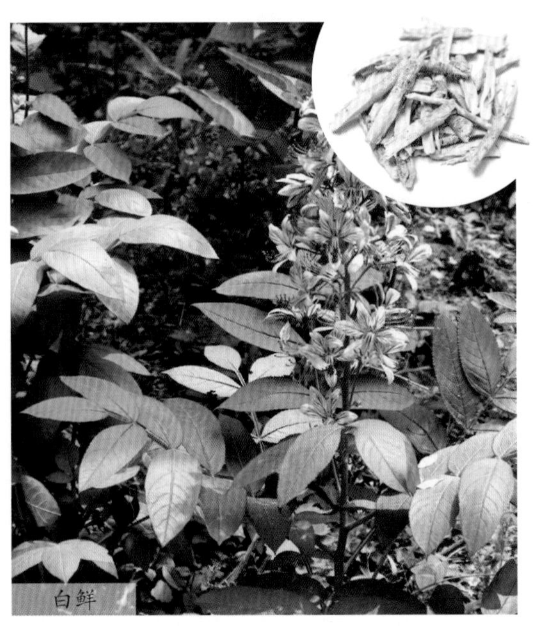
白鲜

实用验方　**风湿性关节炎：**白鲜皮、香加皮、穿山龙各 15g，水煎服。**湿疹：**白鲜皮 10g，徐长卿、白蒺藜各 9g，苍耳 15g，水煎服。

48. 功劳木

别名：土黄柏、黄天竹、十大功劳。
性味：苦，寒。

来　源　小檗科植物阔叶十大功劳 *Mahonia bealei* 或细叶十大功劳 *M. fortunei* 的干燥茎。

形态描述　灌木或小乔木，高 0.5~4m。叶狭倒卵形至长圆形，具 4~10 对小叶。总状花序直立，通常 3~9 个簇生；芽鳞卵形至卵状披针形；花黄色；外萼片卵形，中萼片椭圆形，内萼片长圆状椭圆形；花瓣倒卵状椭圆形，基部腺体明显，先端微缺；药隔不延伸，顶端圆形至截形；子房长圆状卵形，花柱短，胚珠 3~4 枚。浆果卵形，深蓝色，被白粉。花期 9 月至次年 1 月，果期 3~5 月。

注意事项　体质虚寒者忌用。

功效主治　清热燥湿，泻火解毒。用于湿热泻痢，黄疸尿赤，目赤肿痛，胃火牙痛，疮疖痈肿。

用法用量　9~15g。外用适量。

实用验方　**目赤肿痛：**功劳木、野菊花各 15g，水煎服。**黄疸：**功劳木、寒莓根、虎刺、白马骨各 10~15g，水煎服。**阴虚盗汗：**功劳木、阴石蕨、玉叶金花、盐肤子、大青根各 15g，浮小麦 10g，阴地蕨、煅牡蛎各 30g，水煎服。

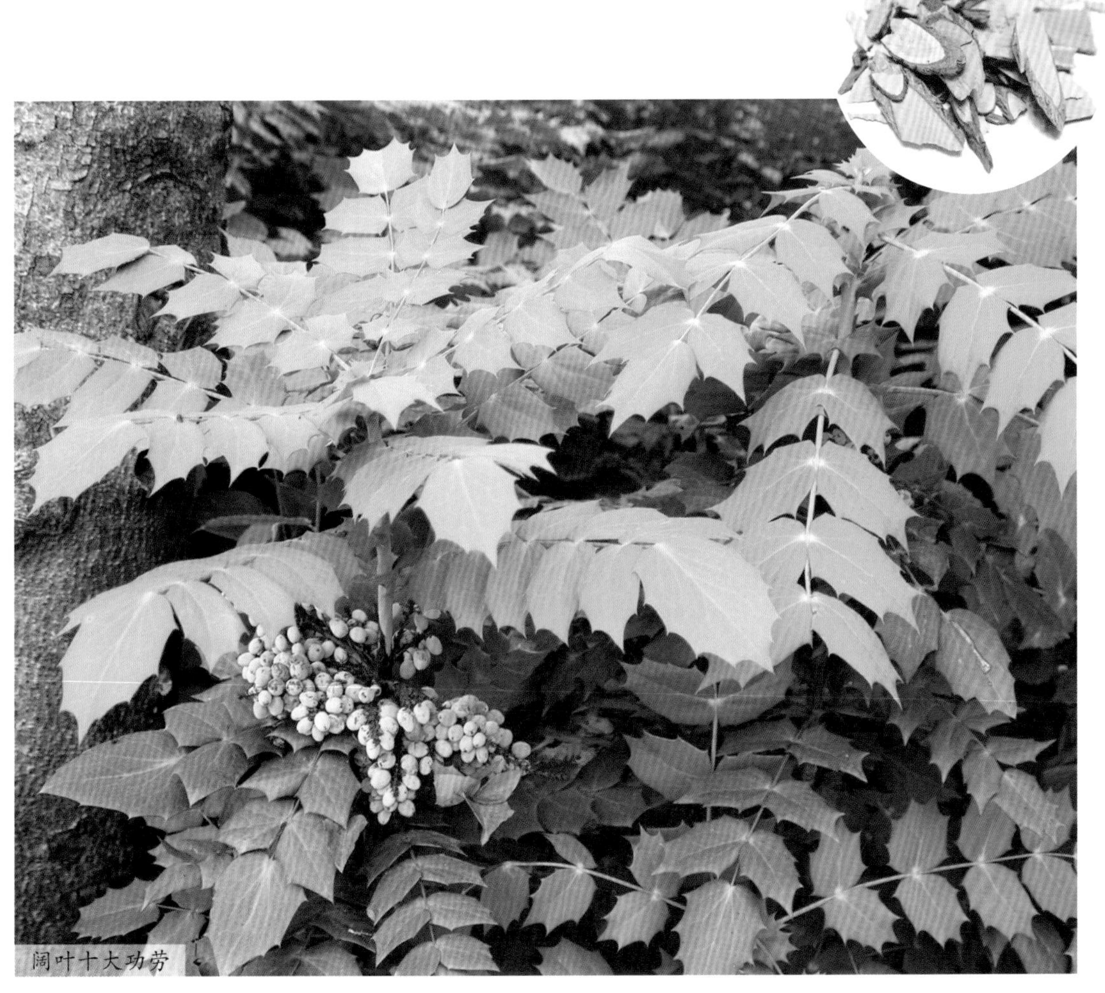

阔叶十大功劳

49. 金银花

别名：忍冬花、双花。
性味：甘，寒。

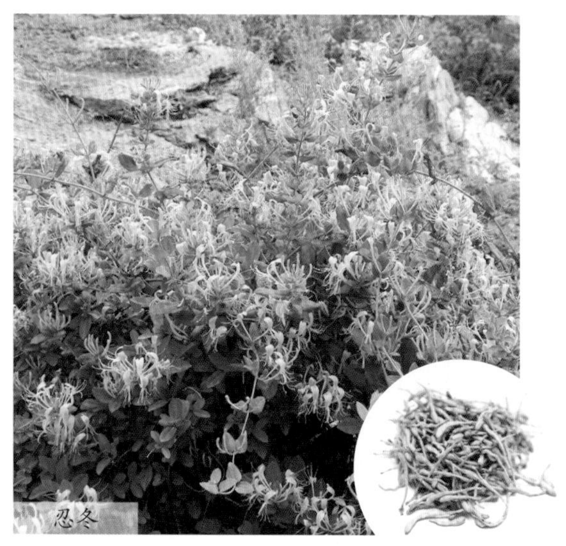
忍冬

来　　源　忍冬科植物忍冬 *Lonicera japonica* 的干燥花蕾或带初开的花。

形态描述　半常绿藤本。叶纸质，卵形至矩圆状卵形，有时卵状披针形。总花梗通常单生于小枝上部叶腋，与叶柄等长或稍较短；苞片大，叶状；花冠白色，有时基部向阳面呈微红，后变黄色，唇形，筒稍长于唇瓣，很少近等长，外被多少倒生的开展或半开展糙毛和长腺毛，上唇裂片顶端钝形，下唇带状而反曲；雄蕊和花柱均高出花冠。果实圆形，熟时蓝黑色，有光泽；种子卵圆形或椭圆形，褐色。花期 4~6 月，果熟期 10~11 月。

注意事项　脾胃虚寒及气虚疮疡脓清者忌服。

功效主治　清热解毒，疏散风热。用于痈肿疔疮，喉痹，丹毒，热毒血痢，风热感冒，温病发热。

用法用量　6~15g。

实用验方　**产后口渴，咽喉疼痛：**金银花适量，水煎代茶饮。**皮肤瘙痒：**金银花或金银花嫩茎叶适量，水煎洗患处。**疮毒：**金银花、地菍各适量，水煎洗患处。

50. 忍冬藤

别名：老翁须、金钗股。
性味：甘，寒。

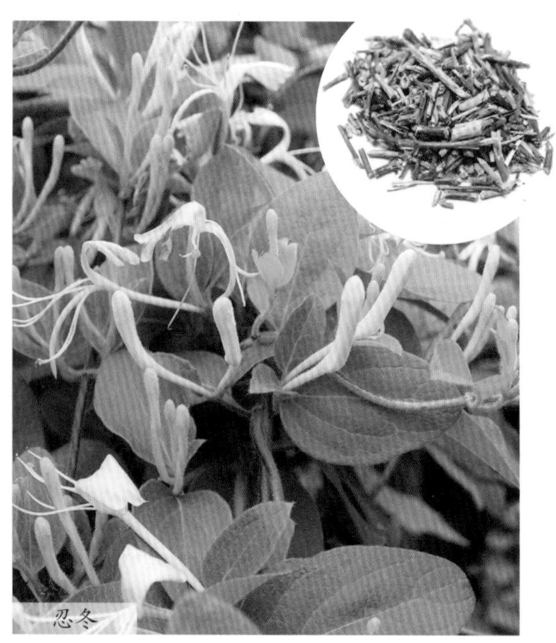
忍冬

来　　源　忍冬科植物忍冬 *Lonicera japonica* 的干燥茎枝。

形态描述　同“49. 金银花”。

注意事项　脾胃虚寒、泄泻不止者禁用。

功效主治　清热解毒，疏风通络。用于温病发热，热毒血痢，痈肿疮疡，风湿热痹，关节红肿热痛。

用法用量　9~30g。

实用验方　**风湿性关节炎：**赪桐根 15g，忍冬藤 30g，水煎服。**肩周炎：**千年健、白茄根 15g，穿山龙、忍冬藤各 24g，水煎，分 2 次服。

51. 连翘

别名：旱连子、大翘子、空壳。
性味：苦，微寒。

来　　源　木犀科植物连翘 *Forsythia suspensa* 的干燥果实。

形态描述　落叶灌木。叶片卵形、宽卵形或椭圆状卵形至椭圆形，先端锐尖，基部圆形、宽楔形至楔形。花通常单生或2至数朵着生于叶腋，先于叶开放；花萼绿色，裂片长圆形或长圆状椭圆形，先端钝或锐尖，边缘具睫毛，与花冠管近等长；花冠黄色，裂片倒卵状长圆形或长圆形。果卵球形、卵状椭圆形或长椭圆形，先端喙状渐尖，表面疏生皮孔。花期3~4月，果期7~9月。

注意事项　脾胃虚弱，气虚发热，痈疽已溃、脓稀色淡者忌服。

功效主治　清热解毒，消肿散结，疏散风热。用于痈疽，瘰疬，乳痈，丹毒，风热感冒，

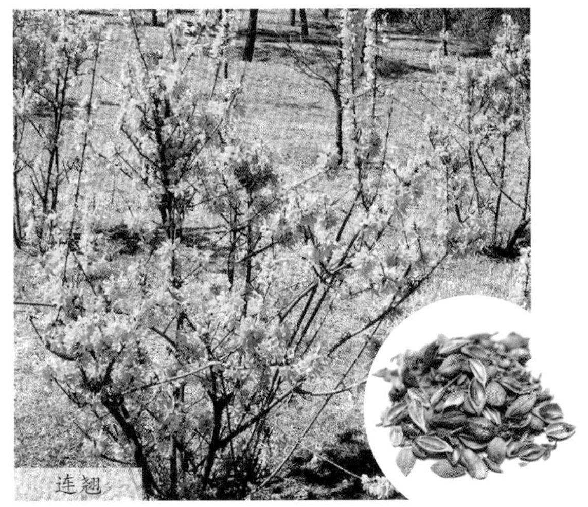
连翘

温病初起，温热入营，高热烦渴，神昏发斑，热淋涩痛。

用法用量　6~15g。

实用验方　**热毒疮痈，红肿热痛：**连翘、金银花各10g，紫花地丁15g，水煎服。**咽喉肿痛：**连翘、黄芩各10g，玄参、板蓝根各15g，水煎服。

52. 穿心莲

别名：一见喜、榄核莲。
性味：苦，寒。

来　　源　爵床科植物穿心莲 *Andrographis paniculata* 的干燥地上部分。

形态描述　一年生草本。茎高50~80cm，4棱，下部多分枝，节膨大。叶卵状矩圆形至矩圆状披针形，顶端略钝。总状花序顶生和腋生，集成大型圆锥花序；苞片和小苞片微小；花萼裂片三角状披针形，有腺毛和微毛；花冠白色而小，下唇带紫色斑纹，外有腺毛和短柔毛，2唇形，上唇微2裂，下唇3深裂，花冠筒与唇瓣等长；雄蕊2，花药2室，一室基部和花丝一侧有柔毛。蒴果扁，疏生腺毛；种子12粒，四方形，有皱纹。花期9~10月，果期10~11月。

注意事项　阳虚证及脾胃弱者慎服。

功效主治　清热解毒，凉血，消肿。用于感冒发热，咽喉肿痛，口舌生疮，顿咳劳嗽，泄泻痢疾，热淋涩痛，痈肿疮疡，蛇虫咬伤。

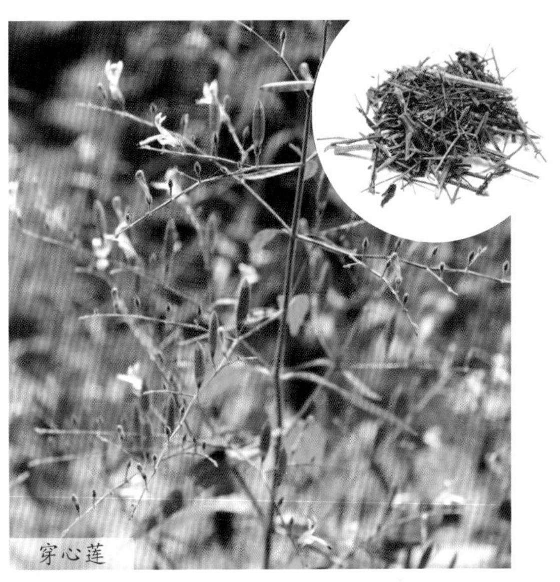
穿心莲

用法用量　6~9g。外用适量。

实用验方　**慢性结肠炎：**穿心莲60g，生地榆30g，加水浓煎得100~150mL药液，晚上临睡前保留灌肠1次，14日为1个疗程。**细菌性痢疾：**穿心莲、鱼腥草各12g，黄柏6g，水煎服。

53. 大青叶

别名：大青、蓝叶。
性味：苦，寒。

来　　源　十字花科植物菘蓝 *Isatis indigotica* 的干燥叶。

形态描述　二年生草本，高 30~120cm。基生叶莲座状，长椭圆形至长圆状倒披针形，灰绿色，顶端钝圆，边缘有浅齿，具柄；茎生叶半抱茎，叶全缘或有不明显锯齿，叶缘及背面中脉具柔毛。萼片近长圆形；花瓣黄色，宽楔形至宽倒披针形，长 3.5~4mm，顶端平截，基部渐狭，具爪。短角果宽楔形，顶端平截，基部楔形，无毛，果梗细长。种子长圆形，淡褐色。花期 4~5 月，果期 5~6 月。

注意事项　脾胃虚寒者忌服。

功效主治　清热解毒，凉血消斑。用于温病高热，神昏，发斑发疹，痄腮，喉痹，丹毒，痈肿。

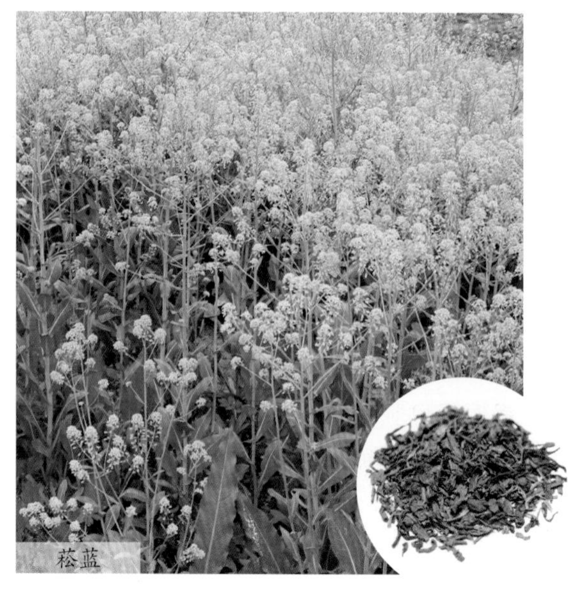
菘蓝

用法用量　9~15g。

实用验方　**感冒发热：**大青叶 15~30g，海金沙根 30g，水煎服，每日 2 剂。**腮腺炎：**鲜大青叶适量，捣烂绞汁，调青黛粉、醋外涂患处。**口腔炎：**大青叶 15g，水煎服。

54. 板蓝根

别名：靛青根、靛根。
性味：苦，寒。

来　　源　十字花科植物菘蓝 *Isatis indigotica* 的干燥根。

形态描述　同“53. 大青叶”。

注意事项　体虚而无实火热毒者忌服。

功效主治　清热解毒，凉血利咽。用于温疫时毒，发热咽痛，温毒发斑，痄腮，烂喉丹痧，大头瘟疫，丹毒，痈肿。

用法用量　9~15g。

实用验方　**急性扁桃体炎：**绵茵陈、白毛藤各 30g，卷柏 15g，车前草、板蓝根各 9g，水煎含服。**肝炎：**板蓝根 30g，水煎服。

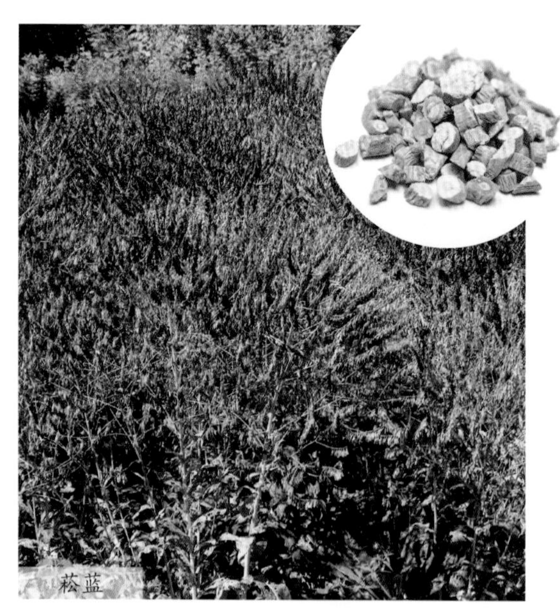
菘蓝

55. 青黛

别名：靛花、蓝露、淀花。
性味：咸，寒。

来　　源　爵床科植物马蓝 *Baphicacanthus cusia*、蓼科植物蓼蓝 *Polygonum tinctorium* 或十字花科植物菘蓝 *Isatis indigotica* 的叶或茎叶经加工制得的干燥粉末、团块或颗粒。

形态描述　草本，高约 1m。叶柔纸质，椭圆形或卵形，顶端短渐尖，基部楔形，边缘有稍粗的锯齿，两面无毛，干时黑色；侧脉每边约 8 条，两面均凸起。穗状花序直立；苞片对生。蒴果无毛；种子卵形。花期 11 月。

注意事项　中寒者勿用。

功效主治　清热解毒，凉血消斑，泻火定惊。用于温毒发斑，血热吐衄，胸痛咯血，口疮，痄腮，喉痹，小儿惊痫。

用法用量　1~3g，宜入丸散用。外用适量。

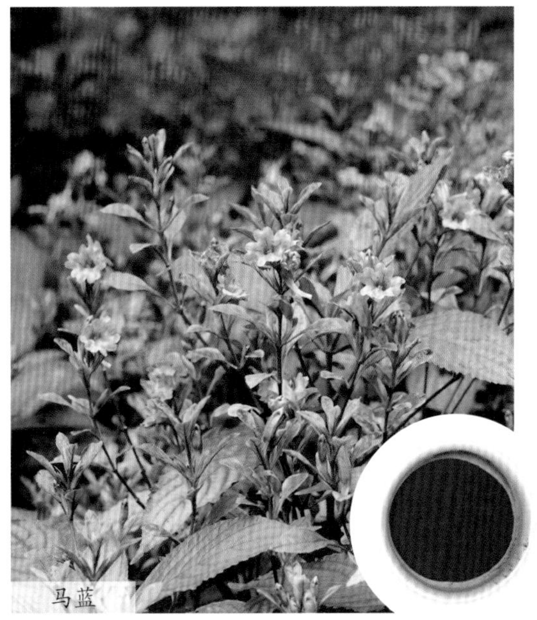

马蓝

实用验方　**肺热咯血：**蒲黄、青黛各 3g，新汲水送服。**腮腺炎：**青黛适量，六神丸 10 粒，同研粉，开水调匀，涂患处。**下焦湿热：**六一散 15g，青黛 3g，开水冲服。

56. 绵马贯众

别名：绵马。
性味：苦，微寒；有小毒。

来　　源　鳞毛蕨科植物粗茎鳞毛蕨 *Dryopteris crassirhizoma* 的干燥根茎和叶柄残基。

形态描述　植株高达 1m。根状茎粗大，直立或斜升。叶簇生；叶柄、连同根状茎密生鳞片，鳞片膜质或厚膜质，淡褐色至栗棕色，具光泽；叶片长圆形至倒披针形，二回羽状深裂；羽片通常 30 对以上，先端圆或钝圆，浅钝锯齿缘或近全缘。孢子囊群圆形，通常孢生于叶片背面上部 1/3~1/2 处，背生于小脉中下部，每裂片 1~4 对；囊群盖圆肾形或马蹄形，全缘，棕色，膜质，成熟时不完全覆盖孢子囊群。孢子具周壁。

功效主治　清热解毒，驱虫。用于虫积腹痛，疮疡。

用法用量　4.5~9g。

实用验方　**风热感冒：**绵马贯众、大青叶各 15g，连翘、桑叶各 10g，水煎服。**腮腺炎：**绵马贯众 10g，板蓝根、金银花各 15g，水煎服。**鼻衄：**绵马贯众、侧柏叶、紫珠草、墨旱莲各 15g，水煎服。

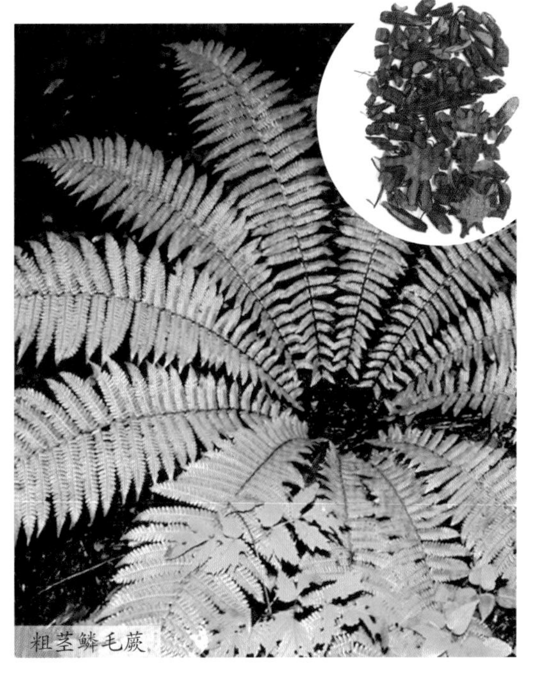

粗茎鳞毛蕨

57. 土贝母

别名：土贝、草贝。
性味：苦，微寒。

来　　源　葫芦科植物土贝母 *Bolbostemma paniculatum* 的干燥块茎。

形态描述　鳞茎肥厚，肉质，乳白色；茎草质，无毛，攀缘状，枝具棱沟，无毛。叶片卵状近圆形，掌状 5 深裂，每个裂片再 3~5 浅裂，基部小裂片顶端各有 1 个显著突出的腺体。花雌雄异株。雌、雄花序均为疏散的圆锥状，极稀花单生，花序轴丝状，花梗纤细，花黄绿色；雄蕊 5，离生；子房近球形，疏散生不显著的疣状凸起，花柱 3，柱头 2 裂。果实圆柱状，具 6 枚种子。种子卵状菱形，暗褐色。花期 6~8 月，果期 8~9 月。

功效主治　解毒，散结，消肿。用于乳痈，瘰疬，痰核。

用法用量　5~10g。

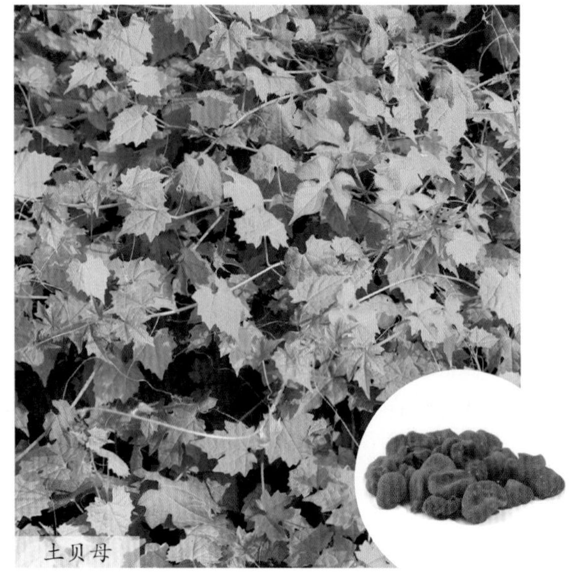
土贝母

实用验方　**颈淋巴结结核未破：**土贝母 9g，水煎服，同时用土贝母研粉，醋调外敷。**骨结核溃烂流脓：**土贝母、蜈蚣各等量，共研细末，每次 3g，每日 2 次，甜米酒炖热冲服。

58. 蒲公英

别名：凫公英、耩褥草。
性味：苦、甘，寒。

来　　源　菊科植物蒲公英 *Taraxacum mongolicum*、碱地蒲公英 *T. borealisinense* 或同属数种植物的干燥全草。

形态描述　多年生草本。根圆柱状，黑褐色，粗壮。叶倒卵状披针形、倒披针形或长圆状披针形。花葶 1 至数个，与叶等长或稍长；头状花序总苞钟状，2~3 层；舌状花黄色，边缘花舌片背面具紫红色条纹，花药和柱头暗绿色。瘦果倒卵状披针形，暗褐色，上部具小刺，下部具成行排列的小瘤，顶端逐渐收缩为长约 1mm 的圆锥至圆柱形喙基，纤细；冠毛白色。花期 4~9 月，果期 5~10 月。

注意事项　阳虚外寒、脾胃虚弱者忌用。

功效主治　清热解毒，消肿散结，利尿通淋。用于疔疮肿毒，乳痈，瘰疬，目赤，咽痛，肺痈，肠痈，湿热黄疸，热淋涩痛。

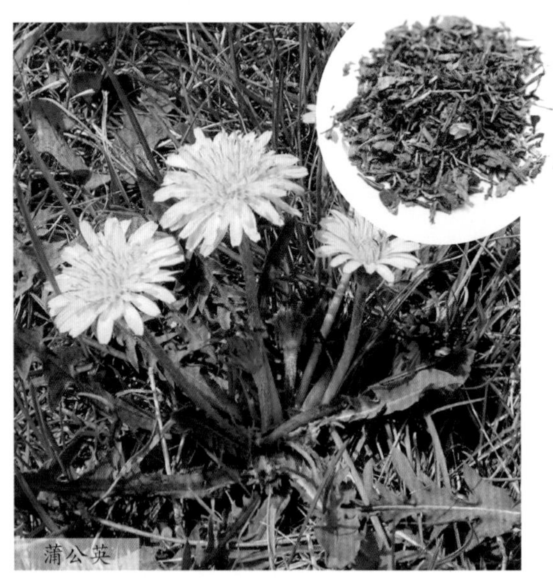
蒲公英

用法用量　10~15g。

实用验方　**浅表性胃炎：**蒲公英 40g，加水 300mL，煎取 150mL，加白及粉 30g，调成糊状，分 2 次于早晚空腹服，连续 6 周。**乳腺炎：**蒲公英 30g，黄酒 200mL，煎服，药渣外敷患处。

59. 紫花地丁

别名：堇堇菜。
性味：苦、辛，寒。

来　　源　堇菜科植物紫花地丁 *Viola yedoensis* 的干燥全草。

形态描述　多年生草本，无地上茎，高4~14cm，果期高可达20余厘米。叶多数，基生，莲座状；叶片呈三角状卵形或狭卵形。花中等大，紫堇色或淡紫色，稀呈白色，喉部色较淡并带有紫色条纹；花瓣倒卵形或长圆状倒卵形，侧方花瓣长，里面无毛或有须毛；距细管状，末端圆，柱头三角形，两侧及后方稍增厚成微隆起的缘边，顶部略平，前方具短喙。蒴果长圆形；种子卵球形，淡黄色。花、果期4月中下旬至9月。

注意事项　阴疽漫肿无头及脾胃虚寒者慎服。

功效主治　清热解毒，凉血消肿。用于疔疮肿毒，痈疽发背，丹毒，毒蛇咬伤。

用法用量　15~30g。

紫花地丁

实用验方　感冒发热：紫花地丁30g，冰糖少许，水煎服。急性结膜炎：鲜紫花地丁适量，捣烂敷患处。

60. 苦地丁

别名：地丁、地丁草。
性味：苦，寒。

来　　源　罂粟科植物地丁草 *Corydalis bungeana* 的干燥全草。

形态描述　二年生灰绿色草本，高10~50cm，具主根。茎生叶与基生叶同形。总状花序多花，先密集，后疏离，果期伸长。苞片叶状，具柄至近无柄，明显长于长梗。花梗短，萼片宽卵圆形至三角形，常早落。花粉红色至淡紫色。外花瓣顶端多少下凹，边缘具浅圆齿。距长稍向上斜伸，末端多少囊状膨大；蜜腺体约占距长的2/3，末端稍增粗。下花瓣稍向前伸出；爪向后渐狭，稍长于瓣片。内花瓣顶端深紫色。蒴果椭圆形，下垂。

注意事项　体虚而无实火热毒者忌服。

功效主治　清热解毒，散结消肿。用于时疫感冒，咽喉肿痛，疔疮肿痛，痈疽发背，痄腮丹毒。

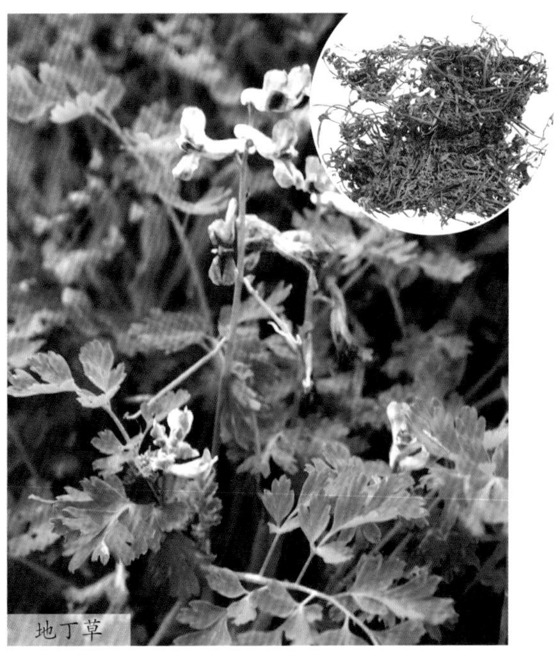
地丁草

用法用量　9~15g。外用适量，煎汤洗患处。

实用验方　麻疹热毒：苦地丁、菊花各9g，连翘12g，水煎服。急性黄疸型肝炎：苦地丁、茵陈各15g，水煎服。

61. 野菊花

别名：野菊、苦薏。
性味：苦、辛，微寒。

来　　源　菊科植物野菊 *Chrysanthemum indicum* 的干燥头状花序。

形态描述　多年生草本，高 0.25~1m。基生叶和下部叶花期脱落。中部茎叶卵形、长卵形或椭圆状卵形，羽状半裂、浅裂或分裂不明显而边缘有浅锯齿。头状花序多数在茎枝顶端排成疏松的伞房圆锥花序或少数在茎顶排成伞房花序。总苞片约 5 层，外层卵形或卵状三角形，中层卵形，内层长椭圆形。全部苞片边缘白色或褐色宽膜质，顶端钝或圆。舌状花黄色，顶端全缘或 2~3 齿。花期 6~11 月。

注意事项　脾胃虚寒者、孕妇慎用。

功效主治　清热解毒，泻火平肝。用于疔疮痈肿，目赤肿痛，头痛眩晕。

用法用量　9~15g。外用适量，煎汤外洗或制膏外涂。

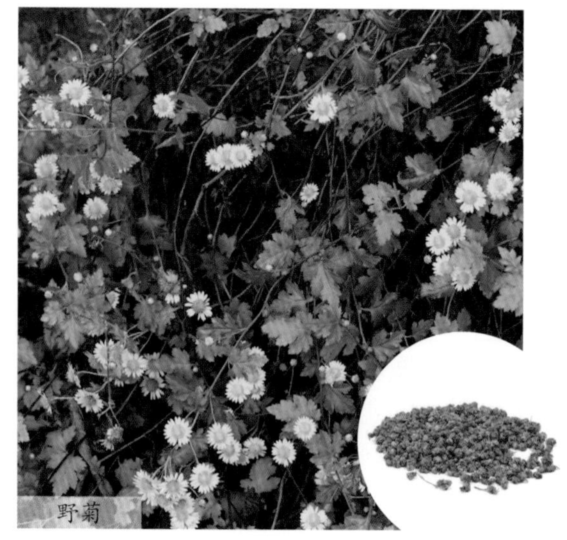
野菊

实用验方　**预防感冒：**野菊花 6g，用沸水浸泡 1h，煎 30min，取药汁服。**干咳少痰或无痰：**野菊花、白茅根各 30g，水煎 2 次，取汁混匀，加白糖 30g，早晚分服。**腮腺炎：**野菊花 15g，水煎代茶饮。

62. 车前草

别名：车前、当道。
性味：甘，寒。

来　　源　车前科植物车前 *Plantago asiatica* 或平车前 *P. depressa* 的干燥全草。

形态描述　二年生或多年生草本。须根多数。叶基生呈莲座状，平卧、斜展或直立；叶片薄纸质或纸质，宽卵形至宽椭圆形；穗状花序细圆柱状，下部常间断。花冠白色。雄蕊着生于冠筒内面近基部，与花柱明显外伸，花药卵状椭圆形，顶端具宽三角形突起，白色，干后变淡褐色。蒴果纺锤状卵形、卵球形或圆锥状卵形。种子卵状椭圆形或椭圆形，黑褐色至黑色，背腹面微隆起；子叶背腹向排列。花期 4~8 月，果期 6~9 月。

注意事项　虚滑精气不固者禁用。

功效主治　清热利尿通淋，祛痰，凉血，解毒。用于热淋涩痛，水肿尿少，暑湿泄泻，痰热咳嗽，吐血衄血，痈肿疮毒。

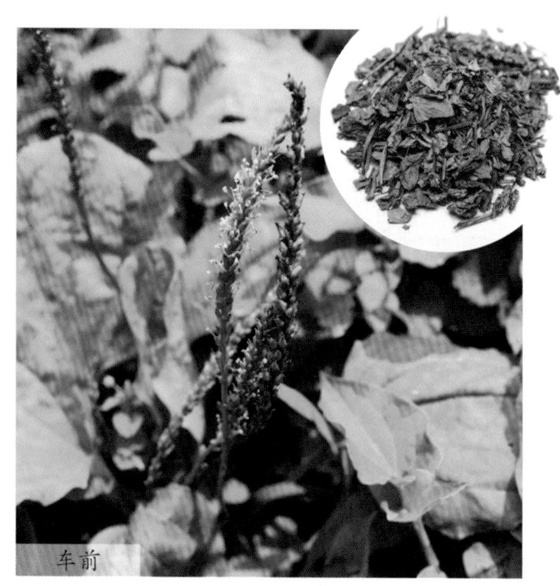
车前

用法用量　9~30g。

实用验方　**感冒发热：**鲜车前草 30~60g，水煎服或代茶饮。**中暑：**车前草 15g，石菖蒲、华泽兰全草各 10g，马兜铃根 3g，水煎服。**风火牙痛：**鲜车前草适量，白糖少许，水煎代茶饮。

63. 重楼

别名：七叶一枝花。
性味：苦，微寒。

来　　源　百合科植物云南重楼 *Paris polyphylla* var. *yunnanensis* 或七叶一枝花 *P. polyphylla* var. *chinensis* 的干燥根茎。

形态描述　叶（6~）8~10（~12）枚，厚纸质、披针形、卵状矩圆形或倒卵状披针形。外轮花被片披针形或狭披针形，内轮花被片 6~8（12）枚，条形，长为外轮的 1/2 或近等长；雄蕊（8~）10~12 枚，花药长 1~1.5cm，花丝极短，药隔突出部分长约 1~2（~3）mm；子房球形，花柱粗短，上端具 5~6（10）分枝。花期 6~7 月，果期 9~10 月。

注意事项　虚寒证、阴证外疡者及孕妇禁用。

功效主治　清热解毒，消肿止痛，凉肝定惊。用于疔疮痈肿，咽喉肿痛，蛇虫咬伤，跌扑伤痛，惊风抽搐。

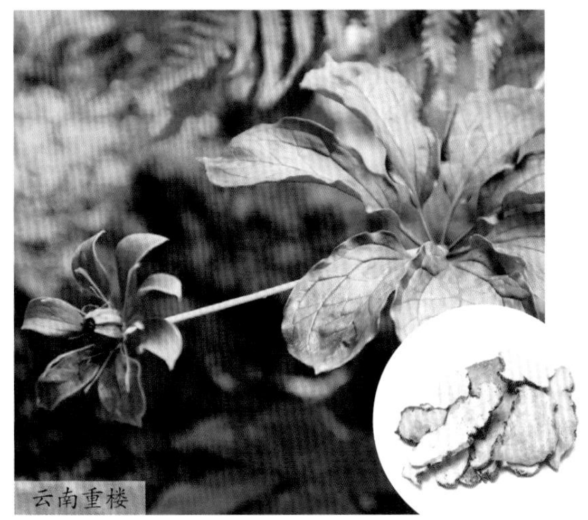
云南重楼

用法用量　3~9g。外用适量，研末调敷。

实用验方　**痈肿：**鲜重楼、鲜木芙蓉花各适量，同捣烂敷患处。**疔疮疖肿：**鲜重楼、鲜半枝莲全草各适量，同捣烂，敷患处。**急性咽炎：**重楼 9g，一点红、马勃、金银花、爵床各 15g，水煎服。

---

64. 拳参

别名：牡蒙、紫参、众戎。
性味：苦、涩，微寒。

来　　源　蓼科植物拳参 *Polygonum bistorta* 的干燥根茎。

形态描述　多年生草本，高 50~90cm。基生叶宽披针形或狭卵形，纸质；顶端渐尖或急尖，基部截形或近心形。总状花序呈穗状，顶生，紧密；苞片卵形，顶端渐尖，膜质，淡褐色，中脉明显，每苞片内含 3~4 朵花；花梗细弱，开展，比苞片长；花被 5 深裂，白色或淡红色，花被片椭圆形；雄蕊 8，花柱 3，柱头头状。瘦果椭圆形，褐色，稍长于宿存的花被。花期 6~7 月，果期 8~9 月。

注意事项　无实火热毒者不宜用，阴证外疡者禁服。

功效主治　清热解毒，消肿，止血。用于赤痢热泻，肺热咳嗽，痈肿瘰疬，口舌生疮，血热吐衄，痔疮出血，蛇虫咬伤。

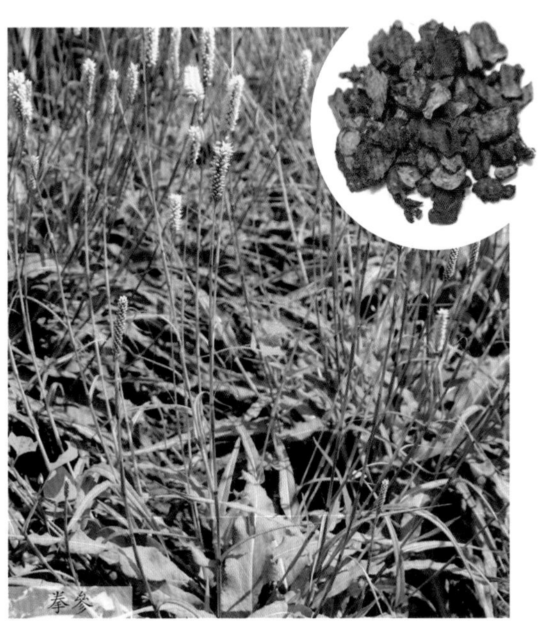
拳参

用法用量　5~10g。外用适量。

实用验方　**口腔溃疡：**拳参 9g，积雪草 15g，大青叶 10g，甘草 5g，水煎服。**痢疾：**拳参 10g，地锦草、凤尾草、马齿苋各 15g，水煎服。

65. 漏芦

别名：野兰、鬼油麻。
性味：苦，寒。

来　　源　菊科植物祁州漏芦 *Rhaponticum uniflorum* 的干燥根。

形态描述　多年生草本，高（6~）30~100cm。基生叶及下部茎叶全形椭圆形，长椭圆形，倒披针形，羽状深裂或几全裂，两面灰白色，被稠密的或稀疏的蛛丝毛及多细胞糙毛和黄色小腺点。头状花序单生茎顶，花序梗粗壮，裸露或有少数钻形小叶。总苞半球形，覆瓦状排列。全部苞片顶端有膜质附属物，附属物宽卵形或几圆形，浅褐色。全部小花两性，管状，花冠紫红色。瘦果 3~4 棱，楔状。冠毛刚毛糙毛状。花、果期 4~9 月。

注意事项　气虚、疮疡平塌不起者及孕妇忌服。

功效主治　清热解毒，消痈，下乳，舒筋通脉。用于乳痈肿痛，痈疽发背，瘰疬疮毒，乳汁不通，湿痹拘挛。

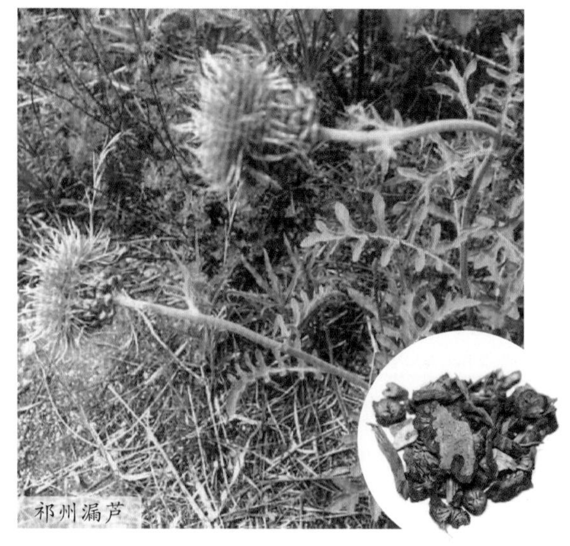
祁州漏芦

用法用量　5~9g。

实用验方　**风湿性关节炎：**漏芦、忍冬藤各 30g，水煎服。**乳腺炎：**漏芦、蒲公英、金银花各 15g，炮穿山甲 9g，连翘 10g，爵床 30g，水煎服。

---

66. 土茯苓

别名：冷饭团、白余粮。
性味：甘、淡，平。

来　　源　百合科植物光叶菝葜 *Smilax glabra* 的干燥根茎。

形态描述　攀缘灌木，茎长 1~4m，枝条光滑，无刺。叶薄革质，狭椭圆状披针形至狭卵状披针形，有卷须，脱落点位于近顶端。伞形花序通常具 10 余朵花；总花梗通常明显短于叶柄；花序托膨大，连同多数宿存的小苞片多少呈莲座状；花绿白色；雄花外花被片近扁圆形；内花被片近圆形；雄蕊靠合，与内花被片近等长，花丝极短；雌花外形与雄花相似，具 3 枚退化雄蕊。浆果紫黑色，具粉霜。花期 7~11 月，果期 11 月至次年 4 月。

注意事项　肝肾阴亏者慎服。

功效主治　解毒，除湿，通利关节。用于梅毒及汞中毒所致的肢体拘挛，筋骨疼痛，湿热淋浊，带下病，痈肿，瘰疬，疥癣。

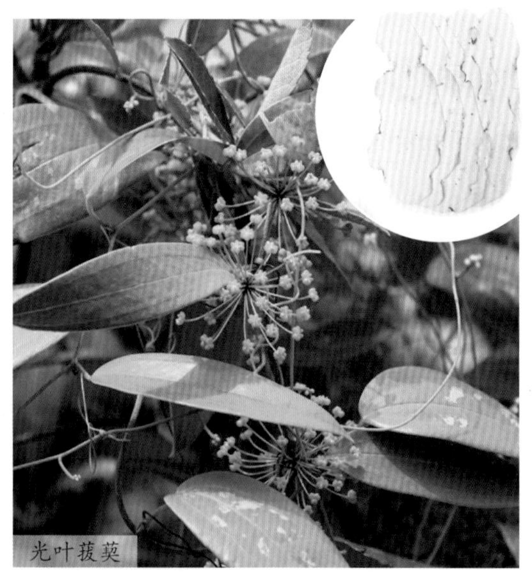
光叶菝葜

用法用量　15~60g。

实用验方　**心胃气痛：**土茯苓 50g，猪心 1 个，水炖服。**皮炎：**土茯苓适量，水煎洗患处。**痛风：**萆薢 3g，土茯苓、白茅根、车前草、薏苡仁各 30g，威灵仙、爵床各 18g，水煎服。

67. 鱼腥草

别名：岑草、葅菜。
性味：辛，微寒。

来　　源　三白草科植物蕺菜 *Houttuynia cordata* 的新鲜全草或干燥地上部分。

形态描述　腥臭草本，高 30~60cm。叶薄纸质，有腺点，背面尤甚，卵形或阔卵形，无毛；托叶膜质，顶端钝，下部与叶柄合生而成长 8~20mm 的鞘，且常有缘毛，基部扩大，略抱茎。花序长约 2cm；总花梗无毛；总苞片长圆形或倒卵形，顶端钝圆；雄蕊长于子房，花丝长为花药的 3 倍。蒴果长 2~3mm，顶端有宿存的花柱。花期 4~7 月。

注意事项　虚寒证及阴性外疡者忌服。

功效主治　清热解毒，消痈排脓，利尿通淋。用于肺痈吐脓，痰热喘咳，热痢，热淋，痈肿疮毒。

用法用量　15~25g，不宜久煎；鲜品用量加倍，水煎或捣汁服。外用适量，捣敷或煎汤熏洗患处。

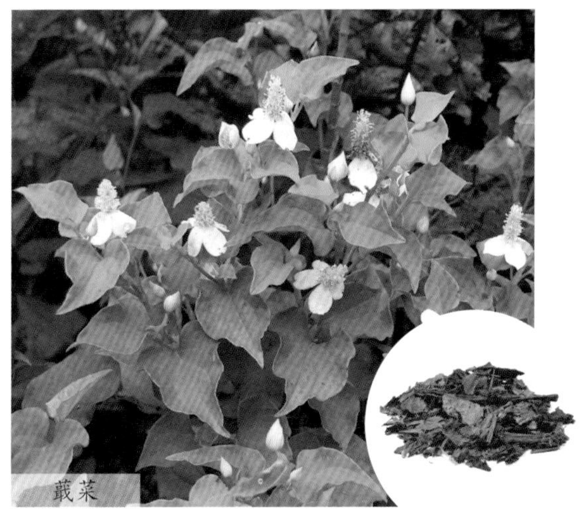
蕺菜

实用验方　**肺炎：**鱼腥草、大青叶、马兰草、淡竹叶各 30g，每日 1 剂，重症者 2 剂，水煎服。**鼻窦炎：**鱼腥草 50g，炒苍耳子、辛夷各 25g，桔梗 20g，白芷、甘草各 15g，每 2 日 1 剂，水煎分 3 次服。

68. 三白草

别名：水木通、五路白。
性味：甘、辛，寒。

来　　源　三白草科植物三白草 *Saururus chinensis* 的干燥地上部分。

形态描述　湿生草本，高约 1m。茎粗壮，有纵长粗棱和沟槽，下部伏地，常带白色，上部直立，绿色。叶纸质，密生腺点，阔卵形至卵状披针形，茎顶端的 2~3 片于花期常为白色，呈花瓣状；叶柄基部与托叶合生成鞘状，略抱茎。花序白色，总花梗无毛，但花序轴密被短柔毛；苞片近匙形，上部圆，无毛或有疏缘毛，下部线形，被柔毛，且贴生于花梗上；雄蕊 6 枚，花药长圆形。果近球形，表面多疣状凸起。花期 4~6 月。

注意事项　脾胃虚寒者忌服。

功效主治　利尿消肿，清热解毒。用于水肿，小便不利，淋沥涩痛，带下异常；外治疮疡肿毒，湿疹。

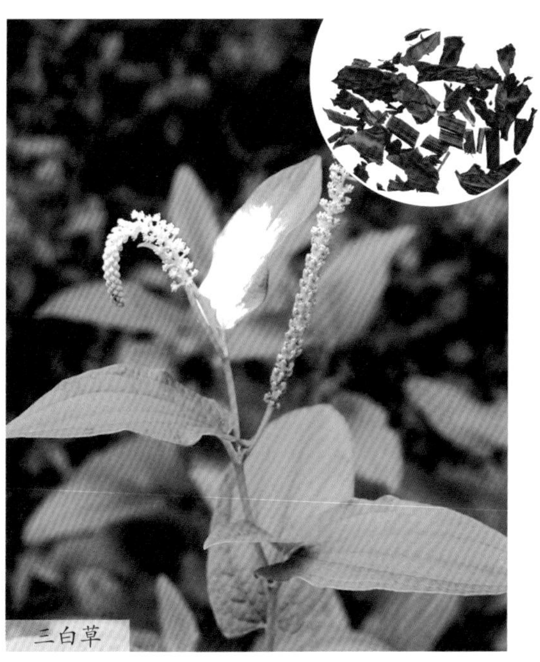
三白草

用法用量　15~30g。

实用验方　**热淋：**三白草 15g，车前草、鸭跖草、白茅根各 30g，水煎服。**高血压：**三白草 15~30g，水煎服。

69. 金荞麦

别名：野荞麦。
性味：微辛、涩，凉。

来　　源　蓼科植物金荞麦 *Fagopyrum dibotrys* 的干燥根茎。

形态描述　多年生草本，高 50~100cm。有时一侧沿棱被柔毛。叶三角形，顶端渐尖，基部近戟形，边缘全缘，两面具乳头状突起或被柔毛；托叶鞘筒状，膜质。花序伞房状，顶生或腋生；苞片卵状披针形，顶端尖，边缘膜质，每苞内具 2~4 花；花梗中部具关节，与苞片近等长；花被 5 深裂，白色，花被片长椭圆形，雄蕊 8，比花被短，花柱 3，柱头头状。瘦果宽卵形，具 3 锐棱，黑褐色，超出宿存花被 2~3 倍。花期 7~9 月，果期 8~10 月。

功效主治　清热解毒，排脓祛瘀。用于肺痈吐脓，肺热喘咳，乳蛾肿痛。

用法用量　15~45g，用水或黄酒隔水密闭炖服。

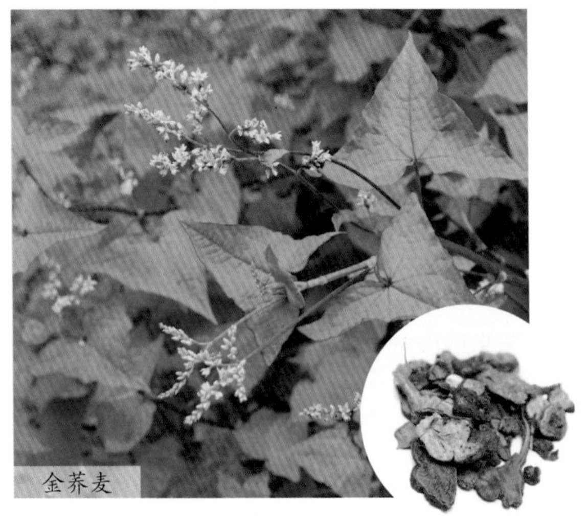
金荞麦

实用验方　**肺痈：**金荞麦 40g，鱼腥草、半枝莲、地菍各 30g，水煎服。**咳嗽：**金荞麦 30g，前胡、桔梗各 10g，酸枣仁 9g，鱼腥草 15g，连钱草 5g，水煎服。**消化不良：**金荞麦 24g，神曲、谷芽、麦芽各 15g，远志 6g，水煎服。

70. 大血藤

别名：血藤、红皮。
性味：苦，平。

来　　源　木通科植物大血藤 *Sargentodoxa cuneata* 的干燥藤茎。

形态描述　落叶木质藤本，长达 10 余米。藤径粗达 9cm，全株无毛。三出复叶，顶生小叶近棱状倒卵圆形，侧生小叶斜卵形。总状花序，雄花与雌花同序或异序，同序时，雄花生于基部，花梗细，苞片 1 枚，萼片 6，花瓣 6；雄蕊花丝长仅为花药一半或更短，药隔先端略突出；雌蕊多数，螺旋状生于卵状突起的花托上，子房瓶形，花柱线形，柱头斜。浆果近球形，成熟时黑蓝色。种子卵球形，种皮黑色，种脐显著。花期 4~5 月，果期 6~9 月。

注意事项　孕妇慎服。

功效主治　清热解毒，活血，祛风止痛。用于肠痈腹痛，热毒疮疡，闭经痛经，跌扑肿痛，风湿痹痛。

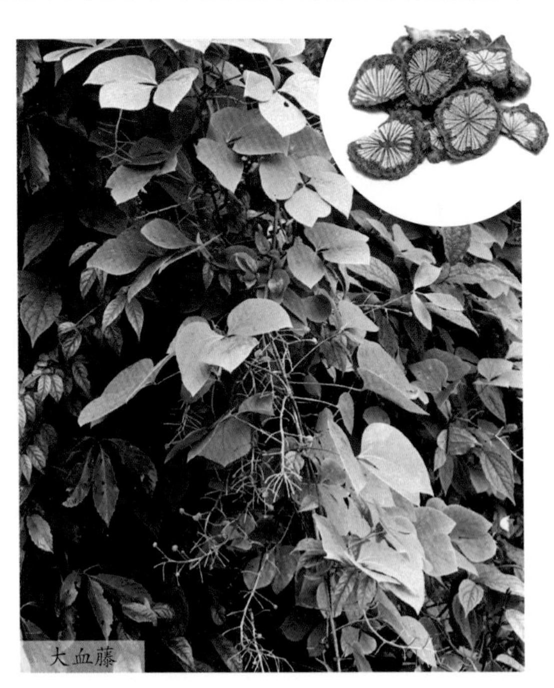
大血藤

用法用量　9~15g。

实用验方　**痛经：**大血藤、益母草、龙芽草各 9~15g，水煎服。**阑尾炎：**大血藤、三叶鬼针草、败酱草各 15~30g，水煎服。

71. 射干

别名：乌扇、乌蒲、黄远。
性味：苦，寒。

来　　源　鸢尾科植物射干 *Belamcanda chinensis* 的干燥根茎。

形态描述　多年生草本，高 1~1.5m。叶互生，嵌叠状排列，剑形。花序顶生，叉状分枝，每分枝的顶端聚生有数朵花；花橙红色，散生紫褐色的斑点；花被裂片 6，2 轮排列，外轮花被裂片倒卵形或长椭圆形；雄蕊 3，着生于外花被裂片的基部，花药条形，外向开裂，花丝近圆柱形，基部稍扁而宽；花柱上部稍扁，顶端 3 裂，裂片边缘略向外卷。蒴果倒卵形或长椭圆形；种子圆球形，黑紫色。花期 6~8 月，果期 7~9 月。

注意事项　无实火及脾虚便溏者不宜用，孕妇忌服。

功效主治　清热解毒，消痰，利咽。用于热毒痰火郁结，咽喉肿痛，痰涎壅盛，咳嗽气喘。

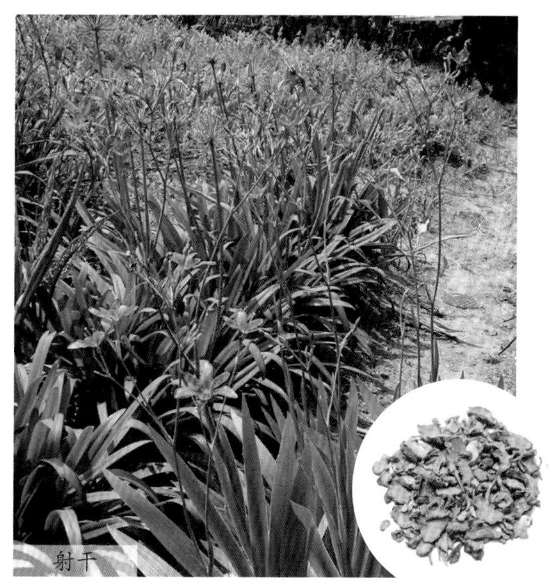
射干

用法用量　3~10g。

实用验方　**风火牙痛：**射干 15~30g，鸭蛋 2 个，白糖少许，水煎服。**急性喉炎：**鲜射干适量，捣汁，酌加米泔水调匀含服。

72. 山豆根

别名：山大豆根、黄结。
性味：苦，寒；有毒。

来　　源　豆科植物越南槐 *Sophora tonkinensis* 的干燥根和根茎。

形态描述　灌木，茎纤细，有时攀缘状。羽状复小叶 5~9 对，革质或近革质，对生或近互生，椭圆形、长圆形或卵状长圆形。总状花序或基部分枝近圆锥状，顶生；总花梗和花序轴被短而紧贴的丝质柔毛；花萼杯状，基部有脐状花托，萼齿小，尖齿状，被灰褐色丝质毛；花冠黄色，旗瓣近圆形，翼瓣比旗瓣稍长，龙骨瓣最大；雄蕊 10，基部稍连合；子房被丝质柔毛，胚珠 4 粒。荚果串珠状，稍扭曲；种子卵形，黑色。花期 5~7 月，果期 8~12 月。

注意事项　脾胃虚寒泄泻者忌服。

功效主治　清热解毒，消肿利咽。用于火毒蕴结，乳蛾喉痹，咽喉肿痛，齿龈肿痛，口舌生疮。

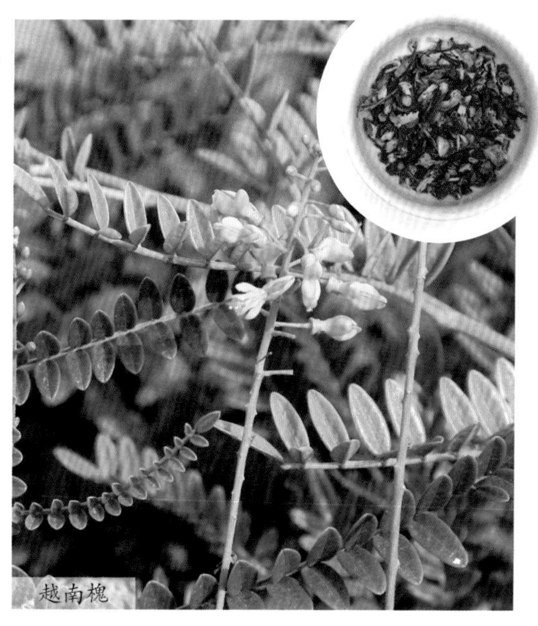
越南槐

用法用量　3~6g。

实用验方　**急性咽炎：**山豆根 6g，金银花 10g，甘草 3g，水煎服。**急性扁桃体炎：**山豆根 6g，牛蒡子、射干各 9g，爵床、大青叶、金银花各 15g，水煎服。

73. 马勃

别名：马屁勃、灰菇、马屁包。
性味：辛，平。

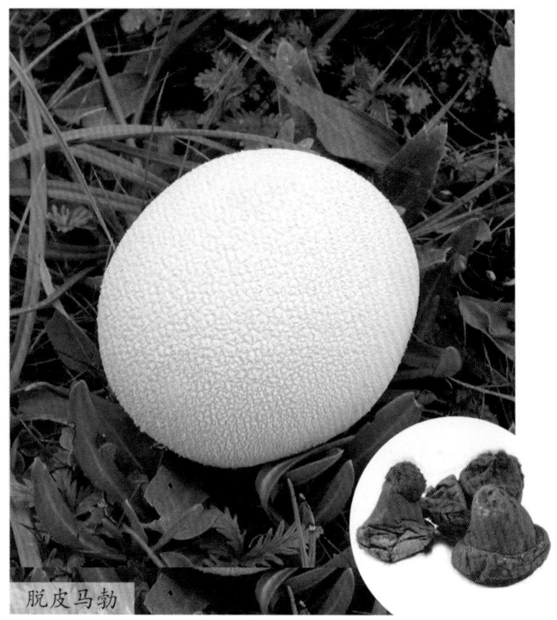
脱皮马勃

来　　源　灰包科真菌脱皮马勃 *Lasiosphaera fenzlii*、大马勃 *Calvatia gigantea* 或紫色马勃 *C. lilacina* 的干燥子实体。

形态描述　子实体近球形，直径 15~20cm，无不孕基部；包被两层，薄而易于消失。外包被初乳白色，后转灰褐色、污灰色；内包被纸质，浅烟色，成熟后与外包被逐渐剥落，仅余一团孢体，孢体灰褐色至烟褐色。孢子呈球形，壁具小刺突，褐色，直 4.5~5.5 μ m。孢丝长，分枝，相互交织，菌丝直径 2~4.5 μ m，浅褐色。

注意事项　风寒劳咳失音者忌用。

功效主治　清肺利咽，止血。用于风热郁肺咽痛，音哑，咳嗽；外治鼻衄，创伤出血。

用法用量　2~6g。外用适量，敷患处。

实用验方　**急性咽炎：**马勃 10g，大青叶、金银花、穿心莲各 15g，水煎服；或重楼 9g，一点红、马勃、金银花、爵床各 15g，水煎服。**急性扁桃体炎：**马勃、卤地菊、板蓝根、一点红各 15g，水煎服。

74. 青果

别名：橄榄、白榄、甘榄。
性味：甘、酸，平。

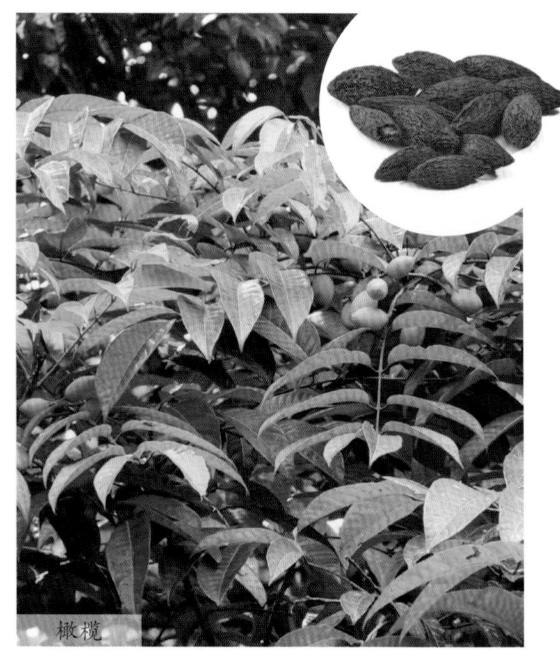
橄榄

来　　源　橄榄科植物橄榄 *Canarium album* 的干燥成熟果实。

形态描述　乔木，高 10~25（~35）m。小叶 3~6 对，纸质至革质，披针形或椭圆形（至卵形）。花序腋生，微被绒毛至无毛；雄花序为聚伞圆锥花序，多花；雌花序为总状，具花 12 朵以下；花盘在雄花中球形至圆柱形；在雌花中环状。雌蕊密被短柔毛；在雄花中细小或缺。果序具 1~6 果，成熟时黄绿色；果核渐尖，横切面圆形至六角形，在钝的肋角和核盖之间有浅沟槽。种子 1~2，不育室稍退化。花期 4~5 月，果期 10~12 月。

注意事项　脾胃虚寒及大便秘结者慎用。

功效主治　清热解毒，利咽，生津。用于咽喉肿痛，咳嗽痰黏，烦热口渴，鱼蟹中毒。

用法用量　5~10g。

实用验方　**胃癌（肝胃不和型）：**青果、佛手各 20g，水煎服，分次饮用。**暑热引起的咽痛、胸痞、多痰：**鲜青果 30g，白萝卜 250g，水煎代茶饮。

75. 西青果

别名：藏青果。
性味：苦、酸、涩，平。

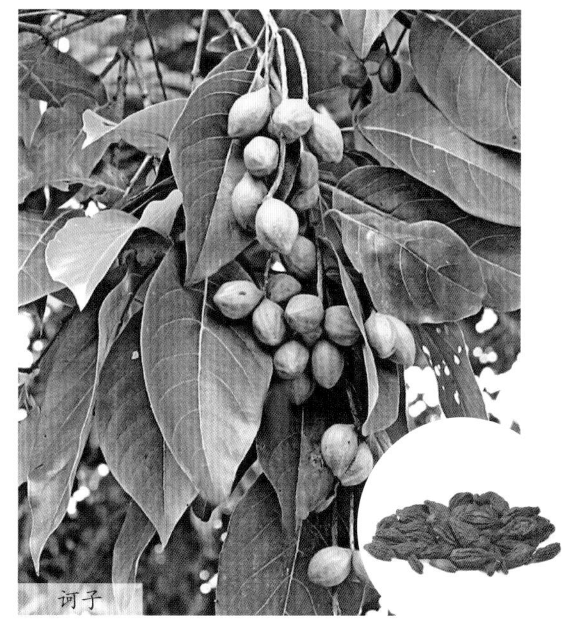
诃子

来　　源　使君子科植物诃子 *Terminalia chebula* 的干燥幼果。

形态描述　乔木，高可达30m。叶互生或近对生，叶片卵形或椭圆形至长椭圆形。穗状花序腋生或顶生，有时又组成圆锥花序；花多数，两性；花萼杯状，淡绿而带黄色，干时变淡黄色；雄蕊10枚，高出花萼之上；花药小，椭圆形；子房圆柱形，干时变黑褐色；花柱长而粗，锥尖；胚珠2颗，长椭圆形。核果，坚硬，卵形或椭圆形，粗糙，青色，无毛，成熟时变黑褐色，通常有5条钝棱。花期5月，果期7~9月。

注意事项　风火喉痛及中寒者忌用。

功效主治　清热生津，解毒。用于阴虚白喉。

用法用量　1.5~3g。

实用验方　**肺炎：**西青果配薄荷、蛇莓、白芍、甘草、牡丹皮、川贝母各适量，水煎服。**急性肠炎：**西青果配老鹳草、香青各适量，水煎服。**咽喉肿痛：**西青果2~3枚，以冷开水磨汁慢慢咽下，或捣碎泡汤服。

---

76. 余甘子

别名：滇橄榄。
性味：甘、酸、涩，凉。

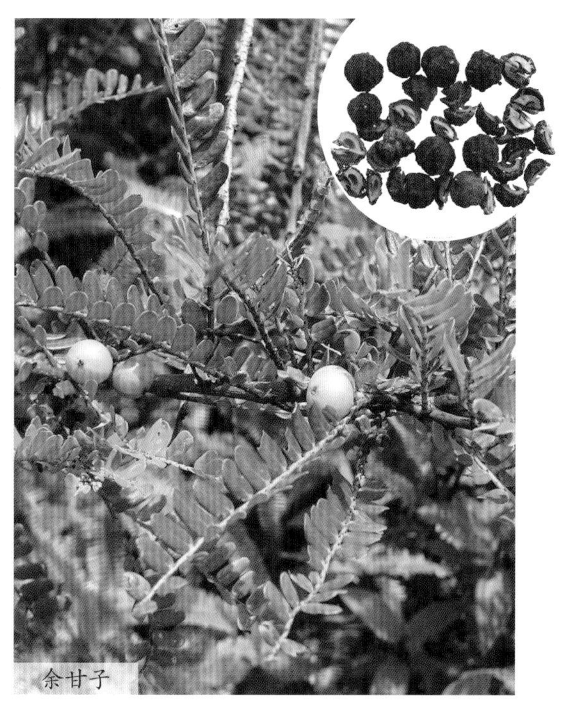
余甘子

来　　源　大戟科植物余甘子 *Phyllanthus emblica* 的干燥成熟果实。

形态描述　乔木，高达23m。叶片纸质至革质，二列，线状长圆形。多朵雄花和1朵雌花或全为雄花组成腋生的聚伞花序，萼片6；雄花萼片膜质，雄蕊3，花丝合生；雌花萼片长圆形或匙形，顶端钝或圆，较厚，边缘膜质，多少具浅齿；花盘杯状，包藏子房达一半以上，边缘撕裂；子房卵圆形，3室，蒴果呈核果状，圆球形；种子略带红色。花期4~6月，果期7~9月。

注意事项　脾胃虚寒者慎服。

功效主治　清热凉血，消食健胃，生津止咳。用于血热血瘀，消化不良，腹胀，咳嗽，喉痛，口干。

用法用量　3~9g，多入丸散服。

实用验方　**感冒发热所致的咽喉疼痛：**余甘子20枚，生食；或余甘子20枚，岗梅根、金银花、连翘各30g，水煎服，每日2次。**高血压：**余甘子5~8枚，生食，每日2次。

77. 金果榄

别名：金楉榄、地胆。
性味：苦，寒。

来　　源　防己科植物青牛胆 *Tinospora sagittata* 的干燥块根。

形态描述　草质藤本。叶纸质至薄革质，披针状箭形或有时披针状戟形，很少卵状或椭圆状箭形。花序腋生，常数个或多个簇生，聚伞花序或分枝成疏花的圆锥状花序，小苞片 2，紧贴花萼；萼片 6，阔卵形至倒卵形；花瓣 6，瓣片近圆形或阔倒卵形，很少近菱形；雄蕊 6，与花瓣近等长或稍长；雌花萼片与雄花相似，花瓣楔形，退化雄蕊 6，心皮 3，近无毛。核果红色，近球形；果核近半球形。花期 4 月，果期秋季。

注意事项　脾胃虚弱者慎服。

功效主治　清热解毒，利咽，止痛。用于咽喉肿痛，痈疽疔毒，泄泻，痢疾，脘腹疼痛。

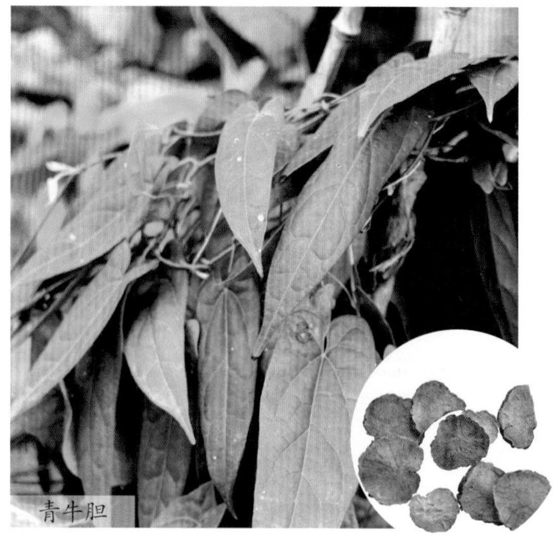
青牛胆

用法用量　3~9g。外用适量，研末吹喉或醋磨涂敷患处。

实用验方　**急性咽喉炎：**金果榄、玄参各 10g，桔梗 9g，金银花 15g，水煎服。**口腔炎：**金果榄 6~9g，开水泡服，或研末外敷。**疔疮疖肿：**鲜金果榄磨汁，涂患处。

78. 白头翁

别名：野丈人。
性味：苦，寒。

来　　源　毛茛科植物白头翁 *Pulsatilla chinensis* 的干燥根。

形态描述　植株高 15~35cm。叶片宽卵形，三全裂或三深裂，表面变无毛，背面有长柔毛。花葶 1（~2），有柔毛；苞片 3，基部合生成筒，三深裂，深裂片线形，不分裂或上部三浅裂，背面密被长柔毛；花直立；萼片蓝紫色，长圆状卵形，背面有密柔毛；雄蕊长约为萼片之半。瘦果纺锤形，有长柔毛，花柱宿存，有向上斜展的长柔毛。花期 4~5 月。

注意事项　虚寒泻痢忌服。

功效主治　清热解毒，凉血止痢。用于热毒血痢，阴痒带下。

用法用量　9~15g。

实用验方　**痢疾：**白头翁、神曲、谷芽、麦芽各 15g，水煎服。**急性肠炎：**白头翁、马齿苋、神曲、凤尾草各 15g，水煎服。

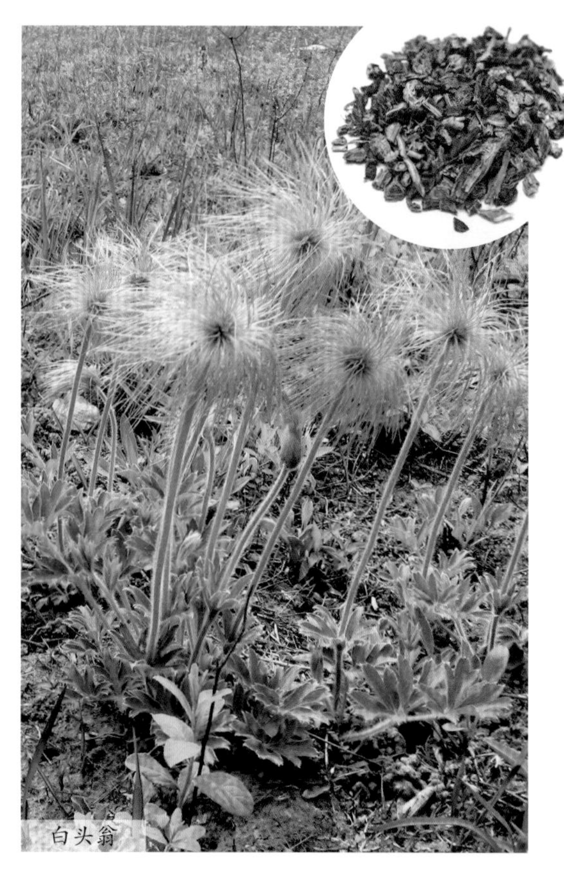
白头翁

79. 马齿苋

别名：马齿草。
性味：酸，寒。

来　　源　马齿苋科植物马齿苋 *Portulaca oleracea* 的干燥地上部分。

形态描述　一年生草本，全株无毛。叶互生，有时近对生，叶片扁平，肥厚，倒卵形，似马齿状。花常3~5朵簇生枝端，午时盛开；花瓣5，稀4，黄色，倒卵形，顶端微凹，基部合生；雄蕊通常8，或更多，花药黄色；子房无毛，花柱比雄蕊稍长，柱头4~6裂，线形。蒴果卵球形，盖裂；种子细小，多数，偏斜球形，黑褐色，具小疣状凸起。花期5~8月，果期6~9月。

注意事项　凡脾胃虚寒，肠滑作泄者勿用。

功效主治　清热解毒，凉血止血，止痢。用于热毒血痢，痈肿疔疮，湿疹，丹毒，蛇虫咬伤，便血，痔血，崩漏下血。

用法用量　9~15g。外用适量捣敷患处。

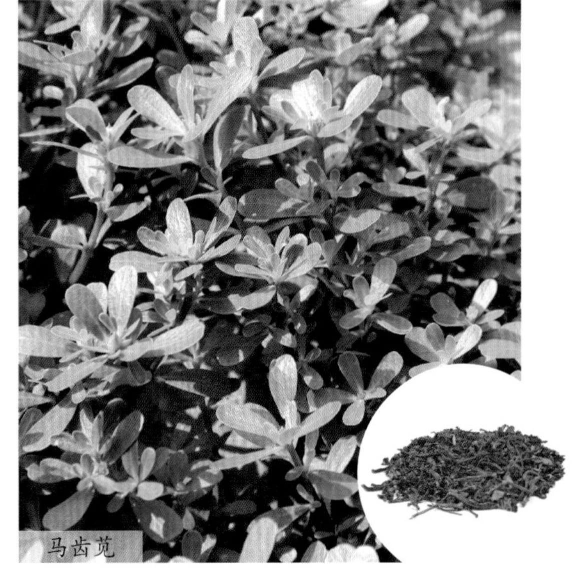
马齿苋

实用验方　**痢疾，肠炎：**鲜马齿苋、墨旱莲、铁苋菜各60g，水煎服。**阑尾炎：**取鲜马齿苋洗净捣碎，榨汁过滤，取原汁30mL，加适量白糖及冷开水至100mL，为1次量，日服3次。

80. 鸦胆子

别名：老鸦胆、鸦胆。
性味：苦，寒；有小毒。

来　　源　苦木科植物鸦胆子 *Brucea javanica* 的干燥成熟果实。

形态描述　灌木或小乔木。羽状复叶有小叶3~15，卵形或卵状披针形，通常略偏斜，边缘有粗齿。花组成圆锥花序，雌花序长约为雄花序的一半；花细小，暗紫色；雄花的花梗细弱，萼片被微柔毛，花瓣有稀疏的微柔毛或近于无毛，萼片与花瓣与雄花同，雄蕊退化或仅有痕迹。核果1~4，分离，长卵形，成熟时灰黑色，干后有不规则多角形网纹，外壳硬骨质而脆，种仁黄白色，卵形，有薄膜，含油丰富，味极苦。花期夏季，果期8~10月。

注意事项　脾胃虚弱、呕吐者忌服。

功效主治　清热解毒，截疟，止痢；外用腐蚀赘疣。用于痢疾，疟疾；外治赘疣，鸡眼。

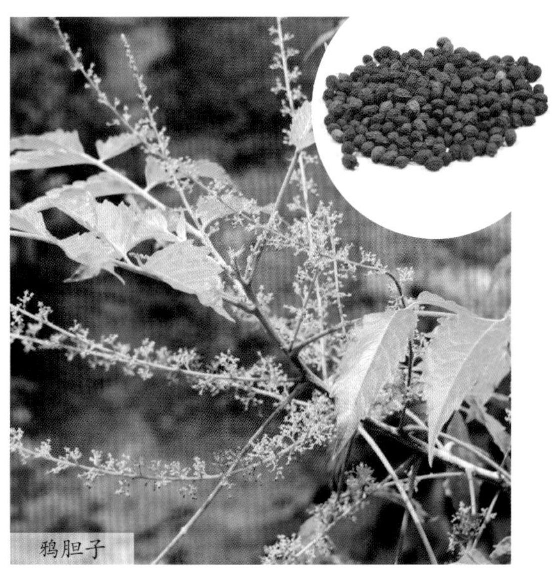
鸦胆子

用法用量　0.5~2g，用龙眼肉包裹或装入胶囊吞服。外用适量。

实用验方　**下痢脓血：**鸦胆子去壳取仁，每次10粒，每日3次，装胶囊内，饭后服，连服7~10日。**鸡眼，赘疣：**鸦胆子适量，去壳取仁，捣敷。

81. 杠板归

别名：河白草。
性味：酸，微寒。

来　　源　蓼科植物杠板归 *Polygonum perfoliatum* 的干燥地上部分。

形态描述　一年生草本。茎攀缘，多分枝，长 1~2m，具纵棱，沿棱具稀疏的倒生皮刺。叶三角形，顶端钝或微尖，基部截形或微心形，薄纸质，上面无毛，下面沿叶脉疏生皮刺。总状花序呈短穗状，不分枝顶生或腋生；苞片卵圆形，每苞片内具花 2~4 朵；花被 5 深裂，白色或淡红色，花被片椭圆形，果时增大，呈肉质，深蓝色；雄蕊 8，略短于花被；花柱 3，中上部合生；柱头头状。瘦果球形，黑色。花期 6~8 月，果期 7~10 月。

功效主治　清热解毒，利水消肿，止咳。用于咽喉肿痛，肺热咳嗽，小儿顿咳，水肿尿少，湿热泻痢，湿疹，疖肿，蛇虫咬伤。

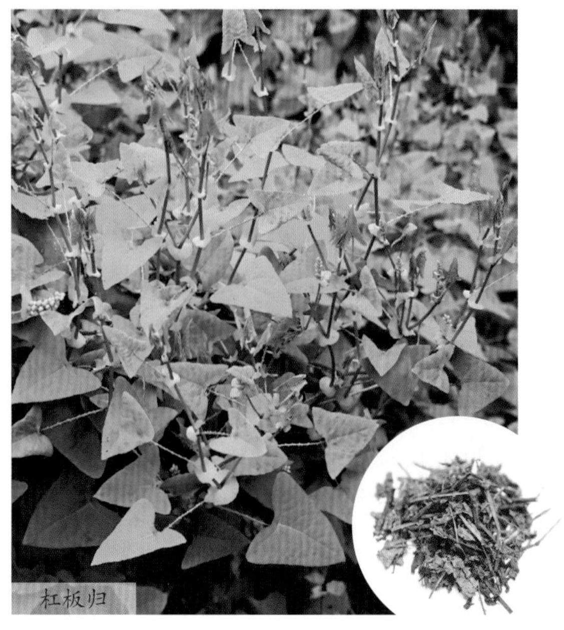
杠板归

用法用量　15~30g。外用适量，煎汤熏洗。

实用验方　**扁桃体炎：**杠板归 30g，石吊兰 20g，一枝黄花 15g，水煎服。**急性肠炎：**杠板归 15g，水煎服。

82. 黄藤

别名：土黄连、藤黄连。
性味：苦，寒。

来　　源　防己科植物天仙藤 *Fibraurea recisa* 的干燥藤茎。

形态描述　木质大藤本，长可达 10 余米。叶革质，长圆状卵形，有时阔卵形或阔卵状近圆形，两面无毛，呈不明显盾状着生。圆锥花序生无叶老枝或老茎上，雄花序阔大，下部分枝近平叉开；雄花花被自外至内渐大，最外面的微小，最里面的椭圆形，内凹；雄蕊 3，花丝阔而厚，药室近肾形。核果长圆状椭圆形，很少近倒卵形，黄色，外果皮干时皱缩。花期春、夏季，果期秋季。

注意事项　脾胃虚寒者慎服。

功效主治　清热解毒，泻火通便。用于热毒内盛，便秘，泻痢，咽喉肿痛，目赤红肿，痈肿疮毒。

用法用量　30~60g。外用适量。

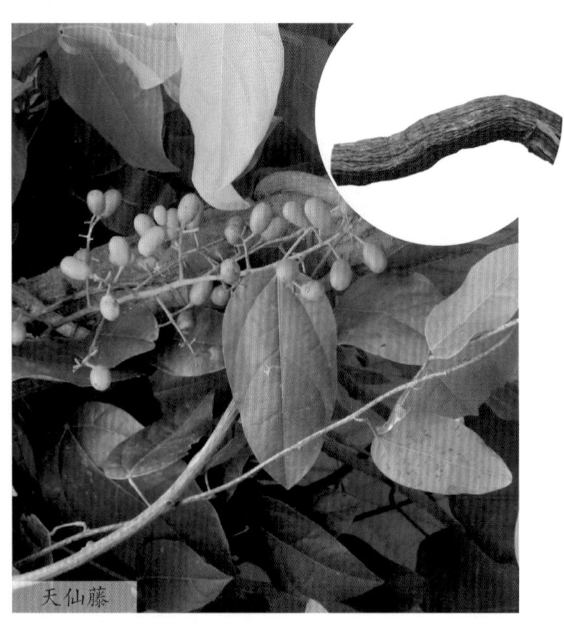
天仙藤

实用验方　**细菌性痢疾：**黄藤、华千金藤各 16g，甘草 3g，水煎服，每日 1 剂。**急性结膜炎：**黄藤、马蓝、叶下珠、青葙子各 16g，木贼、决明子各 9g，水煎服，每日 1 剂。

83. 苘麻子

别名：苘实、蘑麻子。
性味：苦，平。

来　　源　锦葵科植物苘麻 *Abutilon theophrasti* 的干燥成熟种子。

形态描述　一年生亚灌木状草本，高达1~2m。叶互生，圆心形，先端长渐尖，基部心形，边缘具细圆锯齿，两面均密被星状柔毛。花单生于叶腋，被柔毛，近顶端具节；花萼杯状，密被短绒毛，裂片5；花黄色，花瓣倒卵形；雄蕊柱平滑无毛，心皮15~20，顶端平截，具扩展、被毛的长芒2，排列成轮状，密被软毛。蒴果半球形，被粗毛；种子肾形，褐色，被星状柔毛。花期7~8月。

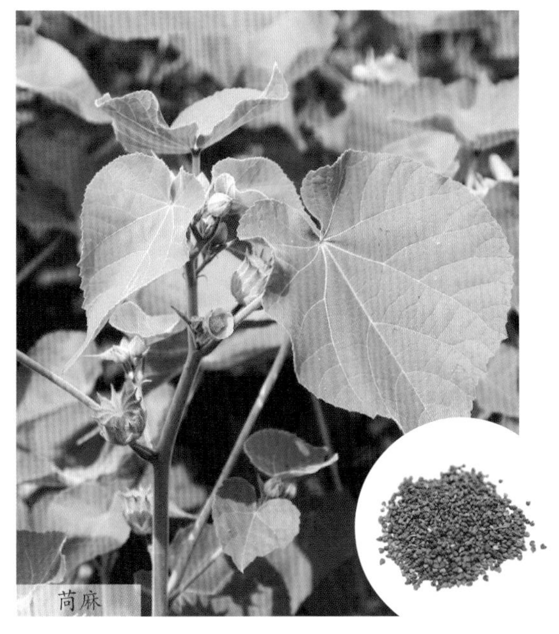
苘麻

功效主治　清热解毒，利湿，退翳。用于赤白痢疾，淋证涩痛，痈肿疮毒，目生翳膜。

用法用量　3~9g。

实用验方　**乳汁不通**：苘麻子12g，王不留行15g，穿山甲6g，水煎服。**颈淋巴结结核**：苘麻果实连壳研末，每周6~9g（小儿减量），以豆腐干1块切开，将药末夹置豆腐干内，水煎，以汤内服，以豆腐干贴患处。

84. 地锦草

别名：酱瓣草、草血竭。
性味：辛，平。

来　　源　大戟科植物地锦 *Euphorbia humifusa* 或斑地锦 *E. maculata* 的干燥全草。

形态描述　一年生草本。叶对生，长椭圆形至肾状长圆形；叶柄极短，托叶钻状。花序单生于叶腋，总苞狭杯状，外部具白色疏柔毛，边缘5裂，裂片三角状圆形。雄花4~5，微伸出总苞外；雌花1，子房柄伸出总苞外，且被柔毛；子房被疏柔毛；花柱短，近基部合生；柱头2裂。蒴果三角状卵形。种子卵状四棱形，灰色或灰棕色。花、果期4~9月。

注意事项　血虚无瘀及脾胃虚弱者慎服。

功效主治　清热解毒，凉血止血，利湿退黄。用于痢疾，泄泻，咯血，尿血，便血，崩漏，疮疖痈肿，湿热黄疸。

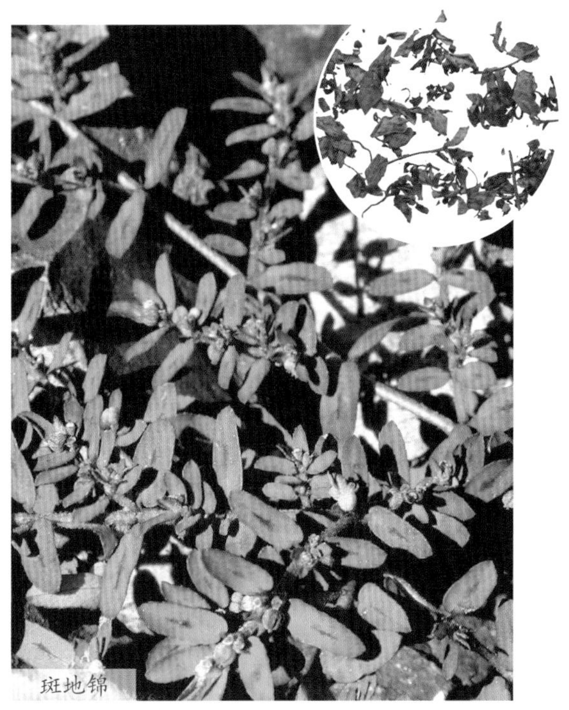
斑地锦

用法用量　9~20g。外用适量。

实用验方　**湿热痢疾**：狗脊蕨9g，铁苋菜15g，地锦草18g，烧枳壳6g，水煎服。**咽喉肿痛**：鲜地锦草、咸酸甜草各15g，捣烂绞汁，调蜂蜜泡服，每日3次。

85. 委陵菜

别名：龙牙草。
性味：苦，寒。

来　　源　蔷薇科植物委陵菜 *Potentilla chinensis* 的干燥全草。

形态描述　多年生草本。基生叶为羽状复叶，有小叶 5~15 对，茎生叶与基生叶相似，唯叶片对数较少。伞房状聚伞花序，基部有披针形苞片，外面密被短柔毛；萼片三角卵形，顶端急尖，副萼片带形或披针形，顶端尖，比萼片短约 1 倍且狭窄，外面被短柔毛及少数绢状柔毛；花瓣黄色，宽倒卵形，顶端微凹，比萼片稍长；花柱近顶生，基部微扩大，稍有乳头或不明显，柱头扩大。瘦果卵球形，深褐色，有明显皱纹。花、果期 4~10 月。

注意事项　慢性腹泻伴体虚者慎用。

功效主治　清热解毒，凉血止痢。用于赤痢腹痛，久痢不止，痔疮出血，痈肿疮毒。

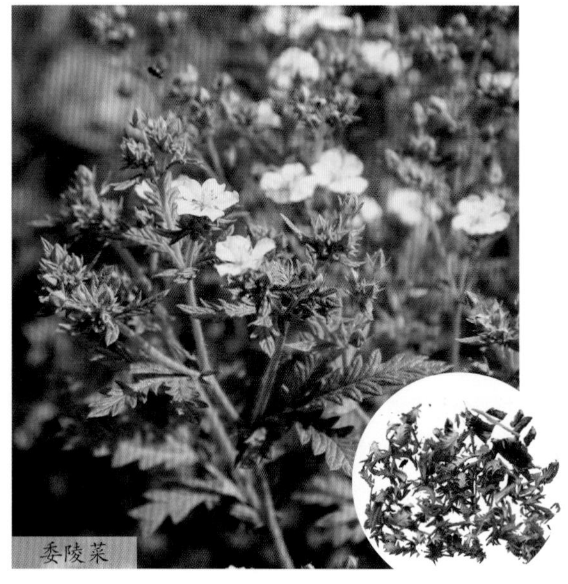
委陵菜

用法用量　9~15g。外用适量。

实用验方　**颈淋巴结结核**：鲜委陵菜 30g，鸡蛋 1 个，冰糖 15g，水煎服，药渣加酒糟适量，捣烂敷患处。**异常子宫出血**：鲜委陵菜 60~120g，水煎，分 3 次服。

86. 翻白草

别名：湖鸡腿、鸡脚草。
性味：甘、微苦，平。

来　　源　蔷薇科植物翻白草 *Potentilla discolor* 的干燥全草。

形态描述　多年生草本。根粗壮，下部常肥厚呈纺锤形。花茎直立，上升或微铺散，高 10~45cm，密被白色绵毛。基生叶有小叶 2~4 对；小叶对生或互生，小叶片长圆形或长圆披针形，上面暗绿色，下面密被白色或灰白色绵毛，茎生叶 1~2，有掌状 3~5 小叶。聚伞花序有花数朵至多朵，疏散；萼片三角状卵形，副萼片披针形，比萼片短；花瓣黄色，倒卵形，比萼片长；花柱近顶生，柱头稍微扩大。瘦果近肾形，光滑。花、果期 5~9 月。

注意事项　体虚而无实火热毒者忌服。

功效主治　清热解毒，止痢，止血。用于湿热泻痢，痈肿疮毒，血热吐衄，便血，崩漏。

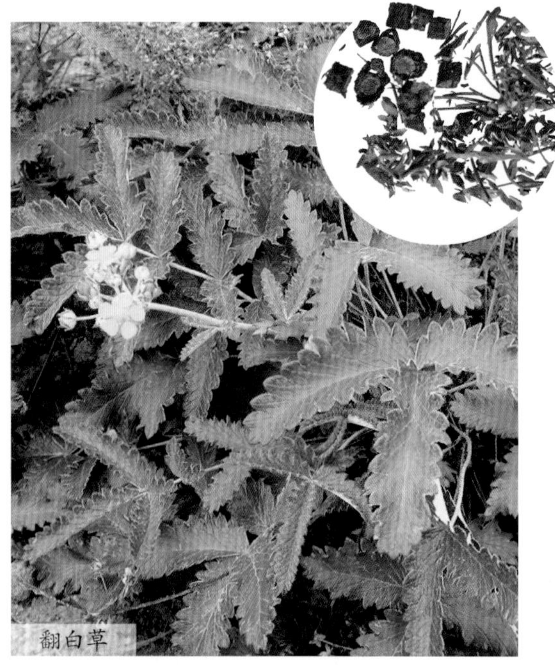
翻白草

用法用量　9~15g。

实用验方　**痢疾**：翻白草 30~60g，浓煎，分 2~3 次服。**创伤出血**：新鲜翻白草叶适量，洗净，揉碎敷患处，每日换 1 次。

87. 半边莲

别名：急解索、细米草。
性味：辛，平。

来　　源　桔梗科植物半边莲 *Lobelia chinensis* 的干燥全草。

形态描述　多年生草本。茎细弱，高 6~15cm，无毛。叶互生，无柄或近无柄，椭圆状披针形至条形。花通常 1 朵，生分枝的上部叶腋；花萼筒倒长锥状，花冠粉红色或白色，背面裂至基部，喉部以下生白色柔毛，裂片全部平展于下方，呈一个平面；雄蕊花丝中部以上连合，花丝筒无毛，未连合部分的花丝侧面生柔毛，花药管背部无毛或疏生柔毛。蒴果倒锥状。种子椭圆状，稍扁压，近肉色。花、果期 5~10 月。

注意事项　脾胃虚寒者慎用。

功效主治　清热解毒，利尿消肿。用于痈肿疔疮，蛇虫咬伤，臌胀水肿，湿热黄疸，湿疹湿疮。

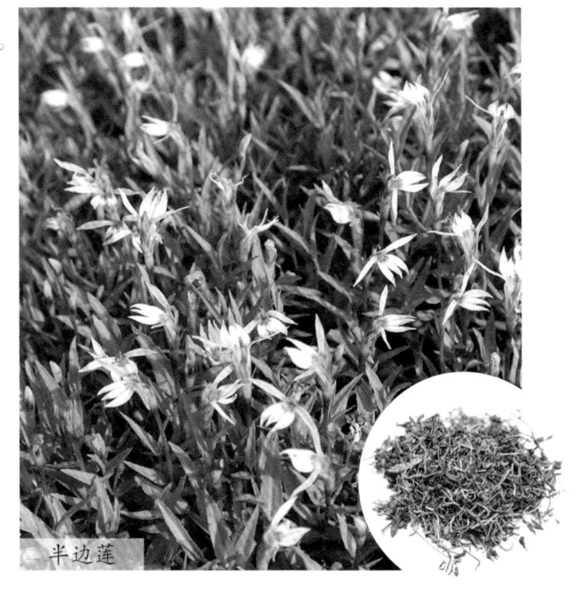
半边莲

用法用量　9~15g。

实用验方　**感冒发热**：鲜半边莲适量，捣烂，绞汁，每次服 30mL，每日 2 次。**慢性肝炎**：半边莲、地耳草各 30~50g，水煎服。**咽喉肿痛**：鲜半边莲 30~50g，水煎服。

88. 半枝莲

别名：并头草。
性味：辛、苦，寒。

来　　源　唇形科植物半枝莲 *Scutellaria barbata* 的干燥全草。

形态描述　草本，高 12~35（~55）cm。叶片三角状卵圆形或卵圆状披针形，有时卵圆形，上面橄榄绿色，下面淡绿有时带紫色。花单生于茎或分枝上部叶腋内；花梗被微柔毛；花冠紫蓝色，外被短柔毛，内在喉部疏被疏柔毛；冠筒基部囊大，向上渐宽，冠檐 2 唇形；雄蕊 4，前对较长，微露出，具能育半药，退化半药不明显；花柱细长，先端锐尖，微裂。子房 4 裂，裂片等大。小坚果褐色，扁球形。花、果期 4~7 月。

注意事项　体虚者及孕妇慎服。

功效主治　清热解毒，化瘀利尿。用于疔疮肿毒，咽喉肿痛，跌扑伤痛，水肿，黄疸，蛇虫咬伤。

用法用量　15~30g。

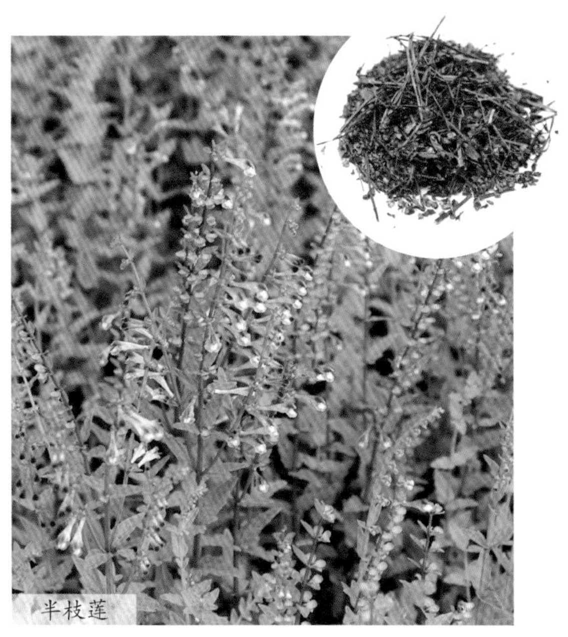
半枝莲

实用验方　**咽喉肿痛**：半枝莲、马鞭草各 24g，射干 6g，食盐少许，水煎服；或半枝莲、鹿茸草、一枝黄花各 9g，水煎服。**咯血**：鲜半枝莲 30~60g，洗净，捣烂绞汁，调入蜂蜜少许，炖热温服，每日 2 次。

89. 山慈菇

别名：茅慈菇、泥宾子。
性味：甘、微辛，凉。

来　　源　兰科植物杜鹃兰 *Cremastra appendiculata*、独蒜兰 *Pleione bulbocodioides* 或云南独蒜兰 *P. yunnanensis* 的干燥假鳞茎。

形态描述　假鳞茎卵球形或近球形。叶通常1枚，生于假鳞茎顶端，狭椭圆形、近椭圆形或倒披针状狭椭圆形。总状花序长（5~）10~25cm，具5~22朵花；花苞片披针形至卵状披针形；花常偏花序一侧，多少下垂，不完全开放，有香气，狭钟形，淡紫褐色。蒴果近椭圆形，下垂。花期5~6月，果期9~12月。

功效主治　清热解毒，化痰散结。用于痈肿疔毒，瘰疬痰核，蛇虫咬伤，癥瘕痞块。

用法用量　3~9g。外用适量。

实用验方　**淋巴结结核：**夏枯草12g，玄参、山慈菇、连翘各10g，浙贝母、苦桔梗、海藻、制半夏各6g，川芎2g，赤芍、白芍各19g，牡蛎18g，当归5g，香附3g，水煎服，每日1剂，分2次服，2个月为1个疗程。

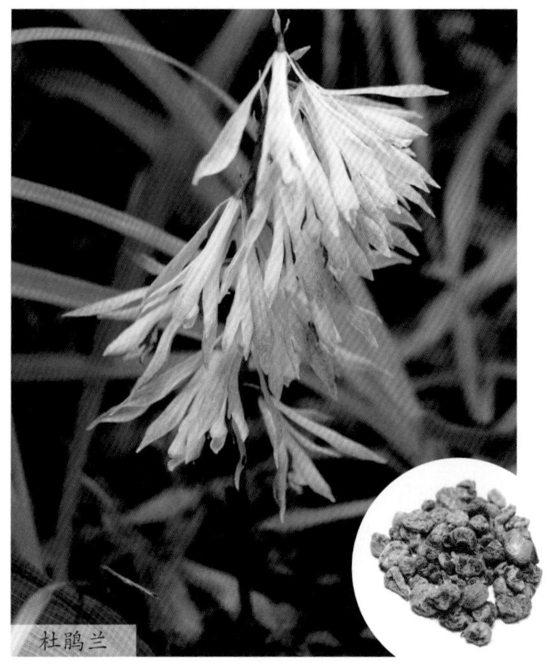

杜鹃兰

90. 千里光

别名：千里及。
性味：苦，寒。

来　　源　菊科植物千里光 *Senecio scandens* 的干燥地上部分。

形态描述　多年生攀缘草本。叶具柄，叶片卵状披针形至长三角形上部叶变小，披针形或线状披针形，长渐尖。头状花序有舌状花，多数，在茎枝端排列成顶生复聚伞圆锥花序；分枝和花序梗被密至疏短柔毛；舌状花8~10，舌片黄色，长圆形；管状花多数，花冠黄色，檐部漏斗状；花药颈部伸长，向基部略膨大；花柱分枝顶端截形，有乳头状毛。瘦果圆柱形，被柔毛，冠毛白色。花期8月至次年4月。

注意事项　中寒泄泻者勿服。

功效主治　清热解毒，明目，利湿。用于痈肿疮毒，感冒发热，目赤肿痛，泄泻痢疾，皮肤湿疹。

用法用量　15~30g。外用适量，煎水熏洗。

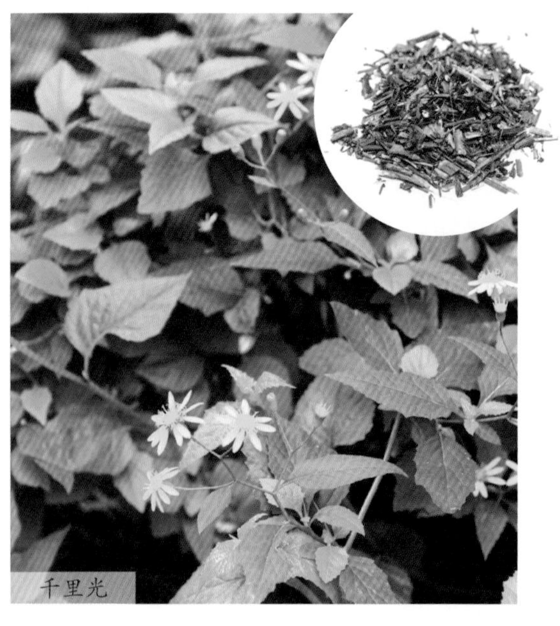

千里光

实用验方　**便秘：**千里光15g，猪大肠头1段，蛏干2~3只，水炖服。**风火牙痛：**千里光15g，鸭蛋1个，水炖服。**疔疮疖肿：**鲜千里光叶适量，用开水烫软，嚼烂敷患处。

91. 白蔹

别名：白根、昆仑、猫儿卵。
性味：苦，微寒。

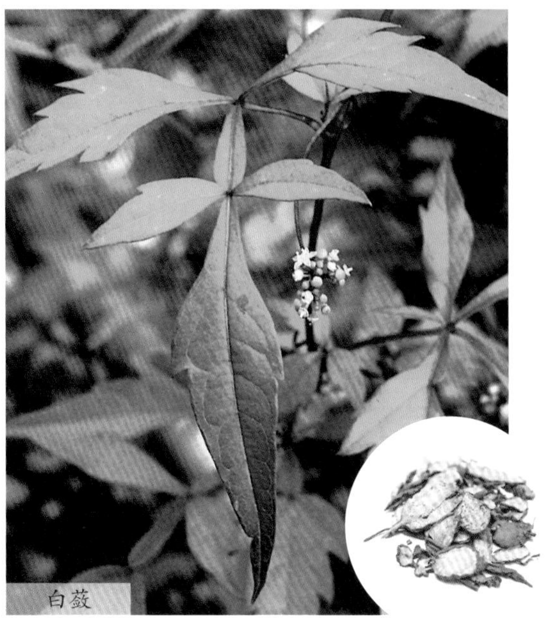

来　　源　葡萄科植物白蔹 *Ampelopsis japonica* 的干燥块根。

形态描述　木质藤本。小枝圆柱形，有纵棱纹，无毛。卷须不分枝或卷须顶端有短的分叉，相隔 3 节以上间断与叶对生。叶为掌状 3~5 小叶，小叶片羽状深裂或小叶边缘有深锯齿而不分裂。聚伞花序通常集生于花序梗顶端，通常与叶对生；花蕾卵球形，顶端圆形；萼碟形，边缘呈波状浅裂，无毛；花瓣 5，卵圆形；雄蕊 5，花药卵圆形，长宽近相等。果实球形，有种子 1~3 颗。种子倒卵形。花期 5~6 月，果期 7~9 月。

注意事项　阴疽、痈疮已溃者及孕妇慎服。

功效主治　清热解毒，消痈散结，敛疮生肌。用于痈疽发背，疔疮，瘰疬，烧烫伤。

用法用量　5~10g。外用适量，煎汤洗或研成极细粉敷患处。

实用验方　**湿热带下**：白蔹、苍术各 6g，研细末，每服 3g，每日 2 次，白糖水送下。**腹股沟疝**：白蔹 30g，水煎加白糖送服。

92. 四季青

别名：冬青叶。
性味：苦、涩，凉。

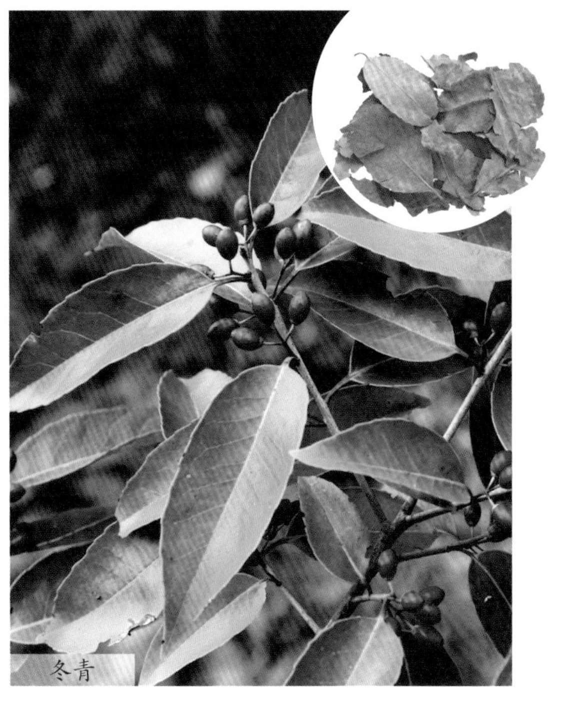

来　　源　冬青科植物冬青 *Ilex chinensis* 的干燥叶。

形态描述　常绿乔木，高达 13m。叶片薄革质至革质，椭圆形或披针形，稀卵形。雄花花序具 3~4 回分枝，每分枝具花 7~24 朵，花淡紫色或紫红色，花萼浅杯状，裂片阔卵状三角形，具缘毛，雄蕊短于花瓣，花药椭圆形，退化子房圆锥状；雌花花序具 1~2 回分枝，具花 3~7 朵，花萼和花瓣同雄花，退化雄蕊长约为花瓣的 1/2，败育花药心形；子房卵球形，柱头具不明显的 4~5 裂。果长球形，成熟时红色。花期 4~6 月，果期 7~12 月。

功效主治　清热解毒，消肿祛瘀。用于肺热咳嗽，咽喉肿痛，痢疾，胁痛，热淋；外治烧烫伤，皮肤溃疡。

用法用量　15~60g。外用适量，水煎外涂。

实用验方　**感冒**：四季青、马兰各 30g，水煎，分 3 次服。**湿疹**：四季青研成细粉撒布于患处。

93. 天葵子

别名：天玄子。
性味：甘、苦，寒。

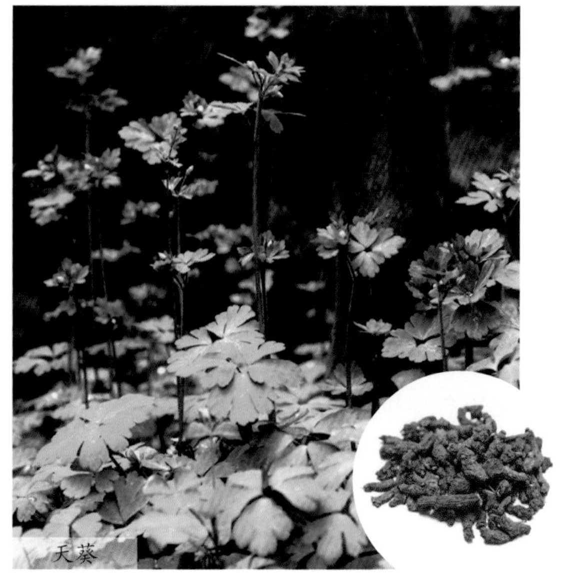
天葵

来　　源　毛茛科植物天葵 *Semiaquilegia adoxoides* 的干燥块根。

形态描述　块根长 1~2cm，粗 3~6mm。基生叶多数，为掌状三出复叶；叶片轮廓卵圆形至肾形；小叶扇状菱形或倒卵状菱形，三深裂，深裂片又有 2~3 个小裂片，两面均无毛；茎生叶与基生叶相似，唯较小。花小，萼片白色，常带淡紫色；花瓣匙形，顶端近截形，基部凸起呈囊状；雄蕊退化，雄蕊约 2 枚，线状披针形，白膜质，与花丝近等长；心皮无毛。蓇葖果卵状长椭圆形，种子卵状椭圆形，褐色至黑褐色。花期 3~4 月，果期 4~5 月。

注意事项　脾胃虚寒者禁服。

功效主治　清热解毒，消肿散结。用于痈肿疔疮，乳痈，瘰疬，蛇虫咬伤。

用法用量　9~15g。

实用验方　**咽喉肿痛：**天葵子 3g，玄参、炒栀子各 9g，金银花 15g，马兰 10g，水煎服。**淋巴结炎：**天葵子 6g，射干 9g，大青叶、爵床、蒲公英各 15g，水煎服。

94. 冬凌草

别名：山香草。
性味：苦、甘，微寒。

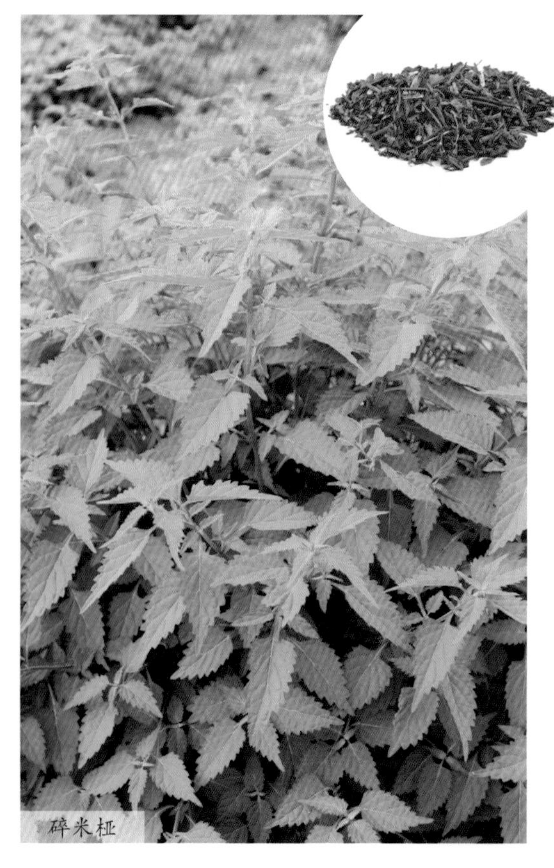
碎米桠

来　　源　唇形科植物碎米桠 *Rabdosia rubescens* 的干燥地上部分。

形态描述　小灌木，高（0.3~）0.5~1（~1.2）m。茎叶对生，卵圆形或菱状卵圆形。聚伞花序 3~5 花，花萼钟形，外密被灰色微柔毛及腺点，明显带紫红色，内面无毛，10 脉，萼齿 5，微呈 3/2 式二唇形，齿均卵圆状三角形，花冠冠檐二唇形，上唇外翻，先端具 4 圆齿，下唇宽卵圆形，内凹；雄蕊 4，略伸出，或有时雄蕊退化而内藏，花丝扁平，中部以下具髯毛；花柱丝状，2 浅裂。小坚果倒卵状三棱形，淡褐色。花期 7~10 月，果期 8~11 月。

功效主治　清热解毒，活血止痛。用于咽喉肿痛，感冒头痛，支气管炎，慢性肝炎，风湿痹痛，蛇虫咬伤。

用法用量　30~60g。外用适量。

95. 地黄

别名：野地黄、酒壶花。
性味：鲜地黄甘、苦，寒。生地黄甘，寒。

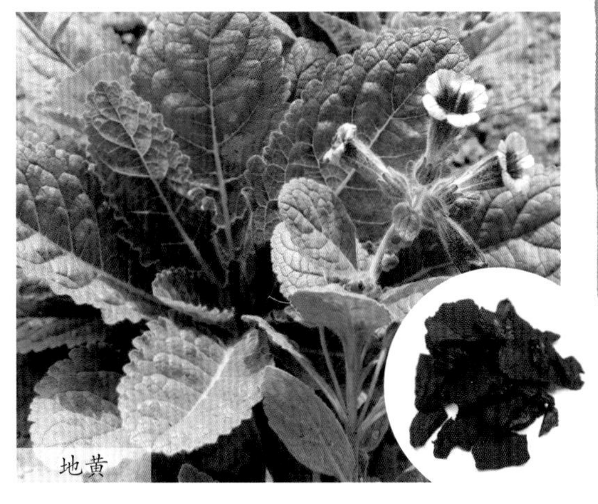

来　　源　玄参科植物地黄 *Rehmannia glutinosa* 的新鲜或干燥块根。

形态描述　草本，高 10~30cm。叶通常在茎基部集成莲座状，向上则强烈缩小成苞片，或逐渐缩小而在茎上互生；叶片卵形至长椭圆形。花在茎顶部排列成总状花序，或几全部单生叶腋而分散在茎上；萼齿 5 枚；花冠筒多少弓曲，外面紫红色，内面黄紫色雄蕊 4 枚；药室矩圆形，基部叉开，而使两药室常排成一直线，子房幼时 2 室，老时因隔膜撕裂而成一室，无毛；花柱顶部扩大成 2 枚片状柱头。蒴果卵形至长卵形。花、果期 4~7 月。

功效主治　鲜地黄清热生津，凉血，止血。用于热病伤阴，舌绛烦渴，温毒发斑，吐血，衄血，咽喉肿痛。生地黄清热凉血，养阴生津。用于热入营血，温毒发斑，吐血衄血，热病伤阴，舌绛烦渴，津伤便秘，阴虚发热，骨蒸劳热，内热消渴。

用法用量　鲜地黄 12~30g；生地黄 10~15g。

实用验方　**疖，湿疹**：鲜牛白藤根 30g，金银花、生地黄各 15g，水煎服。**痔疮出血**：侧柏叶炭 10g，生地黄 20g，槐花炭 12g，水煎服。

96. 玄参

别名：重台、鹿肠、黑参。
性味：甘、苦、咸，微寒。

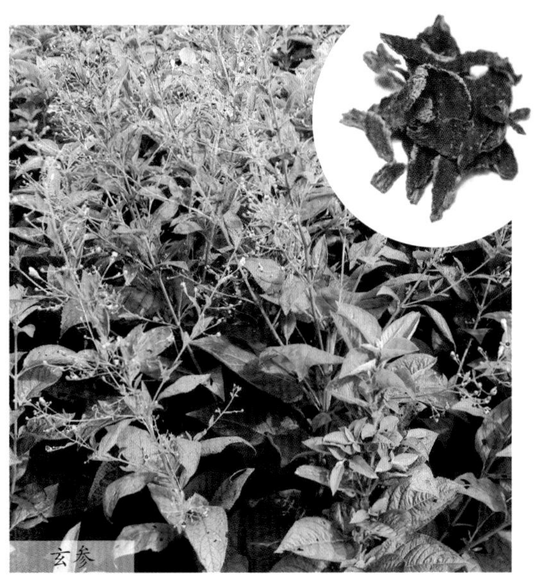

来　　源　玄参科植物玄参 *Scrophularia ningpoensis* 的干燥根。

形态描述　高大草本，可达 1 米余。叶片多变化，多为卵形，有时上部的为卵状披针形至披针形，基部楔形、圆形或近心形，边缘具细锯齿，稀为不规则的细重锯齿。花序为疏散的大圆锥花序，由顶生和腋生的聚伞圆锥花序合成；花褐紫色，花冠筒多少球形，上下唇不等长；雄蕊稍短于下唇，花丝肥厚，退化雄蕊大而近于圆形；花柱稍长于子房。蒴果卵圆形。花期 6~10 月，果期 9~11 月。

注意事项　脾虚便溏或有湿者忌服。

功效主治　清热凉血，滋阴降火，解毒散结。用于热入营血，温毒发斑，热病伤阴，舌绛烦渴，津伤便秘，骨蒸劳嗽，目赤，咽痛，白喉，瘰疬，痈肿疮毒。

用法用量　9~15g。

实用验方　**热病口干便秘**：玄参、地黄、麦冬各 15g，水煎服。**扁桃体炎**：玄参 9g，桔梗 6g，生甘草 3g，水煎服。**干咳，潮热盗汗**：玄参、百合各 15g，百部 10g，川贝母（冲服）3g，水煎服。

97. 牡丹皮

别名：牡丹根皮。
性味：苦、辛，微寒。

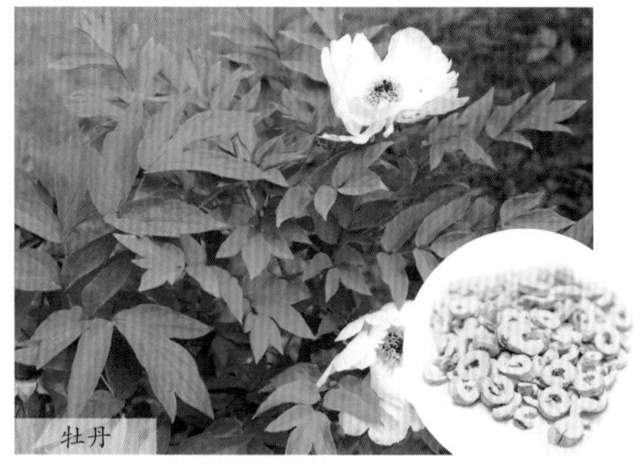
牡丹

来　　源　毛茛科植物牡丹 *Paeonia suffruticosa* 的干燥根皮。

形态描述　落叶灌木。茎高达 2m。叶通常为二回三出复叶。花单生枝顶；苞片 5，长椭圆形，大小不等；萼片 5，绿色，宽卵形，大小不等；花瓣 5，或为重瓣，玫瑰色、红紫色、粉红色至白色，通常变异很大；花丝紫红色、粉红色，上部白色，花药长圆形；花盘革质，杯状，紫红色，顶端有数个锐齿或裂片，完全包住心皮，在心皮成熟时开裂；心皮 5，稀更多，密生柔毛。蓇葖长圆形，密生黄褐色硬毛。花期 5 月，果期 6 月。

注意事项　血虚、虚寒诸证，孕妇及月经过多者禁服。

功效主治　清热凉血，活血化瘀。用于热入营血，温毒发斑，吐血衄血，夜热早凉，无汗骨蒸，闭经痛经，跌扑伤痛，痈肿疮毒。

用法用量　6~12g。

实用验方　**鼻衄：**牡丹皮、侧柏叶各 10g，墨旱莲 15g，仙鹤草 5g，水煎服。**闭经：**牡丹皮、丹参、桃仁各 15g，赤芍、王不留行各 10g，鸡血藤 24g，莪术 9g，水煎服。**痛经：**牡丹皮、延胡索各 10g，川芎、川楝子、乌药各 9g，水煎服。

98. 赤芍

别名：木芍药、赤芍药。
性味：苦，微寒。

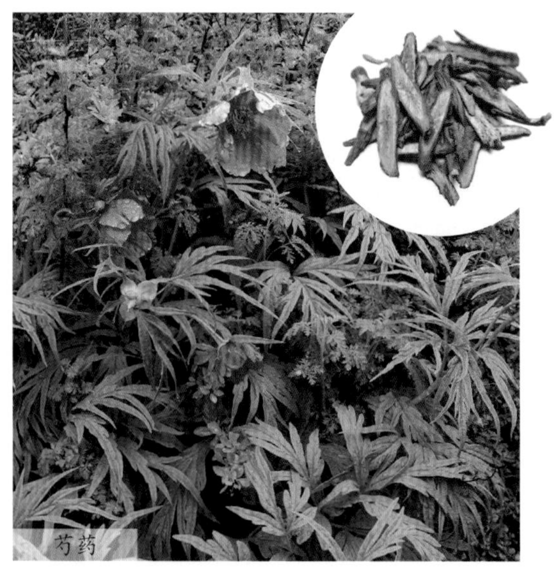
芍药

来　　源　毛茛科植物芍药 *Paeonia lactiflora* 或川赤芍 *P. veitchii* 的干燥根。

形态描述　多年生草本，高 40~70cm。下部茎生叶为二回三出复叶，上部茎生叶为三出复叶。花数朵，生茎顶和叶腋，有时仅顶端一朵开放，而近顶端叶腋处有发育不好的花芽；苞片 4~5，披针形，大小不等；萼片 4，宽卵形或近圆形；花瓣 9~13，倒卵形，白色，有时基部具深紫色斑块；花丝黄色；花盘浅杯状，包裹心皮基部，顶端裂片钝圆；心皮 4~5，无毛。蓇葖果顶端具喙。花期 5~6 月，果期 8 月。

注意事项　血虚无瘀之证及痈疽已溃者慎服。

功效主治　清热凉血，散瘀止痛。用于热入营血，温毒发斑，吐血衄血，目赤肿痛，肝郁胁痛，闭经，痛经，癥瘕腹痛，跌扑损伤，痈肿疮疡。

用法用量　6~12g。

实用验方　**痛经：**赤芍、乌药、香附各 9g，当归 12g，延胡索 6g，水煎服。**心绞痛：**赤芍、槐花各 12g，丹参 9g，桃仁 6g，没药 3g，制成水丸，每日服 12~18g。

99. 紫草

别名：紫丹、紫莂、地血。
性味：甘、咸，寒。

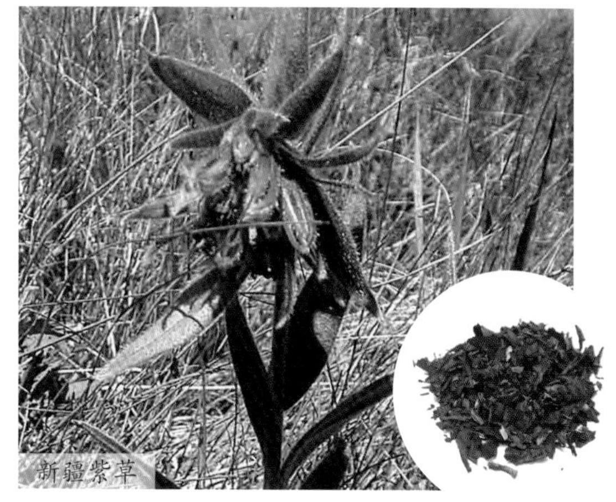
新疆紫草

来　　源　紫草科植物新疆紫草 *Arnebia euchroma* 或内蒙紫草 *A. guttata* 的干燥根。

形态描述　多年生草本。根粗壮，直径可达 2cm，富含紫色物质。叶无柄，两面均疏生半贴伏的硬毛；基生叶线形至线状披针形。镰状聚伞花序生茎上部叶腋，最初有时密集成头状，含多数花；苞片披针形；花萼裂片线形；花冠筒状钟形，深紫色，有时淡黄色带紫红色，外面无毛或稍有短毛；雄蕊着生于花冠筒中部或喉部，花柱长达喉部或仅达花筒中部，先端浅 2 裂，柱头 2，倒卵形。小坚果宽卵形，黑褐色。花、果期 6~8 月。

注意事项　胃肠虚弱、大便溏泻者慎服。

功效主治　清热凉血，活血解毒，透疹消斑。用于血热毒盛，斑疹紫黑，麻疹不透，疮疡，湿疹，水火烫伤。

用法用量　5~10g。外用适量，熬膏或用植物油浸泡涂擦。

实用验方　**口腔溃疡：**紫草 9g，一点红 15g，玄参、淡竹叶各 10g，水煎服。**风火牙痛：**紫草、白蒺藜各 9g，骨碎补、防风各 10g，水煎服。**烧烫伤：**紫草适量，放入茶油内浸 15 日后，取油涂患处。

100. 肿节风

别名：九节茶。
性味：苦、辛，平。

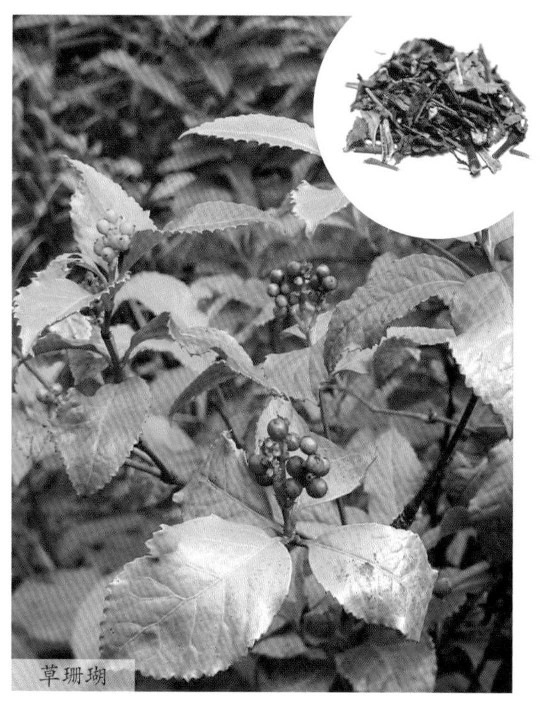
草珊瑚

来　　源　金粟兰科植物草珊瑚 *Sarcandra glabra* 的干燥全草。

形态描述　常绿半灌木，高 50~120cm。茎与枝均有膨大的节。叶革质，椭圆形、卵形至卵状披针形，顶端渐尖，基部尖或楔形，边缘具粗锐锯齿，齿尖有一腺体，两面均无毛；叶柄基部合生成鞘状；托叶钻形。穗状花序顶生，通常分枝，多少成圆锥花序状；花黄绿色；雄蕊 1 枚，棒状至圆柱状，花药 2 室，生于药隔上部之两侧，侧向或有时内向；子房球形或卵形，无花柱，柱头近头状。核果球形，熟时亮红色。花期 6 月，果期 8~10 月。

注意事项　阴虚火旺者及孕妇禁用。

功效主治　清热凉血，活血消斑，祛风通络。用于血热发斑发疹，风湿痹痛，跌打损伤。

用法用量　9~30g。

实用验方　**跌打损伤：**肿节风根 30g，加酒适量，炖服，另用鲜叶适量捣烂敷患处。**胃痛：**肿节风 15g，水煎服。

101. 焦栀子

性味：苦，寒。

来　　源　茜草科植物栀子 *Gardenia jasminoides* 的干燥成熟果实的炮制加工品。

形态描述　灌木，高0.3~3m。嫩枝常被短毛，枝圆柱形，灰色。叶对生，革质，稀为纸质，少为3枚轮生，叶形多样，通常为长圆状披针形、倒卵状长圆形、倒卵形或椭圆形，基部楔形或短尖，两面无毛；侧脉8~15对，在下面凸起，在上面平。花常单朵生于枝顶；花柱粗厚，柱头纺锤形，伸出，黄色，平滑。果椭圆形，黄色或橙红色，有翅状纵棱5~9条。种子近圆形而稍有棱角。花期3~7月，果期5月至次年2月。

功效主治　凉血止血。用于血热吐血，衄血，尿血，崩漏。

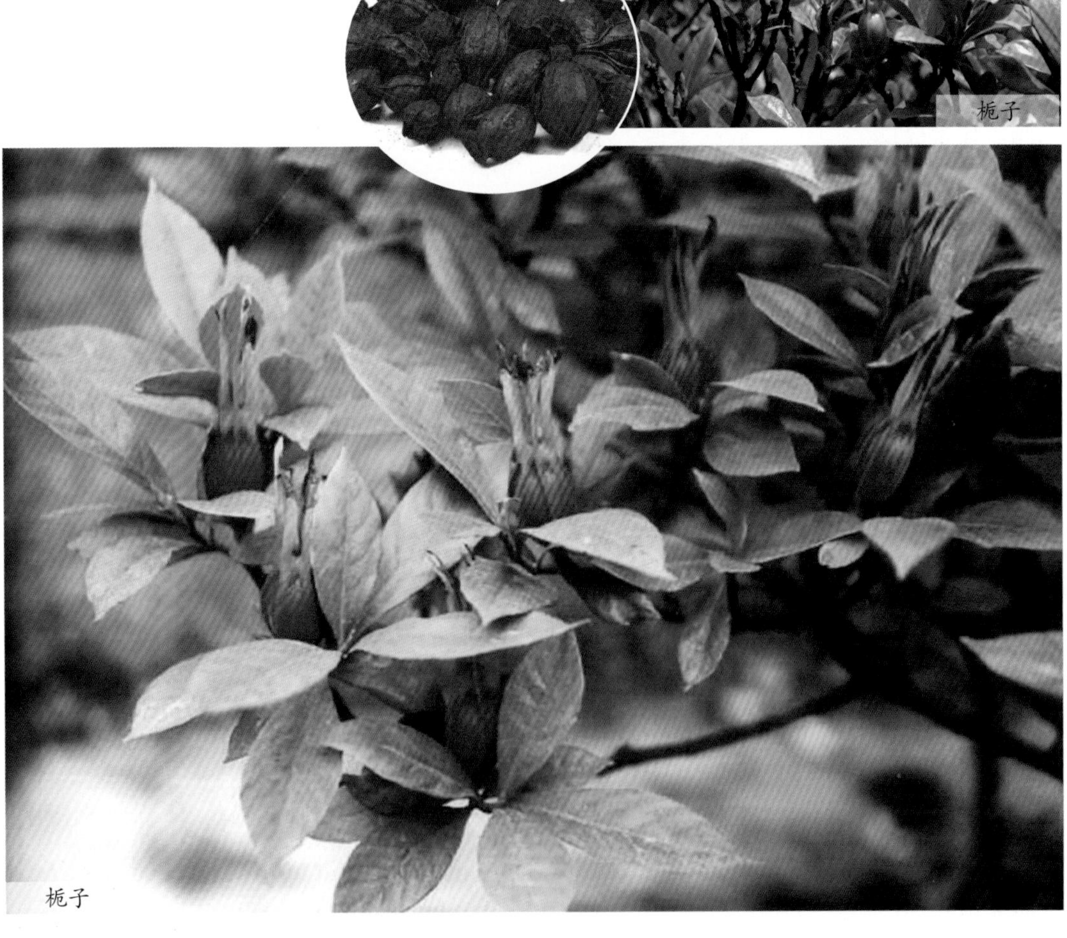

栀子

栀子

102. 青蒿

别名：蒿、草蒿、三庚草。
性味：苦、辛，寒。

来　　源　菊科植物黄花蒿 *Artemisia annua* 的干燥地上部分。

形态描述　一年生草本，高 100~200cm。叶纸质，绿色。茎下部叶宽卵形或三角状卵形；中部叶二（至三）回栉齿状的羽状深裂，小裂片栉齿状三角形。头状花序球形，多数，在分枝上排成总状或复总状花序；花深黄色，雌花 10~18 朵，花冠狭管状；两性花 10~30 朵，花冠管状，花药线形，上端附属物尖，长三角形，基部具短尖头，花柱近与花冠等长，先端 2 叉，叉端截形，有短睫毛。瘦果小，椭圆状卵形，略扁。花、果期 8~11 月。

注意事项　产后血虚，内寒作泻，及饮食停滞泄泻者勿用。凡产后脾胃薄弱，忌与当归、地黄同用。

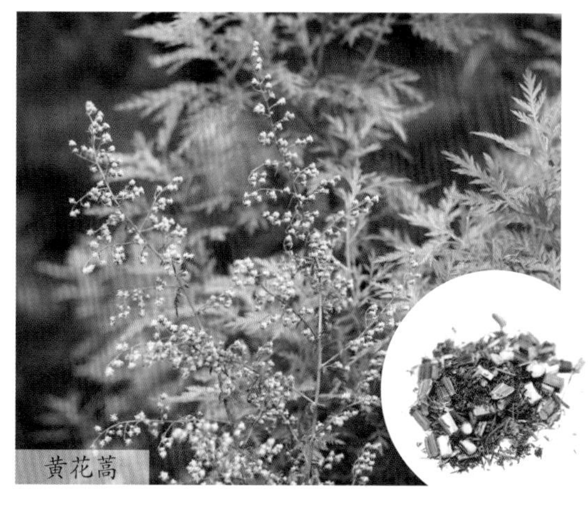
黄花蒿

功效主治　清虚热，除骨蒸，解暑热，截疟，退黄。用于温邪伤阴，夜热早凉，阴虚发热，骨蒸劳热，暑邪发热，疟疾寒热，湿黄疸。

用法用量　6~12g，后下。

实用验方　**感冒发热**：山芝麻根 15g，青蒿、肖梵天花各 10g，水煎服。**疟疾**：青蒿、柴胡各 10g，算盘子根 20g，水煎服。

103. 白薇

别名：春草、薇草、白幕。
性味：苦、咸，寒。

来　　源　萝藦科植物白薇 *Cynanchum atratum* 或蔓生白薇 *C. versicolor* 的干燥根和根茎。

形态描述　直立多年生草本，高达 50cm。叶卵形或卵状长圆形。伞形状聚伞花序，无总花梗，生在茎的四周，着花 8~10 朵；花深紫色；花冠辐状，外面有短柔毛，并具缘毛；副花冠 5 裂，裂片盾状，圆形，与合蕊柱等长，花药顶端具 1 圆形的膜片。蓇葖单生，向端部渐尖。种子扁平，种毛白色。花期 4~8 月，果期 6~8 月。

功效主治　清热凉血，利尿通淋，解毒疗疮。用于温邪伤营发热，阴虚发热，骨蒸劳热，产后血虚发热，热淋，血淋，痈疽肿毒。

用法用量　5~10g。

实用验方　**肺气肿咯血**：白薇、白茶花、白石榴花各 15g，水煎服。**尿血**：白薇 12g，车前草、墨旱莲、荠菜各 15g，水煎服。**肺热咳嗽**：白薇、麦冬、天冬、炒栀子各 9g，藕片 15g，水煎服。

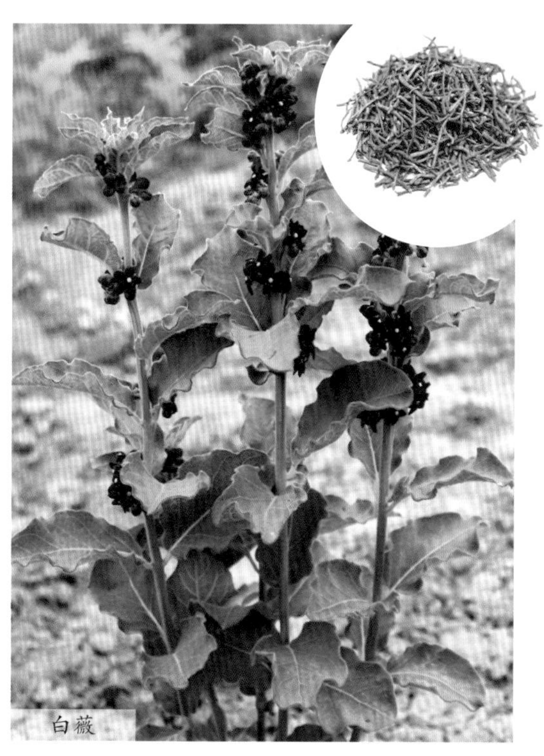
白薇

104. 地骨皮

别名：杞根、地节。
性味：甘，寒。

来　　源　茄科植物枸杞 *Lycium chinense* 或宁夏枸杞 *L. barbarum* 的干燥根皮。

形态描述　多分枝灌木。枝条细弱，弯曲或俯垂，淡灰色，具纵纹，小枝顶端成棘刺状。单叶互生。花在长枝 1~2 腋生；花萼常 3 中裂或 4~5 齿裂，具缘毛；花冠漏斗状，淡紫色，冠筒向上骤宽，较冠檐裂片稍短或近等长，5 深裂，裂片平展或稍反曲，具缘毛，基部耳片显著；雄蕊稍短于花冠。浆果卵圆形，红色。种子扁肾脏形，黄色。花、果期 6~11 月。

注意事项　脾胃虚寒者忌服。

功效主治　凉血除蒸，清肺降火。用于阴虚潮热，骨蒸盗汗，肺热咳嗽，咯血，衄血，内热消渴。

用法用量　9~15g。

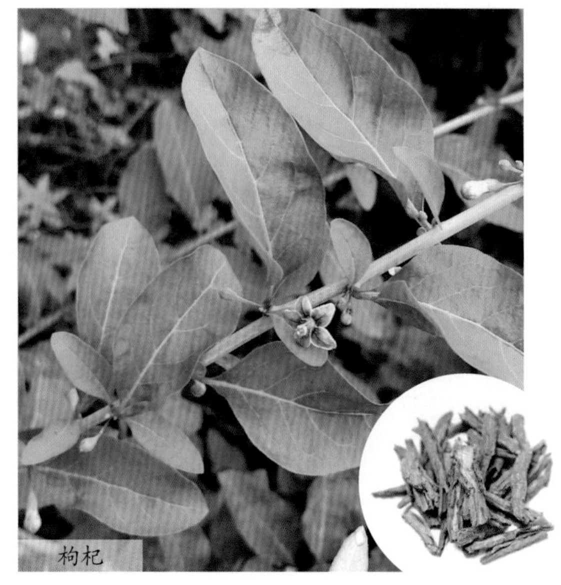
枸杞

实用验方　**更年期多汗：**地骨皮、生地黄、桑寄生各 15g，淫羊藿 10g，水煎服。**盗汗：**地骨皮 15g，荞麦 30g，白芍 10g，五味子 9g，水煎服。**鼻衄：**地骨皮 5g，侧柏叶、紫珠草各 10g，白茅根 15g，水煎服。

105. 胡黄连

别名：割孤露泽。
性味：苦，寒。

来　　源　玄参科植物胡黄连 *Picrorhiza scrophulariiflora* 的干燥根茎。

形态描述　植株高 4~12cm。叶匙形至卵形，长 3~6cm，基部渐狭成短柄状，边具锯齿，偶有重锯齿，干时变黑。花葶生棕色腺毛，穗状花序；花冠深紫色，外面被短毛，上唇略向前弯作盔状，顶端微凹，下唇 3 裂片长约达上唇之半，二侧裂片顶端微有缺刻或有 2~3 小齿；雄蕊 4，花丝无毛，花柱长 5~6 倍于子房。蒴果长卵形。花期 7~8 月，果期 8~9 月。

注意事项　脾胃虚弱者慎服。

功效主治　退虚热，除疳热，清湿热。用于骨蒸潮热，小儿疳热，湿热泻痢，黄疸尿赤，痔疮肿痛。

用法用量　3~10g。

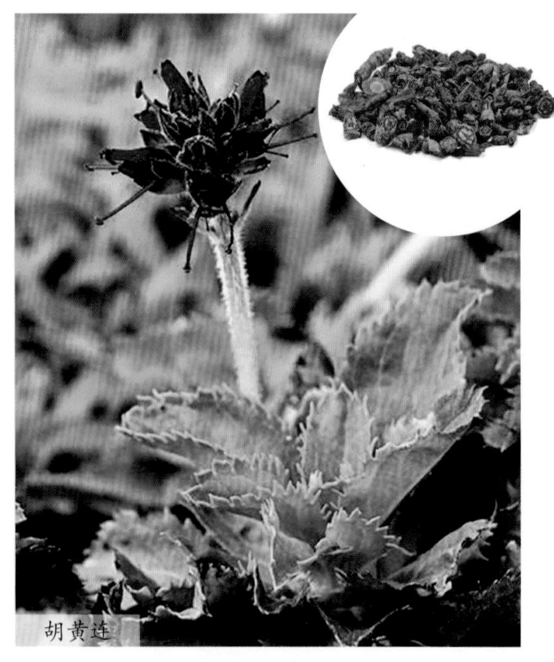
胡黄连

实用验方　**目赤肿痛：**胡黄连 10g，研末以人乳浸汁点眼。**湿热泄泻日久：**胡黄连 10g，葛根 12g，仙鹤草 15g，水煎服。**阴虚骨蒸潮热，盗汗消瘦：**胡黄连 10g，秦皮 12g，知母、鳖甲各 15g，水煎服。

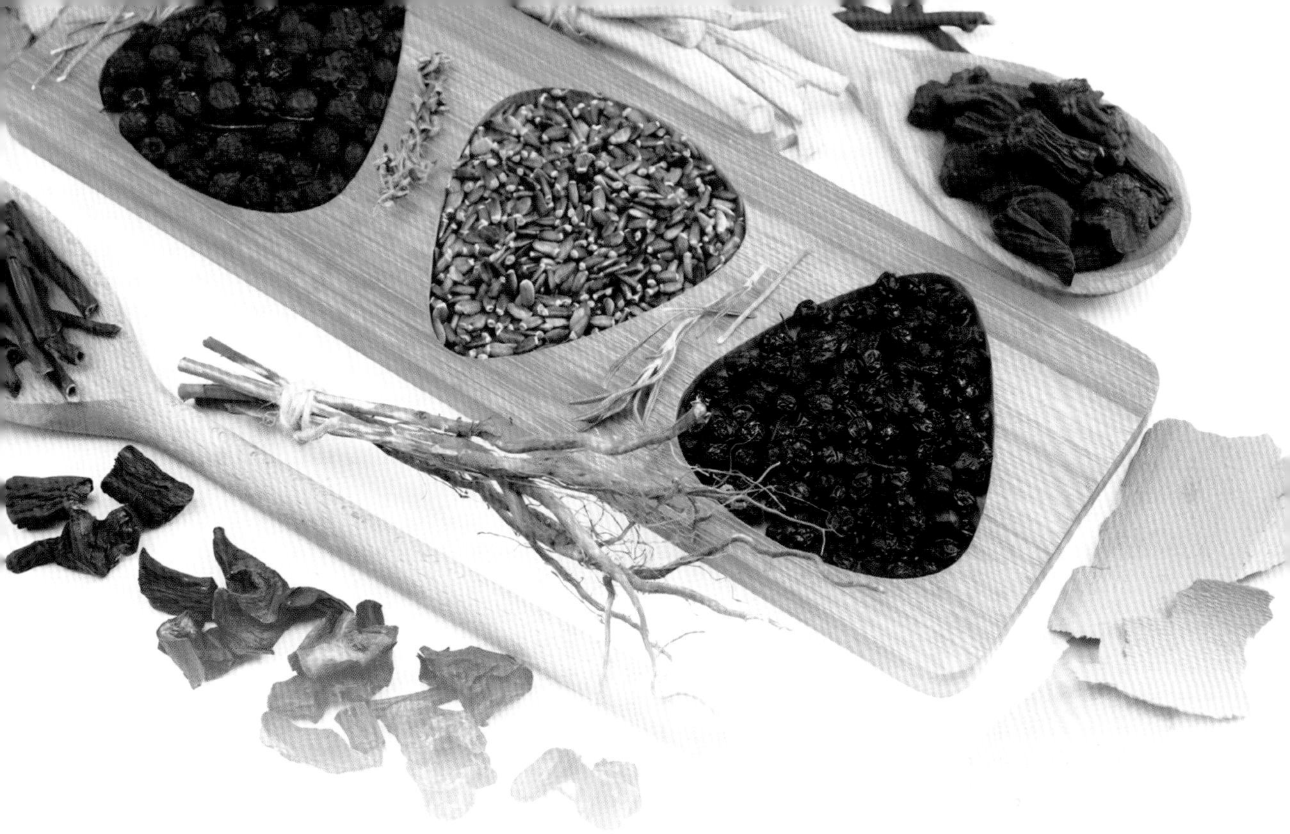

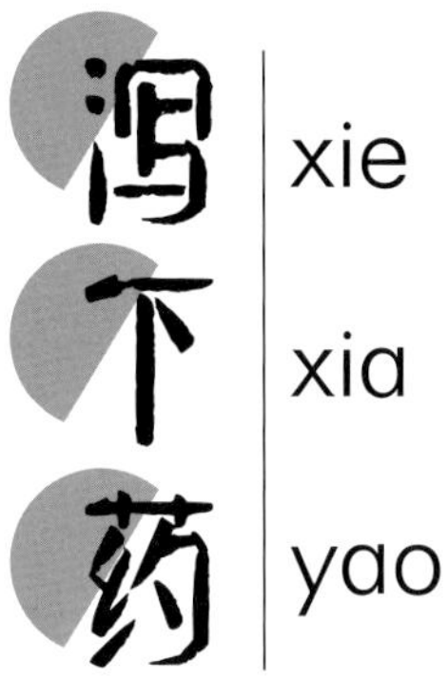
泻下药
xie
xia
yao

106. 大黄

别名：黄良、肤如、将军。
性味：苦，寒。

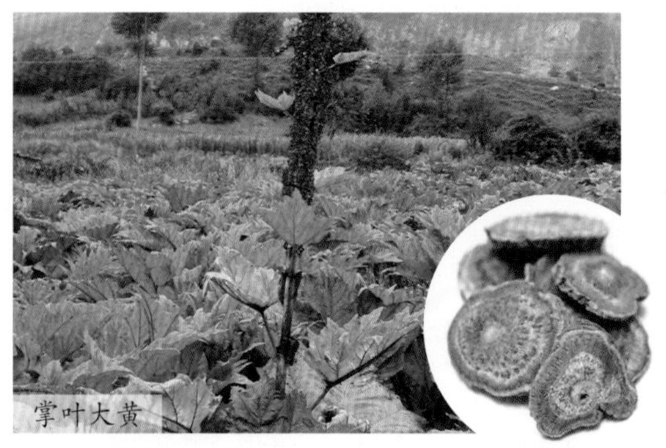
掌叶大黄

来　　源　蓼科植物掌叶大黄 *Rheum palmatum* 、唐古特大黄 *R. tanguticum* 或药用大黄 *R. officinale* 的干燥根和根茎。

形态描述　高大粗壮草本，高 1.5~2m。叶片长宽近相等，有时长稍大于宽，顶端窄渐尖或窄急尖，基部近心形，通常成掌状半 5 裂。大型圆锥花序，分枝较聚拢，密被粗糙短毛；花小，通常为紫红色，有时黄白色；雄蕊 9，不外露；花盘薄，与花丝基部粘连；子房菱状宽卵形，花柱略反曲，柱头头状。果实矩圆状椭圆形到矩圆形。种子宽卵形，棕黑色。花期 6 月，果期 8 月。果期果序的分枝直而聚拢。

注意事项　脾胃虚寒，血虚气弱，妇女胎前、产后、月经期及哺乳期均慎服。

功效主治　泻下攻积，清热泻火，凉血解毒，逐瘀通经，利湿退黄。用于实热积滞便秘，血热吐衄，目赤咽肿，痈肿疔疮，肠痈腹痛，血瘀经闭，产后瘀阻，跌打损伤，湿热痢疾，黄疸尿赤，淋证，水肿；外治烧烫伤。

用法用量　3~15g；用于泻下不宜久煎。外用适量，研末敷于患处。

实用验方　**便秘：**生大黄 10g，草决明 15g，生地黄 30g，大枣 5 枚，水煎服。**疔疮疖肿：**生大黄（研粉）适量，鲜一点红适量捣烂，调大黄粉敷患处。

107. 番泻叶

别名：旃那叶、泻叶。
性味：甘、苦，寒。

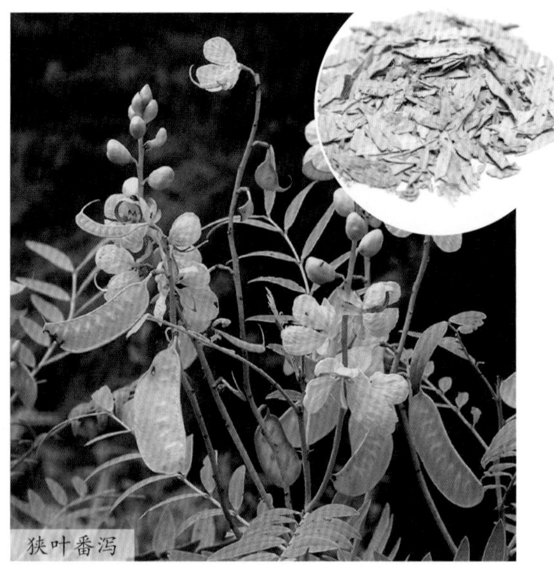
狭叶番泻

来　　源　豆科植物狭叶番泻 *Cassia angustifolia* 或尖叶番泻 *C. acutifolia* 的干燥小叶。

形态描述　草本状小灌木，高约 1m。托叶卵状披针形；偶数羽状复叶，互生；具短柄；小叶 5~8 对，叶片卵状披针形至线状披针形，先端急尖，基部稍不对称，无毛或几无毛。总状花序腋生或顶生；花 6~14 朵，花梗基部有一卵形易落的苞片；萼片 5，长卵形，略不等大；花瓣 5，黄色，倒卵形，下面两瓣较大；雄蕊 10，花药稍呈四方形，基部箭形，4 室；雌蕊弯曲如镰，子房具柄，被疏毛。花期 9~12 月，果期次年 3 月。

注意事项　体虚者、孕妇及妇女经期、哺乳期禁服。

功效主治　泻热行滞，通便，利水。用于热结积滞，便秘腹痛，水肿胀满。

用法用量　2~6g，后下，或开水泡服。

实用验方　**习惯性便秘：**番泻叶 3g，沸开水泡 5min，去渣，拌蜂蜜 2 汤匙服用。**热结便秘：**番泻叶 9g，枳实 12g，水煎服。**腹胀便难，纳食不佳，胃脘胀闷：**番泻叶 3g，白术 10g，陈皮 6g，水煎服。

108. 火麻仁

别名：麻子、麻子仁。
性味：甘，平。

来　　源　桑科植物大麻 *Cannabis sativa* 的干燥成熟果实。

形态描述　一年生直立草本，高 1~3m，枝具纵沟槽，密生灰白色贴伏毛。叶掌状全裂，裂片披针形或线状披针形。雄花序长达 25cm；花黄绿色，花被 5，膜质，外面被细伏贴毛，雄蕊 5，花丝极短，花药长圆形；雌花绿色；花被 1，紧包子房，略被小毛；子房近球形，外面包于苞片。瘦果为宿存黄褐色苞片所包，果皮坚脆，表面具细网纹。花期 5~6 月，果期 7 月。

注意事项　便溏、阳痿、遗精、带下异常者慎服。

功效主治　润肠通便。用于血虚津亏，肠燥便秘。

用法用量　10~15g。

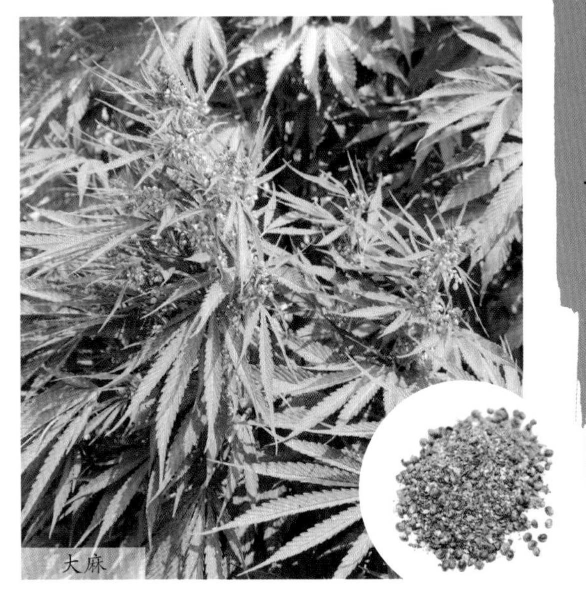
大麻

实用验方　**津伤肠燥便秘：**火麻仁 15g，水煎服；或火麻仁 10g，当归、生地黄、肉苁蓉各 12g，水煎服。**习惯性便秘：**火麻仁 12g，大黄 6g，枳实、厚朴各 8g，水煎服。

109. 郁李仁

别名：郁子、郁里仁。
性味：辛、苦、甘，平。

来　　源　蔷薇科植物欧李 *Prunus humilis*、郁李 *P. japonica* 或长梗扁桃 *P. pedunculata* 的干燥成熟种子。

形态描述　落叶灌木，高 0.4~1.5m。小枝灰褐色或棕褐色，被短柔毛。叶互生；叶柄长 2~4mm，无毛或被稀疏短柔毛；托叶线形，长 5~6mm，边缘有腺体；叶片倒卵状长椭圆形或倒卵状披针形，长 2.5~5cm，宽 1~2cm，中部以上最宽，先端急尖或短渐尖，基部楔形，边缘有单锯齿或重锯齿，上面深绿色，下面淡绿色，无毛或被稀疏短柔毛。花与叶同时开放，单生或 2~3 朵簇生；花梗长 5~10mm，被稀疏短柔毛；萼筒长宽近相等，外面被稀疏柔毛，萼片三角卵圆形，先端急尖或圆钝；花瓣白色或粉红色，长圆形或倒卵形；雄蕊 30~35；花柱与雄蕊近等长，无毛。核果成熟后近球形，红色或紫红色，直径 1.5~1.8cm；核表面除背部两侧外无棱纹。花期 4~5 月，果期 6~10 月。

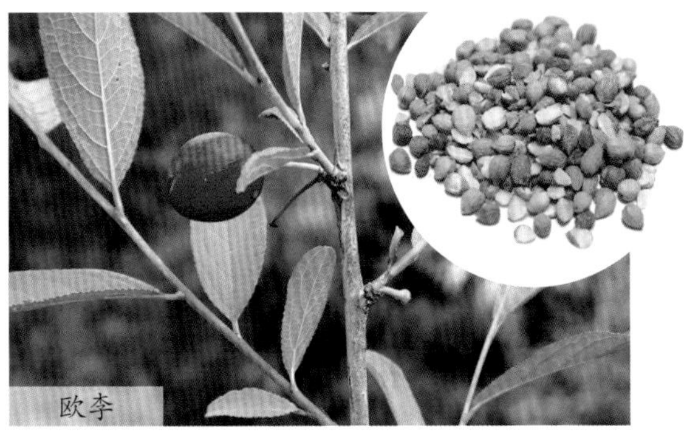
欧李

注意事项　孕妇慎服。

功效主治　润肠通便，下气利水。用于津枯肠燥，食积气滞，腹胀便秘，水肿，脚气，小便不利。

用法用量　6~10g。

实用验方　**津伤肠燥便秘：**郁李仁、火麻仁各 9g，枳壳 6g，水煎服。**血虚肠燥便秘：**郁李仁 9g，当归 12g，生首乌 15g，水煎服。

110. 亚麻子

别名：胡麻子、壁虱胡麻、亚麻仁。
性味：甘，平。

来　　源　亚麻科植物亚麻 *Linum usitatissimum* 的干燥成熟种子。

形态描述　一年生草本。茎直立，高30~120cm。叶互生；叶片线形，线状披针形或披针形。花单生于枝顶或枝的上部叶腋，组成疏散的聚伞花序；花瓣5，倒卵形，蓝色或紫蓝色，稀白色或红色，先端啮蚀状；雄蕊5枚，花丝基部合生；子房5室，花柱5枚，分离，柱头比花柱微粗，细线状或棒状。蒴果球形，干后棕黄色，顶端微尖，室间开裂成5瓣。种子10粒，长圆形，扁平，棕褐色。花期6~8月，果期7~10月。

注意事项　大便滑泄者禁服，孕妇慎服。

功效主治　润燥通便，养血祛风。用于肠燥便秘，皮肤干燥，瘙痒，脱发。

用法用量　9~15g。

实用验方　**老人皮肤干燥：**亚麻子、当归各90g，紫草30g，做成蜜丸，每服9g，开水送服，每日2次。**疮疡湿疹：**亚麻子、地肤子、苦参各15g，白鲜皮12g，水煎，熏洗患处。

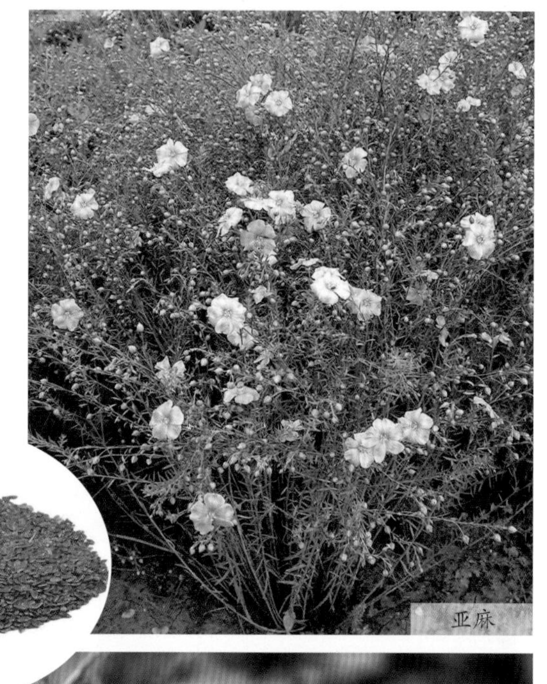
亚麻

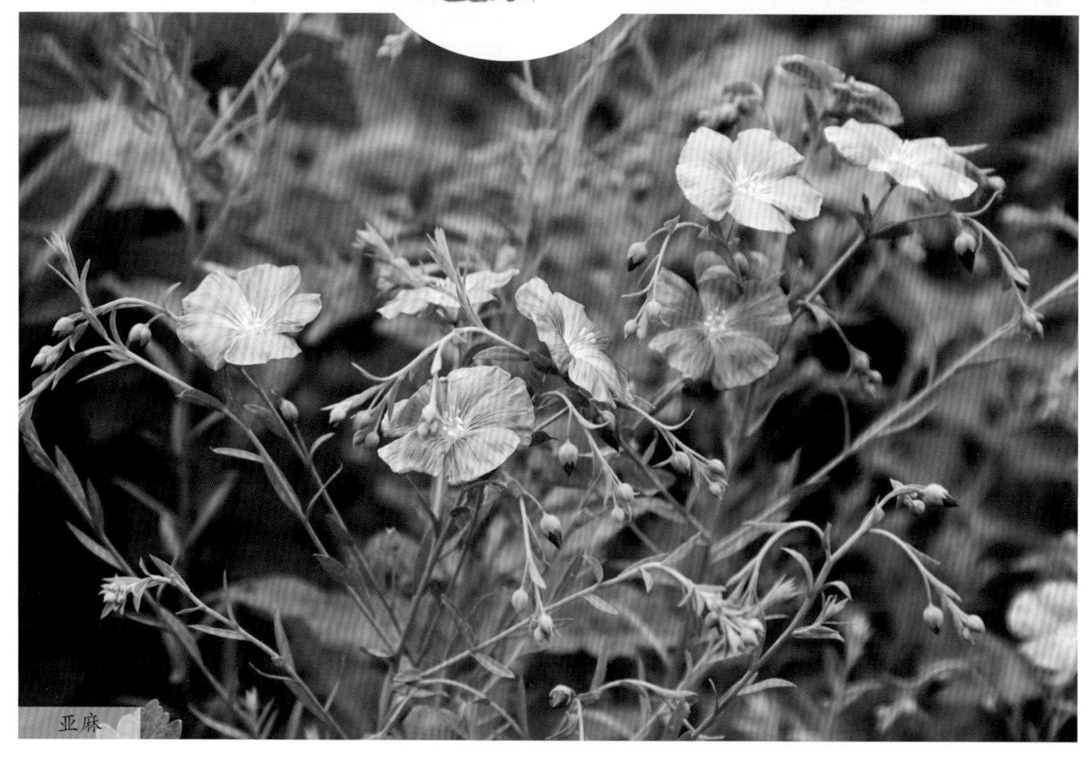
亚麻

111. 甘遂

别名：甘泽、甘藁、鬼丑。
性味：苦，寒；有毒。

来　　源　大戟科植物甘遂 *Euphorbia kansui* 的干燥块根。

形态描述　多年生草本。茎自基部多分枝或仅有 1~2 分枝，每个分枝顶端分枝或不分枝，高 20~29cm。叶互生，线状披针形、线形或线状椭圆形，变化较大。花序单生于二歧分枝顶端，基部具短柄。雄花多数，明显伸出总苞外；雌花 1 枚；子房光滑无毛，花柱 3，柱头 2 裂，不明显。蒴果三棱状球形。种子长球状，灰褐色至浅褐色；种阜盾状，无柄。花期 4~6 月，果期 6~8 月。

注意事项　气虚阴伤、脾胃衰弱者及孕妇禁服。

功效主治　泻水逐饮，消肿散结。用于水肿胀满，胸腹积水，痰饮积聚，气逆咳喘，二便不利，风痰癫痫，痈肿疮毒。

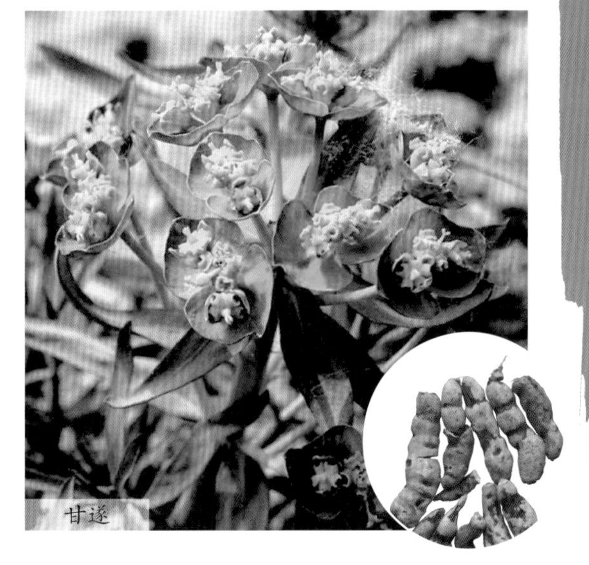
甘遂

用法用量　0.5~1.5g，炮制后多入丸散用。外用适量，生用。

实用验方　疔疮疖肿：甘遂粉、大黄粉各适量，水调成糊状，加蜜少许，敷患处。**乳腺炎：**甘遂粉、大黄粉、重楼粉各适量，调水敷患处。

112. 芫花

别名：芫、去水、败花。
性味：苦、辛，温；有毒。

来　　源　瑞香科植物芫花 *Daphne genkwa* 的干燥花蕾。

形态描述　落叶灌木，高 0.3~1m。叶对生，稀互生，纸质，卵形或卵状披针形至椭圆状长圆形。花比叶先开放，紫色或淡紫蓝色，无香味，常 3~6 朵簇生于叶腋或侧生，花梗短，具灰黄色柔毛；雄蕊 8，2 轮，分别着生于花萼筒的上部和中部，花丝短，花药黄色，卵状椭圆形，花柱短或无，柱头头状，橘红色。果实肉质，白色，椭圆形，包藏于宿存的花萼筒的下部，具 1 颗种子。花期 3~5 月，果期 6~7 月。

注意事项　体质虚弱或有严重心脏病、溃疡病、消化道出血者及孕妇禁服。

功效主治　泻水逐饮；外用杀虫疗疮。用于水肿胀满，胸腹积水，痰饮积聚，气逆咳喘，二便不利；外治疥癣秃疮，痈肿，冻疮。

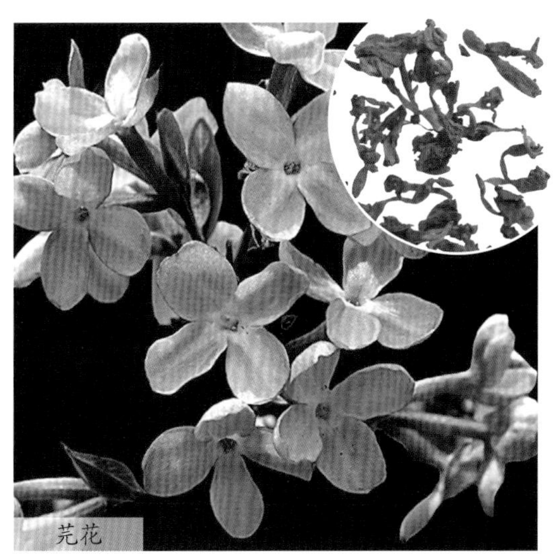
芫花

用法用量　1.5~3g。外用适量。

实用验方　**胸水：**甘遂末 0.5g，京大戟、芫花末各 1g，大枣适量煎汤送服。**蛲虫病：**芫花 0.5g，雷丸 5g，研末，开水送服。**疥癣，秃疮：**生芫花 15g，或配雄黄 3g，研末，用猪脂调膏外涂。

113. 商陆

别名：荡根、当陆、白昌。
性味：苦，寒；有毒。

来　　源　商陆科植物商陆 *Phytolacca acinosa* 或垂序商陆 *P. americana* 的干燥根。

形态描述　多年生草本，高 0.5~1.5m。叶片薄纸质，椭圆形、长椭圆形或披针状椭圆形。总状花序顶生或与叶对生，圆柱状，直立，通常比叶短，密生多花；花被片 5，白色、黄绿色，花后常反折；雄蕊 8~10，与花被片近等长，花丝白色，钻形，基部成片状，宿存，花药椭圆形，粉红色；心皮通常为 8，分离。果序直立；浆果扁球形，熟时黑色。种子肾形，具 3 棱。花期 5~8 月，果期 6~10 月。

注意事项　脾虚水肿者慎服，孕妇忌服。

功效主治　逐水消肿，通利二便；外用解毒散结。用于水肿胀满，二便不通；外治痈肿疮毒。

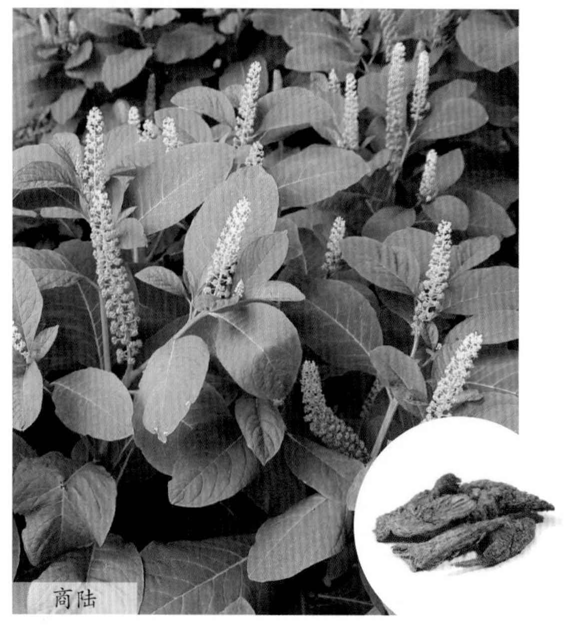
商陆

用法用量　3~9g。外用适量，煎汤熏洗。

实用验方　**水肿尿少：**商陆 9g，赤小豆 30g，鲫鱼 1 尾，煮食。**痈肿：**鲜商陆 30g，加食盐 10g，捣烂外敷患处。

114. 牵牛子

别名：黑牵牛、黑丑。
性味：苦、寒；有毒。

来　　源　旋花科植物裂叶牵牛 *Pharbitis nil* 或圆叶牵牛 *P. purpurea* 的干燥成熟种子。

形态描述　一年生缠绕草本。叶宽卵形或近圆形，深或浅的 3 裂，偶 5 裂。花腋生，单一或通常 2 朵着生于花序梗顶，花序梗长短不一；花冠漏斗状，蓝紫色或紫红色，花冠管色淡；雄蕊及花柱内藏；雄蕊不等长；花丝基部被柔毛；子房无毛，柱头头状。蒴果近球形，3 瓣裂。种子卵状三棱形，黑褐色或米黄色，被褐色短绒毛。

注意事项　体质虚弱者慎服，孕妇禁服。

功效主治　泻水通便，消痰涤饮，杀虫攻积。用于水肿胀满，二便不通，痰饮积聚，气逆喘咳，虫积腹痛。

用法用量　3~6g。入丸散服，每次 1.5~3g。

实用验方　**腹水：**牵牛子 2g，小茴香 6g，研末姜汁调服。**痰饮咳喘，不得平卧：**炒牵牛子 9g，紫苏子 10g，葶苈子 6g，杏仁 8g，水煎服。**便秘：**牵牛子 6g，枳实 10g，水煎服。

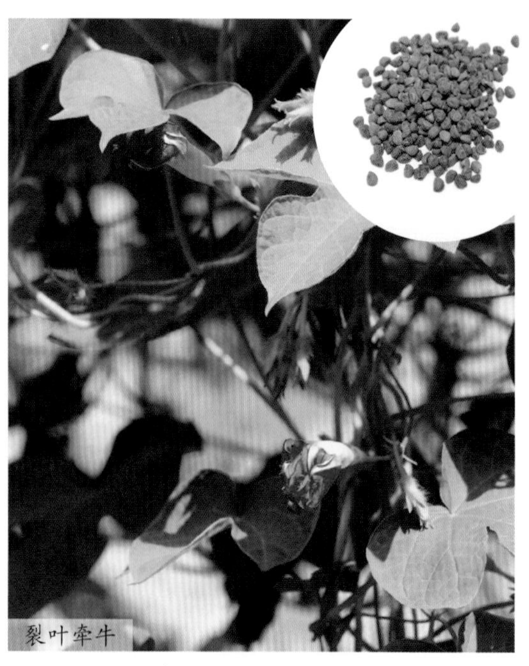
裂叶牵牛

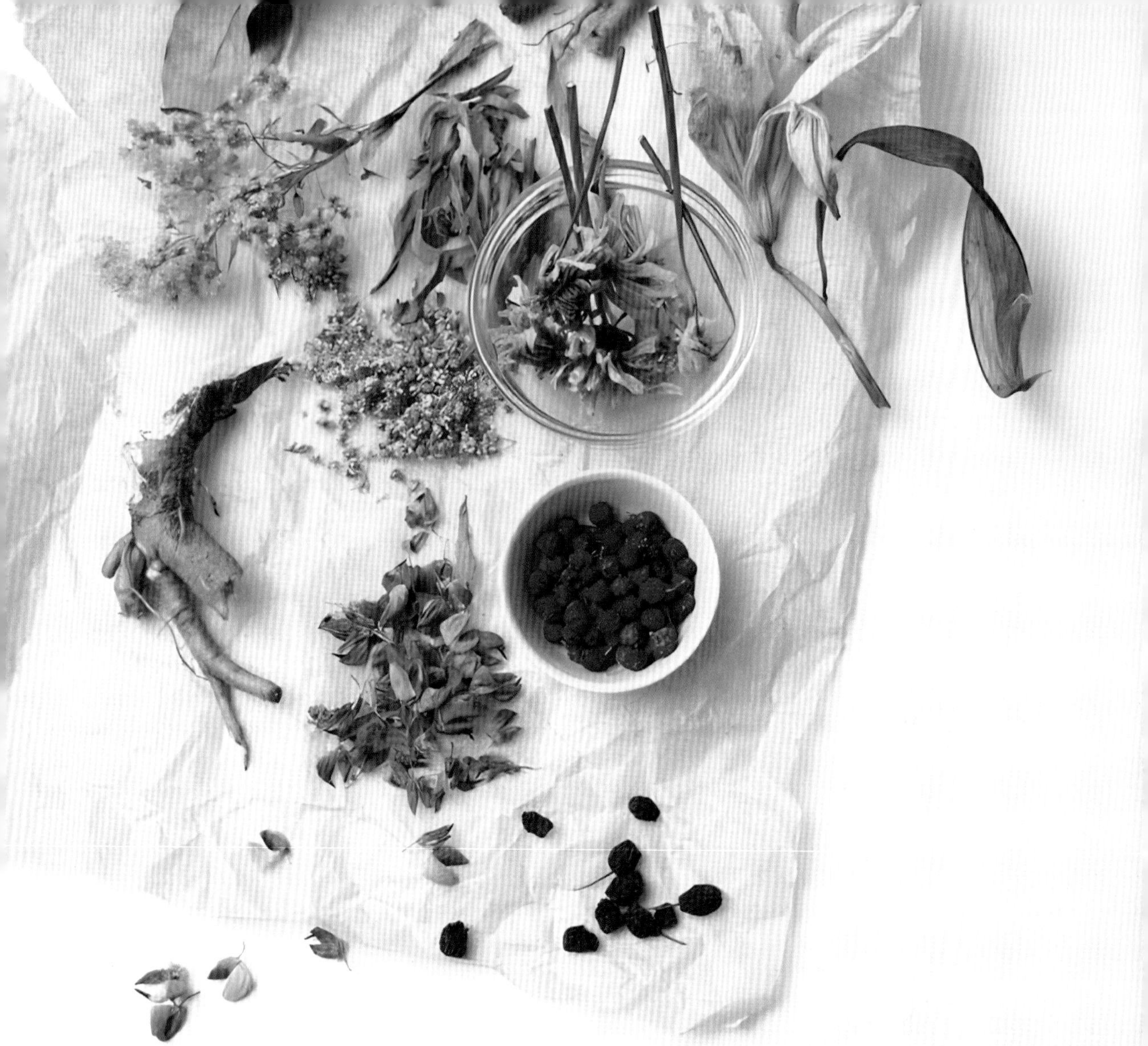

祛风湿药

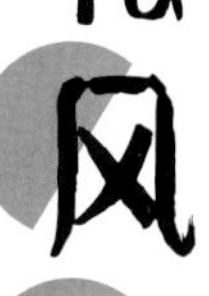

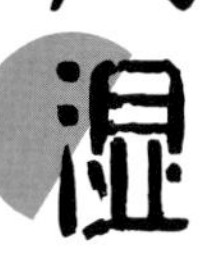

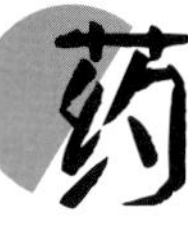

qu feng shi yao

115. 独活

别名：独摇草、独滑、长生草。
性味：辛、苦，微温。

来　　源　伞形科植物重齿毛当归 *Angelica pubescens* f. *biserrata* 的干燥根。

形态描述　多年生高大草本。根圆柱形，棕褐色，有特殊香气。茎中空，常带紫色，光滑或稍有浅纵沟纹，上部有短糙毛。叶二回三出式羽状全裂，宽卵形；茎生叶叶柄基部膨大成长管状、半抱茎的厚膜质叶鞘，开展。复伞形花序顶生和侧生；总苞片早落；伞辐 10~25，密被短糙毛；花白色；花瓣倒卵形，先端内凹。双悬果椭圆形，棱槽间有油管 1~3，合生面有油管 2~6。花期 8~9 月，果期 9~10 月。

注意事项　阴虚血燥者慎服。

功效主治　祛风除湿，通痹止痛。用于风寒湿痹，腰膝疼痛，少阴伏风头痛，风寒挟湿头痛。

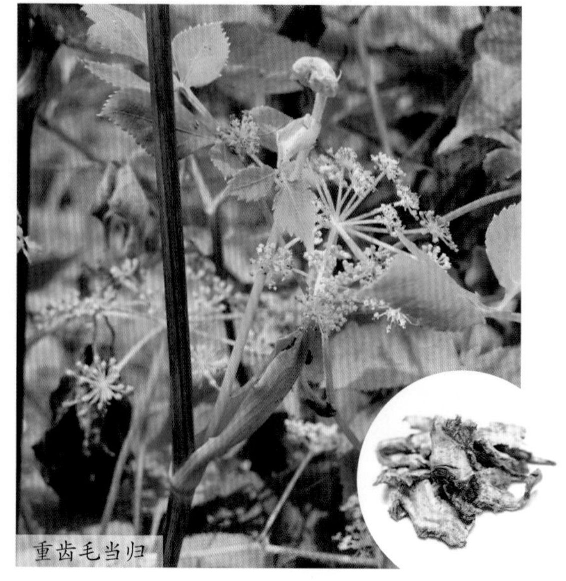
重齿毛当归

用法用量　3~10g。

实用验方　风湿性关节炎：独活、川牛膝各 10g，穿山龙、鸡血藤各 24g，山鸡椒根 15g，水煎服。湿疹：独活 24g，忍冬藤、豨莶草各 30g，徐长卿 15g，水煎，熏洗患处。

116. 威灵仙

别名：能消、葳灵仙。
性味：辛、咸，温。

来　　源　毛茛科植物威灵仙 *Clematis chinensis*、棉团铁线莲 *C. hexapetala* 或东北铁线莲 *C. manshurica* 的干燥根和根茎。

形态描述　木质藤本。一回羽状复叶有 5 小叶，有时 3 或 7，偶尔基部一对以至第二对 2~3 裂至 2~3 小叶；小叶片纸质，卵形至卵状披针形。常为圆锥状聚伞花序，多花，腋生或顶生；花白色，长圆形或长圆状倒卵形，顶端常凸尖，外面边缘密生绒毛或中间有短柔毛，雄蕊无毛。瘦果扁，卵形至宽椭圆形。花期 6~9 月，果期 8~11 月。

注意事项　气虚血弱、无风寒湿邪者忌服。

功效主治　祛风湿，通经络。用于风湿痹痛，肢体麻木，筋脉拘挛，屈伸不利。

用法用量　6~10g。

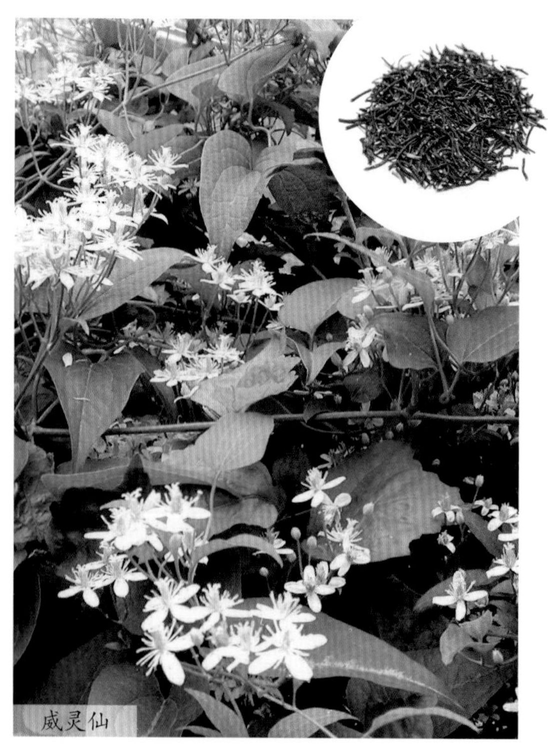
威灵仙

实用验方　风湿关节痛：威灵仙、骨碎补各 10g，鸡血藤、千年健各 15g，无花果根 30g，水煎服。慢性胃炎：威灵仙、大腹皮各 10g，蒲公英 15g，厚朴 9g，水煎服。

117. 徐长卿

别名：鬼督邮。
性味：辛，温。

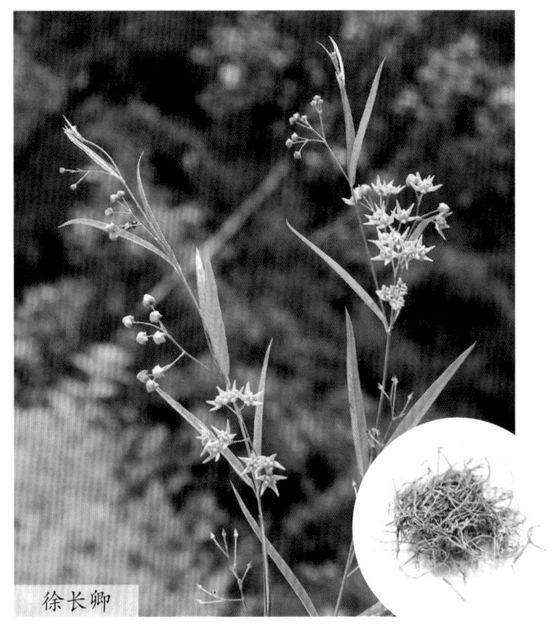
徐长卿

来　　源　萝藦科植物徐长卿 *Cynanchum paniculatum* 的干燥根和根茎。

形态描述　多年生直立草本，高约 1m。叶对生，纸质，披针形至线形。圆锥状聚伞花序生于顶端的叶腋内，着花 10 余朵；花萼内的腺体或有或无；花冠黄绿色，近辐状；花粉块每室 1 个，下垂；子房椭圆形；柱头 5 角形，顶端略为突起。蓇葖单生，披针形，向端部长渐尖。种子长圆形；种毛白色绢质。花期 5~7 月，果期 9~12 月。

注意事项　体弱者慎服。

功效主治　祛风，化湿，止痛，止痒。用于风湿痹痛，胃痛胀满，牙痛，腰痛，跌扑伤痛，风疹，湿疹。

用法用量　3~12g，后下。

实用验方　**胃痛：**徐长卿 10g，枳壳 9g，木香 6g，鸡矢藤 15g，水煎服。**荨麻疹：**徐长卿、芋环干各 9g，杠板归 24g，水煎服。**湿疹：**白鲜皮 10g，徐长卿、白蒺藜各 9g，苍耳 15g，水煎服。

118. 川乌

别名：乌头、乌喙、川乌头。
性味：辛、苦，热；有大毒。

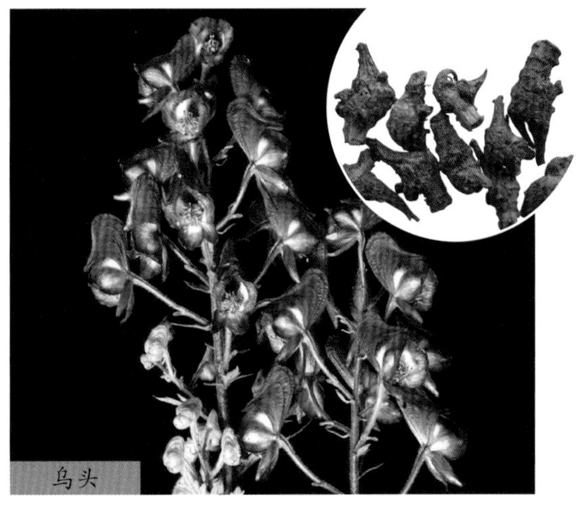
乌头

来　　源　毛茛科植物乌头 *Aconitum carmichaelii* 的干燥母根。

形态描述　茎高 60~150（~200）cm，等距离生叶，分枝。茎下部叶在开花时枯萎。茎中部叶有长柄；叶片薄革质或纸质，五角形。顶生总状花序轴及花梗多少密被反曲而紧贴的短柔毛；下部苞片三裂，其他的狭卵形至披针形；萼片蓝紫色，外面被短柔毛，上萼片高盔形；花瓣无毛，微凹，通常拳卷；雄蕊无毛或疏被短毛，花丝有 2 小齿或全缘；心皮 3~5，子房疏或密被短柔毛，稀无毛。种子三棱形，只在二面密生横膜翅。花期 9~10 月。

注意事项　阴虚阳盛、热证疼痛者及孕妇禁服。

功效主治　祛风除湿，温经止痛。用于风寒湿痹，关节疼痛，心腹冷痛，寒疝作痛及麻醉止痛。

用法用量　一般炮制后用。

实用验方　**跌打损伤：**生川乌、独活各 15g，鸡血藤 24g，红花 10g，同浸于白酒内 14 日后，取药酒涂擦患处。**肩周炎：**川乌、羌活、红花、大黄各适量，共研粉，调酒敷患处。**牙痛：**生川乌 6g，冰片 5g，研细粉，浸于白酒 7 日，药棉蘸药酒塞患牙。

119. 制川乌

性味：辛、苦，热；有毒。

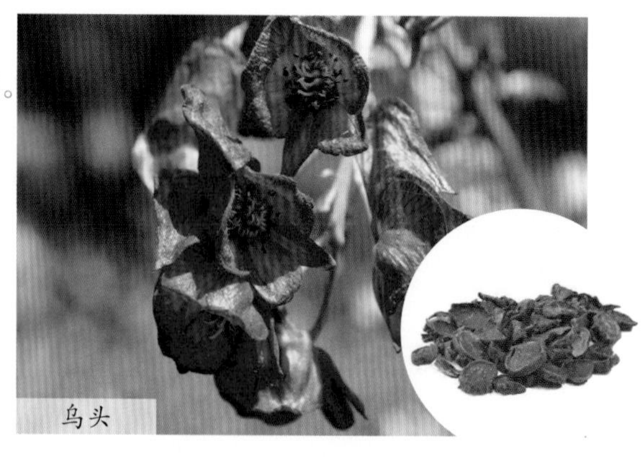
乌头

来　　源　毛茛科植物乌头 *Aconitum carmichaelii* 的干燥母根的炮制加工品。

形态描述　同“118. 川乌”。

功效主治　祛风除湿，温经止痛。用于风寒湿痹，关节疼痛，心腹冷痛，寒疝作痛及麻醉止痛。

120. 草乌

别名：乌头、草乌头、芨。
性味：辛、苦，热；有大毒。

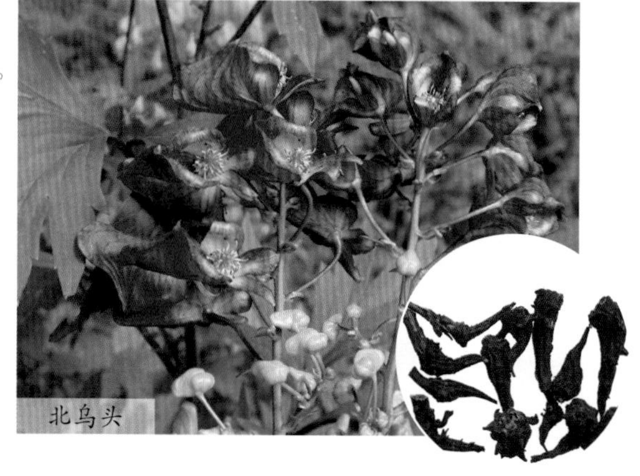
北乌头

来　　源　毛茛科植物北乌头 *Aconitum kusnezoffii* 的干燥块根。

形态描述　块根圆锥形或胡萝卜形。茎高（65~）80~150cm，等距离生叶，通常分枝。茎下部叶有长柄，在开花时枯萎。茎中部叶有稍长柄或短柄；叶片纸质或近革质，五角形。顶生总状花序具 9~22 朵花，通常与其下的腋生花序形成圆锥花序；萼片紫蓝色，上萼片盔形或高盔形，下萼片长圆形；花瓣无毛；雄蕊无毛，花丝全缘或有 2 小齿；心皮（4~）5 枚，无毛。蓇葖直；种子扁椭圆球形，沿棱具狭翅，只在一面生横膜翅。花期 7~9 月。

注意事项　阴虚火旺、各种热证患者及孕妇禁服。

功效主治　祛风除湿，温经止痛。用于风寒湿痹，关节疼痛，心腹冷痛，寒疝作痛及麻醉止痛。

用法用量　一般炮制后用。

实用验方　**跌打损伤：**草乌、鹅不食草、积雪草各 15g，北细辛 10g，共研细末，水调敷患处。**耳鸣：**草乌、石菖蒲各适量，共研细末，水调制成小药丸，包于纱布内，塞外耳道。

121. 制草乌

性味：辛、苦，热；有毒。

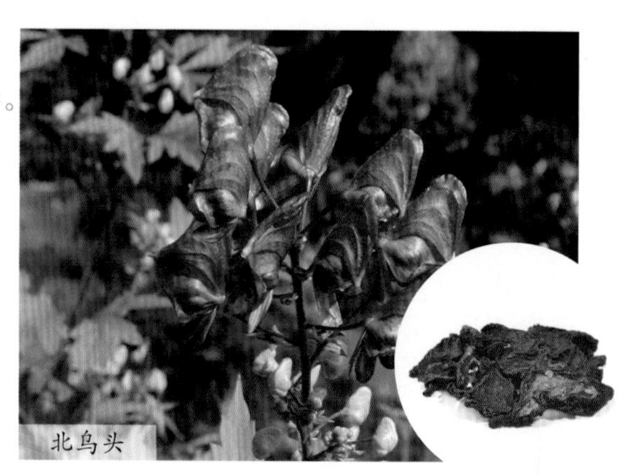
北乌头

来　　源　毛茛科植物北乌头 *Aconitum kusnezoffii* 的干燥块根的炮制加工品。

形态描述　同“120. 草乌”。

功效主治　同“120. 草乌”。

122. 木瓜

别名：楸、木瓜实、铁脚梨。
性味：酸，温。

来　　源　蔷薇科植物贴梗海棠 *Chaenomeles speciosa* 的干燥近成熟果实。

形态描述　落叶灌木，高达 2m。叶片卵形至椭圆形，稀长椭圆形。花先叶开放，3~5 朵簇生于二年生老枝上；花瓣倒卵形或近圆形，基部延伸成短爪；猩红色，稀淡红色或白色；雄蕊 45~50，长约花瓣之半；花柱 5，基部合生，无毛或稍有毛，柱头头状，有不显明分裂，约与雄蕊等长。果实球形或卵球形，黄色或带黄绿色，有稀疏不明显斑点，味芳香；萼片脱落，果梗短或近于无梗。花期 3~5 月，果期 9~10 月。

注意事项　不可多食，损齿及骨。

功效主治　舒筋活络，和胃化湿。用于湿痹拘挛，腰膝关节酸重疼痛，暑湿吐泻，转筋挛痛，脚气水肿。

用法用量　6~9g。

实用验方　**脐下绞痛：**木瓜 1~2 片，桑叶 7 片，大枣（碎）3 枚，加水 2L，煮取 500mL，顿服。**风湿关节痛：**牛尾菜 30g，鹅掌柴、野木瓜各 20g，白酒 700mL，浸 7 日，每晚睡前服 50mL。

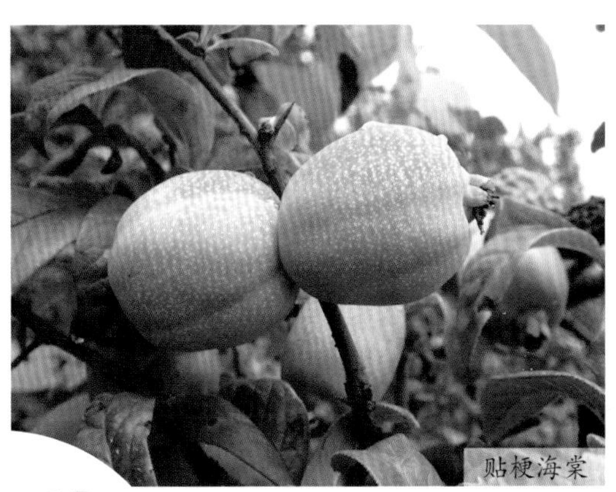
贴梗海棠

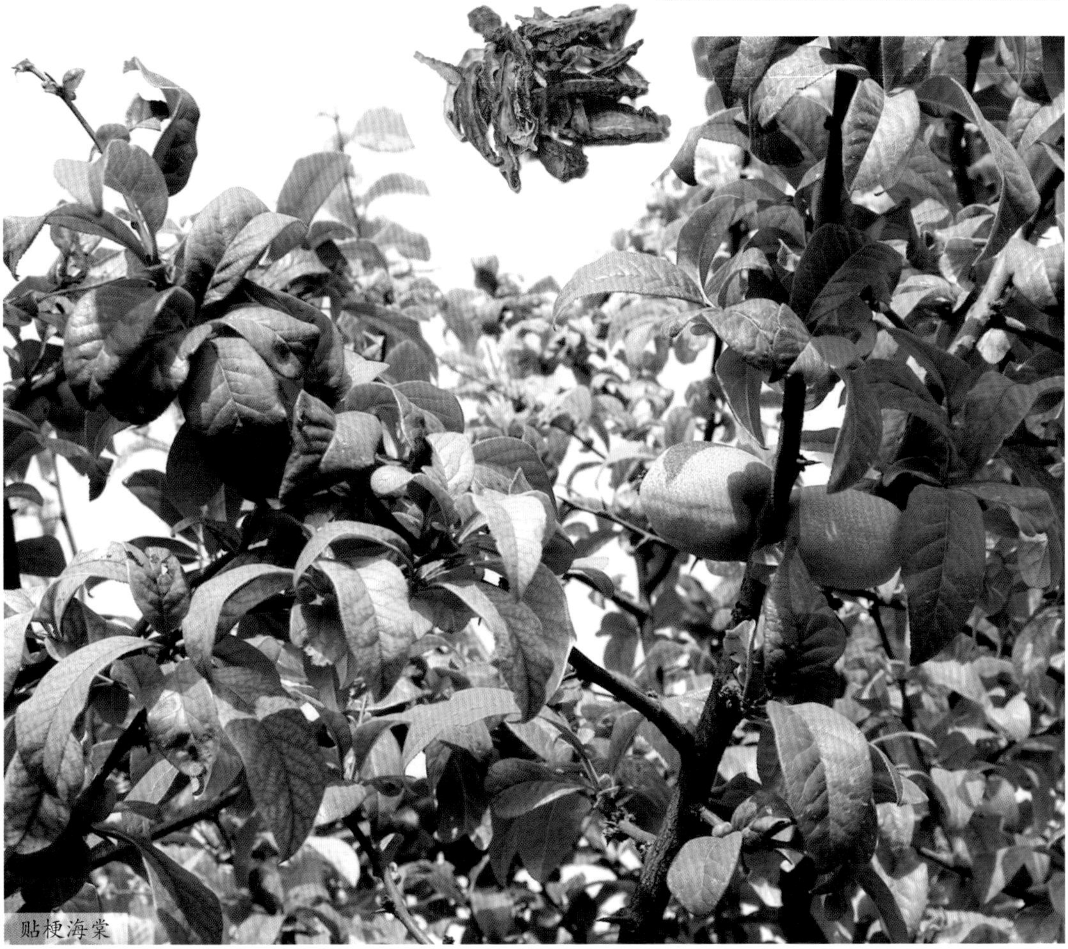

贴梗海棠

123. 伸筋草

别名：石松、过山龙。
性味：微苦、辛，温。

来　　源　石松科植物石松 *Lycopodium japonicum* 的干燥全草。

形态描述　多年生土生植物。叶螺旋状排列，密集，上斜，披针形或线状披针形。孢子囊穗（3~）4~8 个集生于总柄，总柄上苞片螺旋状稀疏着生，薄草质，形状如叶片；孢子囊穗不等位着生（即小柄不等长），直立，圆柱形；孢子叶阔卵形，先端急尖，具芒状长尖头，边缘膜质，啮蚀状，纸质；孢子囊生于孢子叶腋，略外露，圆肾形，黄色。

注意事项　孕妇及出血过多者忌服。

功效主治　祛风除湿，舒筋活络。用于关节酸痛，屈伸不利。

用法用量　3~12g。

实用验方　**瘫痪**：老鹳草、豨莶草各 30g，伸筋草 15g，水煎服。**小腿转筋**：伸筋草、木瓜各 15g，水煎服。**跌打损伤瘀肿**：伸筋草、续断各 15g，乳香、没药各 10g，水煎服。

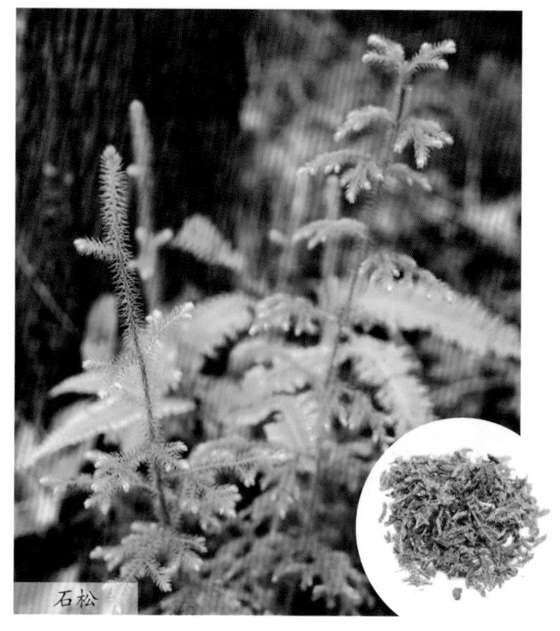
石松

124. 油松节

性味：苦、辛，温。

来　　源　松科植物油松 *Pinus tabuliformis* 或马尾松 *P. massoniana* 的干燥瘤状节或分枝节。

形态描述　乔木，高达 25m。针叶 2 针一束，深绿色，粗硬，叶鞘初呈淡褐色，后呈淡黑褐色。雄球花圆柱形，在新枝下部聚生成穗状。球果卵形或圆卵形，有短梗，向下弯垂，成熟前绿色，熟时淡黄色或淡褐黄色；种子卵圆形或长卵圆形，淡褐色有斑纹；子叶 8~12 枚；初生叶窄条形，先端尖，边缘有细锯齿。花期 4~5 月，球果次年 10 月成熟。

功效主治　祛风除湿，通络止痛。用于风寒湿痹，历节风痛，转筋挛急，跌打伤痛。

用法用量　9~15g。

实用验方　**预防产后风**：油松节适量，煮沸，待温度适宜时用于沐浴，产后 2~3 日即可以此沐浴，连洗 2 次。**蜈蚣咬伤**：油松节适量，烧烟熏之。

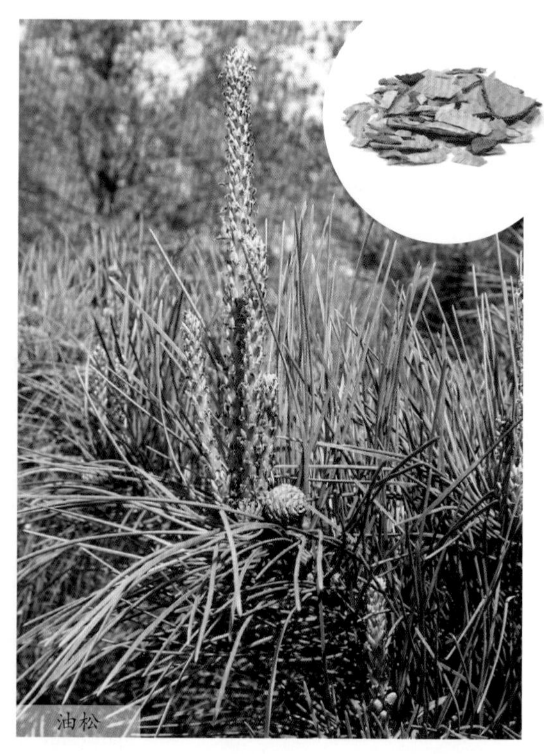
油松

125. 海风藤

别名：满坑香、大风藤。
性味：辛、苦，微温。

来　　源　胡椒科植物风藤 *Piper kadsura* 的干燥藤茎。

形态描述　木质藤本。茎有纵棱，幼时被疏毛，节上生根。叶近革质，具白色腺点，卵形或长卵形。花单性，雌雄异株，聚集成与叶对生的穗状花序。总花梗略短于叶柄，花序轴被微硬毛；苞片圆形，近无柄，盾状，边缘不整齐，腹面被白色粗毛；雄蕊 2~3 枚，花丝短；雌花序短于叶片；苞片和花序轴与雄花序的相同；子房球形，离生，柱头 3~4，线形，被短柔毛。浆果球形，褐黄色。花期 5~8 月。

功效主治　祛风湿，通经络，止痹痛。用于风寒湿痹，肢节疼痛，筋脉拘挛，屈伸不利。

用法用量　6~12g。

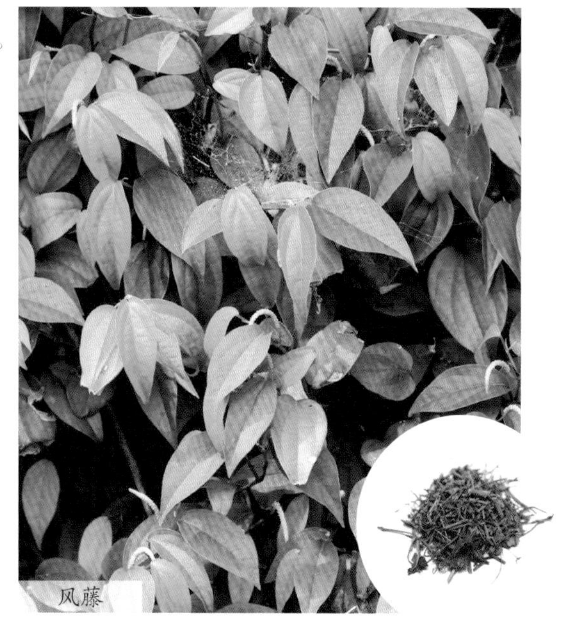
风藤

实用验方　**风湿痹痛：**海风藤、路路通、秦艽、薏苡仁各 9g，水煎服。**风湿性关节炎：**海风藤、香加皮、虎杖根、海桐皮、土牛膝各 30g，水煎熏洗患处。

126. 青风藤

别名：大青木香。
性味：苦、辛，平。

来　　源　防己科植物青藤 *Sinomenium acutum* 和毛青藤 *S. acutum* var. *cinereum* 的干燥藤茎。

形态描述　木质大藤本，长可达 20 余米。叶革质至纸质，心状圆形至阔卵形，嫩叶被绒毛，老叶常两面无毛。花序轴和开展、有时平叉开的分枝均纤细，被柔毛或绒毛，苞片线状披针形。雄花小苞片 2，紧贴花萼；萼片背面被柔毛，外轮长圆形至狭长圆形，内轮近卵形，与外轮近等长；花瓣稍肉质；雌花退化雄蕊丝状；心皮无毛。核果红色至暗紫色。花期夏季，果期秋末。

功效主治　祛风湿，通经络，利小便。用于风湿痹痛，关节肿胀，麻痹瘙痒。

用法用量　6~12g。

实用验方　**腰椎间盘突出：**青风藤、黑豆、黄芪各 50g，水煎服，或加当归、枸杞子各

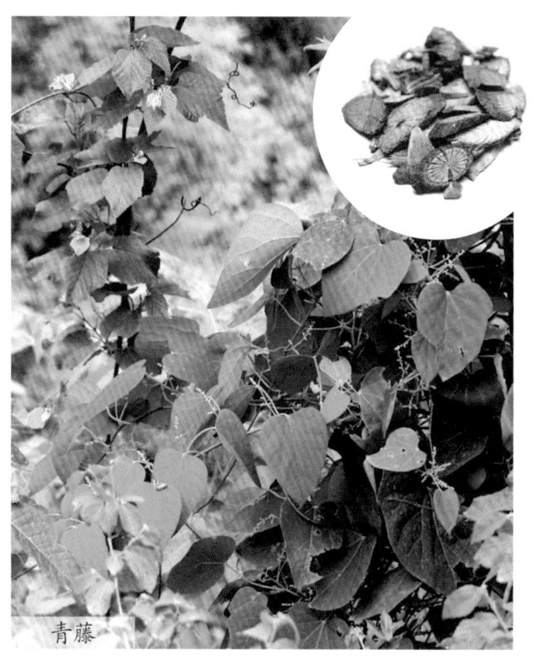
青藤

10g 同煎，效果更好。**类风湿关节炎：**青风藤、何首乌（制）各 30g，秦艽 15g，水煎 2 次，混合后上下午分服。老幼体弱者酌减用量。

127. 路路通

别名：枫实、枫木上球、枫香果。
性味：苦，平。

来　　源　金缕梅科植物枫香树 *Liquidambar formosana* 的干燥成熟果序。

形态描述　落叶乔木，高达 30m，胸径最大可达 1m。叶薄革质，阔卵形，掌状 3 裂。雄性短穗状花序常多个排成总状，雄蕊多数，花丝不等长，花药比花丝略短；雌性头状花序有花 24~43 朵，偶有皮孔，无腺体；萼齿 4~7 个，针形，子房下半部藏在头状花序轴内，上半部游离，有柔毛，花柱先端常卷曲。头状果序圆球形，木质；蒴果下半部藏于花序轴内，有宿存花柱及针刺状萼齿。种子多数，褐色，多角形或有窄翅。花期 3~4 月，果期 10 月。

注意事项　经水过多者及孕妇忌用。

功效主治　祛风活络，利水，通经。用于关节痹痛，麻木拘挛，水肿胀满，乳少，闭经。

用法用量　5~10g。

实用验方　**风湿痹痛：**路路通、海风藤、秦艽、薏苡仁各 9g，水煎服。**乳少不通：**路路通、丝瓜络各 9g，猪蹄半只，炖服。**湿疹：**路路通 30g，烧灰存性，茶油调涂。

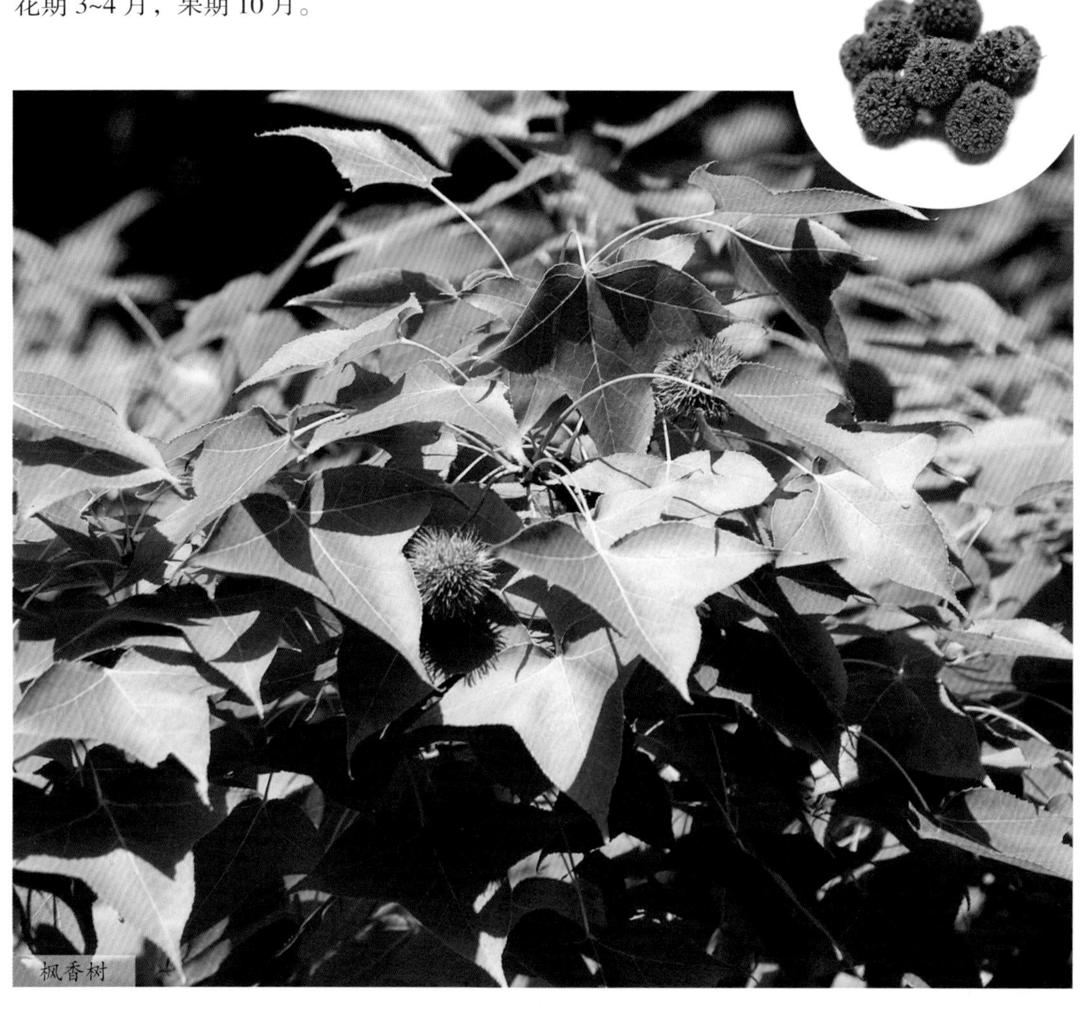

枫香树

128. 秦艽

别名：秦胶、秦纠。
性味：辛、苦，平。

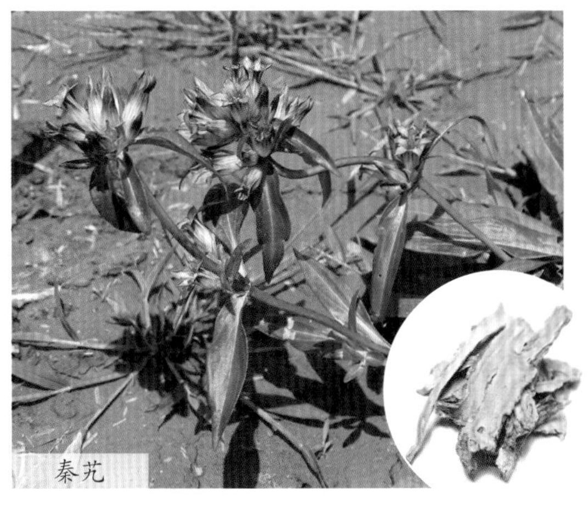
秦艽

来　　源　龙胆科植物秦艽 *Gentiana macrophylla*、麻花秦艽 *G. straminea*、粗茎秦艽 *G. crassicaulis* 或小秦艽 *G. dahurica* 的干燥根。

形态描述　多年生草本，高 30~60cm。莲座丛叶卵状椭圆形或狭椭圆形。花多数，无花梗，簇生枝顶呈头状或腋生作轮状；花冠筒部黄绿色，冠檐蓝色或蓝紫色，壶形；雄蕊着生于冠筒中下部，整齐，花丝线状钻形；子房无柄，椭圆状披针形或狭椭圆形，先端渐狭，花柱线形，柱头 2 裂。蒴果内藏或先端外露，卵状椭圆形。种子红褐色，有光泽，矩圆形，表面具细网纹。花、果期 7~10 月。

注意事项　久痛虚羸、溲多便滑者忌服。

功效主治　祛风湿，清湿热，止痹痛，退虚热。用于风湿痹痛，中风半身不遂，筋脉拘挛，骨节酸痛，湿热黄疸，骨蒸潮热，小儿疳积发热。

用法用量　3~10g。

实用验方　**风湿关节痛：**秦艽、徐长卿各 10g，无花果根、忍冬藤各 30g，水煎服。**烦热多汗：**秦艽 10g，阴地蕨、地骨皮各 15g，石仙桃 30g，水煎服。

129. 朱砂根

别名：凤凰肠。
性味：微苦、辛，平。

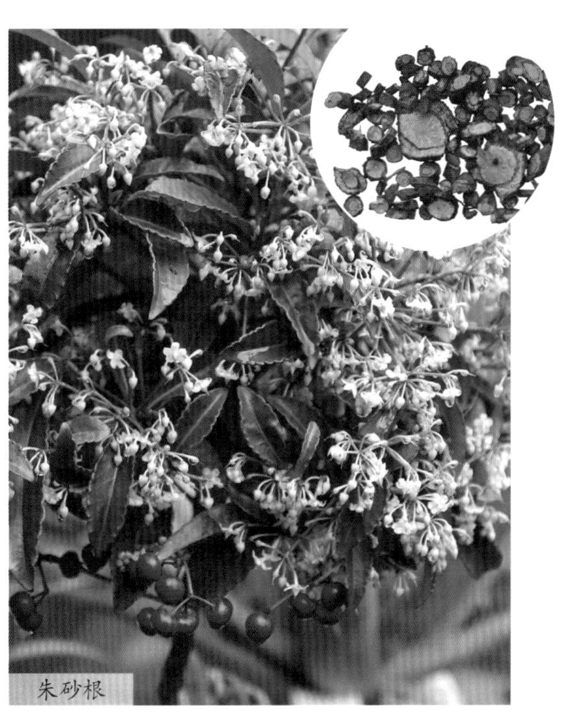
朱砂根

来　　源　紫金牛科植物朱砂根 *Ardisia crenata* 的干燥根。

形态描述　灌木，高 1~2m，稀达 3m。叶片革质或坚纸质，椭圆形、椭圆状披针形至倒披针形。伞形花序或聚伞花序，着生于侧生特殊花枝顶端；花枝近顶端常具 2~3 片；花瓣白色，稀略带粉红色，盛开时反卷；雄蕊较花瓣短，花药三角状披针形，背面常具腺点；子房卵珠形，无毛，具腺点；胚珠 5 枚，1 轮。果球形，鲜红色，具腺点。花期 5~6 月，果期 10~12 月。

注意事项　孕妇慎服。

功效主治　解毒消肿，活血止痛，祛风除湿。用于咽喉肿痛，风湿痹痛，跌打损伤。

用法用量　3~9g。

实用验方　**咽喉肿痛：**朱砂根 6g，射干、甘草各 3g，水煎服。**风湿关节痛：**鲜朱砂根 20g，鲜两面针根皮 15g，糯米饭、醋各适量，捣烂敷患处。**跌打损伤：**朱砂根 30g，马鞭草 15g，乌药 9g，水煎服。

130. 防己

别名：载君行、石解。
性味：苦，寒。

来　　源　防己科植物粉防己 *Stephania tetrandra* 的干燥根。

形态描述　草质藤本，高约 1~3m。叶纸质，阔三角形，有时三角状近圆形。花序头状，于腋生、长而下垂的枝条上作总状式排列，苞片小或很小；雄花：萼片 4 或有时 5，通常倒卵状椭圆形；花瓣 5，边缘内折；聚药雄蕊；雌花萼片和花瓣与雄花的相似。核果成熟时近球形，红色；果核背部鸡冠状隆起，两侧各有约 15 条小横肋状雕纹。花期夏季，果期秋季。

注意事项　阴虚而无湿热者慎服。

功效主治　祛风止痛，利水消肿。用于风湿痹痛，水肿脚气，小便不利，湿疹疮毒。

用法用量　5~10g。

实用验方　**肾炎水肿：**防己、泽泻、猪苓各 10g，车前草 15g，水煎服。**风湿性关节炎：**防己、骨碎补、鸡血藤各 15g，川牛膝、威灵仙各 10g，水煎服。**风湿头痛：**防己、蔓荆子各 10g，白芷、炒苍术各 9g，石菖蒲 6g，水煎服。

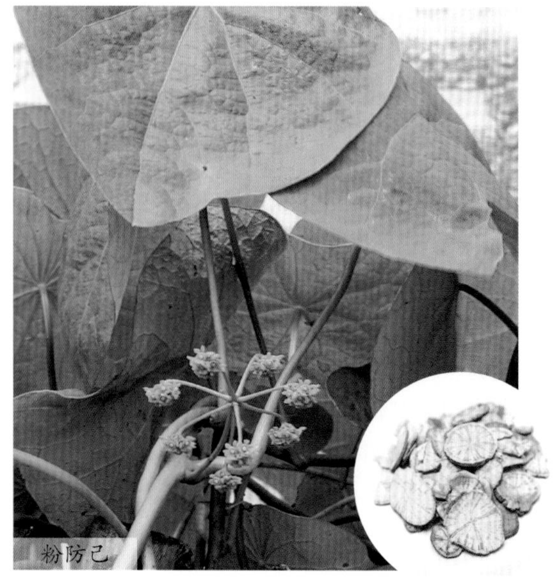

粉防己

131. 桑枝

别名：桑条。
性味：微苦，平。

来　　源　桑科植物桑 *Morus alba* 的干燥嫩枝。

形态描述　乔木或为灌木，高 3~10m 或更高。叶卵形或广卵形。花单性，腋生或生于芽鳞腋内，与叶同时生出；雄花序下垂，密被白色柔毛，雄花花被片宽椭圆形，淡绿色；花丝在芽时内折，花药 2 室，球形至肾形，纵裂；雌花序被毛，花被片倒卵形，两侧紧抱子房，无花柱，柱头 2 裂，内面有乳头状突起。聚花果卵状椭圆形，成熟时红色或暗紫色。花期 4~5 月，果期 5~8 月。

注意事项　中气不足、大便溏泻者及孕妇忌服。

功效主治　祛风湿，利关节。用于风湿痹病，肩臂、关节酸痛麻木。

用法用量　9~15g。

实用验方　**风湿关节痛：**鲜桑枝 60g，土牛膝鲜根、肖梵天花鲜根各 30g，水煎服。**高血压：**桑枝、桑叶、茺蔚子各 16g，加水 1L，煎取 600mL，睡前泡脚 30~40min。

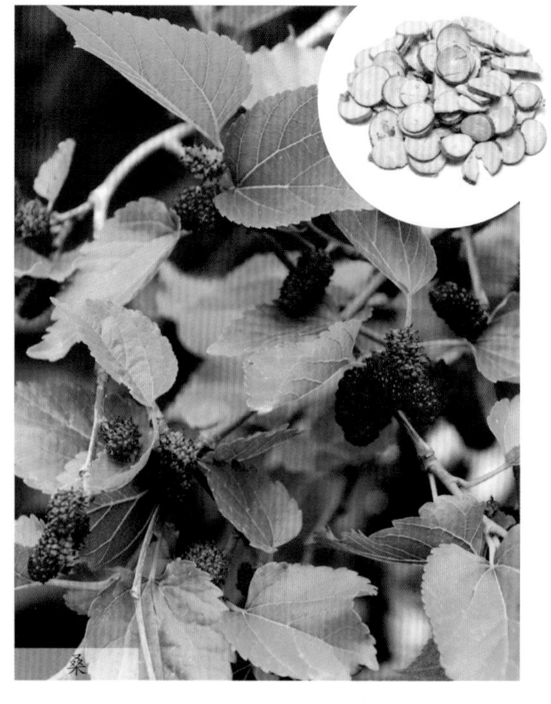

桑

132. 豨莶草

别名：粘金强子。
性味：辛、苦，寒。

来　　源　菊科植物豨莶 *Siegesbeckia orientalis*、腺梗豨莶 *S. pubescens* 或毛梗豨莶 *S. glabrescens* 的干燥地上部分。

形态描述　一年生草本。茎直立，高约30~100cm。中部叶三角状卵圆形或卵状披针；上部叶渐小，卵状长圆形。头状花序多数聚生于枝端，排列成具叶的圆锥花序；花黄色；两性管状花上部钟状，上端有4~5卵圆形裂片。瘦果倒卵圆形，有4棱，顶端有灰褐色环状突起。花期4~9月，果期6~11月。

注意事项　无风湿者慎服。

功效主治　祛风湿，利关节，解毒。用于风湿痹痛，筋骨无力，腰膝酸软，四肢麻痹，半身不遂，风疹湿疮。

用法用量　9~12g。

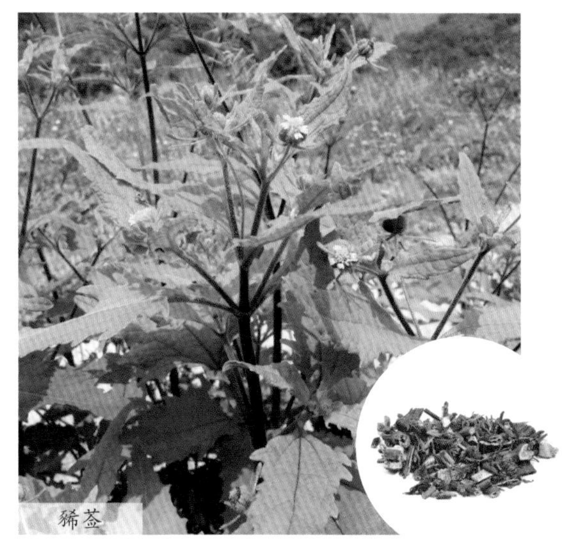
豨莶

实用验方　**高血压**：豨莶草30g，地骨皮10g，加水浓煎，分2~3次服；或鲜豨莶草、臭牡丹根各30g，水煎服。**夜盲**：豨莶草叶焙干研末，每次3g，和鸡肝（猪肝亦可）15g共煎服，每日1剂。**疟疾**：豨莶草30~45g，每日2次煎服，连服2~3日。

133. 络石藤

别名：络石草。
性味：苦，微寒。

来　　源　夹竹桃科植物络石 *Trachelospermum jasminoides* 的干燥带叶藤茎。

形态描述　常绿木质藤本，长达10m，具乳汁。叶革质或近革质，椭圆形至卵状椭圆形。二歧聚伞花序腋生或顶生，花多朵组成圆锥状；花白色，芳香；花萼5深裂，裂片线状披针形；雄蕊着生在花冠筒中部，花药箭头状；花盘环状5裂与子房等长；子房由2个离生心皮组成，花柱圆柱状，柱头卵圆形；每心皮有胚珠多颗。蓇葖果双生，叉开，线状披针形。种子多颗，褐色，线形，顶端具白色绢质种毛。花期3~7月，果期7~12月。

注意事项　阳虚畏寒、大便溏薄者禁服。

功效主治　祛风通络，凉血消肿。用于风湿热痹，筋脉拘挛，腰膝酸痛，喉痹，痈肿，跌扑损伤。

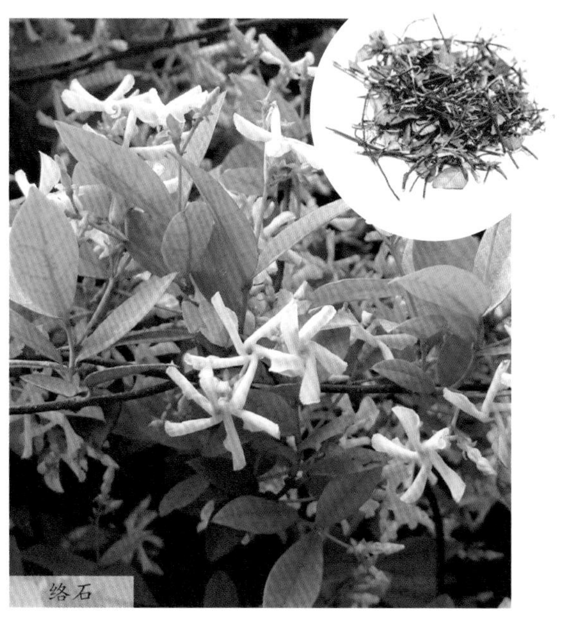
络石

用法用量　6~12g。

实用验方　**关节炎**：络石藤、五加根皮各30g，牛膝根15g，水煎服，白酒引。**颈椎病**：络石藤、葛根、鸡血藤、骨碎补各15g，丹参、赤芍各10g，水煎服。

134. 老鹳草

别名：五叶草。
性味：辛、苦，平。

来　　源　牻牛儿苗科植物牻牛儿苗 *Erodium stephanianum*、老鹳草 *G. wilfordii* 或野老鹳草 *G. carolinianum* 的干燥地上部分。

形态描述　多年生草本，高通常 15~50cm。叶对生；叶片轮廓卵形或三角状卵形。伞形花序腋生，明显长于叶，总花梗被开展长柔毛和倒向短柔毛，每梗具 2~5 花；苞片狭披针形，分离；花瓣紫红色，倒卵形，等于或稍长于萼片，先端圆形或微凹；雄蕊稍长于萼片，花丝紫色，中部以下扩展，被柔毛；雌蕊被糙毛，花柱紫红色。蒴果密被短糙毛。种子褐色，具斑点。花期 6~8 月，果期 8~9 月。

功效主治　祛风湿，通经络，止泻痢。用于风湿痹痛，麻木拘挛，筋骨酸痛，泄泻痢疾。

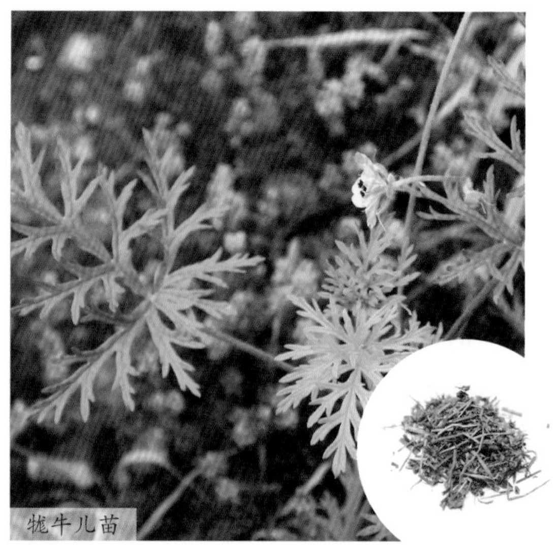
牻牛儿苗

用法用量　9~15g。

实用验方　**肠炎，痢疾：** 老鹳草、凤尾草各 30g，水煎服。**扭伤：** 鲜老鹳草、酢浆草、陆英各适量，酒糟少许，捣烂敷患处。**鹅口疮：** 老鹳草适量，烘干，研末，调米泔水涂患处。

135. 穿山龙

别名：穿龙骨。
性味：甘、苦，温。

来　　源　薯蓣科植物穿龙薯蓣 *Dioscorea nipponica* 的干燥根茎。

形态描述　缠绕草质藤本。根状茎横生，圆柱形，栓皮层显著剥离。叶表面黄绿色，有光泽，无毛或有稀疏的白色细柔毛，尤以脉上较密。花雌雄异株；雄花序为腋生的穗状花序，花序基部常由 2~4 朵集成小伞状，至花序顶端常为单花；雌花序穗状，单生；雌花具有退化雄蕊，有时雄蕊退化仅留有花丝；雌蕊柱头 3 裂，裂片再 2 裂。蒴果成熟后枯黄色。种子每室 2 枚，着生于中轴基部。花期 6~8 月，果期 8~10 月。

功效主治　祛风除湿，舒筋通络，活血止痛，止咳平喘。用于风湿痹病，关节肿胀，疼痛麻木，跌扑损伤，闪腰岔气，咳嗽气喘。

用法用量　9~15g；也可制成酒剂用。

实用验方　**高血压：** 穿山龙 15g，龙骨、牡

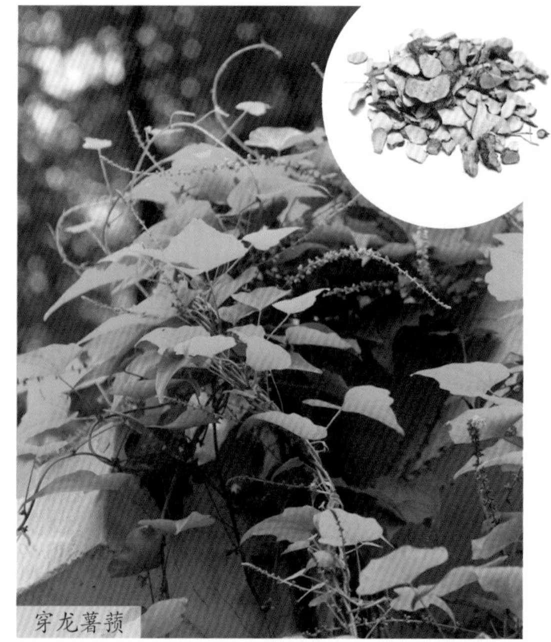
穿龙薯蓣

蛎各 30g，水煎服。**慢性支气管炎：** 穿山龙 15g，款冬花 20g，蛤蚧 10g，水煎浓汤，分 3 次温服。**腰腿酸痛，筋骨麻木：** 鲜穿山龙 60g，水煎，酌加红糖服。

136. 丝瓜络

别名：丝瓜网、丝瓜壳、瓜络。
性味：甘，平。

来　　源　葫芦科植物丝瓜 *Luffa cylindrical* 的干燥成熟果实的维管束。

形态描述　一年生攀缘藤本。叶片三角形或近圆形，通常掌状 5~7 裂，裂片三角形，中间的较长。雌雄同株；雄花通常 15~20 朵花，生于总状花序上部，花序梗稍粗壮，花冠黄色，辐状；雄蕊通常 5，稀 3，基部有白色短柔毛，花初开放时稍靠合，最后完全分离，药室多回折曲。雌花单生，子房长圆柱状，有柔毛，柱头 3，膨大。果实圆柱状，成熟后干燥，里面呈网状纤维。种子多数，黑色。花、果期夏、秋季。

功效主治　祛风，通络，活血，下乳。用于痹痛拘挛，胸胁胀痛，乳汁不通，乳痈肿痛。

用法用量　5~12g。

实用验方　乳腺炎：丝瓜络烧灰存性，研末，每次 3g，白酒调服，每日 2 次。**高血压**：丝瓜络 60g，冰糖适量，水煎服。**乳少不通**：丝瓜络 30g，无花果 60g，炖猪蹄或猪肉服。

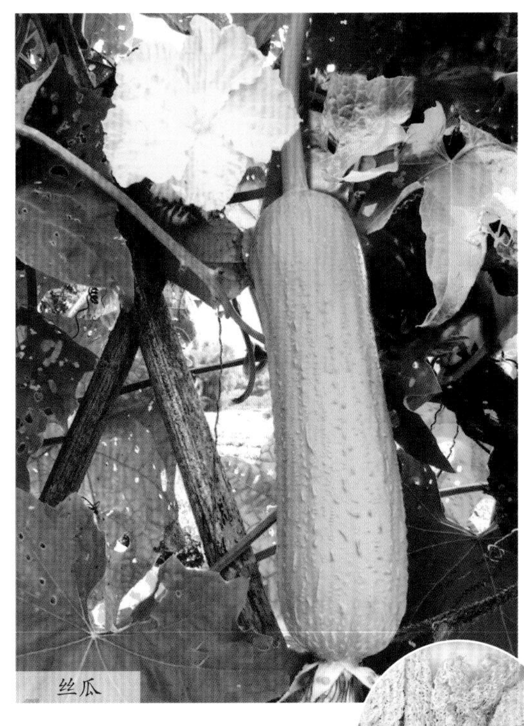

丝瓜

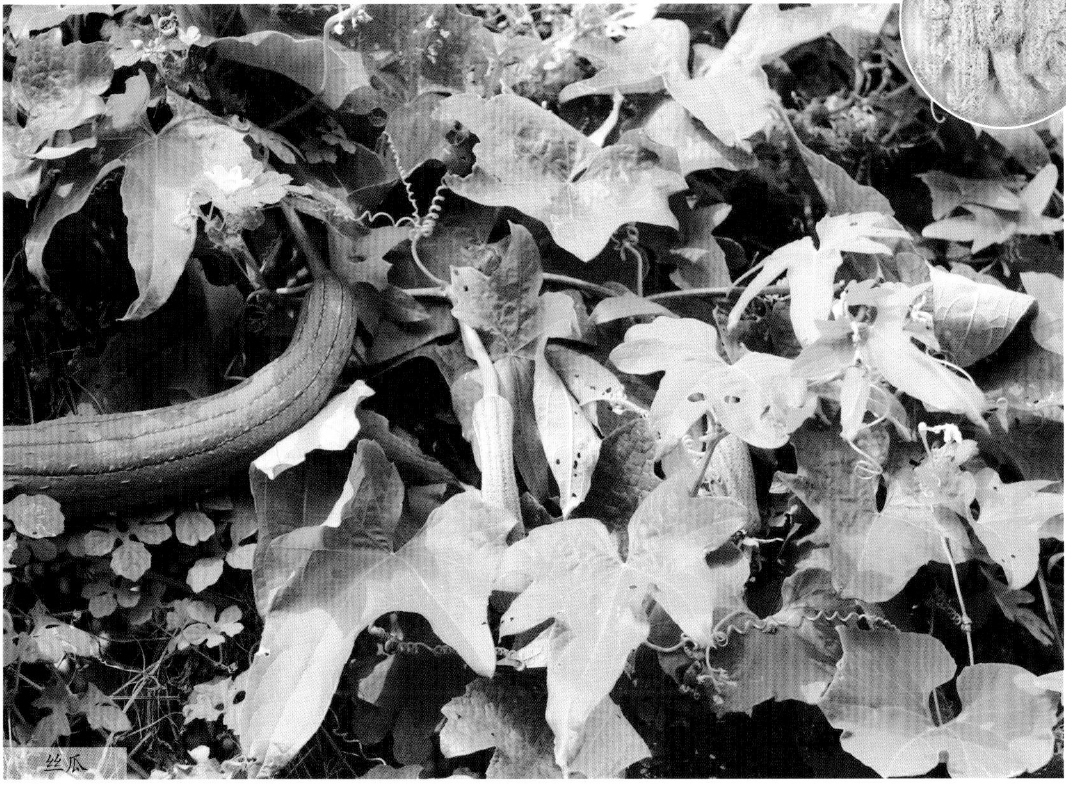

丝瓜

137. 五加皮

别名：南五加皮。
性味：辛、苦，温。

来　　源　五加科植物细柱五加 *Acanthopanax gracilistylus* 的干燥根皮。

形态描述　灌木，有时蔓生状。枝灰棕色，无刺或在叶柄基部单生扁平的刺。叶为掌状复叶，在长枝上互生，在短枝上簇生；小叶5，中央1片最大，倒卵形至倒披针形，边缘有细锯齿。伞形花序腋生或单生于短枝顶端；花黄绿色，花瓣5，长圆状卵形；雄蕊5，花丝细长；子房2室，花柱2，分离或基部合生，柱头圆头状。核果浆果状，扁球形，成熟时黑色。种子2粒，淡褐色。花期4~7月，果期7~10月。

注意事项　阴虚火旺者慎服。

功效主治　祛风除湿，补益肝肾，强筋壮骨，利水消肿。用于风湿痹病，筋骨痿软，小儿行迟，体虚乏力，水肿，脚气。

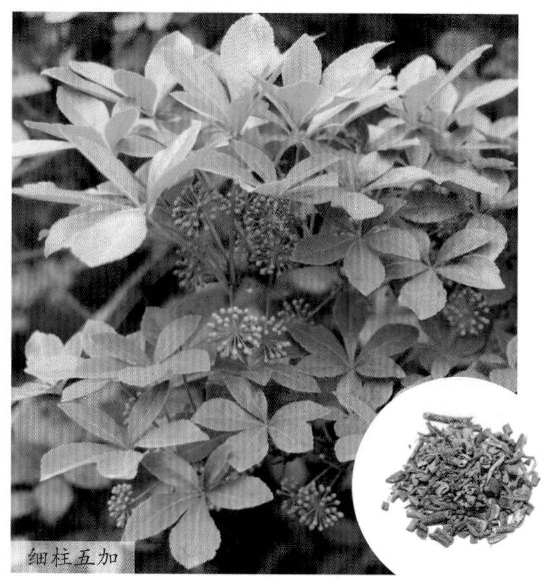
细柱五加

用法用量　5~10g。

实用验方　**风湿性关节炎：**五加皮、络石藤各15g，威灵仙9g，忍冬藤24g，水煎服。**风湿腰痛：**五加皮、狗脊、骨碎补各15g，炒杜仲、川牛膝各10g，水煎服。

138. 桑寄生

别名：茑、寓木。
性味：苦、甘，平。

来　　源　桑寄生科植物桑寄生 *Taxillus chinensis* 的干燥带叶茎枝。

形态描述　灌木，高0.5~1m。叶对生或近对生，厚纸质，卵形至长卵形。伞形花序，1~2个腋生或生于小枝已落叶腋部，具花1~4朵，通常2朵，花序和花被星状毛；花冠花蕾时管状，稍弯，下半部膨胀，顶部卵球形，裂片4枚，匙形，反折；花柱线状，柱头头状。果椭圆状或近球形，果皮密生小瘤体，具疏毛，成熟果浅黄色，果皮变平滑。花、果期4月至次年1月。

注意事项　中气不足、大便溏泻者及孕妇忌服。

功效主治　祛风湿，补肝肾，强筋骨，安胎元。用于风湿痹痛，腰膝酸软，筋骨无力，崩漏经多，妊娠漏血，胎动不安，头晕目眩。

用法用量　9~15g。

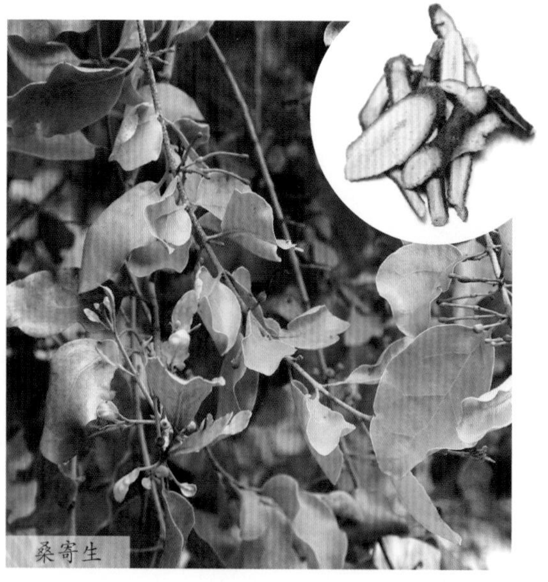
桑寄生

实用验方　**风湿腰痛：**炒杜仲10g，桑寄生、骨碎补、狗脊各15g，盐肤木24g，水煎服。**风湿性关节炎：**桑寄生30g，生黄芪24g，川牛膝10g，当归、独活、木瓜各9g，水煎服。**胎动不安：**桑寄生、熟地黄各24g，炒杜仲10g，苎麻根15g，水煎服。

139. 槲寄生

别名：北寄生、冬青。
性味：苦，平。

来　　源　桑寄生科植物槲寄生 *Viscum coloratum* 的干燥带叶茎枝。

形态描述　灌木，高 0.3~0.8m。叶对生，稀 3 枚轮生，厚革质或革质，长椭圆形至椭圆状披针形。雌雄异株；花序顶生或腋生于茎叉状分枝处；雄花序聚伞状，通常具花 3 朵，中央的花具 2 枚苞片或无；雄花花蕾时卵球形，萼片 4 枚，卵形；花药椭圆形；雌花序聚伞式穗状，总花梗长 2~3mm 或几无，具花 3~5 朵；雌花花蕾时长卵球形；花托卵球形，萼片 4 枚，三角形；柱头乳头状。果球形，果皮平滑。花期 4~5 月，果期 9~11 月。

功效主治　祛风湿，补肝肾，强筋骨，安胎元。用于风湿痹痛，腰膝酸软，筋骨无力，崩漏经多，妊娠漏血，胎动不安，头晕目眩。

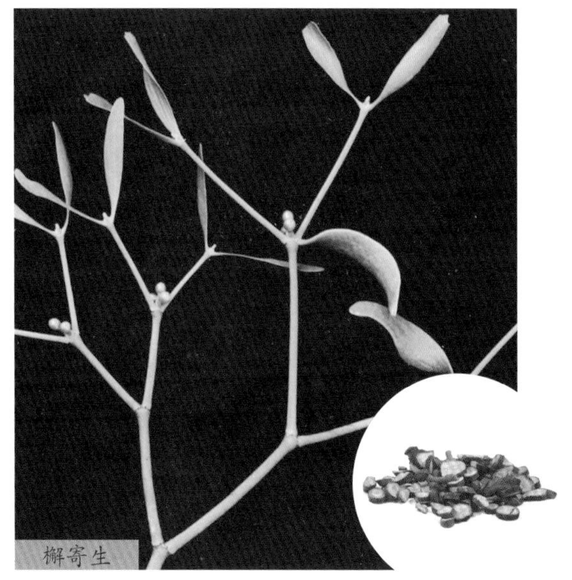
槲寄生

用法用量　9~15g。

实用验方　**风湿腰痛：**槲寄生、狗脊、骨碎补各 15g，炒杜仲 10g，水煎服。**风湿性关节炎：**槲寄生 15g，独活 9g，忍冬藤、土牛膝各 24g，当归 6g，水煎服。

140. 狗脊

别名：百枝、狗青、苟脊。
性味：苦、甘，温。

来　　源　蚌壳蕨科植物金毛狗脊 *Cibotium barometz* 的干燥根茎。

形态描述　根状茎卧生，粗大，顶端生出一丛大叶，基部被有一大丛垫状的金黄色茸毛，长逾 10cm，有光泽，上部光滑。叶片大，宽约相等，广卵状三角形，三回羽状分裂；叶几为革质或厚纸质，干后上面褐色，有光泽。孢子囊群在每一末回能育裂片 1~5 对，生于下部的小脉顶端，囊群盖坚硬，成熟时张开如蚌壳，露出孢子囊群；孢子为三角状的四面形，透明。

注意事项　肾虚有热、小便不利或短涩黄赤、口苦舌干者慎服。

功效主治　祛风湿，补肝肾，强腰膝。用于风湿痹痛，腰膝酸软，下肢无力。

用法用量　6~12g。

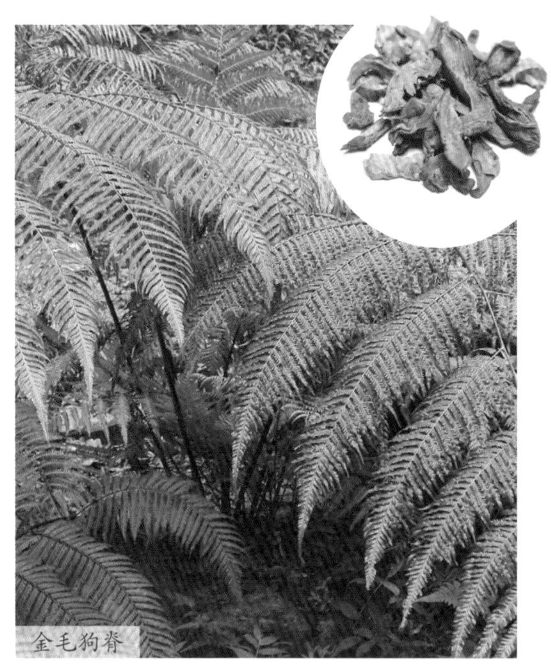
金毛狗脊

实用验方　**风湿性关节炎：**狗脊、骨碎补各 15g，穿山龙 24g，威灵仙 9g，川牛膝 10g，肖梵天花 30g，水煎服。**腰痛：**狗脊、骨碎补各 15g，炒杜仲 10g，肖梵天花 30g，水煎服。

141. 千年健

别名：一包针。
性味：苦、辛，温。

来　　源　天南星科植物千年健 *Homalomena occulta* 的干燥根茎。

形态描述　多年生草本。根茎匍匐，常具高 30~50cm 的直立的地上茎。鳞叶线状披针形；叶片膜质至纸质，箭状心形至心形。花序 1~3，生鳞叶之腋，序柄短于叶柄；佛焰苞绿白色，长圆形至椭圆形，花前席卷成纺锤形，盛花时上部略展开成短舟状喙；肉穗花序具短梗或否；子房长圆形，基部一侧具假雄蕊 1 枚，柱头盘状；子房 3 室，胚珠多数，着生于中轴胎座上。种子褐色，长圆形。花期 7~9 月。

注意事项　阴虚内热者慎用。

功效主治　祛风湿，壮筋骨。用于风寒湿痹，腰膝冷痛，拘挛麻木，筋骨痿软。

用法用量　5~10g。

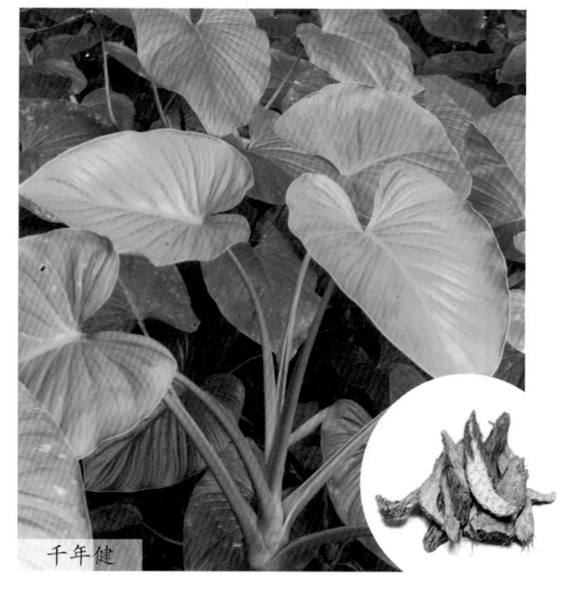
千年健

实用验方　**风湿性关节炎：**千年健、鸡血藤、鸡矢藤、骨碎补各 15g，水煎服。**胃痛：**千年健、神曲、谷芽、麦芽各 15g，延胡索 9g，水煎服。**肩周炎：**千年健、白茄根各 15g，穿山龙、忍冬藤各 24g，水煎服。

142. 鹿衔草

别名：破血丹。
性味：甘、苦，温。

来　　源　鹿蹄草科植物鹿蹄草 *Pyrola calliantha* 或普通鹿蹄草 *P. decorata* 的干燥全草。

形态描述　常绿草本状小半灌木，高（10~）15~30cm。叶 4~7，基生，革质；椭圆形或圆卵形，稀近圆形。总状花序有 9~13 花，密生，花倾斜，稍下垂，花冠广开，白色，有时稍带淡红色；雄蕊 10，花丝无毛，花药长圆柱形；花柱常带淡红色，倾斜，柱头 5 圆裂。蒴果扁球形。花期 6~8 月，果期 8~9 月。

功效主治　祛风湿，强筋骨，止血，止咳。用于风湿痹痛，肾虚腰痛，腰膝无力，月经过多，久咳劳嗽。

用法用量　9~15g。

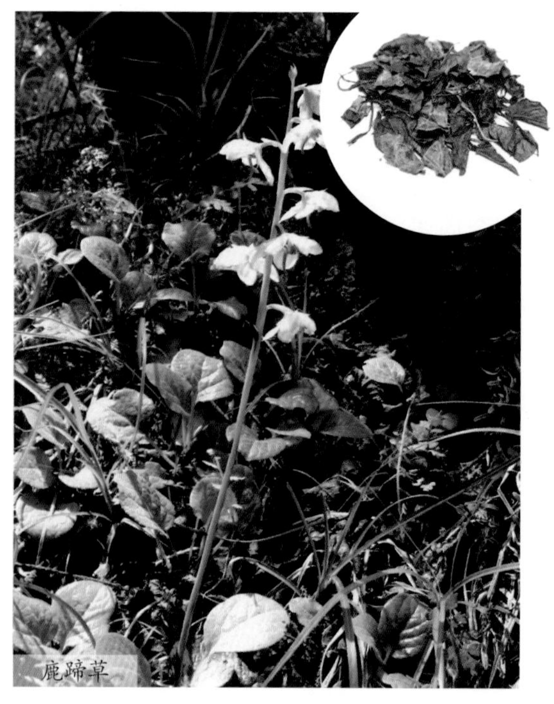
鹿蹄草

实用验方　**慢性肠炎，痢疾：**鲜鹿衔草 45g，金锦香 30g，水煎服。**类风湿关节炎：**鹿衔草、白术各 12g，泽泻 9g，水煎服。**崩漏：**鹿衔草 16g，地榆炭 30g，水煎，日服 2 次。

143. 天山雪莲

性味：微苦，温。

来　　源　菊科植物天山雪莲 *Saussurea involucrata* 的干燥地上部分。

形态描述　多年生草本，高 15~35cm。叶密集，基生叶和茎生叶无柄，叶片椭圆形或卵状椭圆形。头状花序 10~20 个，在茎顶密集成球形的总花序，无小花梗或有短小花梗。总苞半球形；总苞片 3~4 层，边缘或全部紫褐色，先端急尖，外层被稀疏的长柔毛，外层长圆形，中层及内层披针形。小花紫色。瘦果长圆形。冠毛污白色，2 层，外层小，糙毛状，内层长，羽毛。花、果期 7~9 月。

注意事项　孕妇忌用。

功效主治　温肾助阳，祛风胜湿，通经活血。用于风寒湿痹痛、类风湿关节炎，小腹冷痛，月经不调。

用法用量　3~6g，水煎或酒浸服。外用适量。

实用验方　**阳痿：**天山雪莲、冬虫夏草各 3g，泡酒饮用。**白带异常：**天山雪莲 3g，峨参、党参各 9g，与鸡肉同炖服。

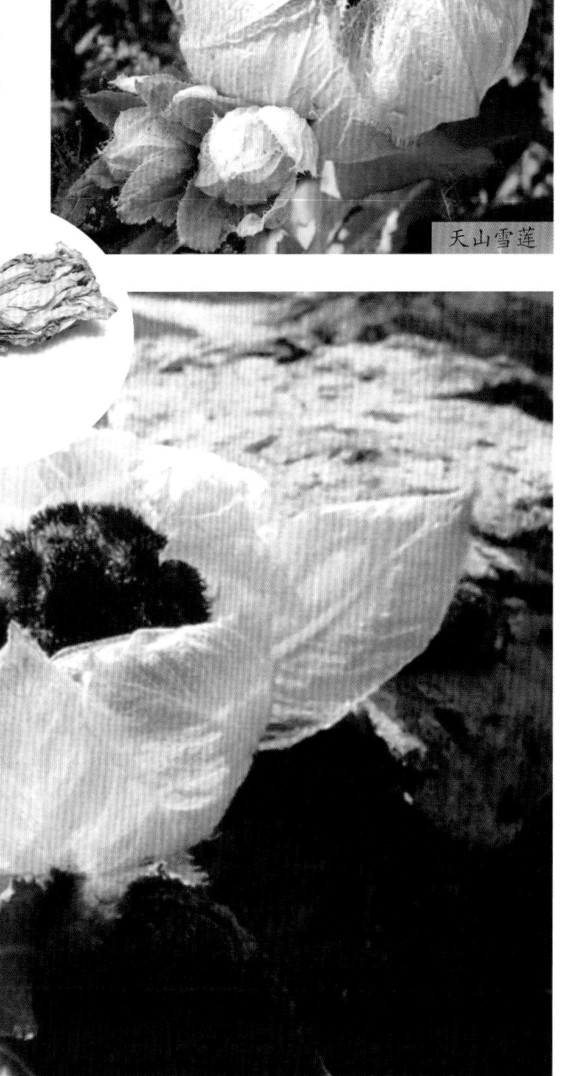

天山雪莲

天山雪莲

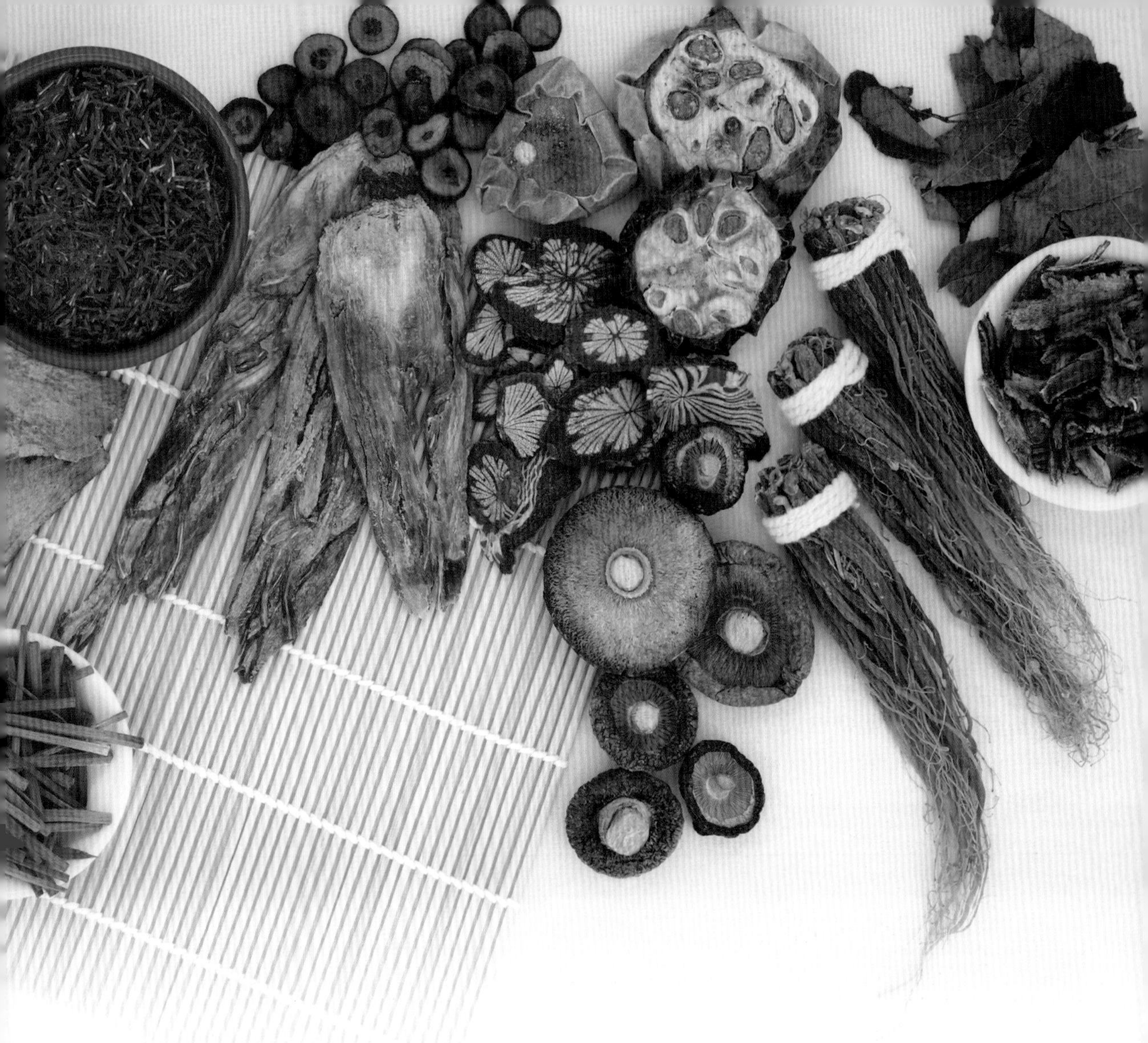

化湿药

hua shi yao

144. 广藿香

别名：刺蕊草、藿香。
性味：辛，微温。

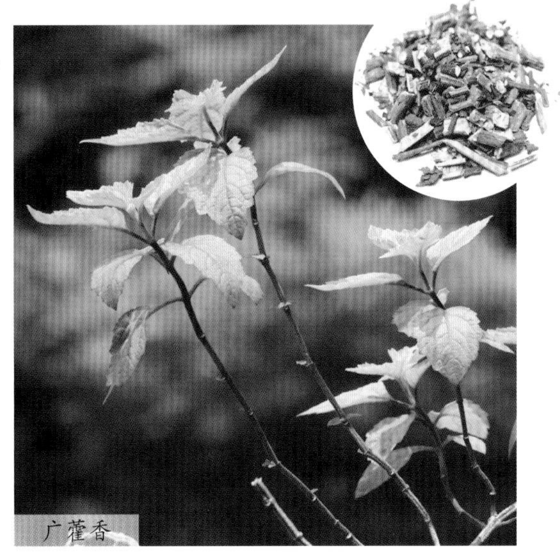
广藿香

来　　源　唇形科植物广藿香 *Pogostemon cablin* 的干燥地上部分。

形态描述　多年生芳香草本或半灌木。叶圆形或宽卵圆形。轮伞花序10至多花，下部的稍疏离，向上密集，排列成穗状花序，穗状花序顶生及腋生，密被长绒毛，具总梗，密被绒毛；苞片及小苞片线状披针形，比花萼稍短或与其近等长，密被绒毛；花萼筒状，外被长绒毛，内被较短的绒毛，齿钻状披针形，长约为萼筒1/3；花冠紫色，裂片外面均被长毛；雄蕊外伸，具髯毛；花柱先端近相等2浅裂；花盘环状。花期4月。

注意事项　阴虚者禁服。

功效主治　芳香化浊，和中止呕，发表解暑。用于湿浊中阻，脘痞呕吐，暑湿表证，湿温初起，发热倦怠，胸闷不舒，寒湿闭暑，腹痛吐泻，鼻渊头痛。

用法用量　3~10g。

实用验方　**寻常疣：**鲜广藿香叶数片，擦揉患处3~5min。**单纯性胃炎：**广藿香、佩兰、半夏、黄芩各9g，陈皮6g，厚朴5g，水煎服。

---

145. 佩兰

别名：蕑、兰草、水香。
性味：辛，平。

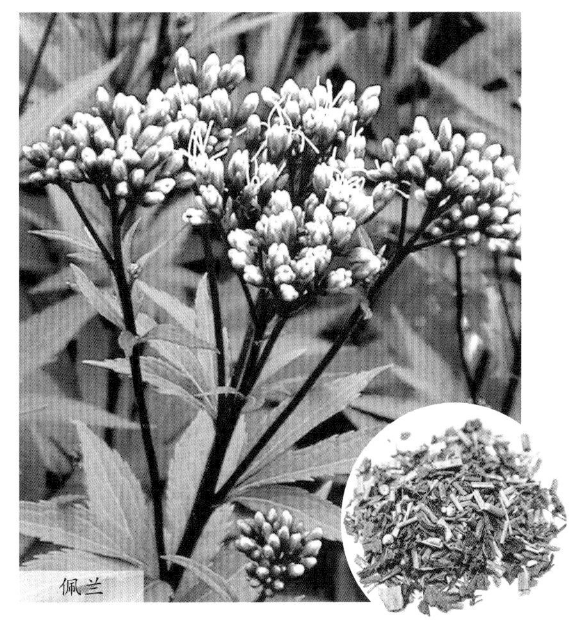
佩兰

来　　源　菊科植物佩兰 *Eupatorium fortunei* 的干燥地上部分。

形态描述　多年生草本，高40~100cm。中部茎叶较大，三全裂或三深裂，上部的茎叶常不分裂；或全部茎叶不裂，披针形或长椭圆状披针形或长椭圆形，中部以下茎叶渐小，基部叶花期枯萎。头状花序多数在茎顶及枝端排成复伞房花序；全部苞片紫红色，外面无毛无腺点，顶端钝；花白色或带微红色，花冠外面无腺点。瘦果黑褐色，长椭圆形，5棱，无毛无腺点；冠毛白色。花、果期7~11月。

注意事项　阴虚、气虚者忌服。

功效主治　芳香化湿，醒脾开胃，发表解暑。用于湿浊中阻，脘痞呕恶，口中甜腻，口臭，多涎，暑湿表证，湿温初起，发热倦怠，胸闷不舒。

用法用量　3~10g。

实用验方　**中暑头痛：**佩兰、青蒿、菊花各9g，水煎服。**急性胃肠炎：**佩兰、广藿香、苍术、三颗针各9g，水煎服。**脾经湿热伴口臭：**佩兰10~15g，开水冲泡，代茶常饮。

146. 苍术

别名：赤术、马蓟、青术。
性味：辛、苦，温。

来　　源　菊科植物茅苍术 *Atractylodes lancea* 或北苍术 *A.chinensis* 的干燥根茎。

形态描述　多年生草本。基部叶花期脱落；茎叶不分裂，倒长卵形、倒卵状长椭圆形或长椭圆形，有时基部或近基部有 1~2 对三角形刺齿或刺齿状浅裂，上部的叶基部有时有 1~2 对三角形刺齿裂。头状花序单生茎枝顶端，但不形成明显的花序式排列；全部苞片顶端钝或圆形，有时变红紫色。小花白色。瘦果倒卵圆状，被稠密的顺向贴伏的白色长直毛，有时变稀毛。冠毛刚毛褐色或污白色，羽毛状。花、果期 6~10 月。

注意事项　阴虚内热、气虚多汗者忌服。

功效主治　燥湿健脾，祛风散寒，明目。用于湿阻中焦，脘腹胀满，泄泻，水肿，脚气痿躄，风湿痹痛，风寒感冒，夜盲，眼目昏涩。

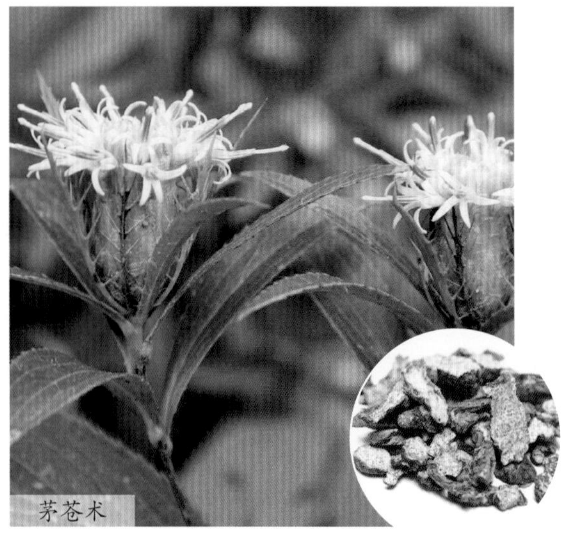
茅苍术

用法用量　3~9g。

实用验方　**四肢关节酸痛：**炒苍术、骨碎补、狗脊各 10g，川牛膝 9g，桂枝 6g，水煎服。**寒湿吐泻：**花椒、草豆蔻、砂仁各 6g，苍术 10g，水煎服。

147. 厚朴

别名：厚皮、重皮、赤朴。
性味：苦、辛，温。

来　　源　木兰科植物厚朴 *Magnolia officinalis* 或凹叶厚朴 *M.officinalis* var. *biloba* 的干燥干皮、根皮及枝皮。

形态描述　落叶乔木，高达 20m。叶大，近革质，7~9 片聚生于枝端，长圆状倒卵形。花白色，芳香；花梗粗短，被长柔毛，离花被片下 1cm 处具包片脱落痕，花被片 9~12（17），厚肉质，外轮 3 片淡绿色，长圆状倒卵形，盛开时常向外反卷，内两轮白色，倒卵状匙形；雄蕊约 72 枚，内向开裂，花丝红色；雌蕊群椭圆状卵圆形。聚合果长圆状卵圆形；蓇葖具喙。种子三角状倒卵形。花期 5~6 月，果期 8~10 月。

注意事项　孕妇慎用。

功效主治　燥湿消痰，下气除满。用于湿滞伤中，脘痞吐泻，食积气滞，腹胀便秘，痰饮喘咳。

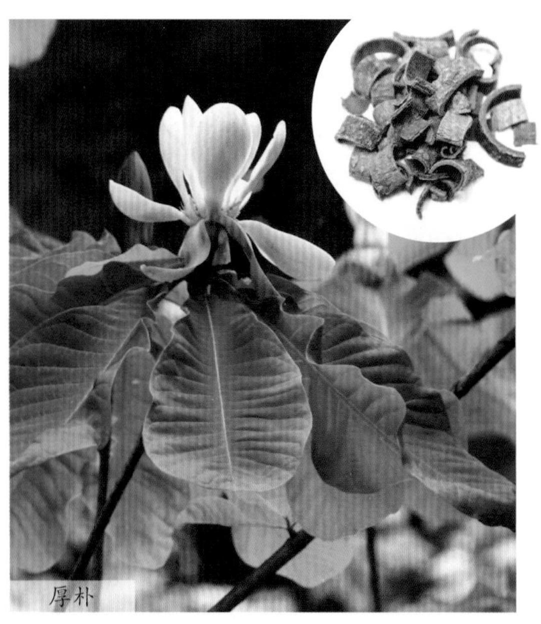
厚朴

用法用量　3~10g。

实用验方　**急性肠炎：**厚朴 9g，鱼腥草 15g，凤尾草 30g，水煎服。**便秘：**厚朴、枳实各 9g，大黄 6g，水煎服。**食积：**厚朴、炒莱菔子各 9g，枳壳 3g，水煎服。

148. 厚朴花

别名：调羹花。
性味：苦，微温。

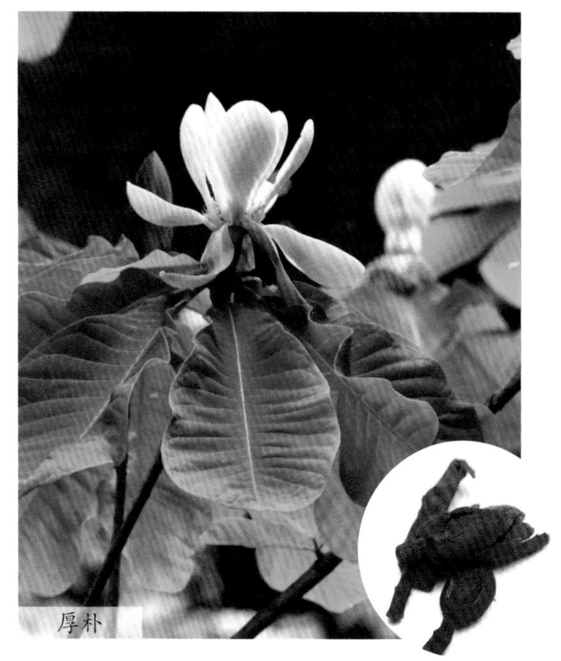

来　　源　木兰科植物厚朴 *Magnolia officinalis* 或凹叶厚朴 *M. officinalis* var. *biloba* 的干燥干皮、根皮及枝皮。

形态描述　同“147. 厚朴”。

注意事项　阴虚液燥者忌用。

功效主治　芳香化湿，理气宽中。用于脾胃湿阻气滞，胸脘痞闷胀满，纳谷不香。

用法用量　3~9g。

实用验方　**小儿便秘：**厚朴花、沉香、槟榔、炒乌药、陈皮、枳壳、木香各 4g，上药加水浓煎，泡服生大黄 3g，每日 1 剂，分多次喂服。**梅核气：**厚朴花 15~30g，水煎服。

149. 砂仁

别名：缩砂仁、缩砂蜜。
性味：辛，温。

来　　源　姜科植物阳春砂 *Amomum villosum*、绿壳砂 *A. villosum* var. *xanthioides* 或海南砂 *A. longiligulare* 的干燥成熟果实。

形态描述　株高 1.5~3m。中部叶片长披针形，上部叶片线形；叶舌半圆形；叶鞘上有略凹陷的方格状网纹。穗状花序椭圆形，花冠白色；唇瓣圆匙形，长、宽 1.6~2cm，白色，顶端具二裂、反卷、黄色的小尖头，中脉凸起，黄色而染紫红，基部具二个紫色的痂状斑，具瓣柄。蒴果椭圆形，成熟时紫红色，干后褐色，表面被不分裂或分裂的柔刺。种子多角形，有浓郁的香气，味苦凉。花期 5~6 月，果期 8~9 月。

注意事项　阴虚有热者忌服。

功效主治　化湿开胃，温脾止泻，理气安胎。用于湿浊中阻，脘痞不饥，脾胃虚寒，呕吐泄泻，妊娠恶阻，胎动不安。

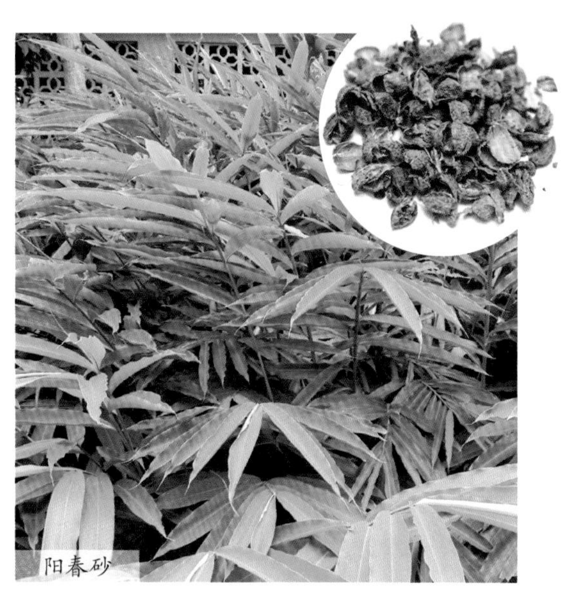

用法用量　3~6g，后下。

实用验方　**遍身肿满：**砂仁、蝼蛄各等量，研细，和老酒服之。**冠心病：**檀香 3g，砂仁 5g，丹参 30g，水煎服。**高脂血症：**檀香、丹参、砂仁、山楂、何首乌各适量，水煎服，1 个月为 1 个疗程。

150. 白扁豆

别名：峨眉豆、扁豆。
性味：甘，微温。

来　　源　豆科植物扁豆 *Dolichos lablab* 的干燥成熟种子。

形态描述　多年生缠绕藤本。全株几无毛，茎长可达 6m。羽状复叶具 3 小叶；小叶宽三角状卵形，宽约与长相等。总状花序直立，花序轴粗壮；花 2 至多朵簇生于每一节上；花冠白色或紫色，旗瓣圆形，翼瓣宽倒卵形，具截平的耳，龙骨瓣呈直角弯曲；子房线形，无毛。荚果长圆状镰形，近顶端最阔。种子 3~5 颗，扁平，长椭圆形，在白花品种中为白色，在紫花品种中为紫黑色，种脐线形，长约占种子周围的 2/5。花期 4~12 月。

注意事项　不宜多食，以免壅气伤脾。

功效主治　健脾化湿，和中消暑。用于脾胃虚弱，食欲不振，大便溏泻，白带过多，暑湿吐泻，胸闷腹胀。

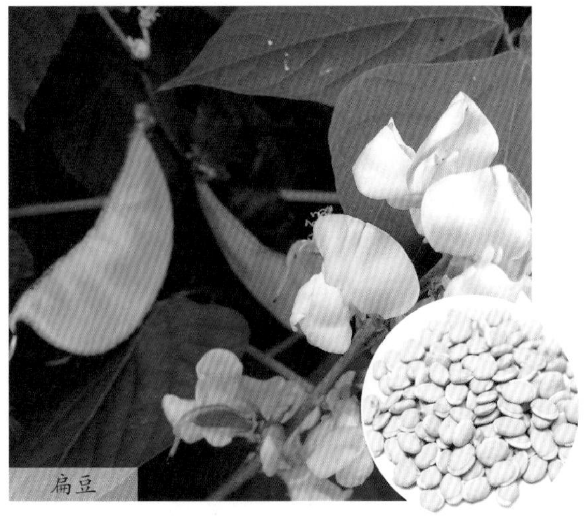
扁豆

用法用量　9~15g。

实用验方　**脾虚食少，消化不良：**炒白扁豆、白术、党参各 15g，麦芽、谷芽各 12g，陈皮 6g，水煎服。**带下色白清稀，劳累加剧：**炒白扁豆 30g，研末，米汤调服。**伤暑泄泻，呕吐：**白扁豆衣、香薷、广藿香、厚朴各 10g，水煎服。

151. 豆蔻

别名：圆豆蔻、原豆蔻。
性味：辛，温。

来　　源　姜科植物白豆蔻 *Amomum kravanh* 或爪哇白豆蔻 *A. compactum* 的干燥成熟果实。

形态描述　茎丛生，株高 3m，茎基叶鞘绿色。叶片卵状披针形。穗状花序自近茎基处的根茎上发出，圆柱形，稀为圆锥形，密被覆瓦状排列的苞片；花萼管状，白色微透红，外被长柔毛，顶端具三齿，花冠管与花萼管近等长，裂片白色，长椭圆形；雄蕊下弯；子房被长柔毛。蒴果近球形。种子为不规则的多面体，暗棕色，种沟浅，有芳香味。花期 5 月，果期 6~8 月。

注意事项　阴虚血燥者禁服。

功效主治　化湿行气，温中止呕，开胃消食。用于湿浊中阻，不思饮食，湿温初起，胸闷不饥，寒湿呕逆，胸腹胀痛，食积不消。

用法用量　3~6g，后下。

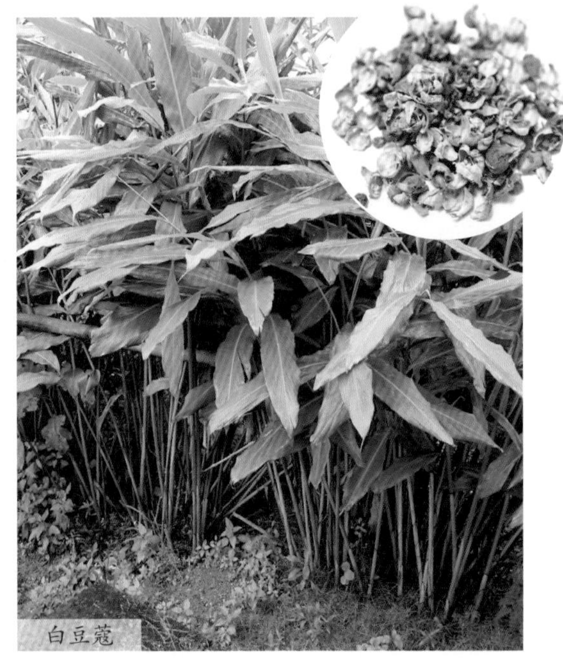
白豆蔻

实用验方　**胃冷恶心，进食即欲吐：**豆蔻 3 枚捣细，温酒送服，数服以后即见效。**反胃：**豆蔻、砂仁各 10g，丁香 5g，水煎，加姜汁适量，慢慢含咽。

152. 草豆蔻

别名：豆蔻子、草蔻。
性味：辛，温。

来　　源　姜科植物草豆蔻 *Alpinia katsumadai* 的干燥近成熟种子。

形态描述　株高达3m。叶片线状披针形。总状花序顶生，直立，花序轴淡绿色，被粗毛；花萼钟状，顶端不规则齿裂，复又一侧开裂，具缘毛或无，外被毛；花冠裂片边缘稍内卷，具缘毛；无侧生退化雄蕊；唇瓣三角状卵形，顶端微2裂，具自中央向边缘放射的彩色条纹。果球形，熟时金黄色。花期4~6月，果期5~8月。

注意事项　阴虚血少、津液不足、无寒湿者忌服。

功效主治　燥湿行气，温中止呕。用于寒湿内阻，脘腹胀满冷痛，嗳气呕逆，不思饮食。

用法用量　3~6g。

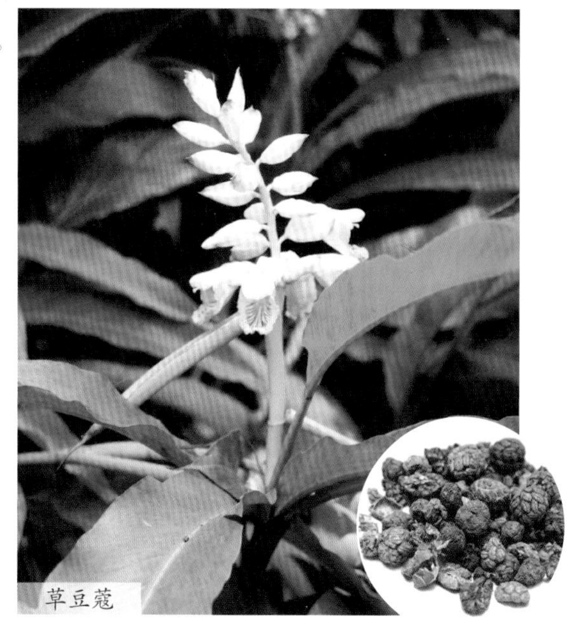
草豆蔻

实用验方　**反胃呕吐：**草豆蔻、生姜各5g，姜半夏6g，水煎服，少量频服。**湿浊中阻，胃痛：**草豆蔻、苍术、香附、陈皮、厚朴各10g，水煎服。

153. 草果

别名：草果仁、草果子。
性味：辛，温。

来　　源　姜科植物草果 *Amomum tsao-ko* 的干燥成熟果实。

形态描述　茎丛生，高达3m。叶片长椭圆形或长圆形。穗状花序不分枝，每花序约有花5~30朵；花冠红色，裂片长圆形，唇瓣椭圆形，顶端微齿裂；药隔附属体3裂，中间裂片四方形，两侧裂片稍狭。蒴果密生，熟时红色，干后褐色，不开裂，长圆形或长椭圆形，无毛，顶端具宿存花柱残迹，干后具皱缩的纵线条，果梗基部常具宿存苞片。种子多角形，有浓郁香味。花期4~6月，果期9~12月。

注意事项　气虚或血亏、无寒湿实邪者忌服。

功效主治　燥湿温中，截疟除痰。用于寒湿内阻，脘腹胀痛，痞满呕吐，疟疾寒热，瘟疫发热。

用法用量　3~6g。

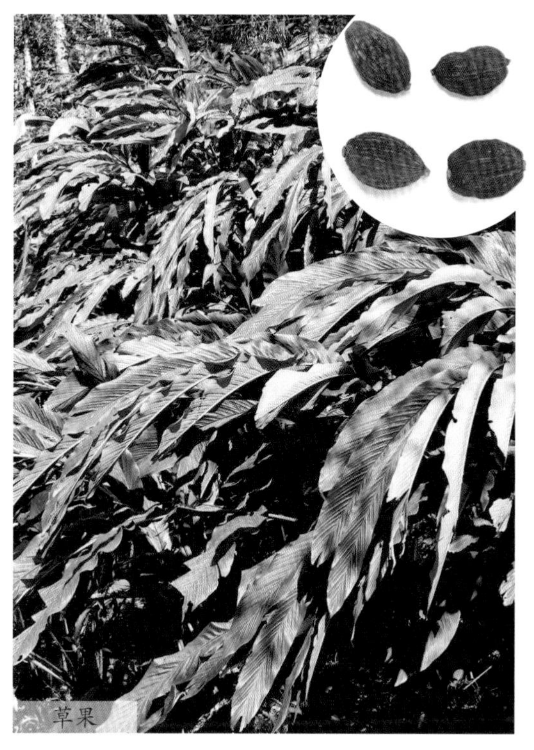
草果

实用验方　**脾胃虚寒，反胃呕吐：**草果4.5g，熟附子、生姜各6g，枣肉12g，水煎服。

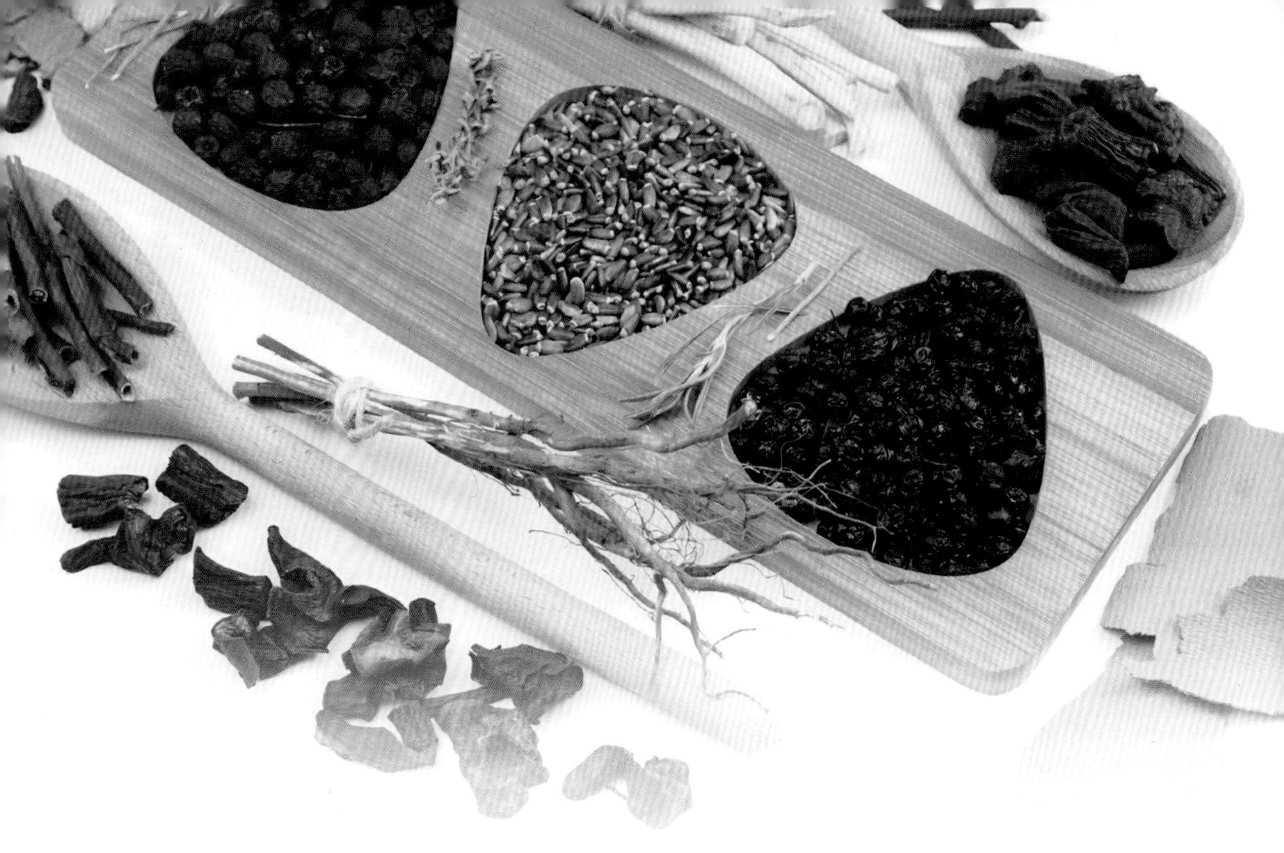

利水渗湿药

li shui shen shi yao

154. 茯苓

别名：茯菟、茯灵、茯蕶。
性味：甘、淡，平。

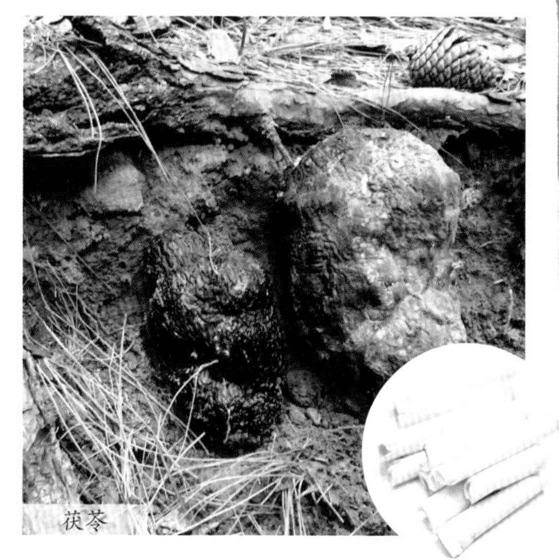
茯苓

来　　源　多孔菌科真菌茯苓 *Poria cocos* 的干燥菌核。

形态描述　菌核球形、卵形、椭圆形至不规则形，长 10~30 cm 或者更长，重量也不等，一般重 500~5000g。外面有厚而多皱褶的皮壳，深褐色，新鲜时软，干后变硬；内部白色或淡粉红色，粉粒状。子实体生于菌核表面，全平伏，厚 3~8cm，白色，肉质，老后或干后变为浅褐色。菌管密，长 2~3mm，管壁薄，管口圆形、多角形或不规则形，径 0.5~15mm，口缘常裂为齿状。孢子长方形至近圆柱形，平滑，有一歪尖，大小（7.5~9）μm ×（3~3.5）μm。

注意事项　虚寒精滑或气虚下陷者忌服。

功效主治　利水渗湿，健脾，宁心。用于水肿尿少，痰饮眩悸，脾虚食少，便溏泄泻，心神不安，惊悸失眠。

用法用量　10~15g。

实用验方　**食欲不振：**茯苓 10g，白术 9g，太子参 15g，甘草、陈皮各 6g，水煎服。**小便不利：**茯苓、赤小豆、泽泻各 15g，水煎服。

155. 茯苓皮

别名：苓皮。
性味：甘、淡，平。

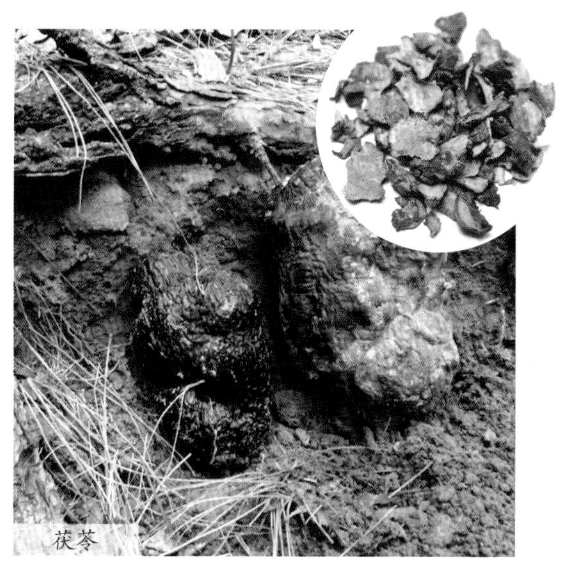
茯苓

来　　源　多孔菌科真菌茯苓 *Poria cocos* 菌核的干燥外皮。

形态描述　同“154. 茯苓”。

功效主治　利水消肿。用于水肿，小便不利。

用法用量　15~30g。

实用验方　**小便不利：**茯苓皮、赤小豆、泽泻各 15g，水煎服。**肾炎水肿：**猪苓、茯苓皮、泽泻、五加皮各 15g，赤小豆 30g，水煎服。**全身浮肿：**大腹皮 12g，陈皮、姜皮各 4.5g，茯苓皮 15g，桑白皮 10g，水煎服。

156. 猪苓

别名：豕零、猳猪屎、豨苓。
性味：甘、淡，平。

来　　源　多孔菌科真菌猪苓 *Polyporus umbellatus* 的干燥菌核。

形态描述　菌核形状不规则，呈大小不一的团块状，坚实，表面紫黑色，内部白色，大小一般为（3~5）cm×（3~20）cm。子实体从埋生于地下的菌核上发出，有柄并多次分枝，形成一丛菌盖，总直径可达20cm。菌盖圆形，中部脐状，有淡黄色的纤维状鳞片，近白色至浅褐色，无环纹，边缘薄而锐，常内卷，肉质，干后硬而脆。菌肉薄，白色。孢子无色，光滑，圆筒形，一端圆形，一端有歪尖。

注意事项　无水湿者忌服。

功效主治　利水渗湿。用于小便不利，水肿，泄泻，淋浊，带下病。

用法用量　6~12g。

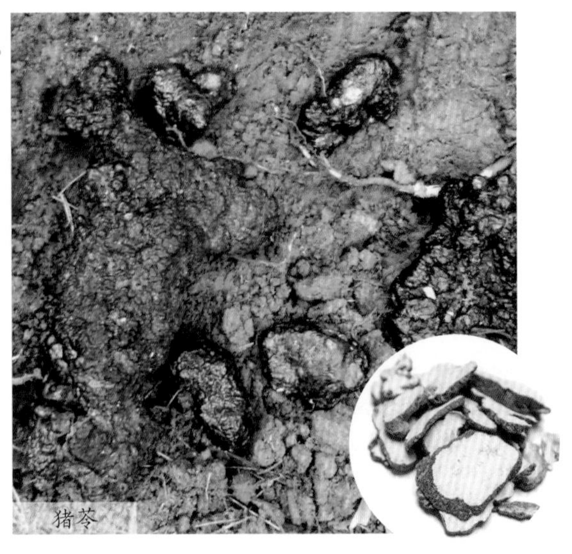
猪苓

实用验方　**肾炎水肿：**猪苓、茯苓皮、泽泻、五加皮各15g，赤小豆30g，水煎服。**尿路感染：**猪苓、蒲公英、半枝莲、薏苡根爵床各15g，水煎服。**肝硬化腹水：**猪苓、半边莲各15g，葫芦、猫须草各30g，丹参10g，水煎服。

157. 薏苡仁

别名：起实、感米。
性味：甘、淡，凉。

来　　源　禾本科植物薏米 *Coix lacryma-jobi* var. *Ma-yuen* 的干燥成熟种仁。

形态描述　一年生草本。秆高1~1.5m，具6~10节，多分枝。叶片宽大开展，无毛。总状花序腋生，雄花序位于雌花序上部，具5~6对雄小穗；雌小穗位于花序下部，为甲壳质的总苞所包；总苞椭圆形，先端成颈状之喙，暗褐色或浅棕色。颖果大，基部有棕色种脐，质地粉性坚实，白色或黄白色。花、果期7~12月。

注意事项　脾约便难者及孕妇慎用。

功效主治　利水渗湿，健脾止泻，除痹，排脓，解毒散结。用于水肿，脚气，小便不利，脾虚泄泻，湿痹拘挛，肺痈，肠痈，赘疣，癌肿。

用法用量　9~30g。

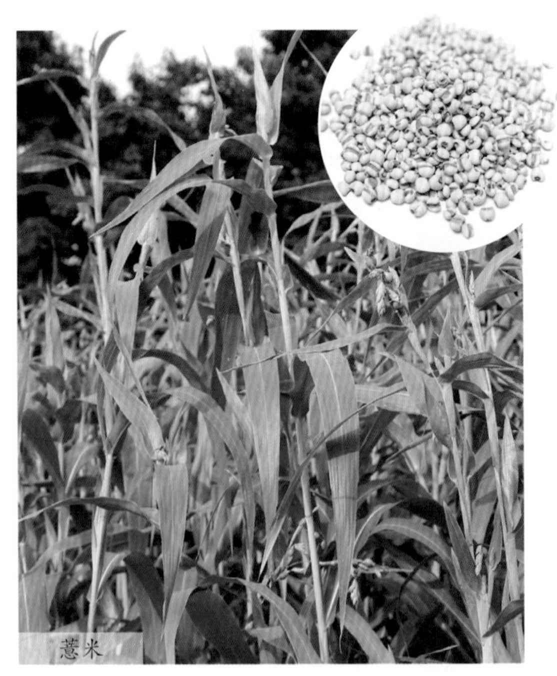
薏米

实用验方　**脾胃虚弱：**薏苡仁30g，粳米60g，煮粥，酌加红糖调服。**痛风：**薏苡仁30~60g，黄柏、苍术各10~15g，虎杖、千斤拔各15~30g，川牛膝、威灵仙各10~20g，水煎服。

158. 泽泻

别名：水泻、芒芋、鹄泻。
性味：甘、淡，寒。

来　　源　泽泻科植物泽泻 *Alisma plantago-aquatica* 或东方泽泻 *A. orientalis* 的干燥块茎。

形态描述　多年生水生或沼生草本。叶通常多数；沉水叶条形或披针形；挺水叶宽披针形、椭圆形至卵形。花序细长，具 3~8 轮分枝，每轮分枝 3~9 枚；花两性，外轮花被片广卵形，内轮花被片近圆形，远大于外轮，边缘具不规则粗齿，白色，粉红色或浅紫色；心皮 17~23 枚，排列整齐，花柱直立，花药椭圆形，黄色。瘦果椭圆形，或近矩圆形。种子紫褐色，具凸起。花、果期 5~10 月。

注意事项　肾虚精滑无湿热者忌服。

功效主治　利水渗湿，泄热，化浊降脂。用于小便不利，水肿胀满，泄泻尿少，痰饮眩晕，热淋涩痛，高脂血症。

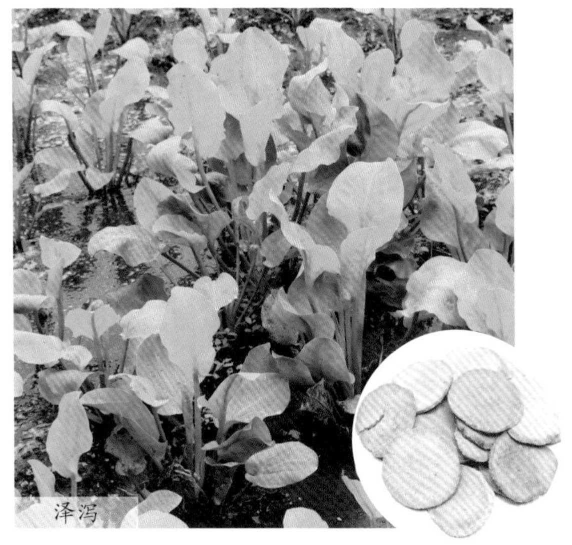
泽泻

用法用量　6~10g。

实用验方　**肾炎水肿：**泽泻、车前草各 15g，薏苡根、赤小豆各 30g，水煎服。**高脂血症：**泽泻、北山楂、草决明各 15g，水煎服。**泌尿系统感染：**泽泻、一点红、爵床、猫须草各 15g，半边莲 30g，水煎服。

159. 赤小豆

别名：亦豆、红豆。
性味：甘、酸，平。

来　　源　豆科植物赤小豆 *Vigna umbellata* 或赤豆 *V. angularis* 的干燥成熟种子。

形态描述　一年生草本。茎纤细，长达 1m 或过之。羽状复叶具 3 小叶，小叶纸质，卵形或披针形。总状花序腋生，短，有花 2~3 朵；苞片披针形；花梗短，着生处有腺体；花黄色；龙骨瓣右侧具长角状附属体。荚果线状圆柱形，下垂，无毛，种子 6~10 颗，长椭圆形，通常暗红色，有时为褐色、黑色或草黄色，种脐凹陷。花期 5~8 月。

功效主治　利水消肿，解毒排脓。用于水肿胀满，脚气浮肿，黄疸尿赤，风湿热痹，痈肿疮毒，肠痈腹痛。

用法用量　9~30g。

实用验方　**预防中暑：**赤小豆 500g，食盐 30g，加水 500mL，煮至豆烂，冷后饮用。**糖尿病：**赤小豆 120g，猪脾 1 个，同煮熟服。

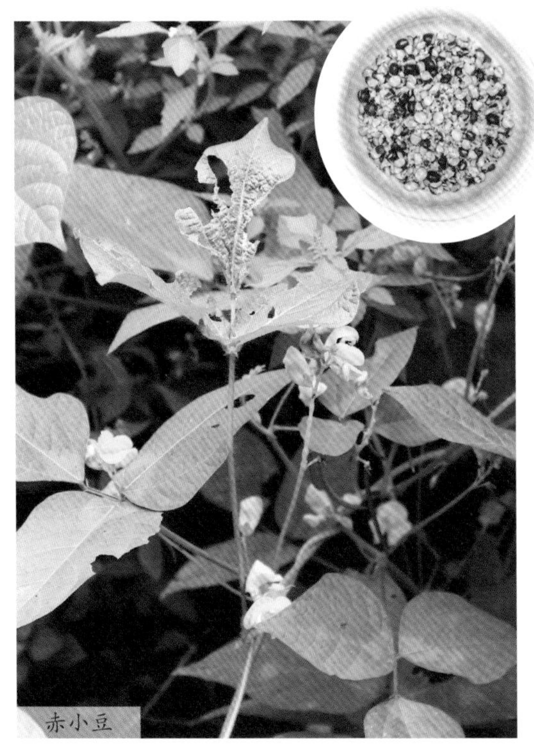
赤小豆

肛裂：赤小豆 60g，炒当归 15g，煮汤内服，每日早、晚各 1 次。

160. 香加皮

别名：北五加皮。
性味：辛、苦，温；有毒。

来　　源　萝藦科植物杠柳 *Periploca sepium* 的干燥根皮。

形态描述　落叶蔓性灌木，长可达 1.5m。叶卵状长圆形，顶端渐尖，基部楔形。聚伞花序腋生，着花数朵；花序梗和花梗柔弱；花冠紫红色；雄蕊着生在副花冠内面，并与其合生，花药彼此粘连并包围着柱头，背面被长柔毛；心皮离生，无毛，每心皮有胚珠多个。蓇葖果 2，圆柱状，无毛，具有纵条纹。种子长圆形，黑褐色，顶端具白色绢质种毛。花期 5~6 月，果期 7~9 月。

注意事项　血热、肝阳上亢者忌用。

功效主治　利水消肿，祛风湿，强筋骨。用于下肢浮肿，心悸气短，风寒湿痹，腰膝酸软。

用法用量　3~6g。

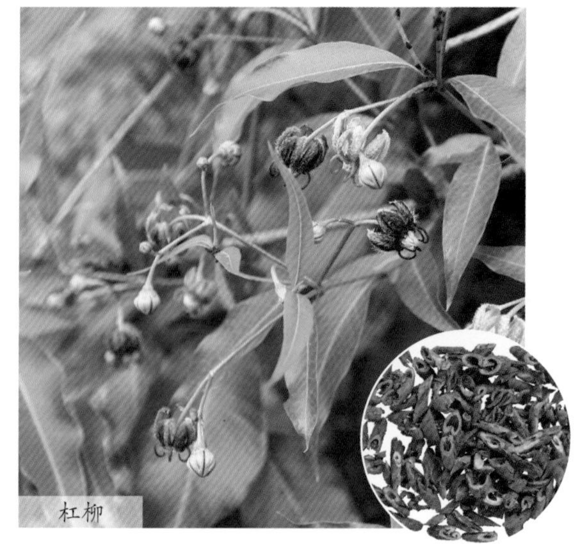
杠柳

实用验方　**跌打肿痛：**香加皮、忍冬藤、鸡血藤各 30g，水煎熏洗患处。**风湿性关节炎：**香加皮、虎杖根、海桐皮、海风藤、土牛膝各 30g，水煎熏洗患处。**痔疮：**香加皮、苦参根、马蓝根各 30g，水煎熏洗患处。

161. 木棉花

性味：甘、淡，凉。

来　　源　木棉科植物木棉 *Gossampinus malabarica* 的干燥花。

形态描述　落叶大乔木，高可达 25m。掌状复叶，小叶 5~7 片，长圆形至长圆状披针形。花单生枝顶叶腋，通常红色，有时橙红色，花瓣肉质，倒卵状长圆形；雄蕊管短，花丝较粗，基部粗，向上渐细，内轮部分花丝上部分 2 叉，中间 10 枚雄蕊较短，不分叉，外轮雄蕊多数，集成 5 束，每束花丝 10 枚以上，较长；花柱长于雄蕊。蒴果长圆形，密被灰白色长柔毛和星状柔毛。种子多数，倒卵形。花期 3~4 月，果期夏季。

功效主治　清热利湿，解毒。用于泄泻，痢疾，痔疮出血。

用法用量　6~9g。

实用验方　**细菌性痢疾：**木棉花、金银花、凤尾草各 15g，水煎服。**湿热腹泻：**鲜木棉花 30~60g，水煎，酌加蜂蜜调服。

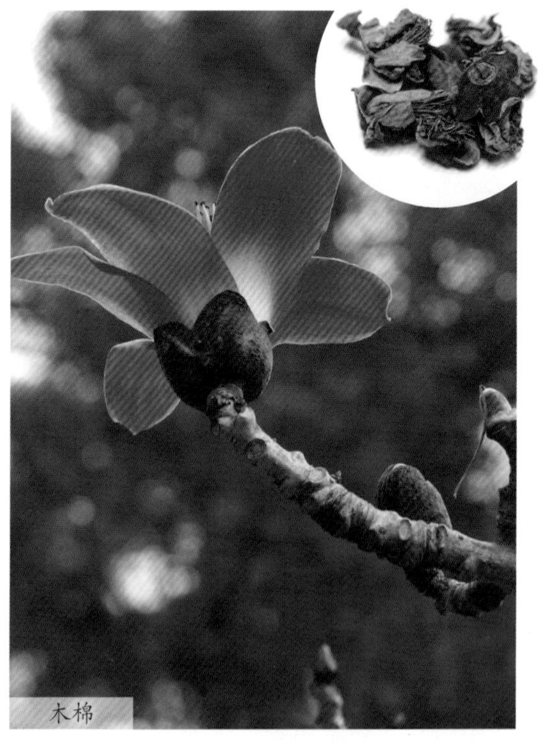
木棉

162. 车前子

别名：车前实。
性味：甘，寒。

来　　源　车前科植物车前 *Plantago asiatica* 或平车前 *P. depressa* 的干燥成熟种子。

形态描述　二年生或多年生草本。须根多数。叶基生呈莲座状，平卧、斜展或直立；叶片薄纸质或纸质，宽卵形至宽椭圆形。穗状花序细圆柱状，下部常间断；花冠白色；雄蕊着生于冠筒内面近基部，与花柱明显外伸，花药卵状椭圆形，顶端具宽三角形突起，白色，干后变淡褐色。蒴果纺锤状卵形、卵球形或圆锥状卵形。种子卵状椭圆形或椭圆形，黑褐色至黑色，背腹面微隆起；子叶背腹向排列。花期 4~8 月，果期 6~9 月。

注意事项　内伤劳倦、阳气下陷、肾虚精滑及内无湿热者慎服。

功效主治　清热利尿通淋，渗湿止泻，明目，祛痰。用于热淋涩痛，水肿胀满，暑湿泄泻，目赤肿痛，痰热咳嗽。

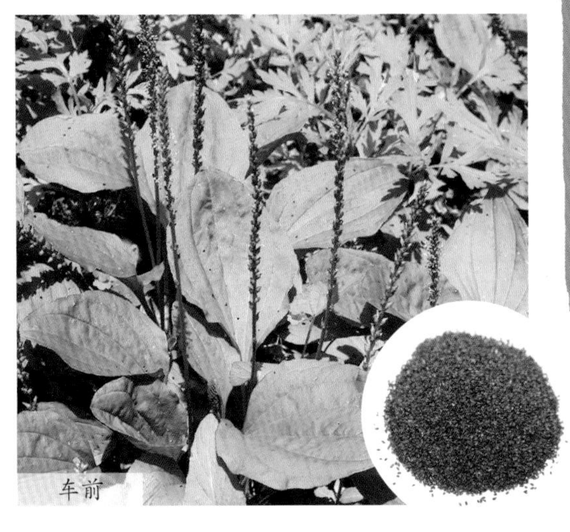
车前

用法用量　9~15g，包煎。

实用验方　**慢性肾盂肾炎：**车前子、滑石各 15g，金银花、蒲公英各 20g，水煎服。**尿路感染：**车前子、白茅根各 15g，紫花地丁、栀子各 10g，水煎服。

163. 木通

别名：八月炸藤、附支。
性味：苦，寒。

来　　源　木通科植物木通 *Akebia quinata*、三叶木通 *A. trifoliata* 或白木通 *A. trifoliata* var. *australis* 的干燥藤茎。

形态描述　落叶木质藤本。掌状复叶互生或在短枝上的簇生，通常有小叶 5 片；小叶纸质，倒卵形或倒卵状椭圆形。伞房花序式的总状花序腋生；雄花萼片通常 3 有时 4 片或 5 片，淡紫色；雌花萼片暗紫色，偶有绿色或白色，阔椭圆形至近圆形；心皮 3~6（9）枚，离生。果孪生或单生，长圆形或椭圆形，成熟时紫色，腹缝开裂。种子多数，卵状长圆形，略扁平。花期 4~5 月，果期 6~8 月。

注意事项　内无湿热、津亏、气弱、精滑、溲频者及孕妇忌服。

功效主治　利尿通淋，清心除烦，通经下乳。用于淋证，水肿，心烦尿赤，口舌生疮，闭经，乳少，湿热痹痛。

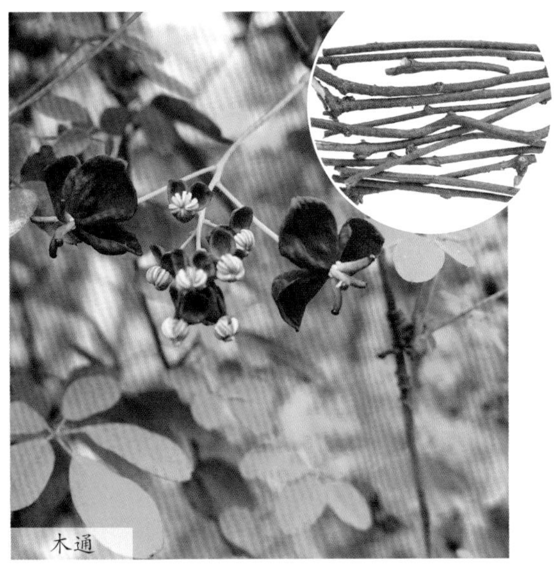
木通

用法用量　3~6g。

实用验方　**睾丸炎：**木通 30~60g，葱适量，水煎熏洗。**乳少不通：**木通 15g，天冬 9g，猪肉 250g，酌加黄酒，水煎，服汤食肉。

164. 川木通

别名：淮木通。
性味：苦，寒。

来　　源　毛茛科植物小木通 *Clematis armandii* 或绣球藤 *C. montana* 的干燥藤茎。

形态描述　木质藤本，高达6m。三出复叶；小叶片革质，卵状披针形、长椭圆状卵形至卵形。聚伞花序或圆锥状聚伞花序，腋生或顶生；萼片4（~5），开展，白色，偶带淡红色，长圆形或长椭圆形，大小变异极大，外面边缘密生短绒毛至稀疏，雄蕊无毛。瘦果扁，卵形至椭圆形，疏生柔毛，宿存花柱有白色长柔毛。花期3~4月，果期4~7月。

注意事项　气弱津伤、精滑遗尿、小便过多者及孕妇禁服。

功效主治　利尿通淋，清心除烦，通经下乳。用于淋证，水肿，心烦尿赤，口舌生疮，闭经，乳少，湿热痹痛。

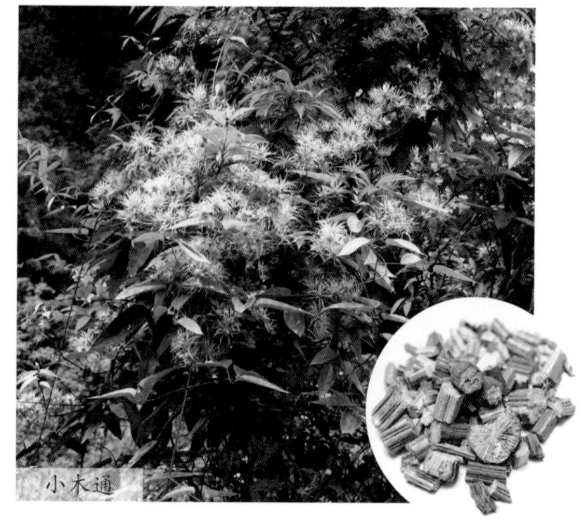
小木通

用法用量　3~6g。

实用验方　**肾炎水肿：**川木通9g，薏苡根、赤小豆各30g，车前草、泽泻各15g，水煎服。**风湿性关节炎：**川木通、桑寄生各15g，川牛膝10g，威灵仙、木瓜各9g，水煎服。**乳少不通：**川木通9g，王不留行、路路通各10g，同猪蹄炖服。

165. 通草

别名：寇脱、离南、倚商。
性味：甘、淡，微寒。

来　　源　五加科植物通脱木 *Tetrapanax papyrifer* 的干燥茎髓。

形态描述　常绿灌木或小乔木，高1~3.5m。叶大，集生茎顶；叶片纸质或薄革质，倒卵状长圆形或卵状长圆形，通常再分裂为2~3小裂片。圆锥花序长50cm或更长；分枝多；苞片披针形；伞形花序有花多数；花淡黄白色；边缘全缘或近全缘，密生白色星状绒毛；花瓣4，稀5，三角状卵形，外面密生星状厚绒毛；雄蕊和花瓣同数；子房2室；花柱2，离生，先端反曲。果实球形，紫黑色。花期10~12月，果期次年1~2月。

注意事项　气阴两虚、内无湿热者及孕妇慎服。

功效主治　清热利尿，通气下乳。用于湿热淋证，水肿尿少，乳汁不下。

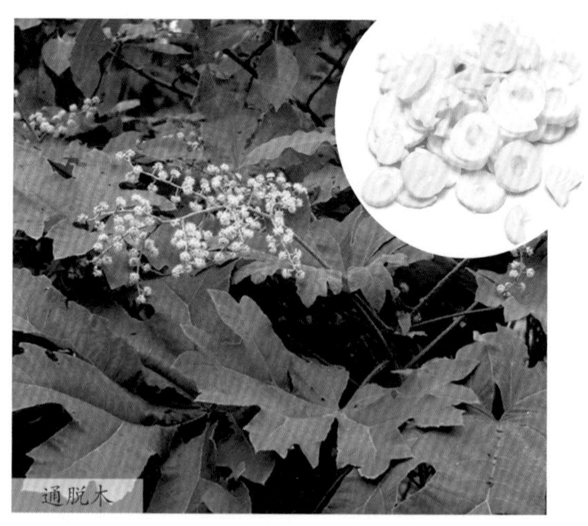
通脱木

用法用量　3~5g。

实用验方　**肾炎水肿：**通草、茯苓皮各15g，泽泻5g，猪苓、香薷各10g，白术9g，赤小豆30g，水煎服。**肝硬化腹水：**通草24g，半边莲30g，马鞭草、车前草各15g，大腹皮10g，水煎服。**乳少不通：**穿山甲（炮）、王不留行、通草各9g，当归16g，水煎服。

166. 瞿麦

别名：巨句麦、大兰。
性味：苦，寒。

来　　源　石竹科植物瞿麦 *Dianthus superbus* 或石竹 *D. chinensis* 的干燥地上部分。

形态描述　多年生草本，高 50~60cm，有时更高。叶片线状披针形，基部合生成鞘状。花 1 或 2 朵生枝端，有时顶下腋生；苞片 2~3 对，倒卵形；花萼圆筒形，常染紫红色晕，萼齿披针形；花瓣包于萼筒内，瓣片宽倒卵形，边缘缝裂至中部或中部以上，通常淡红色或带紫色，稀白色，喉部具丝毛状鳞片；雄蕊和花柱微外露。蒴果圆筒形。种子扁卵圆形，黑色，有光泽。花期 6~9 月，果期 8~10 月。

注意事项　下焦虚寒、小便不利者以及妊娠、新产者禁服。

功效主治　利尿通淋，活血通经。用于热淋，血淋，石淋，小便不通，淋沥涩痛，瘀阻经闭。

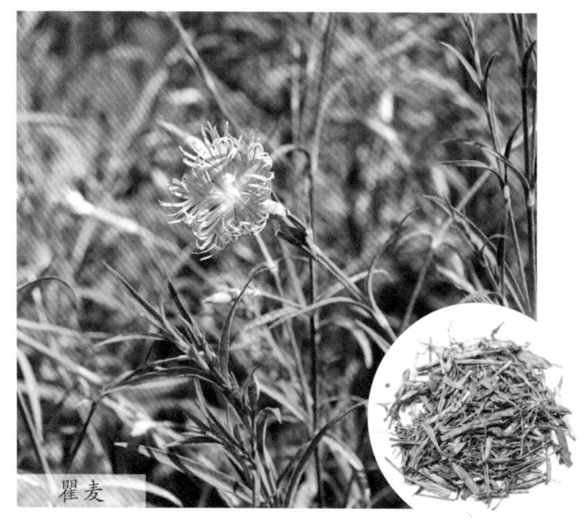
瞿麦

用法用量　9~15g。

实用验方　**泌尿系统感染**：瞿麦、萹蓄、蒲公英各 15g，灯心草 3g，水煎服。**尿路结石**：瞿麦、薏苡仁、栀子、鸡内金、怀牛膝、黄柏、木通、海金沙、甘草各 10g，金钱草 50g，琥珀 5g，生地黄 15g，水煎服。

167. 萹蓄

别名：萹竹、萹蓄、畜辩。
性味：苦，微寒。

来　　源　蓼科植物萹蓄 *Polygonum aviculare* 的干燥地上部分。

形态描述　一年生草本。茎平卧、上升或直立，高 10~40cm，自基部多分枝，具纵棱。叶椭圆形，狭椭圆形或披针形，顶端钝圆或急尖；托叶鞘膜质，下部褐色，上部白色，撕裂脉明显。花单生或数朵簇生于叶腋，遍布于植株；花被 5 深裂，花被绿色；雄蕊 8，花丝基部扩展；花柱 3，柱头头状。瘦果卵形，黑褐色，密被由小点组成的细条纹过。花期 5~7 月，果期 6~8 月。

注意事项　多服泄精气。

功效主治　利尿通淋，杀虫，止痒。用于热淋涩痛，小便短赤，虫积腹痛，皮肤湿疹，阴痒带下。

用法用量　9~15g。

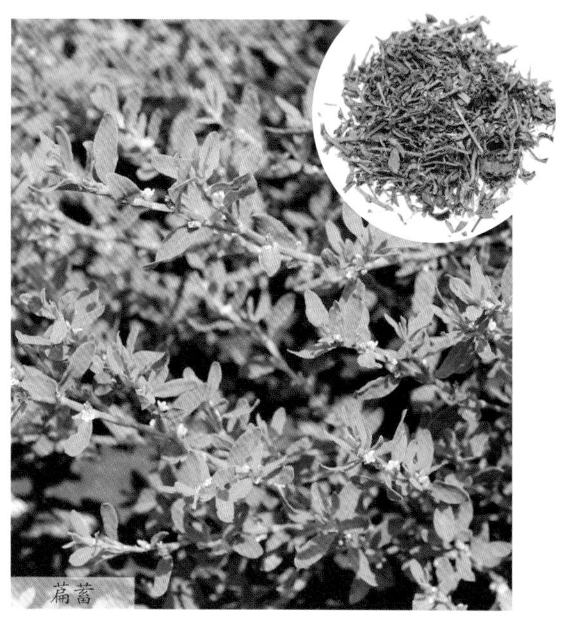
萹蓄

实用验方　**腮腺炎**：鲜萹蓄 30g，生石灰水适量，鸡蛋 1 个取蛋清，萹蓄洗净后捣烂，加入石灰水、蛋清，调匀涂敷患处，每日 1 次。**尿路结石**：萹蓄、海金沙藤、车前草各 30g，水煎服。**遗精**：萹蓄、金樱子各 30g，水煎服。

168. 地肤子

别名：地葵、地麦。
性味：辛、苦，寒。

来　　源　藜科植物地肤 *Kochia scoparia* 的干燥成熟果实。

形态描述　一年生草本，高 50~100cm。根略呈纺锤形。叶为平面叶，披针形或条状披针形，无毛或稍有毛；茎上部叶较小。花两性或雌性，通常 1~3 个生于上部叶腋，构成疏穗状圆锥状花序，花下有时有锈色长柔毛；花被近球形，淡绿色，花被裂片近三角形，无毛或先端稍有毛；花丝丝状，花药淡黄色；柱头 2，丝状，紫褐色，花柱极短。胞果扁球形，果皮膜质，与种子离生。种子卵形，黑褐色；胚环形，胚乳块状。花期 6~9 月，果期 7~10 月。

注意事项　恶螵蛸。

功效主治　清热利湿，祛风止痒。用于小便涩痛，阴痒带下，风疹，湿疹，皮肤瘙痒。

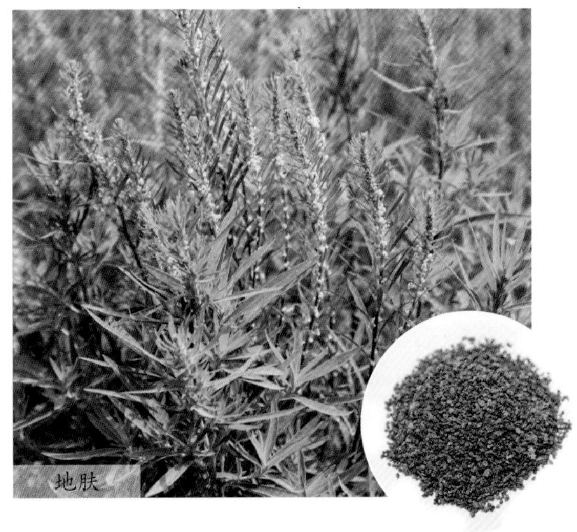
地肤

用法用量　9~15g。

实用验方　**尿急，尿痛，小便不利**：地肤子、车前子、滑石各 15g，关木通 6g，甘草 3g，水煎服。**湿疹**：地肤子、蛇床子、白鲜皮、苦参各 30g，白矾 15g，水煎，熏洗患处，每日 2 次。**风疹瘙痒**：地肤子、荆芥各 15g，蝉蜕 6g，生地黄 20g，水煎服。

169. 海金沙

别名：左转藤灰。
性味：甘、咸，寒。

来　　源　海金沙科植物海金沙 *Lygodium japonicum* 的干燥成熟孢子。

形态描述　植株高攀达 1~4m。叶二回羽状；一回羽片 2~4 对，互生，叶和小羽轴都有狭翅及短毛，基部一对卵圆形；二回小羽片 2~3 对，卵状三角形，具短柄或无柄，互生，掌状三裂；叶纸质，干后绿褐色；两面沿中肋及脉上略有短毛；能育羽片卵状三角形，二回羽状。孢子囊穗长 2~4mm，往往长远超过小羽片的中央不育部分，排列稀疏，暗褐色，无毛。

注意事项　肾阴亏虚者慎服。

功效主治　清利湿热，通淋止痛。用于热淋，石淋，血淋，膏淋，尿道涩痛。

用法用量　6~15g，包煎。

实用验方　**肾炎水肿**：海金沙、泽泻、车前草各 15g，猪苓 10g，香薷 10g，水煎服。

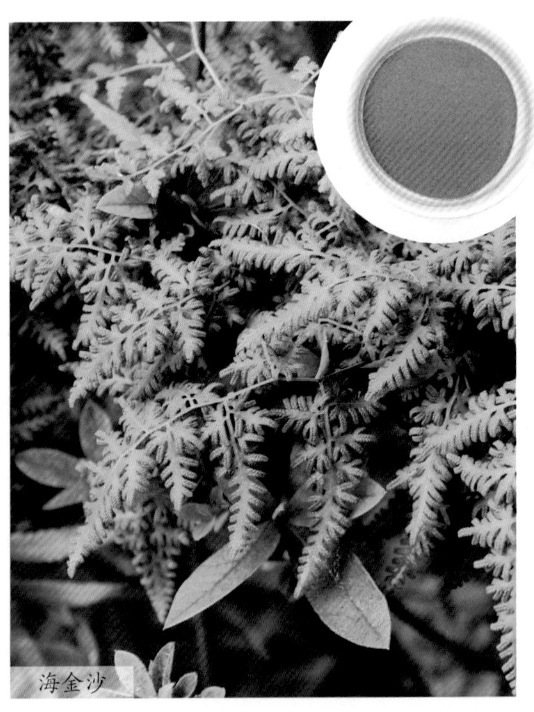
海金沙

痢疾：海金沙、凤尾草各 24g，水煎服。**尿道炎**：海金沙、福氏星蕨、车前草各 30g，水煎服。

170. 连钱草

别名：金钱草。
性味：辛、微苦，微寒。

来　　源　唇形科植物活血丹 *Glechoma longituba* 的干燥地上部分。

形态描述　多年生草本，具匍匐茎，上升，逐节生根。茎高 10~20（~30）cm。叶片心形或近肾形。轮伞花序通常 2 花，稀具 4~6 花；苞片及小苞片线形；花冠淡蓝色、蓝色至紫色，下唇具深色斑点，冠筒直立，上部渐膨大成钟形，有长筒与短筒两型，冠檐二唇形。雄蕊 4，花药 2 室，略叉开；子房 4 裂，无毛。成熟小坚果深褐色，长圆状卵形，顶端圆，基部略成三棱形，无毛，果脐不明显。花期 4~5 月，果期 5~6 月。

功效主治　利湿通淋，清热解毒，散瘀消肿。用于热淋，石淋，湿热黄疸，疮痈肿痛，跌打损伤。

用法用量　15~30g。外用适量，煎汤洗。

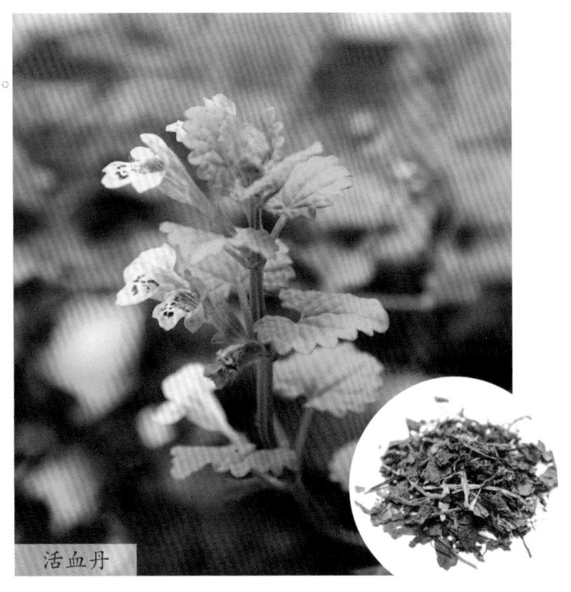
活血丹

实用验方　**尿路感染：**连钱草、车前草、大蓟、海金沙藤、爵床各 15g，水煎服。**膀胱结石：**连钱草、车前草各 30g，海金沙藤、石韦各 15g，水煎服。**肾炎水肿：**连钱草、萹蓄各 30g，荠菜 15g，水煎服。

171. 石韦

别名：石樜、石皮、石苇。
性味：甘、苦，微寒。

来　　源　水龙骨科植物庐山石韦 *Pyrrosia sheareri*、石韦 *P. lingua* 或有柄石韦 *P. petiolosa* 的干燥叶。

形态描述　植株高 5~15cm。根状茎细长横走。叶远生，一型；具长柄，通常等于叶片长度的 1/2~2 倍长，基部被鳞片，向上被星状毛，棕色或灰棕色；叶片椭圆形，急尖短钝头，基部楔形，下延，干后厚革质，全缘，上面灰淡棕色，有洼点，疏被星状毛，下面被厚层星状毛，初为淡棕色，后为砖红色；主脉下面稍隆起，上面凹陷，侧脉和小脉均不显。孢子囊群布满叶片下面，成熟时扩散并汇合。

注意事项　阴虚及无湿热者忌服。

功效主治　利尿通淋，清肺止咳，凉血止血。用于热淋，血淋，石淋，小便不通，淋沥涩痛，肺热喘咳，吐血，衄血，尿血，崩漏。

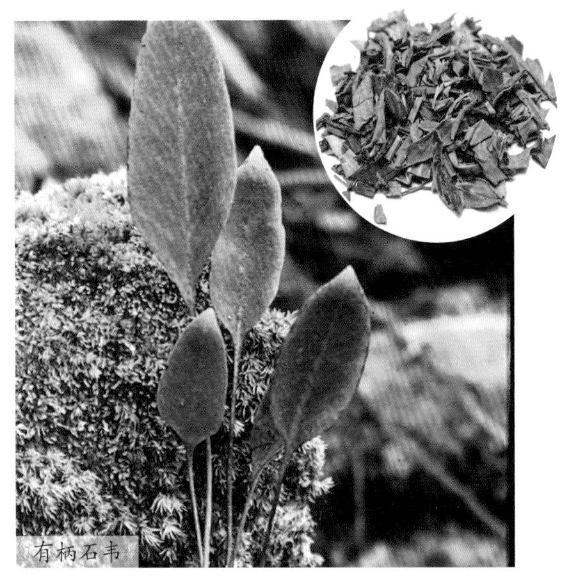
有柄石韦

用法用量　6~12g。

实用验方　**泌尿系统结石：**石韦 20g，金钱草 30g，巴戟天 15g，生大黄、生甘草各 10g，每日 1 剂，水煎服。**泌尿系统感染：**石韦、蒲公英、马齿苋各 30g，苦参 9~15g，柴胡 9~18g，黄柏 9g，水煎服。

172. 菝葜

别名：金刚根、王瓜草。
性味：甘、微苦、涩，平。

来　　源　百合科植物菝葜 *Smilax china* 的干燥根茎。

形态描述　攀缘灌木。根状茎粗厚，坚硬，为不规则的块状，粗 2~3cm。叶薄革质或坚纸质，干后通常红褐色或近古铜色，圆形、卵形或其他形状，几乎都有卷须，少有例外，脱落点位于靠近卷须处。伞形花序生于叶尚幼嫩的小枝上，具十几朵或更多的花，常呈球形；花绿黄色，内花被片稍狭；雄花中花药比花丝稍宽，常弯曲；雌花与雄花大小相似，有 6 枚退化雄蕊。浆果熟时红色，有粉霜。花期 2~5 月，果期 9~11 月。

注意事项　忌茗、醋。

功效主治　利湿去浊、祛风除痹，解毒散瘀。用于小便淋浊，带下量多，风湿痹痛，疔疮痈肿。

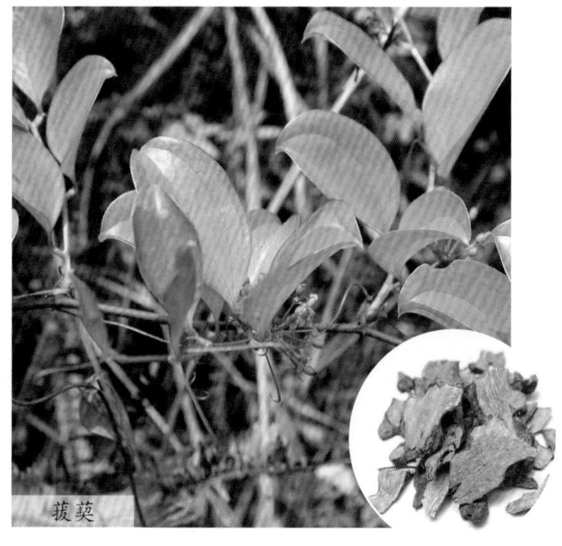
菝葜

用法用量　10~15g。

实用验方　**风湿关节痛：**菝葜、虎杖、山楂根各 9~15g，每日 1 剂，水煎服。**筋骨麻木：**菝葜 30g，切片，浸酒服。**白带异常：**菝葜 250g，切碎，水煎，取汁加糖 60g，分多次服。

173. 灯心草

别名：虎须草、赤须。
性味：甘、淡，微寒。

来　　源　灯心草科植物灯心草 *Juncus effusus* 的干燥茎髓。

形态描述　多年生草本，高 27~91cm。叶全部为低出叶，呈鞘状或鳞片状；叶片退化为刺芒状。聚伞花序假侧生，含多花，排列紧密或疏散；花淡绿色；花被片线状披针形；雄蕊 3 枚，长约为花被片的 2/3；花药长圆形，黄色，稍短于花丝；雌蕊具 3 室子房；花柱极短；柱头 3 分叉。蒴果长圆形或卵形，顶端钝或微凹，黄褐色。种子卵状长圆形，黄褐色。花期 4~7 月，果期 6~9 月。

注意事项　下焦虚寒、小便失禁者禁服。

功效主治　清心火，利小便。用于心烦失眠，尿少涩痛，口舌生疮。

用法用量　1~3g。

实用验方　**热淋：**灯心草、凤尾草、牛膝根、淡竹叶各 15g，用米泔水煎服。**小儿感冒发热，小便黄赤：**灯心草、车前草各适量，水煎代茶饮。**失眠：**灯心草 18g，煎汤代茶常服。

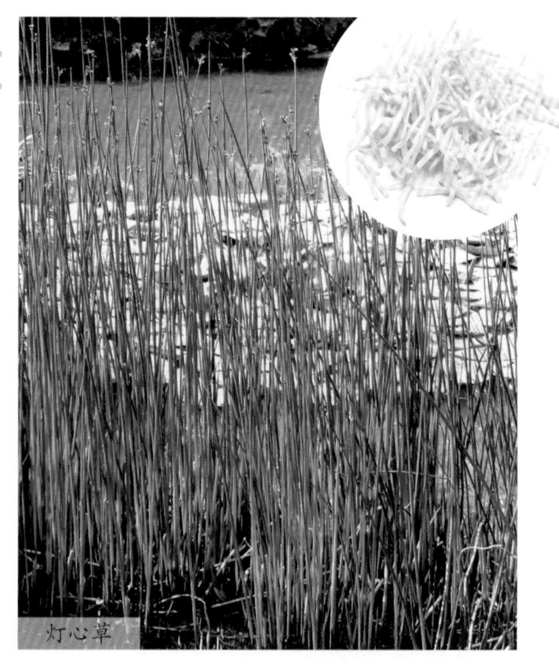
灯心草

174. 绵萆薢

别名：山畚箕、山薯。
性味：苦，平。

来　　源　薯蓣科植物绵萆薢 *Dioscorea spongiosa* 或福州薯蓣 *D. futschauensis* 的干燥根茎。

形态描述　缠绕草质藤本。根状茎横生，不规则长圆柱形。单叶互生，微革质，茎基部叶为掌状裂叶，7 裂，中部以上叶为卵状三角形，边缘波状或全缘。花单性，雌雄异株；雄花序总状；雌花序与雄花序相似；雌花花被 6 裂，退化雄蕊花药不完全或仅存有花丝。蒴果三棱形，每棱翅状，半圆形。种子扁圆形，着生于每室中轴中部，成熟时四周有薄膜状翅。花期 6~7 月，果期 7~10 月。

功效主治　利湿去浊，祛风除痹。用于膏淋，白浊，白带过多，风湿痹痛，关节不利，腰膝疼痛。

用法用量　9~15g。

实用验方　**肠风**：绵萆薢、贯众各等量，研末，每服 6g，食前温酒调服。**乳糜尿**：绵萆薢、益智仁各 15g，石菖蒲、乌药各 10g，食盐少许，水煎服。**阳痿失溺**：绵萆薢 6g，附子（先煎，久煎）4.5g，水煎服。

福州薯蓣

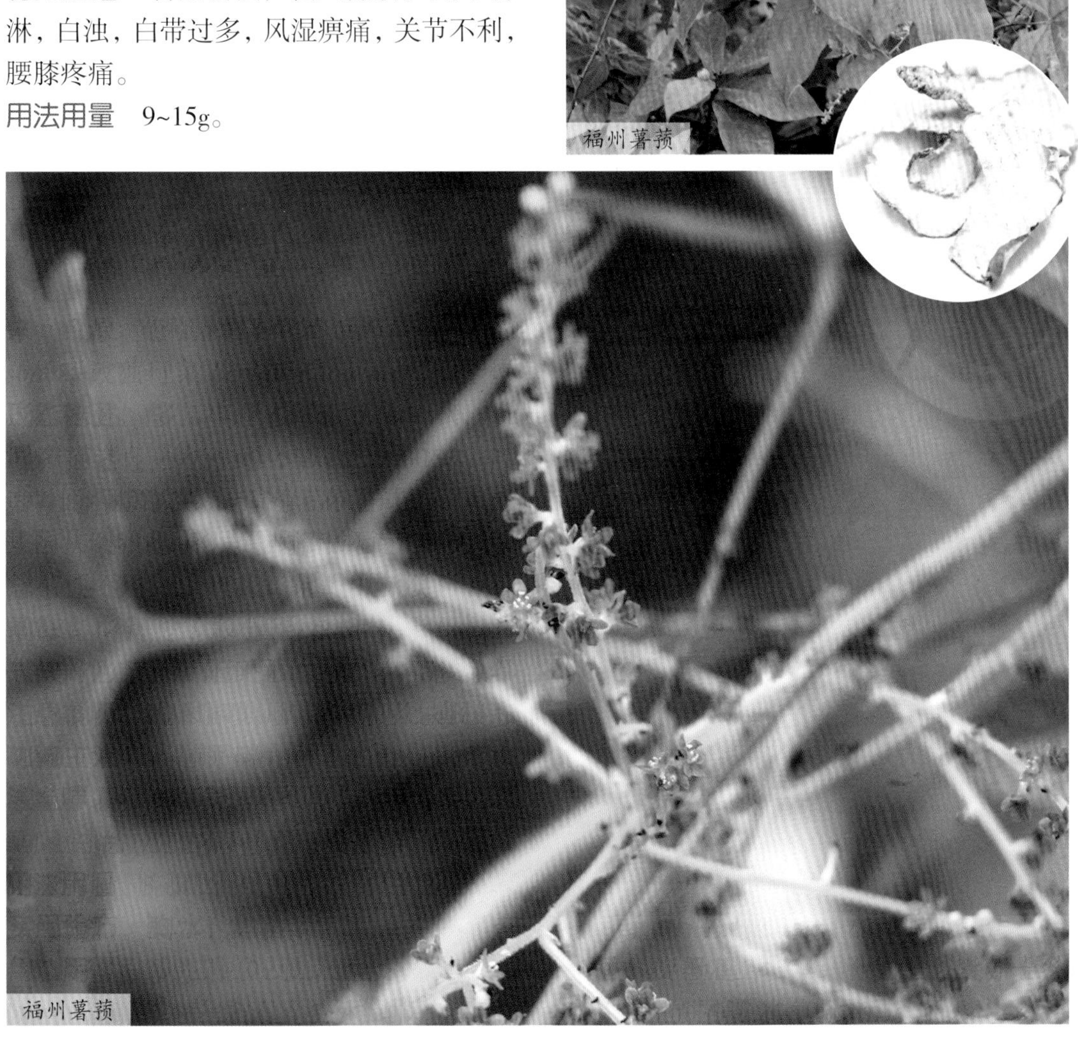

福州薯蓣

175. 茵陈

别名：绵茵陈、白蒿。
性味：苦、辛，微寒。

来　　源　菊科植物滨蒿 *Artemisia scoparia* 或茵陈蒿 *A. capillaris* 的干燥地上部分。

形态描述　多年生草本或近一二年生草本。植株有浓烈的香气，高 40~130cm。叶近圆形、长卵形，二至三回羽状全裂；茎下部叶长卵形或椭圆形，二至三回羽状全裂，每侧有裂片 3~4 枚，再次羽状全裂；中部叶长圆形或长卵形，长。头状花序近球形，稀近卵球形，花冠狭圆锥状或狭管状，冠檐具 2 裂齿，花柱线形，伸出花冠外，花冠管状，花药线，花柱短。瘦果倒卵形或长圆形，褐色。花、果期 7~10 月。

注意事项　脾虚血亏而致虚黄、萎黄者一般不宜使用。

功效主治　清利湿热，利胆退黄。用于黄疸尿少，湿温暑湿，湿疮瘙痒。

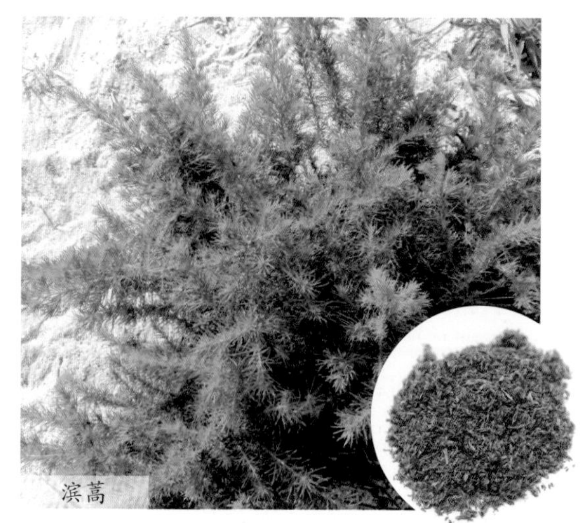
滨蒿

用法用量　6~15g。外用适量，煎汤熏洗。

实用验方　**急性肝炎：**茵陈 15g，乌蕨 20g，水煎服。**黄疸：**茵陈 15g，栀子 9g，水煎服；或茵陈、苍耳子各 9g，木通 6g，薄荷、黄连各 3g，水煎服。**急性扁桃体炎：**茵陈、白英各 30g，卷柏 15g，车前草、板蓝根各 9g，水煎含服。

176. 金钱草

别名：遍地香、地钱儿。
性味：甘、咸，微寒。

来　　源　报春花科植物过路黄 *Lysimachia christinae* 的干燥全草。

形态描述　茎柔弱，平卧延伸，长 20~60cm。叶对生，卵圆形、近圆形以至肾圆形。花单生叶腋；花冠黄色，裂片狭卵形以至近披针形，先端锐尖或钝，质地稍厚，具黑色长腺条；花丝下半部合生成筒；花药卵圆形；花粉粒具 3 孔沟，近球形，表面具网状纹饰；子房卵珠形。蒴果球形，无毛，有稀疏黑色腺条。花期 5~7 月，果期 7~10 月。

注意事项　阴疽诸毒，脾虚泄泻者，忌捣汁生服。

功效主治　利湿退黄，利尿通淋，解毒消肿。用于湿热黄疸，胆胀胁痛，石淋，热淋，小便涩痛，痈肿疔疮，蛇虫咬伤。

用法用量　15~60g。

实用验方　**慢性胆囊炎，胆石症：**金钱草、车前草各 60g，水煎取汁，取郁金 3g 研末冲服。**肝胆湿热：**金钱草 90~150g，水煎代茶饮。

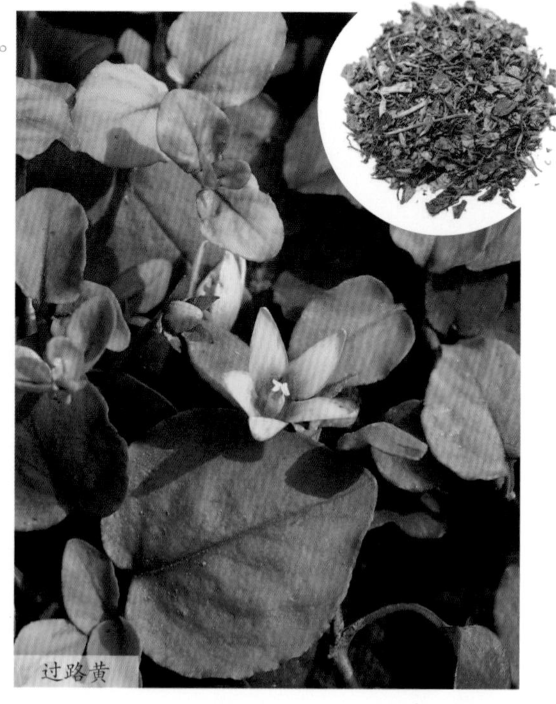
过路黄

177. 广金钱草

别名：落地金钱。
性味：甘、淡，凉。

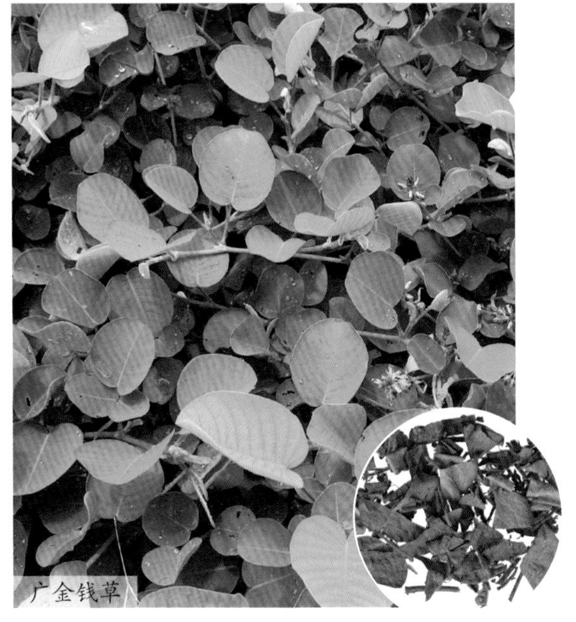

来　　源　豆科植物广金钱草 *Desmodium styracifolium* 的干燥地上部分。

形态描述　直立亚灌木状草本，高 30~100cm。小叶厚纸质至近革质，圆形或近圆形至宽倒卵形。总状花序短，顶生或腋生；花冠紫红色，旗瓣倒卵形或近圆形，具瓣柄，翼瓣倒卵形，亦具短瓣柄，龙骨瓣较翼瓣长，极弯曲，有长瓣柄；雄蕊二体；雌蕊子房线形，被毛。荚果被短柔毛和小钩状毛，腹缝线直，背缝线波状，有荚节 3~6，荚节近方形，扁平，具网纹。花、果期 6~9 月。

注意事项　孕妇忌服。

功效主治　利湿退黄，利尿通淋。用于黄疸尿赤，热淋，石淋，小便涩痛，水肿尿少。

用法用量　15~30g。

实用验方　**泌尿系统感染：**广金钱草 24g，车前草、海金沙、金银花各 15g，水煎服，每日 1 剂。**胆囊炎：**广金钱草 30g，鸡内金 9g，水煎服。**膀胱结石：**广金钱草 60g，海金沙 15g，水煎服。

178. 虎杖

别名：大虫杖、苦杖。
性味：微苦，微寒。

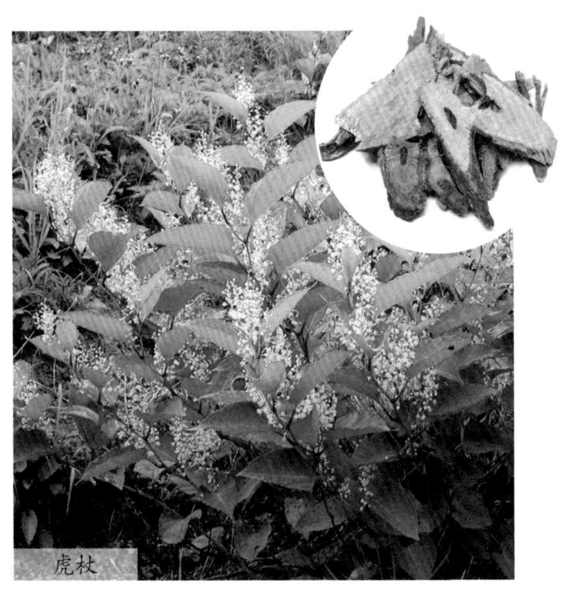

来　　源　蓼科植物虎杖 *Polygonum cuspidatum* 的干燥根茎和根。

形态描述　多年生草本。根状茎粗壮，横走。茎直立，高 1~2m。叶宽卵形或卵状椭圆形。花单性，雌雄异株，花序圆锥状，腋生；苞片漏斗状，顶端渐尖，无缘毛，每苞内具 2~4 花；花梗中下部具关节；花被 5 深裂，淡绿色，雄花花被片具绿色中脉，无翅，雄蕊 8，比花被长；雌花花被片外面 3 片背部具翅，果时增大，翅扩展下延，花柱 3，柱头流苏状。瘦果卵形，具 3 棱，黑褐色。花期 8~9 月，果期 9~10 月。

注意事项　孕妇忌用。

功效主治　利湿退黄，清热解毒，散瘀止痛，止咳化痰。用于湿热黄疸，淋浊，带下病，风湿痹痛，痈肿疮毒，水火烫伤，闭经，癥瘕，跌打损伤，肺热咳嗽。

用法用量　9~15g。外用适量，制成煎液或油膏涂敷。

实用验方　**风湿性关节炎：**虎杖、梵天花、忍冬藤各 30g，穿山龙 24g，水煎服。**便秘：**虎杖、生地黄各 30g，火麻仁、郁李仁各 15g，水煎服。

179. 积雪草

别名：马蹄草、老公根。
性味：苦、辛，寒。

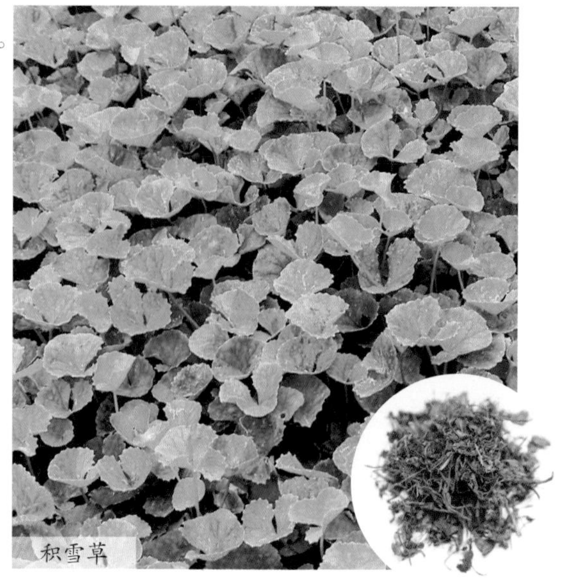
积雪草

来　　源　伞形科植物积雪草 *Centella asiatica* 的干燥全草。

形态描述　多年生草本。茎匍匐，细长，节上生根。叶片膜质至草质，圆形、肾形或马蹄形。伞形花序梗 2~4 个，聚生于叶腋；每一伞形花序有花 3~4，聚集呈头状，花无柄或有短柄；花瓣卵形，紫红色或乳白色，膜质；花丝短于花瓣，与花柱等长。果实两侧扁压，圆球形，基部心形至平截形，每侧有纵棱数条，棱间有明显的小横脉，网状，表面有毛或平滑。花、果期 4~10 月。

注意事项　虚寒者不宜。

功效主治　清热利湿，解毒消肿。用于湿热黄疸，中暑腹泻，石淋，血淋，痈肿疮毒，跌扑损伤。

用法用量　15~30g。

实用验方　**中暑：**鲜积雪草适量，捣烂，加少许冷开水，绞汁服。**小儿热咳：**鲜积雪草 30g，炖猪瘦肉服，服时滴加数滴茶油。**脚疔：**鲜积雪草叶适量，置热茶叶水中泡软，取出贴患处。

180. 垂盆草

别名：狗牙草、山护花。
性味：甘、淡，凉。

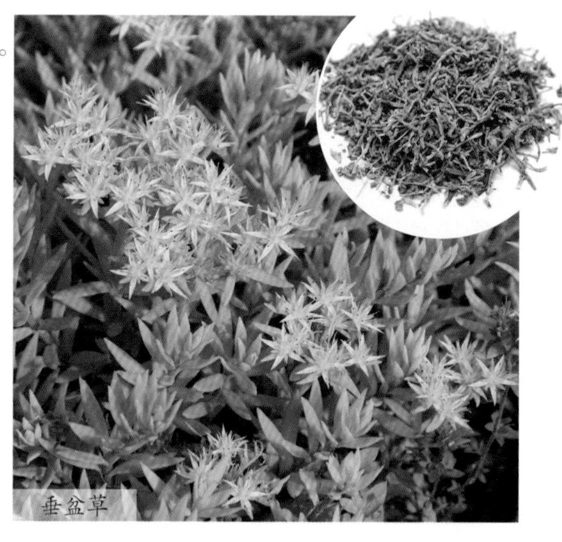
垂盆草

来　　源　景天科植物垂盆草 *Sedum sarmentosum* 的干燥全草。

形态描述　多年生草本。不育枝及花茎细，匍匐而节上生根，直到花序之下，长 10~25cm。3 叶轮生，叶倒披针形至长圆形，先端近急尖，基部急狭，有距。聚伞花序，有 3~5 分枝，花少；花无梗；萼片 5，披针形至长圆形，先端钝，基部无距；花瓣 5，黄色，披针形至长圆形，先端有稍长的短尖；雄蕊 10，较花瓣短；鳞片 10，楔状四方形，先端稍有微缺；心皮 5，长圆形，略叉开，有长花柱。种子卵形。花期 5~7 月，果期 8 月。

注意事项　脾胃虚寒者慎服。

功效主治　利湿退黄，清热解毒。用于湿热黄疸，小便不利，痈肿疮疡。

用法用量　15~30g。

实用验方　**咽喉炎：**鲜垂盆草 60g，洗净，捣烂绞汁，含漱并服下。**肝炎：**鲜垂盆草 60~125g，鲜墨旱莲 125g，加水煎煮取汁 200~300mL，每次 100~150mL，每日分 2 次服，15~30 日为 1 个疗程。**阑尾炎：**鲜垂盆草 30~60g，红藤、蒲公英、紫花地丁各 9g，水煎服。

181. 鸡骨草

别名：黄头草、黄食草、大黄草。
性味：甘、微苦，凉。

来　　源　豆科植物广州相思子 *Abrus cantoniensis* 的干燥全株。

形态描述　攀缘灌木。枝细直，平滑，被白色柔毛，老时脱落。羽状复叶互生；小叶 6~11 对，膜质，长圆形或倒卵状长圆形，先端截形或稍凹缺。总状花序腋生；花小，聚生于花序总轴的短枝上；花梗短；花冠紫红色或淡紫色。荚果长圆形，扁平，顶端具喙，被稀疏白色糙伏毛，成熟时浅褐色，有种子 4~5 粒。种子黑褐色，种阜蜡黄色，明显，中间有孔，边具长圆状环。花期 8 月。

注意事项　虚寒体弱者慎用。

功效主治　利湿退黄，清热解毒，疏肝止痛。用于湿热黄疸，胁肋不舒，胃脘胀痛，乳痈肿痛。

用法用量　15~30g。

实用验方　**外感风热：**鸡骨草 60g，水煎，每日分 2 次服。**蛇咬伤：**鸡骨草 30g，水煎服。

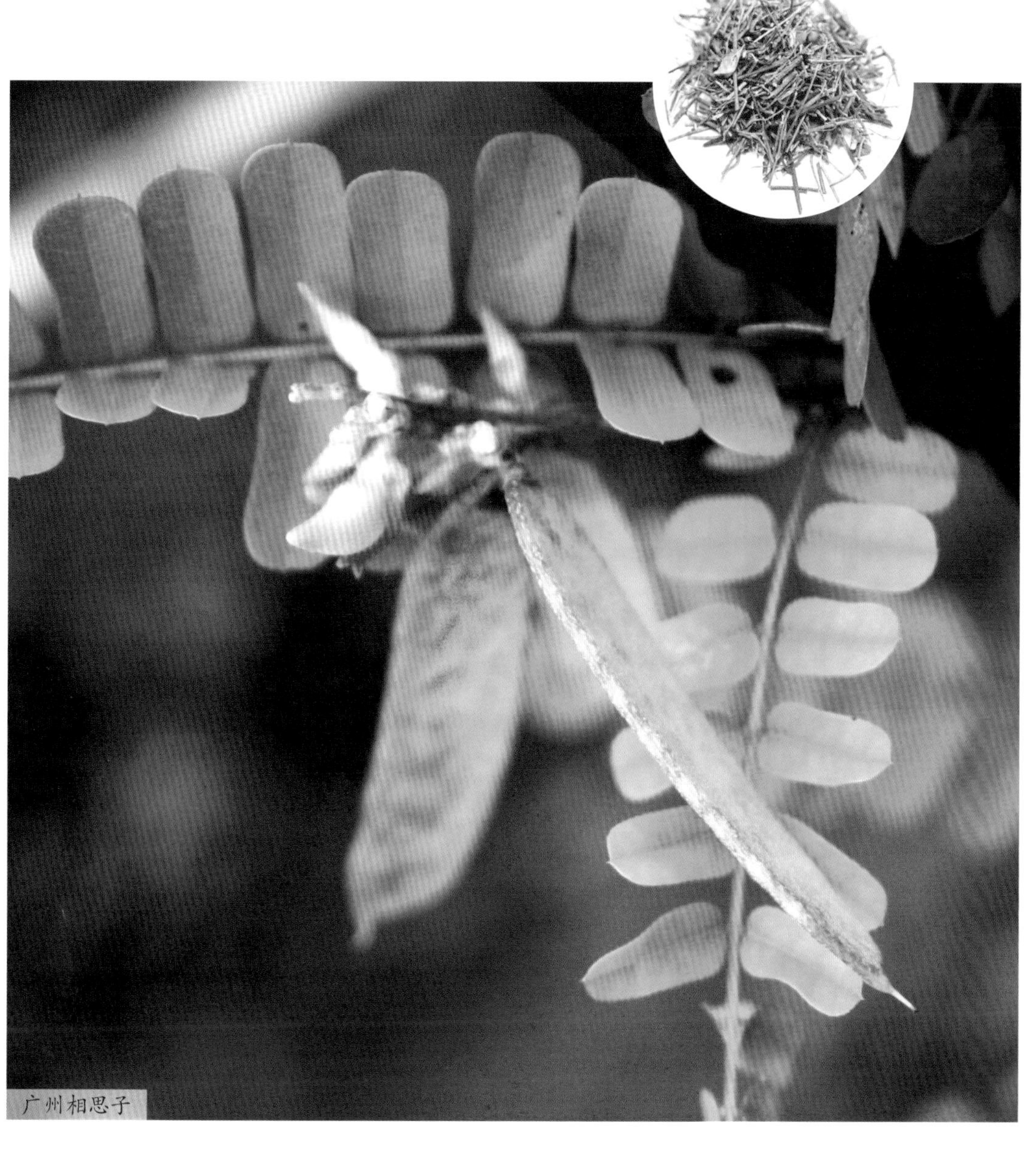

广州相思子

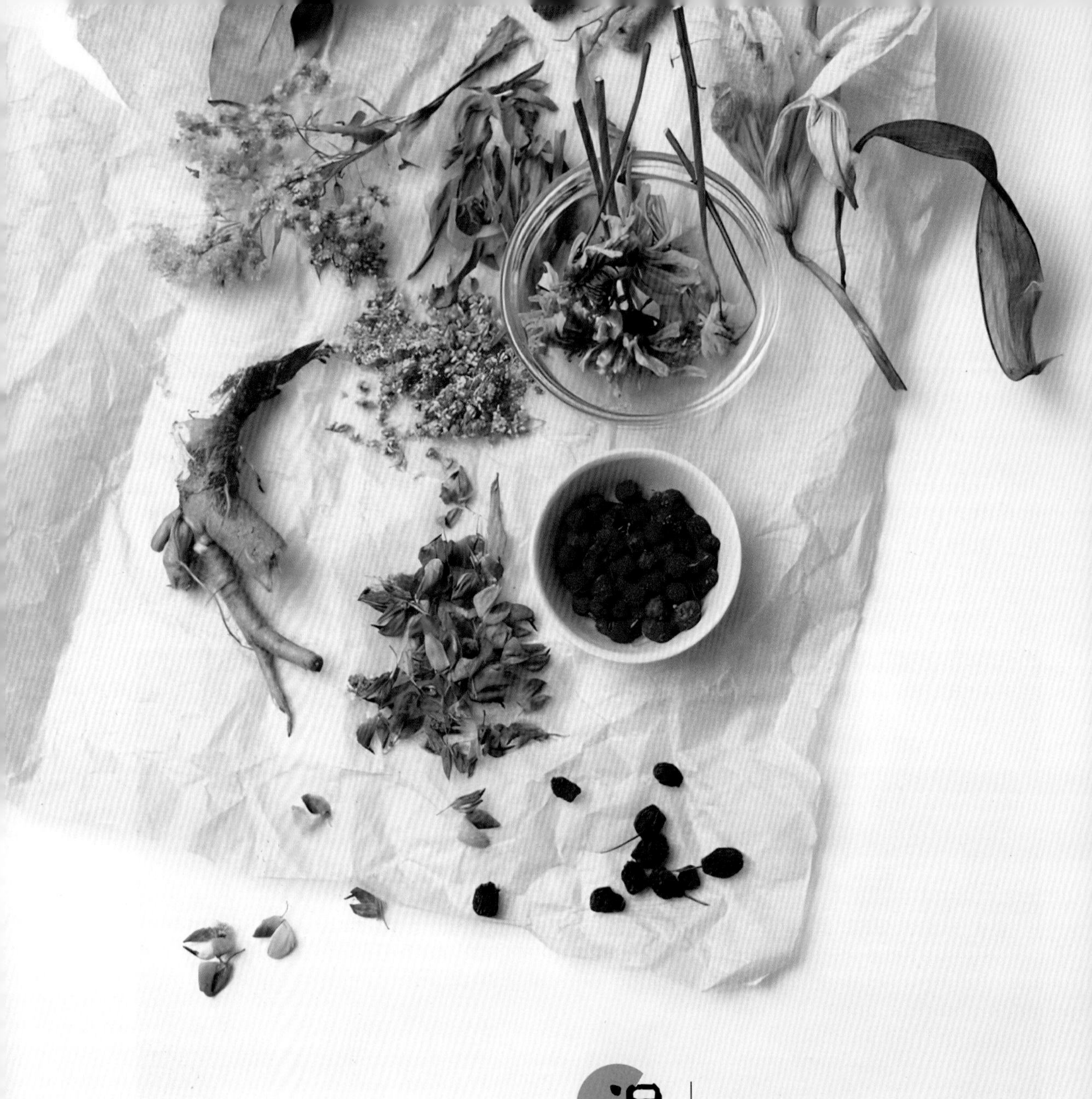

温里药

wen li yao

182. 附子

别名：白附片、盐附子。
性味：辛、甘，大热；有毒。

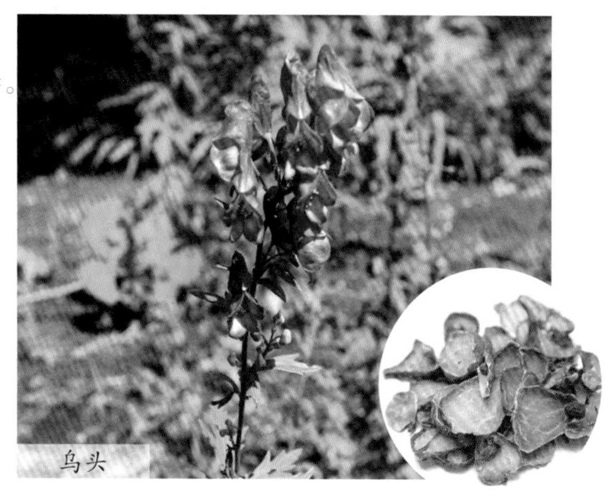

来　　源　毛茛科植物乌头*Aconitum carmichaelii*的子根的加工品。

形态描述　茎高60~150（~200）cm，等距离生叶，分枝。茎下部叶在开花时枯萎。茎中部叶有长柄；叶片薄革质或纸质，五角形。顶生总状花序轴及花梗多少密被反曲而紧贴的短柔毛；下部苞片三裂，其他的狭卵形至披针形；萼片蓝紫色，外面被短柔毛，上萼片高盔形；花瓣无毛，微凹，通常拳卷；雄蕊无毛或疏被短毛，花丝有2小齿或全缘；心皮3~5，子房疏或密被短柔毛，稀无毛。种子三棱形，只在两面密生横膜翅。花期9~10月。

注意事项　阴虚阳盛、真热假寒者及孕妇禁服。

功效主治　回阳救逆，补火助阳，散寒止痛。用于亡阳虚脱，肢冷脉微，心阳不足，胸痹心痛，虚寒吐泻，脘腹冷痛，肾阳虚衰，阳痿宫冷，阴寒水肿，阳虚外感，寒湿痹痛。

用法用量　3~15g，先煎，久煎。

实用验方　**阳痿不育：**炮附片、白术、桂枝、龙骨各等量，研末为丸，每日5~8g，每日3次。**慢性肾炎水肿：**淡附子12g，白术、黄芪、茯苓各15g，水煎服。

183. 干姜

别名：白姜、均姜。
性味：辛，热。

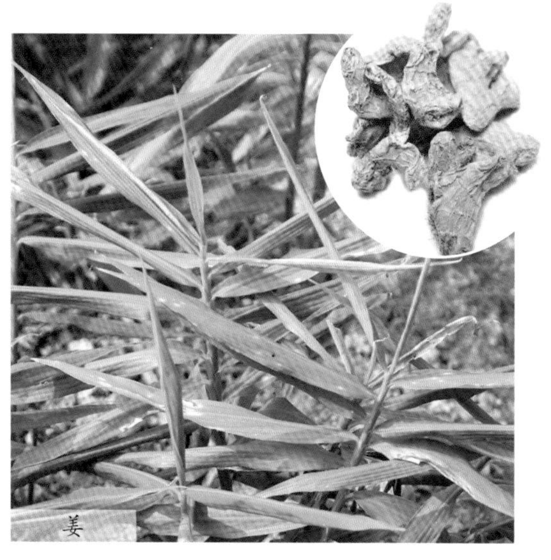

来　　源　姜科植物姜*Zingiber officinale*的干燥根茎。

形态描述　株高0.5~1m。根茎肥厚，多分枝，有芳香及辛辣味。叶披针形，无毛，无柄；叶舌膜质，长2~4mm。总花梗长达25cm；穗状花序球果状，长4~5cm；苞片卵形，长约2.5cm，淡绿色或边缘淡黄色，顶端有小尖头；花萼管长约1cm；花冠黄绿色，管长2~2.5cm，裂片披针形，长不及2cm；唇瓣中央裂片长圆状倒卵形，短于花冠裂片，有紫色条纹及淡黄色斑点，侧裂片卵形，长约6mm；雄蕊暗紫色，花药长约9mm；药隔附属体钻状，长约7mm。花期秋季。

注意事项　阴虚内热、血热妄行者禁服。

功效主治　温中散寒，回阳通脉，温肺化饮。用于脘腹冷痛，呕吐泄泻，肢冷脉微，寒饮喘咳。

用法用量　3~10g。

实用验方　**胃脘冷痛：**干姜、制香附各9g，高良姜6g，水煎服。**虚寒腹泻：**干姜、白术、茯苓各9g，党参15g，炙甘草、豆蔻各6g，水煎服。**肺寒咳嗽：**干姜、桂枝、款冬花、紫菀、五味子、煮半夏各9g，茯苓10g，北细辛2g，水煎服。

184. 肉桂

别名：牡桂、紫桂、大桂。
性味：辛、甘，大热。

来　源　樟科植物肉桂 *Cinnamomum cassia* 的干燥树皮。

形态描述　中等大乔木。一年生枝条圆柱形，黑褐色，当年生枝条多少四棱形，黄褐色，具纵向细条纹，密被灰黄色短绒毛。叶互生或近对生，长椭圆形至近披针形，革质，边缘软骨质，内卷，上面绿色，有光泽，无毛，下面淡绿色，疏被黄色短绒毛，离基三出脉，侧脉近对生。圆锥花序腋生或近顶生，三级分枝，分枝末端为 3 花的聚伞花序；花白色，被黄褐色短绒毛。果椭圆形，成熟时黑紫色，无毛。花期 6~8 月，果期 10~12 月。

注意事项　阴虚火旺、里有实热、血热妄行出血及孕妇禁服。

功效主治　补火助阳，引火归元，散寒止痛，温通经脉。用于阳痿宫冷，腰膝冷痛，肾虚作喘，虚阳上浮，眩晕目赤，心腹冷痛，虚寒吐泻，寒疝腹痛，痛经，闭经。

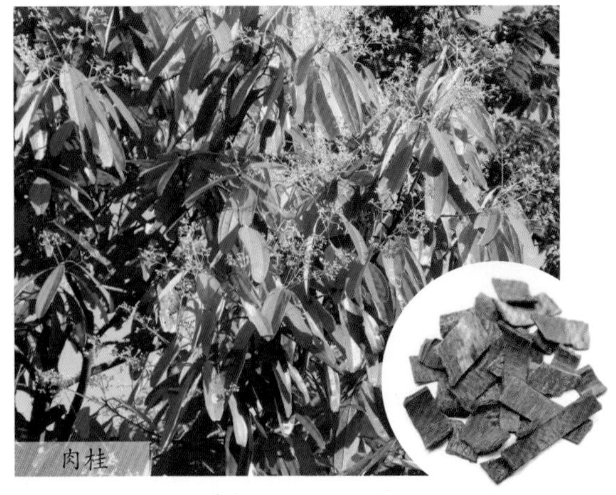
肉桂

用法用量　1~5g。

实用验方　**肾虚遗精：**肉桂 2g，补骨脂 9g，枸杞子 15g，菟丝子、金樱子各 10g，水煎服。**胃寒疼痛：**肉桂 2g，山鸡椒果实 6g，水煎服。

185. 吴茱萸

别名：吴萸、食茱萸。
性味：辛、苦，热；有小毒。

来　源　芸香科植物吴茱萸 *Euodia rutaecarpa*、石虎 *E. rutaecarpa* var. *officinalis* 或疏毛吴茱萸 *E. rutaecarpa* var. *bodinieri* 的干燥近成熟果实。

形态描述　小乔木或灌木，高 3~5m。叶有小叶 5~11 片，小叶薄至厚纸质，卵形，椭圆形或披针形。花序顶生；雄花序的花彼此疏离，雌花序的花密集或疏离；萼片及花瓣均 5 片，偶有 4 片，镊合排列；雄花花瓣长腹面被疏长毛，退化雌蕊 4~5 深裂，下部及花丝均被白色长柔毛，雄蕊伸出花瓣之上；雌花花瓣腹面被毛，子房及花柱下部被疏长毛。果密集或疏离，暗紫红色。种子近圆球形，黑褐色。花期 4~6 月，果期 8~11 月。

注意事项　阴虚火旺者忌服。

功效主治　散寒止痛，降逆止呕，助阳止泻。用于厥阴头痛，寒疝腹痛，寒湿脚气，经行腹痛，脘腹胀痛，呕吐吞酸，五更泄泻。

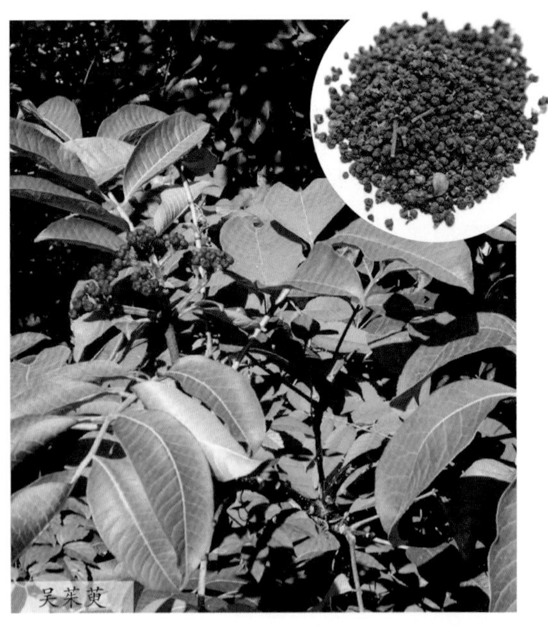
吴茱萸

用法用量　2~5g。外用适量。

实用验方　**寒疝腹痛：**吴茱萸、乌药各 4.5g，川楝子、小茴香各 10g，水煎服。**呕吐吞酸：**吴茱萸 4.5g，黄连 2g，水煎少量频服。

186. 小茴香

别名：谷茴香、谷茴。
性味：辛，温。

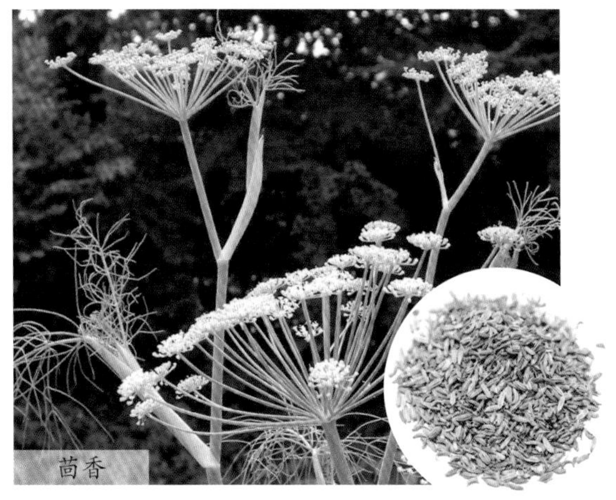
茴香

来　　源　伞形科植物茴香 *Foeniculum vulgare* 的干燥成熟果实。

形态描述　草本，高 0.4~2m。较下部的茎生叶柄长 5~15cm，中部或上部的叶柄部分或全部成鞘状；叶片轮廓为阔三角形。复伞形花序顶生与侧生；伞辐 6~29，不等长；小伞形花序有花 14~39；花瓣黄色，倒卵形或近倒卵圆形；花丝略长于花瓣，花药卵圆形，淡黄色；花柱基圆锥形，花柱极短，向外叉开或贴伏在花柱基上。果实长圆形；每棱槽内有油管 1，合生面油管 2；胚乳腹面近平直或微凹。花期 5~6 月，果期 7~9 月。

注意事项　阴虚火旺者禁服。

功效主治　散寒止痛，理气和胃。用于寒疝腹痛，睾丸偏坠，痛经，少腹冷痛，脘腹胀痛，食少吐泻。

用法用量　3~6g。

实用验方　**寒疝腹痛：**小茴香、荔枝核各 10g，研末服；或小茴香 30g，与谷壳一同炒热布包，温熨痛处。**肾虚夜尿多或遗尿：**小茴香、桑螵蛸各 9g，鸡内金 10g，焙干，共研细末，开水送服。**经行少腹冷痛，血色暗黑，有血块：**小茴香 9g，当归、川芎各 12g，水煎服。

187. 八角茴香

别名：舶上茴香。
性味：辛，温。

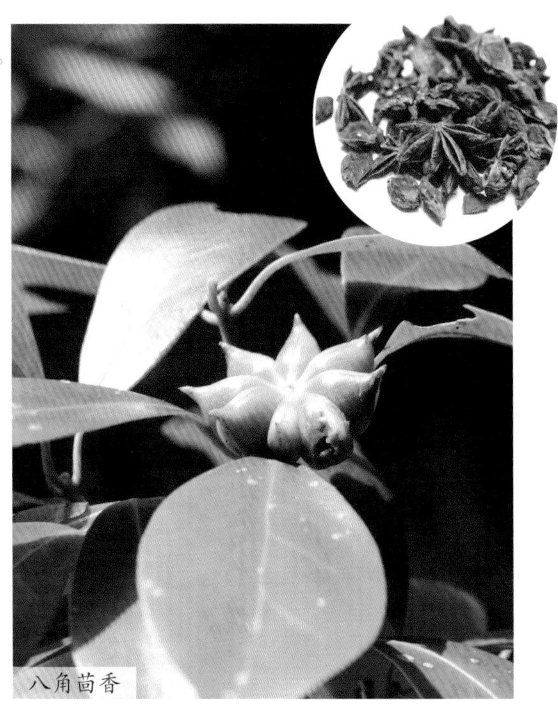
八角茴香

来　　源　木兰科植物八角茴香 *Illicium verum* 的干燥成熟果实。

形态描述　乔木，高 10~15m。叶不整齐互生，在顶端 3~6 片近轮生或松散簇生，革质，厚革质，倒卵状椭圆形，倒披针形或椭圆形。花粉红至深红色，单生叶腋或近顶生；花被片 7~12 片；雄蕊 11~20 枚，药隔截形，药室稍为突起；心皮通常 8，花柱钻形，长度比子房长。聚合果，饱满平直，蓇葖多为 8，呈八角形。正糙果 3~5 月开花，9~10 月果熟，春糙果 8~10 月开花，次年 3~4 月果熟。

注意事项　阴虚火旺者慎服。

功效主治　温阳散寒，理气止痛。用于寒疝腹痛，肾虚腰痛，胃寒呕吐，脘腹冷痛。

用法用量　3~6g。

实用验方　**乳腺增生（轻者）：**八角茴香 1 枚，核桃（取仁）1 个，饭前嚼烂吞下，每日 3 次，连用 1 个月。**腰痛：**八角茴香 100g，微炒，研成细粉，每日 2 次，每次 6g，黄酒 60mL 加温水冲服。

188. 丁香

别名：丁子香、雄丁香。
性味：辛，温。

来　　源　桃金娘科植物丁香 *Eugenia caryophyllata* 的干燥花蕾。

形态描述　常绿乔木，高达 10m。叶对生，叶柄明显；叶片长方卵形或长方倒卵形，长 5~10cm，宽 2.5~5cm，先端渐尖或急尖，基部狭窄常下展成柄，全缘。花芳香，组成顶生聚伞圆锥花序；花萼肥厚，绿色后变紫色，长管状，先端 4 裂，裂片三角形；花冠白色，稍带淡紫，短管状，4 裂；雄蕊多数，花药纵裂；子房下位，与萼管合生，花柱粗厚，柱头不明显。浆果红棕色，长方椭圆形，长 1~1.5cm，直径 5~8mm，先端宿存萼片，种子长方形。

注意事项　热病及阴虚内热者忌服。

功效主治　温中降逆，补肾助阳。用于脾胃虚寒，呃逆呕吐，食少吐泻，心腹冷痛，肾虚阳痿。

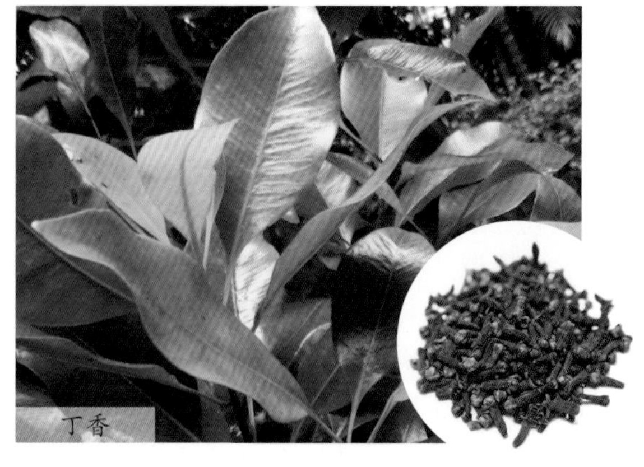
丁香

用法用量　1~3g，内服或研末外敷。

实用验方　**小儿腹泻：**木鳖子（煨熟去外壳）2 个，白胡椒 2 粒，丁香 4 粒，共研末，与凡士林一起调成膏状敷于脐中，用胶布固定 3 日。**睑腺炎：**丁香 7 粒，大枣（去核）1 枚，二药捣烂拌匀，制成花生仁大小的药丸，纳入鼻中，左眼病纳入右鼻腔，右眼病纳入左鼻腔，每日 1 次。

---

189. 高良姜

别名：膏凉姜、良姜。
性味：辛，热。

来　　源　姜科植物高良姜 *Alpinia officinarum* 的干燥根茎。

形态描述　株高 40~110cm。根茎延长，圆柱形。叶片线形，无柄；叶舌薄膜质，披针形，不 2 裂。总状花序顶生，直立，花序轴被绒毛；小苞片极小；花萼管顶端 3 齿裂，被小柔毛；花冠管较萼管稍短，裂片长圆形，后方的一枚兜状；唇瓣卵形，白色而有红色条纹；子房密被绒毛。果球形，熟时红色。花期 4~9 月，果期 5~11 月。

注意事项　阴虚有热者忌服。

功效主治　温胃止呕，散寒止痛。用于脘腹冷痛，胃寒呕吐，嗳气吞酸。

用法用量　3~6g。

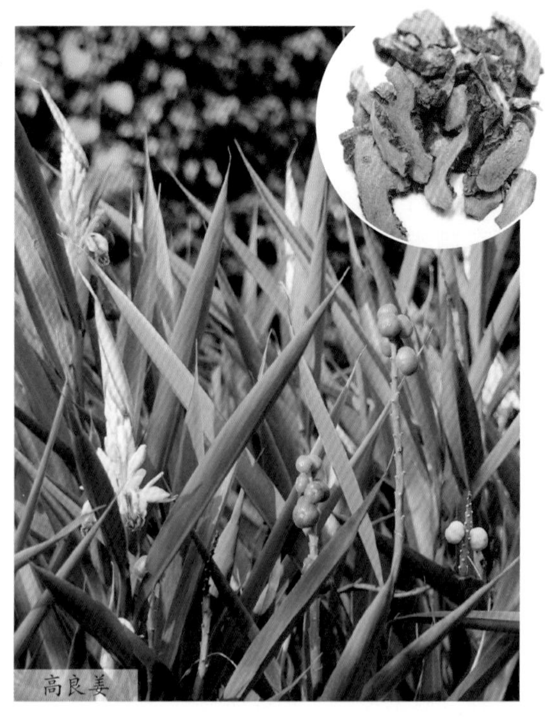
高良姜

实用验方　**寒湿中阻，脘腹冷痛，吐清涎酸水：**草豆蔻、吴茱萸各 6g，高良姜 5g，水煎服。**胃痛：**竹叶椒果实 6g，高良姜 9g，共研细末，每次 3~6g，开水送服。**胃气痛：**香附 15g，乌药 10g，高良姜 6g，水煎服。

190. 红豆蔻

别名：红豆、红蔻。
性味：辛，温。

来　　源　姜科植物大高良姜 *Alpinia galanga* 的干燥成熟果实。

形态描述　株高达 2m。根茎块状，稍有香气。叶片长圆形或披针形；叶舌近圆形。圆锥花序密生多花，分枝多而短，每一分枝上有花 3~6 朵；苞片与小苞片均迟落；花绿白色，有异味；萼筒状，果时宿存；花冠管裂片长圆形；侧生退化雄蕊细齿状至线形，紫色；唇瓣倒卵状匙形，白色而有红线条，深 2 裂。果长圆形，中部稍收缩，熟时棕色或枣红色，内有种子 3~6 颗。花期 5~8 月，果期 9~11 月。

注意事项　阴虚有热者忌服。

功效主治　散寒燥湿，醒脾消食。用于脘腹冷痛，食积胀满，呕吐泄泻，饮酒过多。

用法用量　3~6g。

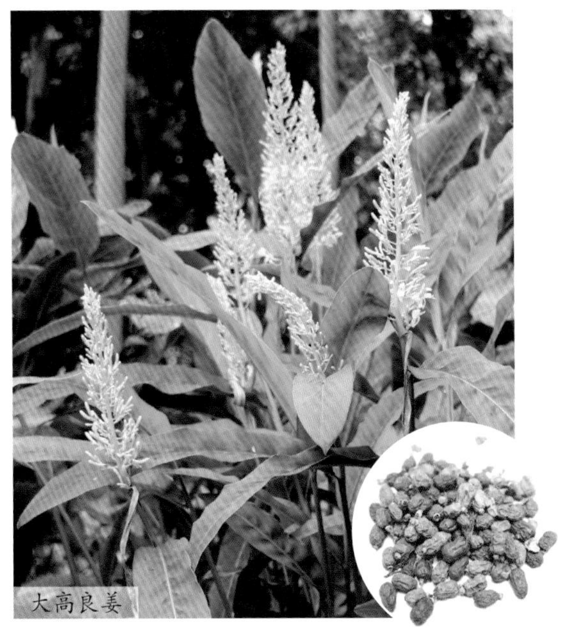
大高良姜

实用验方　**胃寒疼痛：**红豆蔻 3g，研末，每次服 1g，红糖汤送服，每日 3 次。**胃及十二指肠溃疡：**红豆蔻、连翘、鸡内金各 9g，黄连 4.5g，水煎服。

191. 胡椒

别名：昧履支、浮椒、玉椒。
性味：辛，热。

来　　源　胡椒科植物胡椒 *Piper nigrum* 的干燥近成熟或成熟果实。

形态描述　木质攀缘藤本。茎、枝无毛，节显著膨大，常生小根。叶厚，近革质，阔卵形至卵状长圆形，稀有近圆形。花杂性，通常雌雄同株；花序与叶对生，短于叶或与叶等长；总花梗与叶柄近等长，无毛；苞片匙状长圆形，顶端阔而圆，与花序轴分离；雄蕊 2 枚，花药肾形，花丝粗短；子房球形，柱头 3~4，稀有 5。浆果球形，成熟时红色。花期 6~10 月。

注意事项　阴虚有火者忌服。

功效主治　温中散寒，下气，消痰。用于胃寒呕吐，腹痛泄泻，食欲不振，癫痫痰多。

用法用量　0.6~1.5g，研粉吞服。外用适量。

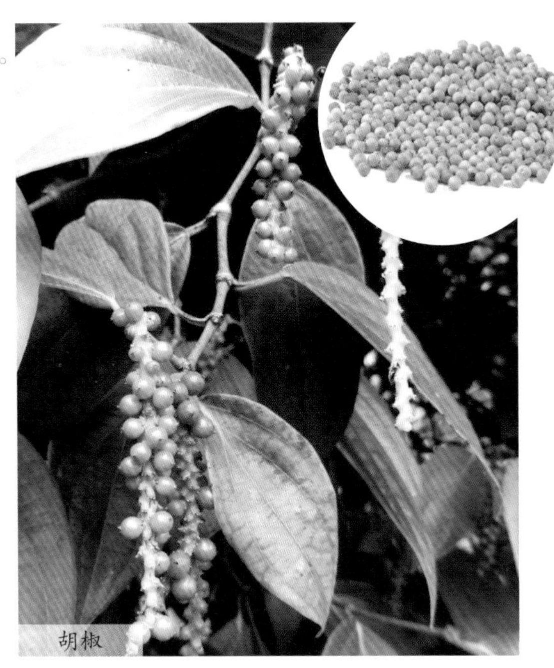
胡椒

实用验方　**跌打损伤：**鲜风箱树根适量，胡椒少许，同捣烂敷患处。**肝硬化：**寒莓叶、梧桐根各 30g，美丽胡枝子、腐婢、胡椒各 15g，水煎加白糖酌量服。**龋齿疼痛：**荜茇、胡椒各等量，研末，化蜡丸，如麻子大，每次 1 丸，纳蛀孔内。

192. 花椒

别名：川椒、秦椒、蜀椒。
性味：辛、温。

来　　源　芸香科植物青椒 *Zanthoxylum schinifolium* 或花椒 *Z. bungeanum* 的干燥成熟果皮。

形态描述　通常高 1~2m 的灌木。茎枝有短刺。叶有小叶 7~19 片；小叶纸质，对生，宽卵形至披针形，或阔卵状菱形。花序顶生，花或多或少；萼片及花瓣均 5 片；花瓣淡黄白色，长约 2mm；雄花的退化雌蕊甚短；2~3 浅裂；雌花有心皮 3 个，很少 4 或 5 个。分果瓣红褐色，干后变暗苍绿或褐黑色，顶端几无芒尖，油点小。花期 7~9 月，果期 9~12 月。

注意事项　阴虚火旺者忌服。孕妇慎服。

功效主治　温中止痛，杀虫止痒。用于脘腹冷痛，呕吐泄泻，虫积腹痛；外治湿疹，阴痒。

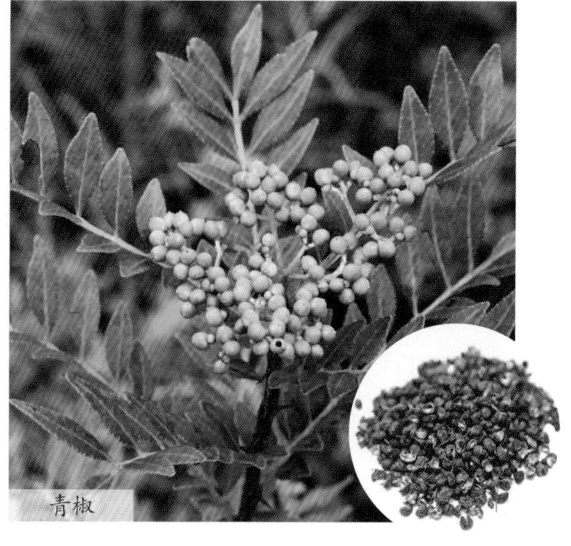

青椒

用法用量　3~6g。外用适量，煎汤熏洗。

实用验方　**胃脘冷痛**：花椒、干姜各 6g，党参 12g，水煎温服。**寒湿吐泻**：花椒、草豆蔻、砂仁各 6g，苍术 10g，水煎服。**蛔虫病**：花椒、干姜各 6g，乌梅 12g，黄连 8g，水煎服。

193. 荜茇

别名：荜拨、荜拨梨。
性味：辛，热。

来　　源　胡椒科植物荜茇 *Piper longum* 的干燥近成熟或成熟果穗。

形态描述　攀缘藤本，长达数米。叶纸质，有密细腺点，下部的卵圆形或几为肾形，向上渐次为卵形至卵状长圆形。花单性，雌雄异株，聚集成与叶对生的穗状花序；雄花序被极细的粉状短柔毛；花序轴无毛；苞片近圆形，有时基部略狭，无毛，具短柄，盾状；雄蕊 2 枚，花药椭圆形，花丝极短；雌花序于果期延长；子房卵形，下部与花序轴合生，柱头 3，卵形，顶端尖。浆果下部嵌生于花序轴中并与其合生，无毛。花期 7~10 月。

注意事项　实热郁火、阴虚火旺者忌服。

功效主治　温中散寒，下气止痛。用于脘腹冷痛，呕吐，泄泻，寒凝气滞，胸痹心痛，头痛，牙痛。

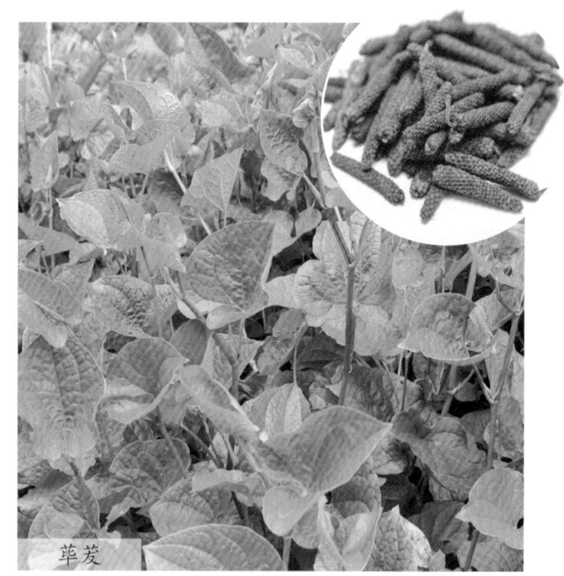

荜茇

用法用量　1~3g。外用适量，研末塞龋齿孔中。

实用验方　**脘腹冷痛，呕吐泄泻**：荜茇、干姜各 6g，肉桂 8g，砂仁 5g，水煎服。**寒凝经痛**：荜茇 6g，艾叶 10g，蒲黄 8g，水煎服。

194. 荜澄茄

别名：澄茄、毗陵茄子、毕茄。
性味：辛，温。

来　　源　樟科植物山鸡椒 *Litsea cubeba* 的干燥成熟果实。

形态描述　落叶灌木或小乔木，高达 8~10m。叶互生，披针形或长圆形。伞形花序单生或簇生，总梗细长；苞片边缘有睫毛；每一花序有花 4~6 朵，先叶开放或与叶同时开放，花被裂片 6，宽卵形；能育雄蕊 9，花丝中下部有毛，第 3 轮基部的腺体具短柄；退化雌蕊无毛；雌花中退化雄蕊中下部具柔毛；子房卵形，花柱短，柱头头状。果近球形，成熟时黑色，先端稍增粗。花期 2~3 月，果期 7~8 月。

注意事项　阴虚血分有热，发热咳嗽者禁用。

功效主治　温中散寒，行气止痛。用于胃寒呕逆，脘腹冷痛，寒疝腹痛，寒湿郁滞，小便浑浊。

用法用量　1~3g。

实用验方　食积：鲜荜澄茄 6g，鸡矢藤 9g，茶叶 3g，水煎服。**胃寒腹痛**：鲜荜澄茄、干姜各 6g，香附 10g，大枣 15g，水煎服。**中暑腹痛吐泻**：鲜荜澄茄 6g，广藿香 10g，水煎服。

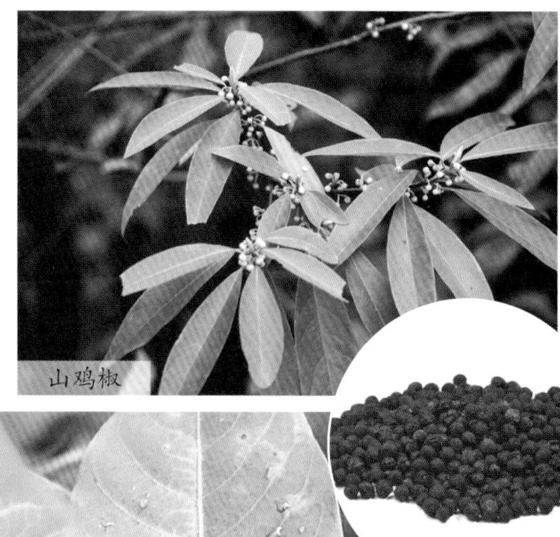

山鸡椒

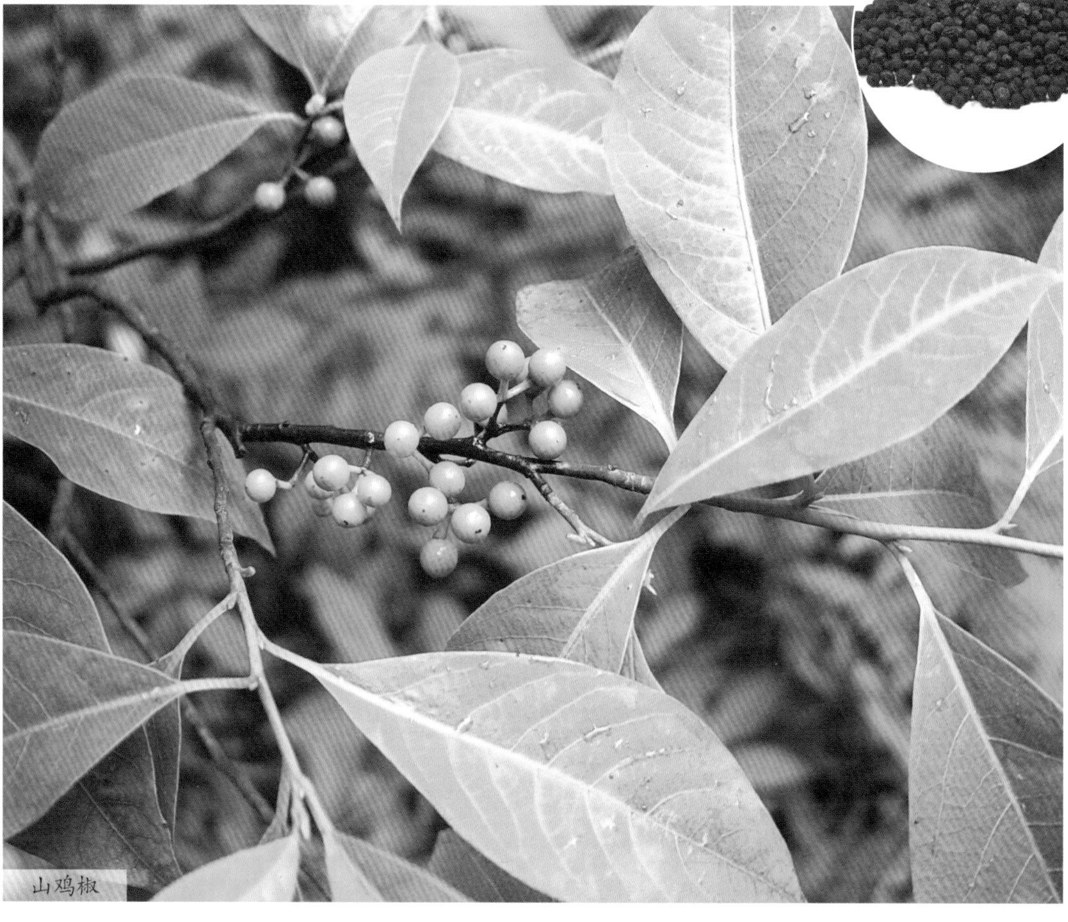

山鸡椒

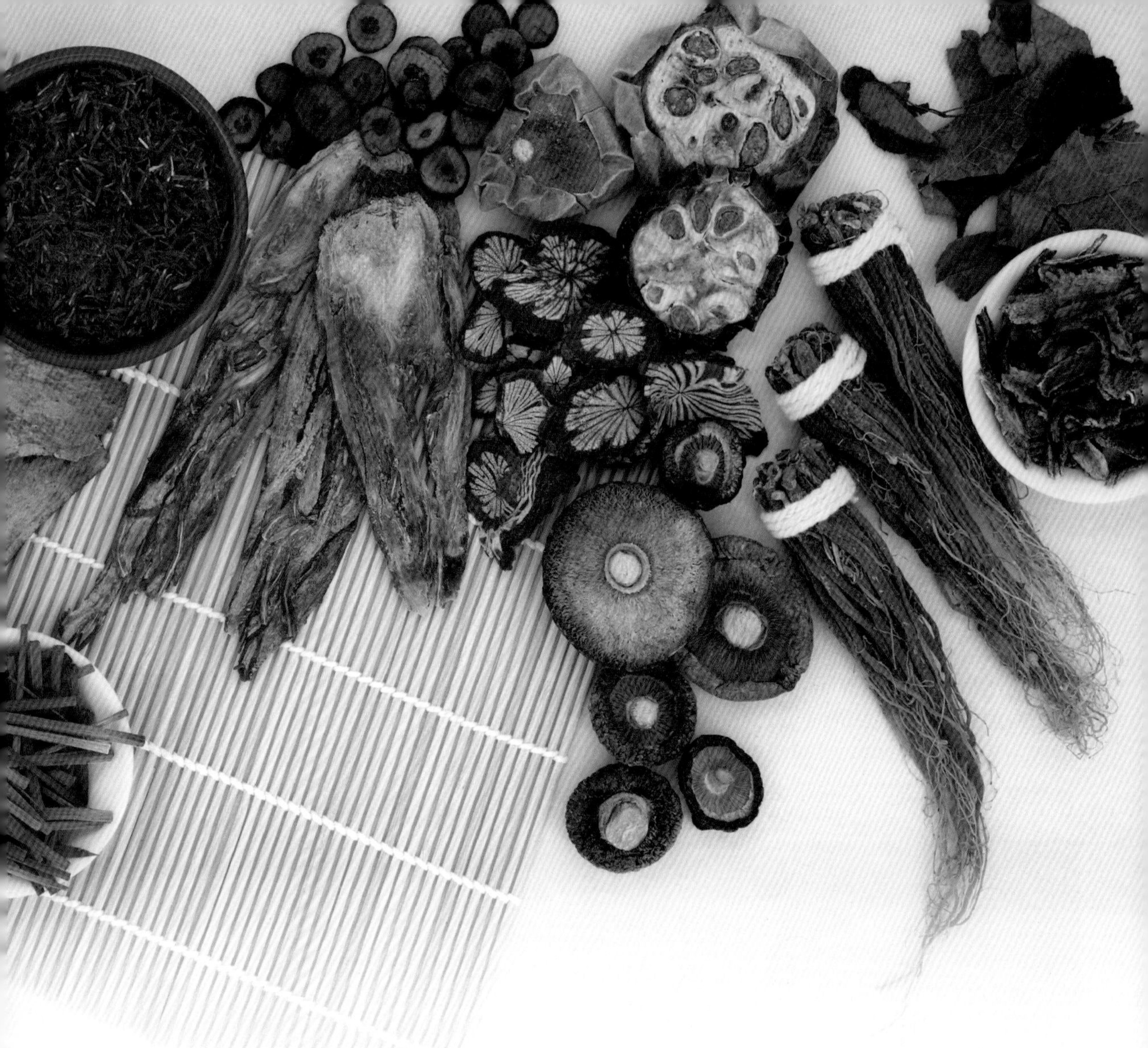

理气药

li qi yao

195. 陈皮

别名：橘皮贵老、红皮。
性味：苦、辛，温。

来　　源　芸香科植物橘 *Citrus reticulata* 及其栽培变种的干燥成熟果皮。

形态描述　小乔木。分枝多，枝扩展或略下垂，刺较少。单身复叶，翼叶通常狭窄，或仅有痕迹，叶片披针形，椭圆形或阔卵形，大小变异较大。花单生或2~3朵簇生；花萼不规则5~3浅裂；雄蕊20~25枚，花柱细长，柱头头状。果形种种，瓢囊7~14瓣，果肉酸或甜。种子或多或少数，稀无籽，通常卵形。花期4~5月，果期10~12月。

注意事项　气虚、阴虚者慎服。

功效主治　理气健脾，燥湿化痰。用于脘腹胀满，食少吐泻，咳嗽痰多。

用法用量　3~10g。

实用验方　**胃脘胀痛：**陈皮、苍术各8g，厚朴10g，水煎服。**胃寒气逆呕吐：**陈皮、生姜各6g，半夏8g，水煎服。

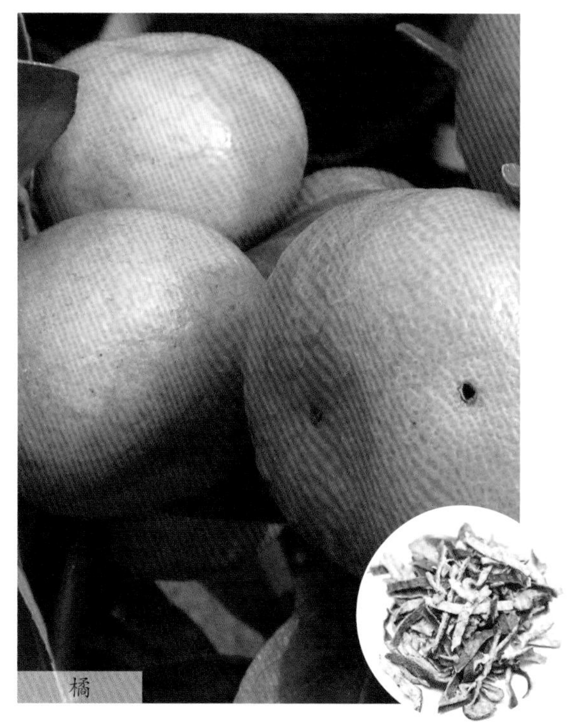

橘

196. 橘红

别名：芸皮、芸红。
性味：辛、苦，温。

来　　源　芸香科植物橘 *Citrus reticulata* 及其栽培变种的干燥外层果皮。

形态描述　同“195. 陈皮”。

注意事项　阴虚燥咳及久嗽气虚者不宜服。

功效主治　理气宽中，燥湿化痰。用于咳嗽痰多，食积伤酒，呕恶痞闷。

用法用量　10~15g。

实用验方　**支气管炎咳喘痰多：**化橘红、半夏各8g，茯苓15g，紫苏子10g，甘草3g，水煎服。**食积伤酒：**化橘红、葛花各9g，开水泡服。

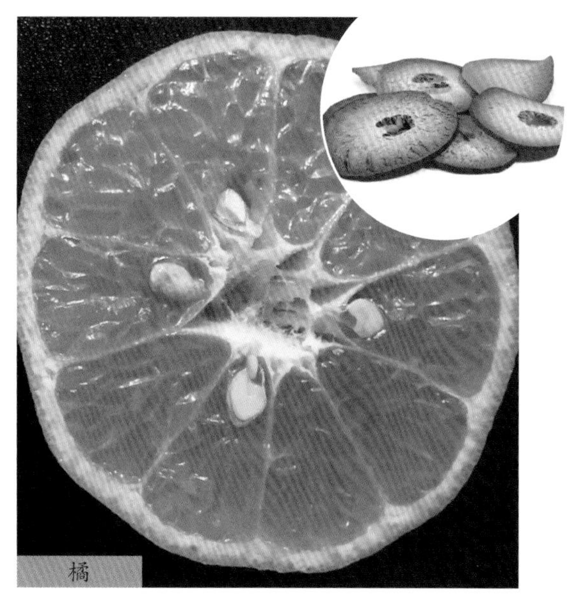

橘

197. 枳实

性味：苦、辛、酸，微寒。

来　　源　芸香科植物酸橙 *Citrus aurantium* 及其栽培变种或甜橙 *C. sinensis* 的干燥幼果。

形态描述　乔木，枝少刺或近于无刺。叶通常比柚叶略小，翼叶狭长，明显或仅具痕迹，叶片卵形或卵状椭圆形。花白色，很少背面带淡紫红色，总状花序有花少数，或兼有腋生单花；雄蕊 20~25 枚；花柱粗壮，柱头增大。果圆球形，扁圆形或椭圆形。种子少或无。花期 3~5 月，果期 10~12 月。

注意事项　脾胃虚弱者及孕妇慎服。

功效主治　破气消积，化痰散痞。用于积滞内停，痞满胀痛，泻痢后重，大便不通，痰滞气阻，胸痹，结胸，脏器下垂。

用法用量　3~10g。

实用验方　**积滞内停而脘腹痞满，嗳腐不食：**枳实、厚朴、白术各 9g，麦芽 15g，半夏 6g，陈皮 8g，水煎服。**热结便秘：**枳实、厚朴、芒硝（冲服）各 9g，大黄 8g，水煎服。**产后腹痛胀满：**枳实、赤芍各 9g，水煎服。

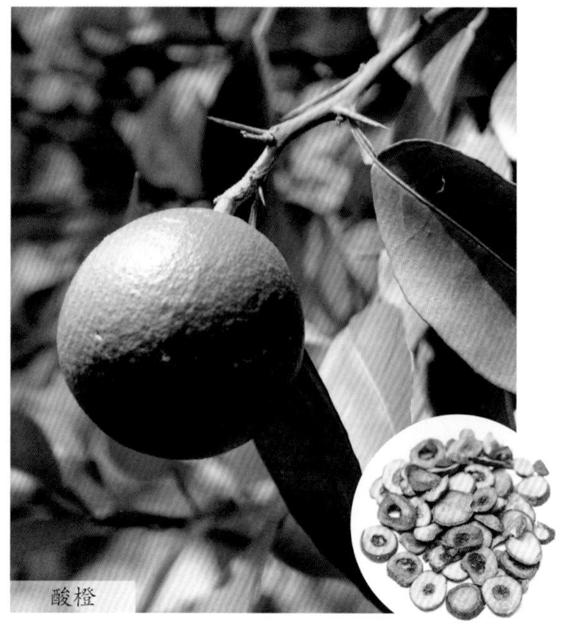
酸橙

198. 枳壳

性味：苦、辛、酸，微寒。

来　　源　芸香科植物酸橙 *Citrus aurantium* 及其栽培变种的干燥未成熟果实。

形态描述　同“197. 枳实”。

注意事项　脾胃虚弱者及孕妇慎服。

功效主治　理气宽中，行滞消胀。用于胸胁气滞，胀满疼痛，食积不化，痰饮内停，脏器下垂。

用法用量　3~10g。

实用验方　**慢性胃炎痞闷饱胀：**枳壳、石菖蒲根、小茴香（炒）各 30g，白酒 1kg，浸泡 10 日后可用，每日 2 次，饭后适量饮服。**子宫脱垂：**枳壳、蓖麻根各 9g，水煎，兑鸡汤服，每日 2 次。**风疹瘙痒：**枳壳 9g，去瓤，麸炒微黄，为末，每次服 0.6g。

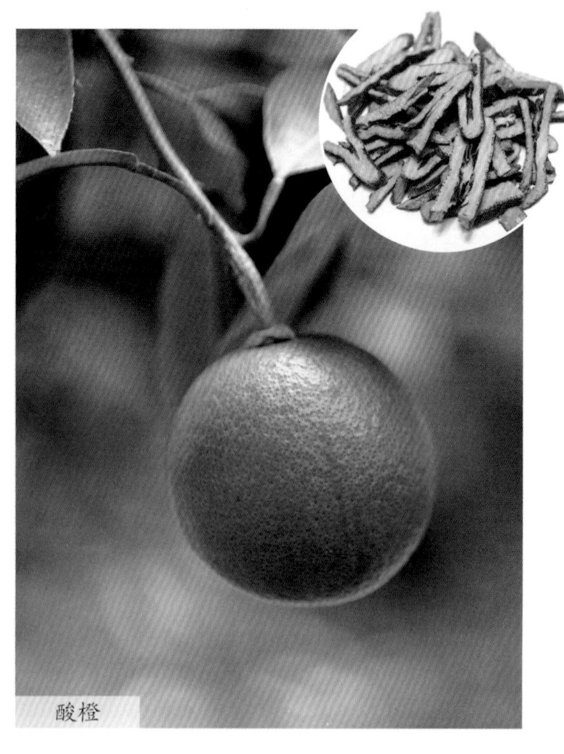
酸橙

199. 木香

别名：蜜香、青木香。
性味：辛、苦，温。

来　　源　菊科植物木香 *Aucklandia lappa* 的干燥根。

形态描述　多年生高大草本，高 1.5~2m。主根粗壮，直径 5cm。叶片心形或戟状三角形，下部与中部茎叶有具翼的柄或无柄，叶片卵形或三角状卵形。头状花序单生茎端或枝端，或 3~5 个在茎端集成稠密的束生伞房花序。总苞半球形，7 层。小花暗紫色，细管部长 7mm，檐部长 8mm。瘦果浅褐色，三棱状，有黑色色斑，顶端截形，具有锯齿的小冠。冠毛 1 层，浅褐色，羽毛状。花、果期 7 月。

注意事项　阴虚津液不足者慎服。

功效主治　行气止痛，健脾消食。用于胸胁、脘腹胀痛，泻痢后重，食积不消，不思饮食。

用法用量　3~6g。

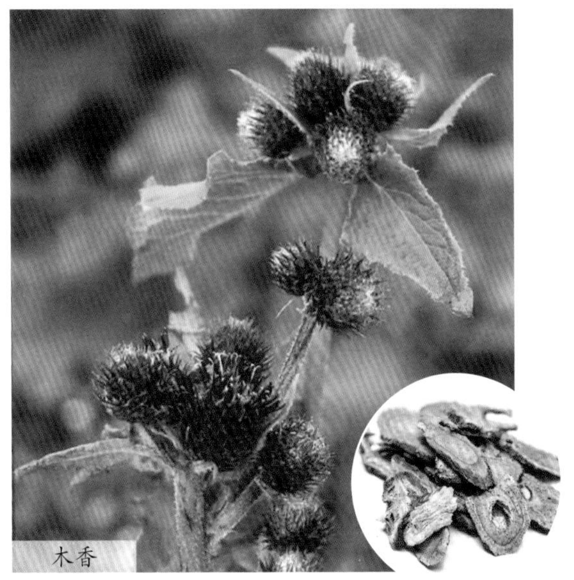
木香

实用验方　**泄泻，脘腹胀满，不思饮食：**草豆蔻、苍术各 8g，陈皮、木香各 6g，水煎服。**胸腹刺痛：**莪术、煨木香各 10g，研末服。**腹泻：**鸡内金 6g，炒白术 9g，木香 4.5g，水煎服。

200. 土木香

别名：青木香。
性味：辛、苦，温。

来　　源　菊科植物土木香 *Inula helenium* 的干燥根。

形态描述　多年生草本。根状茎块状，有分枝。茎直立，高 60~150cm 或达 250cm。叶片椭圆状披针形，边缘有不规则的齿或重齿。头状花序少数，排列成伞房状花序；总苞 5~6 层；舌状花黄色；舌片线形，顶端有 3~4 个浅裂片；管状花长约 9~10mm，有披针形裂片；冠毛污白色，有极多数具细齿的毛。瘦果四面形或五面形，有棱和细沟，无毛。花期 6~9 月。

注意事项　血虚内热者慎服。

功效主治　健脾和胃，行气止痛，安胎。用于胸胁、脘腹胀痛，呕吐泻痢，胸胁挫伤，岔气作痛，胎动不安。

用法用量　3~9g，多入丸散服。

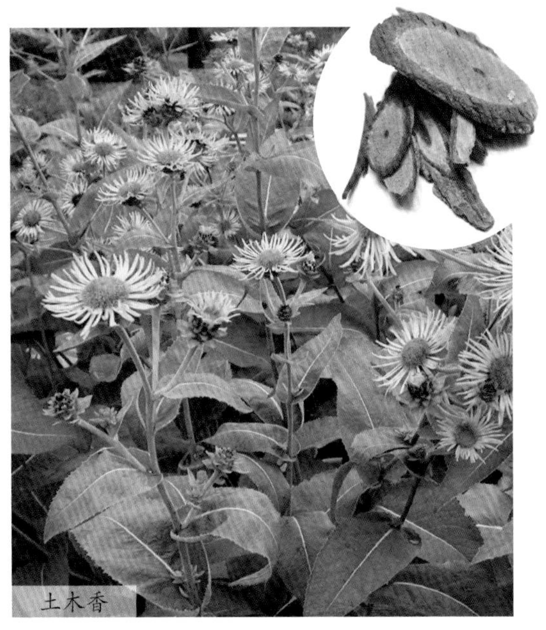
土木香

实用验方　**胃痛：**土木香 3g，神曲、谷芽、麦芽各 15g，枳壳 6g，水煎服。**胃及十二指肠溃疡：**土木香 5g，鸡内金 10g，延胡索 9g，山鸡椒根 15g，水煎服。**腹泻：**土木香 6g，鱼腥草 15g，神曲、谷芽、麦芽各 10g，凤尾草 24g，水煎服。

201. 沉香

别名：蜜香、沉水香。
性味：辛、苦，微温。

来　　源　瑞香科植物白木香 *Aquilaria sinensis* 含有树脂的木材。

形态描述　乔木，高 5~15m。叶革质，圆形、椭圆形至长圆形，有时近倒卵形。花芳香，黄绿色，多朵，组成伞形花序；花瓣 10，鳞片状，着生于花萼筒喉部，密被毛；雄蕊 10，排成 1 轮，花药长圆形；子房卵形，密被灰白色毛，2 室。蒴果果梗短，卵球形，幼时绿色，2 室，每室具有 1 种子。种子褐色，卵球形，疏被柔毛，基部具有附属体，附属体上端宽扁，下端成柄状。花期春夏，果期夏秋。

注意事项　阴亏火旺、气虚下陷者慎服。

功效主治　行气止痛，温中止呕，纳气平喘。用于胸腹胀闷疼痛，胃寒呕吐呃逆，肾虚气逆喘急。

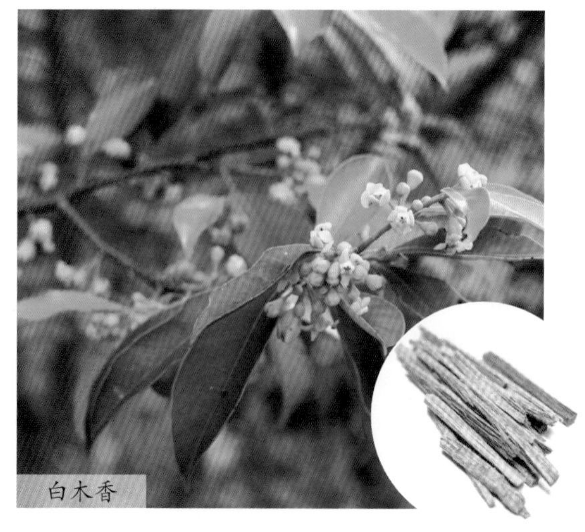
白木香

用法用量　1~5g，后下。

实用验方　**胃及十二指肠溃疡：**沉香、三七各 3g，黄连、川贝母各 5g，白及 15g，共研末为散，装入胶囊中备用，每日 3 次，每次 8 粒（含生药 4.5g），空腹服，3 个月为 1 个疗程。**支气管哮喘：**沉香 1.5g，侧柏叶 3g，共研细末，睡前顿服。

202. 檀香

别名：旃檀、白檀香。
性味：辛，温。

来　　源　檀香科植物檀香 *Santalum album* 树干的干燥心材。

形态描述　常绿小乔木，高约 10m。叶椭圆状卵形，膜质。三歧聚伞式圆锥花序腋生或顶生；苞片 2 枚，微小，位于花序的基部，钻状披针形，早落；总花梗长；有细条纹；花被管钟状，淡绿色；花被 4 裂；雄蕊 4 枚，外伸；花柱深红色，柱头浅裂。外果皮肉质多汁，成熟时深紫红色至紫黑色，顶端稍平坦，内果皮具纵棱 3~4 条。花期 5~6 月，果期 7~9 月。

注意事项　阴虚火盛，有动血致嗽者，勿用之。

功效主治　行气温中，开胃止痛。用于寒凝气滞，胸膈不舒，胸痹心痛，脘腹疼痛，呕吐食少。

用法用量　2~5g。

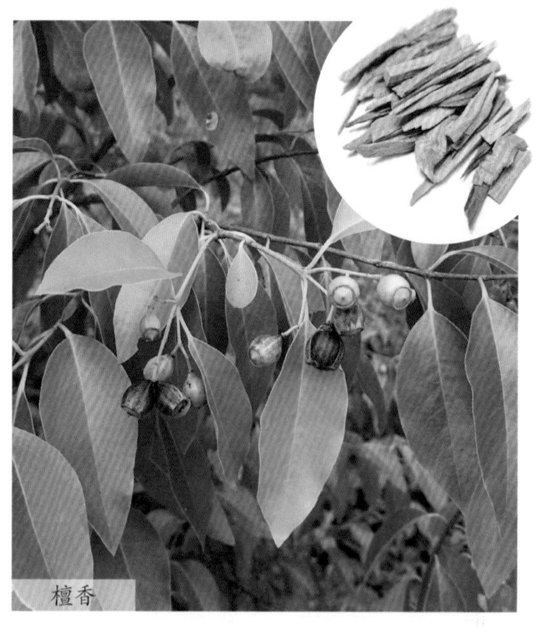
檀香

实用验方　**冠心病：**檀香 3g，砂仁 5g，丹参 30g，水煎服。**胃脘冷痛，呕吐食少：**檀香 3~5g，研为极细末，干姜汤泡服。**高脂血症：**檀香、丹参、砂仁、山楂、何首乌各适量，水煎服，1 个月为 1 个疗程。

203. 川楝子

别名：楝实、苦楝子。
性味：苦，寒；有小毒。

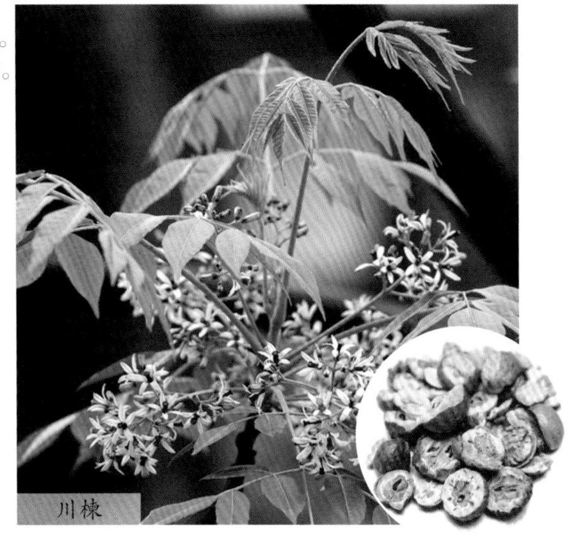

来　　源　楝科植物川楝 *Melia toosendan* 的干燥成熟果实。

形态描述　乔木，高10余米。二回羽状复叶每1羽片有小叶4~5对；具长柄；小叶对生，具短柄或近无柄，膜质，椭圆状披针形。圆锥花序聚生于小枝顶部之叶腋内；花瓣淡紫色，匙形，外面疏被柔毛；雄蕊管圆柱状，花药长椭圆形，略突出于管外；花柱近圆柱状，无毛，柱头不明显的6齿裂，包藏于雄蕊管内。核果大，椭圆状球形，果皮薄，熟后淡黄色；核稍坚硬，6~8室。花期3~4月，果期10~11月。

注意事项　脾胃虚寒者忌服。

功效主治　疏肝泄热，行气止痛，杀虫。用于肝郁化火，胸胁、脘腹胀痛，疝气疼痛，虫积腹痛。

用法用量　5~10g。外用适量，研末调涂。

实用验方　**牙痛**：川楝树皮适量，煎水漱口。**胆石症**：川楝子、玄胡索各30g，研细末，水煎服，每次3g，每日2~3次。**疝气痛**：川楝子、橘核各10g，乌药、小茴香各8g，水煎服。

204. 乌药

别名：旁其、天台乌药。
性味：辛，温。

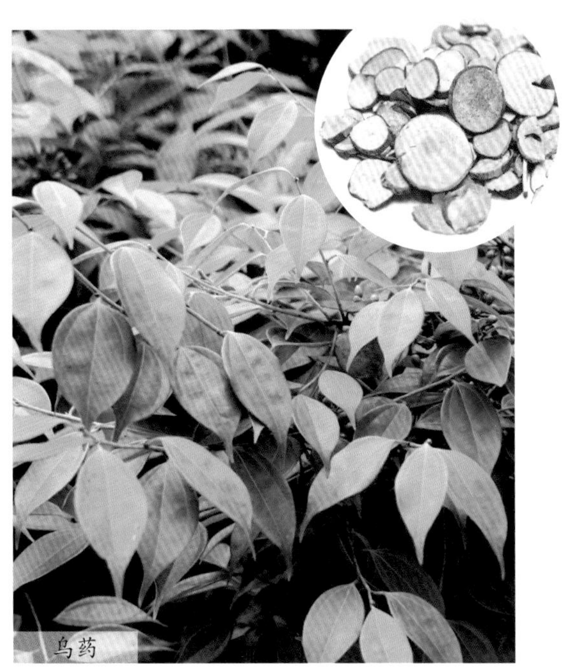

来　　源　樟科植物乌药 *Lindera aggregata* 的干燥块根。

形态描述　常绿灌木或小乔木，高可达5m。叶互生，卵形，椭圆形至近圆形。伞形花序腋生，无总梗，常6~8花序集生于短枝上，每花序有一苞片，一般有花7朵；花被片6，黄色或黄绿色，偶有外乳白内紫红色。雄蕊花丝被疏柔毛，第三轮的有2宽肾形具柄腺体，着生花丝基部，有时第二轮的也有腺体1~2枚；退化雌蕊坛状；子房椭圆形，被褐色短柔毛，柱头头状。果卵形或有时近圆形。花期3~4月，果期5~11月。

注意事项　气虚、内热者忌服。质老、不呈纺锤状的直根，不可供药用。

功效主治　行气止痛，温肾散寒。用于寒凝气滞，胸腹胀痛，气逆喘急，膀胱虚冷，遗尿尿频，疝气疼痛，经寒腹痛。

用法用量　6~10g。

实用验方　**胃痛**：制乌药10~15g，陈皮3~6g，生姜3片，水煎服。**跌打损伤**：乌药根3~6g，擂烂，兑白酒服。

205. 荔枝核

别名：荔仁、枝核。
性味：甘、微苦，温。

来　　源　无患子科植物荔枝*Litchi chinensis*的干燥成熟种子。

形态描述　常绿乔木，高通常不超过10m。小叶2或3对，薄革质或革质，披针形或卵状披针形，有时长椭圆状披针形。花序顶生，阔大，多分枝；花梗纤细，有时粗而短；萼被金黄色短绒毛；雄蕊6~7，有时8，花丝长约4mm；子房密覆小瘤体和硬毛。果卵圆形至近球形，成熟时通常暗红色至鲜红色。种子全部被肉质假种皮包裹。花期春季，果期夏季。

注意事项　无寒湿滞气者勿服。

功效主治　行气散结，祛寒止痛。用于寒疝腹痛，睾丸肿痛。

用法用量　5~10g。

实用验方　**寒疝腹痛：**荔枝核、橘核、瓜蒌仁各15g，小茴香6g，水煎服。**胃寒胀痛：**荔枝核（煅灰）15g，香附、高良姜各30g，共研细末，每次6g，米汤送服。

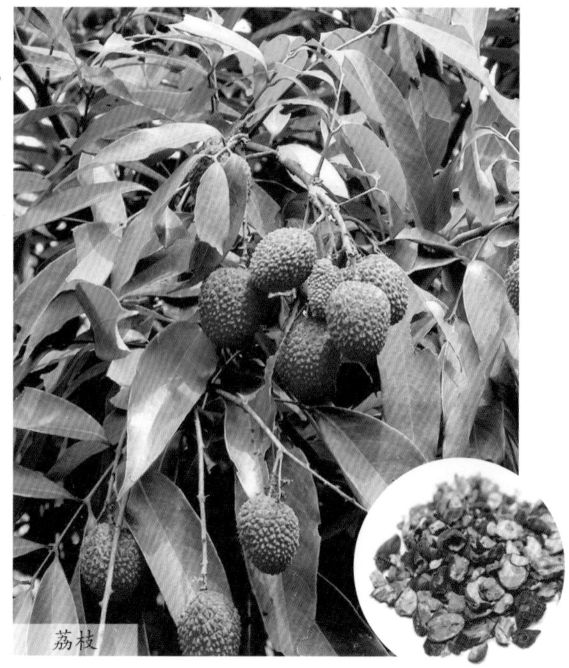
荔枝

206. 香附

别名：雀头香、莎草根。
性味：辛、微苦、微甘，平。

来　　源　莎草科植物香附子*Cyperus rotundus*的干燥根茎。

形态描述　匍匐根状茎长，具椭圆形块茎。叶较多，平张；鞘棕色，常裂成纤维状。叶状苞片2~5枚；长侧枝聚伞花序简单或复出，具2~10个辐射枝；穗状花序具3~10个小穗；小穗斜展开，具8~28朵花；小穗轴具较宽的、白色透明的翅；雄蕊3，花药长，线形，暗血红色，药隔突出于花药顶端；花柱长，柱头3，细长，伸出鳞片外。小坚果长圆状倒卵形，三棱，具细点。花、果期5~11月。

注意事项　气虚无滞、阴虚血热者忌服。

功效主治　疏肝解郁，理气宽中，调经止痛。用于肝郁气滞，胸胁胀痛，疝气疼痛，乳房胀痛，脾胃气滞，脘腹痞闷，胀满疼痛，月经不调，闭经，痛经。

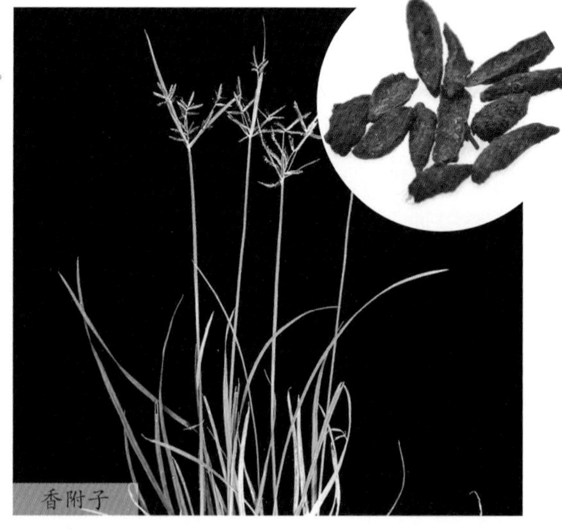
香附子

用法用量　6~10g。

实用验方　**胃痛：**金银花15g，制香附10g，延胡索9g，川木香5g，山鸡椒果实3g，水煎服。**闭经：**鸡血藤18g，制香附、王不留行各10g，路路通、川芎、莪术各9g，水煎服。**痛经：**制香附10g，川楝子、延胡索、乌药各9g，丹参6g，水煎服。

207. 佛手

别名：佛手柑、佛手香橼。
性味：辛、苦、酸，温。

来　　源　芸香科植物佛手 *Citrus medica* var. *sarcodactylis* 的干燥果实。

形态描述　小乔木或灌木。枝有刺，幼枝微带紫红色。单叶互生；柄短，无翅，顶端无关节；叶片矩圆形或倒卵状矩圆形。夏季开花，单生、簇生或为总状花序，花瓣内面白，外面紫色；萼片5裂，花瓣5；雄蕊30个以上；子房上部窄尖。果大，卵形、长圆形或矩圆形，顶端裂瓣如指，故称“佛手”，橙黄色，皮粗糙，果肉淡黄色。种子7~8粒，卵形，先端尖。

注意事项　阴虚有火、无气滞者慎服。

功效主治　疏肝理气，和胃止痛，燥湿化痰。用于肝胃气滞，胸胁胀痛，胃脘痞满，食少呕吐，咳嗽痰多。

用法用量　3~10g。

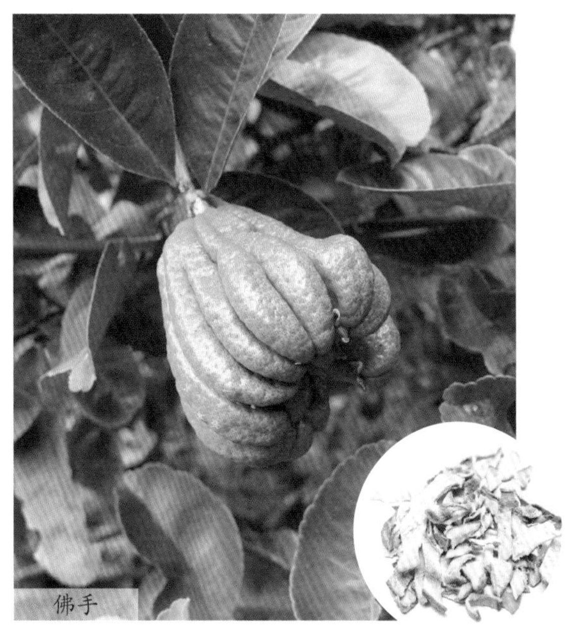
佛手

实用验方　**慢性胃炎胃脘胀痛：**鲜佛手20g，开水冲泡，代茶饮；或佛手、延胡索各6g，水煎服。**食欲不振，脘腹痞满：**佛手、陈皮6g，麦芽、神曲各10g，水煎服。

208. 香橼

别名：枸橼、钩缘干。
性味：辛、苦、酸，温。

来　　源　芸香科植物枸橼 *Citrus medica* 或香圆 *C. wilsonii* 的干燥成熟果实。

形态描述　不规则分枝的灌木或小乔木。单叶，稀兼有单身复叶，叶片椭圆形或卵状椭圆形。总状花序有花达12朵，有时兼有腋生单花；花两性，有单性花趋向，则雌蕊退化；花瓣5片；雄蕊30~50枚；子房圆筒状，花柱粗长，柱头头状。果椭圆形、近圆形或两端狭的纺锤形。种子小，平滑，子叶乳白色，多或单胚。花期4~5月，果期10~11月。

注意事项　虚人慎服。

功效主治　疏肝理气，宽中，化痰。用于肝胃气滞，胸胁胀痛，脘腹痞满，呕吐噫气，痰多咳嗽。

用法用量　3~10g。

实用验方　**胁肋胀痛：**香橼、川楝子、柴胡、香附、川芎各9g，水煎服。**胃脘胀痛：**鲜香橼500g，加食盐60g腌制，用时每次取6g，水煎服或开水泡服；或香橼、枳壳、生姜各9g，黄连1g，水煎服。**咳嗽痰多：**香橼9g，半夏、陈皮各8g，茯苓15g，紫苏子12g，水煎服。

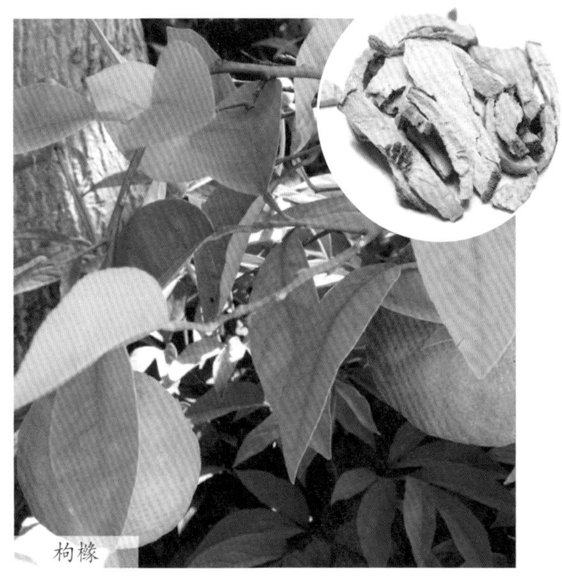
枸橼

209. 化橘红

别名：化皮。
性味：辛、苦，温。

来　　源　芸香科植物化州柚 *Citrus grandis* 'Tomentosa' 或柚 *C. grandis* 的未成熟或近成熟的干燥外层果皮。

形态描述　乔木。嫩枝、叶背、花梗、花萼及子房均被柔毛，嫩叶通常暗紫红色，嫩枝扁且有棱。叶质颇厚，色浓绿，阔卵形或椭圆形。总状花序，有时兼有腋生单花；花蕾淡紫红色，稀乳白色；雄蕊25~35枚，有时部分雄蕊不育；花柱粗长，柱头略较子房大。果圆球形，扁圆形，梨形或阔圆锥状，子叶乳白色，单胚。花期4~5月，果期9~12月。

注意事项　气虚、阴虚及燥咳痰少者不宜服。

功效主治　理气宽中，燥湿化痰。用于咳嗽痰多，食积伤酒，呕恶痞闷。

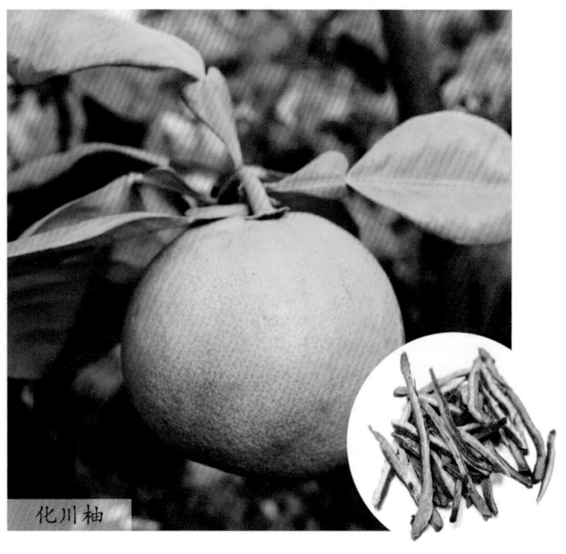
化川柚

用法用量　3~6g。

实用验方　**痰饮咳喘：**化橘红、半夏各8g，茯苓15g，紫苏子10g，甘草3g，水煎服。**食积伤酒：**化橘红、葛花各9g，开水泡服。**支气管炎：**过江龙30g，化橘红15g，杏仁9g，水煎服。

210. 玫瑰花

别名：徘徊花。
性味：甘、微苦，温。

来　　源　蔷薇科植物玫瑰 *Rosa rugosa* 的干燥花蕾。

形态描述　直立灌木，高可达2m。小叶5~9；小叶片椭圆形或椭圆状倒卵形。花单生于叶腋，或数朵簇生，苞片卵形，边缘有腺毛，外被绒毛；花萼片卵状披针形，先端尾状渐尖，常有羽状裂片而扩展成叶状，上面有稀疏柔毛，下面密被柔毛和腺毛；花瓣倒卵形，重瓣至半重瓣，芳香，紫红色至白色；花柱离生，被毛，稍伸出萼筒口外，比雄蕊短很多。果扁球形，砖红色，肉质，平滑，萼片宿存。花期5~6月，果期8~9月。

注意事项　阴虚火旺者慎服。

功效主治　行气解郁，和血，止痛。用于肝胃气痛，食少呕恶，月经不调，跌扑伤痛。

用法用量　3~6g。

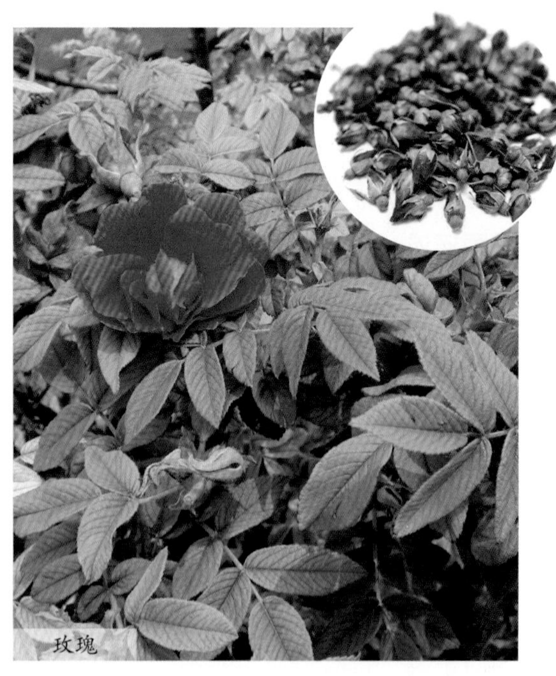
玫瑰

实用验方　**胃痛：**玫瑰花、川楝子、白芍各9g，香附12g，水煎服。**月经不调：**玫瑰花、月季花各9g，益母草、丹参各15g，水煎服。

211. 梅花

别名：白梅花。
性味：微酸，平。

来　　源　蔷薇科植物梅 *Prunus mume* 的干燥花蕾。

形态描述　小乔木，稀灌木，高 4~10m。叶片卵形或椭圆形，边常具小锐锯齿，灰绿色。花单生或有时 2 朵同生于 1 芽内，香味浓，先于叶开放；花萼通常红褐色，但有些品种的花萼为绿色或绿紫色；花瓣倒卵形，白色至粉红色；雄蕊短或稍长于花瓣；子房密被柔毛，花柱短或稍长于雄蕊。果实近球形，黄色或绿白色，味酸；果肉与核粘贴。花期冬春季，果期 5~6 月（在华北果期延至 7~8 月）。

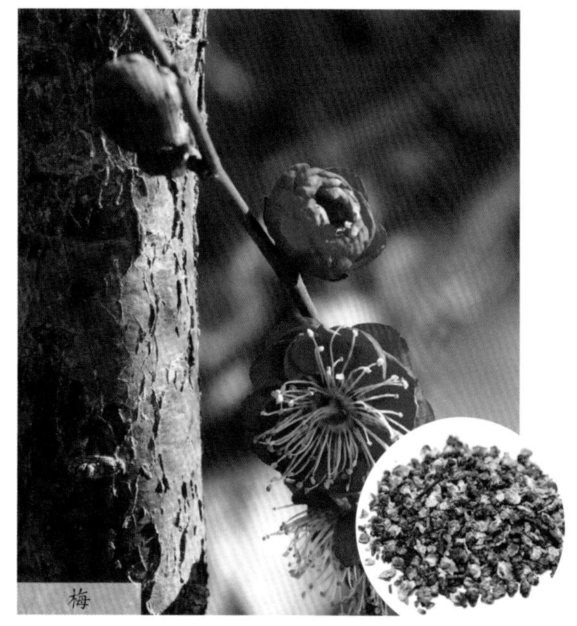
梅

功效主治　疏肝和中，化痰散结。用于肝胃气痛，郁闷心烦，梅核气，瘰疬疮毒。

用法用量　3~5g。

实用验方　**暑热烦渴：**梅花、白菊花各 10g，玫瑰花 15g，开水冲泡频服。**胃脘胀痛：**梅花 10g，绿茶 4g，以沸水冲泡，代茶频饮，续开水再饮，每日 1 剂。**高血压：**梅花 3g，草决明 10g，开水泡饮。

212. 娑罗子

别名：莎婆子。
性味：甘，温。

来　　源　七叶树科植物七叶树 *Aesculus chinensis*、浙江七叶树 *A. chinensis* var. *chekiangensis* 或天师栗 *A. wilsonii* 的干燥成熟种子。

形态描述　落叶乔木，高达 25m。掌状复叶，由 5~7 小叶组成，小叶纸质，长圆披针形至长圆倒披针形。花序圆筒形，小花序常由 5~10 朵花组成；花杂性，雄花与两性花同株；花瓣 4，白色，长圆倒卵形至长圆倒披针形；雄蕊 6，花药长圆形，淡黄色；子房在雄花中不发育，在两性花中发育良好，卵圆形，花柱无毛。果实球形或倒卵圆形。种脐白色，约占种子体积的 1/2。花期 4~5 月，果期 10 月。

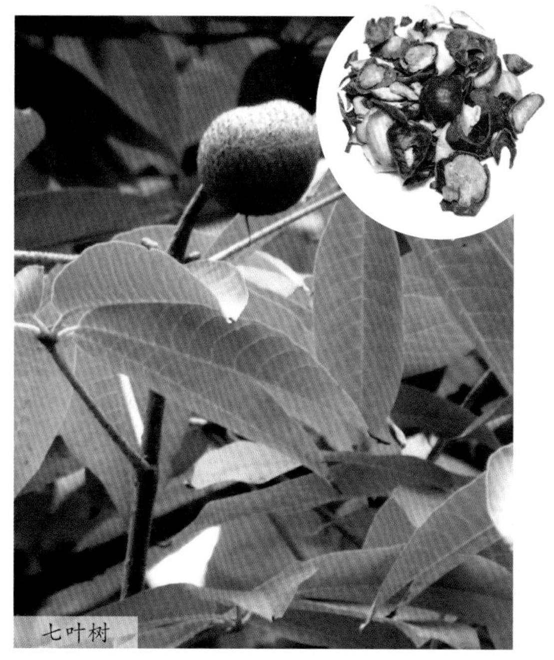
七叶树

注意事项　气阴虚患者慎服。

功效主治　疏肝理气，和胃止痛。用于肝胃气滞，胸腹胀闷，胃脘疼痛。

用法用量　3~9g。

实用验方　**胃痛：**娑罗子 1 枚，去壳，捣碎煎服。**乳腺增生：**娑罗子 9g，水煎代茶饮。

213. 薤白

别名：薤根、藠头。
性味：辛、苦，温。

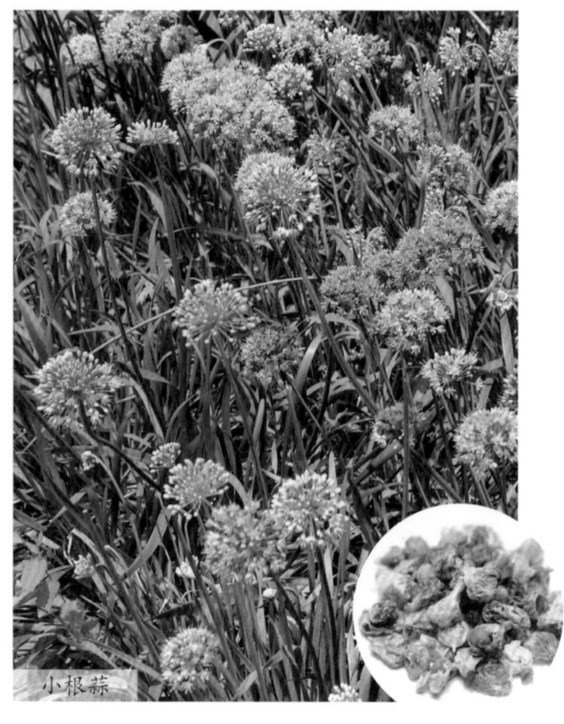
小根蒜

来　　源　百合科植物小根蒜 *Allium macrostemon* 或薤 *A. chinense* 的干燥鳞茎。

形态描述　鳞茎数枚聚生。叶 2~5 枚，具 3~5 棱的圆柱状，中空。花葶侧生；伞形花序近半球状，较松散；小花梗近等长，比花被片长 1~4 倍，基部具小苞片；花淡紫色至暗紫色；花被片宽椭圆形至近圆形，顶端钝圆，内轮的稍长；花丝等长；子房倒卵球状，腹缝线基部具有帘的凹陷蜜穴；花柱伸出花被外。花、果期 10~11 月。

注意事项　气虚者慎服。

功效主治　通阳散结，行气导滞。用于胸痹心痛，脘腹痞满胀痛，泻痢后重。

用法用量　10~15g。

实用验方　**消化不良：**薤白适量，炒作菜吃。**冠心病心绞痛：**瓜蒌、薤白、丹参各 12g，川芎、赤芍各 10g，水煎服。

214. 天仙藤

别名：都淋藤。
性味：苦，温。

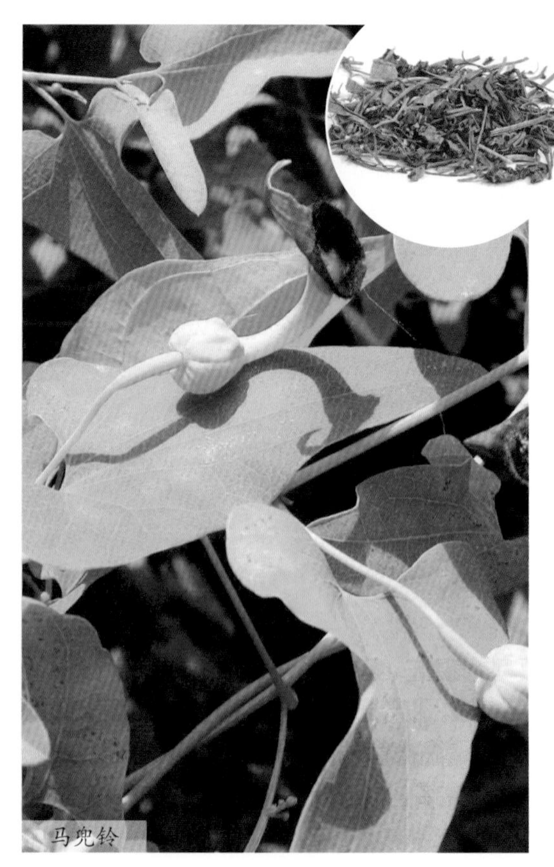
马兜铃

来　　源　马兜铃科植物马兜铃 *Aristolochia debilis* 或北马兜铃 *A. contorta* 的干燥地上部分。

形态描述　草质藤本。茎柔弱，无毛，暗紫色或绿色，有腐肉味。叶纸质，卵状三角形，长圆状卵形或戟形。花单生或 2 朵聚生于叶腋，管口扩大呈漏斗状，黄绿色，口部有紫斑，外面无毛，内面有腺体状毛；檐部一侧极短，另一侧渐延伸成舌片。蒴果近球形，顶端圆形而微凹。种子扁平，钝三角形。花期 7~8 月，果期 9~10 月。

注意事项　诸病属虚损者勿用。

功效主治　行气活血，通络止痛。用于脘腹刺痛，风湿痹痛。

用法用量　3~6g。

实用验方　**胸闷：**天仙藤藤叶 60g，酒炖服。**乳腺炎：**鲜天仙藤适量，揉软外敷，每日换药 1 次。

215. 预知子

别名：盍合子。
性味：苦，寒。

来　　源　木通科植物木通 *Akebia quinata*、三叶木通 *A. trifoliata* 或白木通 *A. trifoliata* var. *austalis* 的干燥近成熟果实。

形态描述　落叶木质藤本。掌状复叶互生或在短枝上的簇生，通常有小叶 5 片；小叶纸质，倒卵形或倒卵状椭圆形。伞房花序式的总状花序腋生；雄花萼片通常 3 有时 4 片或 5 片，淡紫色；雌花萼片暗紫色，偶有绿色或白色，阔椭圆形至近圆形；心皮 3~6（9）枚，离生。果孪生或单生，长圆形或椭圆形，成熟时紫色，腹缝开裂。种子多数，卵状长圆形，略扁平。花期 4~5 月，果期 6~8 月。

注意事项　脾虚泄泻者勿服。

功效主治　疏肝理气，活血止痛，散结，利尿。用于脘胁胀痛，痛经，闭经，痰核痞块，小便不利。

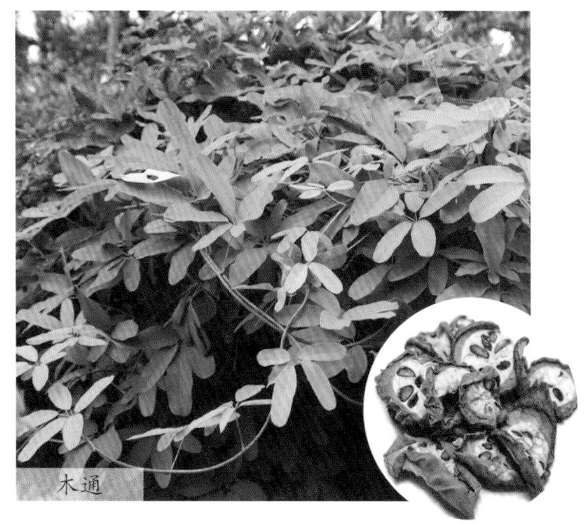
木通

用法用量　3~9g。

实用验方　**肝癌所致的肝痛：**预知子、石燕、马鞭草各 30g，每日 1 剂，水煎服。**闭经：**预知子 15g，益母草 18g，水煎服。**小便不利：**预知子、薏苡仁、冬瓜皮各 15g，水煎服。

216. 大腹皮

别名：槟榔皮。
性味：辛，微温。

来　　源　棕榈科植物槟榔 *Areca catechu* 的干燥果皮。

形态描述　茎直立，乔木状，高 10 多米，最高可达 30m。叶簇生于茎顶，羽片多数，两面无毛，狭长披针形。雌雄同株，花序多分枝，花序轴粗壮压扁，分枝曲折；雌花单生于分枝的基部；雄花小，通常单生，花瓣长圆形，雄蕊 6 枚，花丝短，退化雌蕊 3 枚，线形；雌花较大。果实长圆形或卵球形，橙黄色，中果皮厚，纤维质。种子卵形，基部截平，胚乳嚼烂状，胚基生。花、果期 3~4 月。

注意事项　气虚体弱者慎服。

功效主治　行气宽中，行水消肿。用于湿阻气滞，脘腹胀闷，大便不爽，水肿胀满，脚气浮肿，小便不利。

用法用量　5~10g。

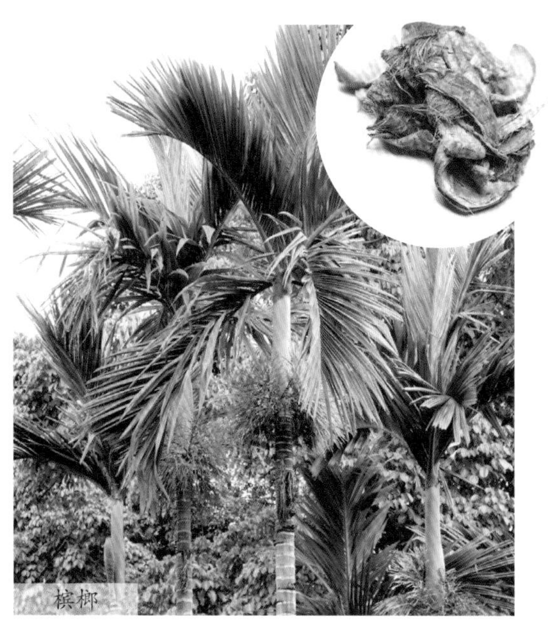
槟榔

实用验方　**食积腹胀：**大腹皮、莱菔子各 10g，麦芽、谷芽各 15g，水煎服。**全身浮肿：**大腹皮 12g，陈皮、姜皮各 4.5g，茯苓皮 15g，桑白皮 10g，水煎服。**下肢水肿：**大腹皮 10g，茯苓皮 15g，木通 6g，水煎服。

217. 甘松

别名：香松。
性味：辛、甘，温。

来　　源　败酱科植物甘松 *Nardostachys jatamansi* 的干燥根及根茎。

形态描述　多年生草本，高 5~50cm。叶丛生，长匙形或线状倒披针形。花序为聚伞性头状，顶生，花后主轴及侧轴常不明显伸长；花序基部有 4~6 片披针形总苞；花冠紫红色、钟形，基部略偏突，裂片 5；雄蕊 4，与花冠裂片近等长，花丝具毛；子房下位，花柱与雄蕊近等长，柱头头状。瘦果倒卵形，被毛；宿萼不等 5 裂，裂片三角形至卵形，顶端渐尖，稀为突尖，具明显的网脉，被毛。花期 6~8 月。

注意事项　气虚血热者忌服。

功效主治　理气止痛，开郁醒脾；外用祛湿消肿。用于脘腹胀满，食欲不振，呕吐；外用治牙痛，脚气肿毒。

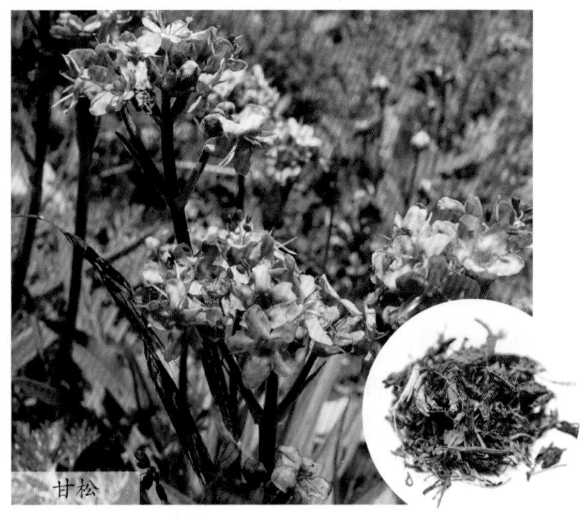
甘松

用法用量　3~6g。外用适量，泡汤漱口，或煎汤洗脚，或研末敷患处。

实用验方　**胃痛：**甘松 6g，木香 3g，川楝子 9g，神曲、谷芽、麦芽各 15g，水煎服。**足癣：**甘松、鬼针草、艾叶、一枝黄花各 30g，水煎液浸患处。**跌打肿痛：**甘松适量研粉，酒、水各半调敷患处。

218. 柿蒂

别名：柿钱、柿丁。
性味：苦、涩，平。

来　　源　柿树科植物柿 *Diospyros kaki* 的干燥宿萼。

形态描述　落叶大乔木，通常高 10~14m。叶纸质，卵状椭圆形至倒卵形或近圆形，通常较大。花雌雄异株，但间或有雄株中有少数雌花，雌株中有少数雄花的，花序腋生，为聚伞花序；雄花序小；雌花单生叶腋；花冠淡黄白色或黄白色而带紫红色；退化雄蕊 8 枚，着生在花冠管的基部；子房近扁球形；花柱 4 深裂，柱头 2 浅裂。果形种种，老熟时变黄色，橙黄色。种子褐色，椭圆状。花期 5~6 月，果期 9~10 月。

功效主治　降逆止呃。用于呃逆，噫气，反胃。

用法用量　5~10g。

实用验方　**噎膈反胃，食入即吐或纳食不利：**柿蒂、半夏各 8g，梅花、陈皮各 6g，

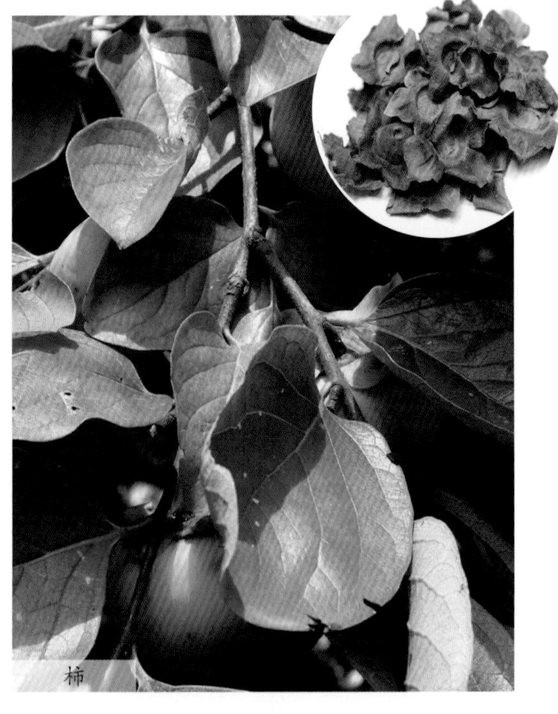
柿

水煎少量频服。**膈肌痉挛：**清半夏、神曲、谷芽、麦芽各 10g，柿蒂 9g，沉香 3g，水煎服。**腹泻：**柿蒂 15g，冰糖少许，水炖服。

219. 山柰

别名：三柰子、三赖、山辣。
性味：辛，温。

来　　源　姜科植物山柰 *Kaempferia galanga* 的干燥根茎。

形态描述　根茎块状，单生或数枚连接，淡绿色或绿白色，芳香。叶通常 2 片贴近地面生长，近圆形，干时于叶面可见红色小点，几无柄。花 4~12 朵顶生，半藏于叶鞘中；苞片披针形；花白色，有香味，易凋谢；花萼约与苞片等长；侧生退化雄蕊倒卵状楔形；唇瓣白色，基部具紫斑，深 2 裂至中部以下；雄蕊无花丝，药隔附属体正方形，2 裂。果为蒴果。花期 8~9 月。

注意事项　阴虚血亏及胃有郁火者禁服。

功效主治　行气温中，消食，止痛。用于胸膈胀满，脘腹冷痛，饮食不消。

用法用量　6~9g。

实用验方　牙痛：山柰（面裹煨熟）6g，麝香 1.5g，研为细末，每次 1g，口含温水，搽于牙痛处，漱口吐去。**脘腹冷痛，呕吐泄泻**：山柰、佩兰、砂仁、白豆蔻各 9g，水煎服。

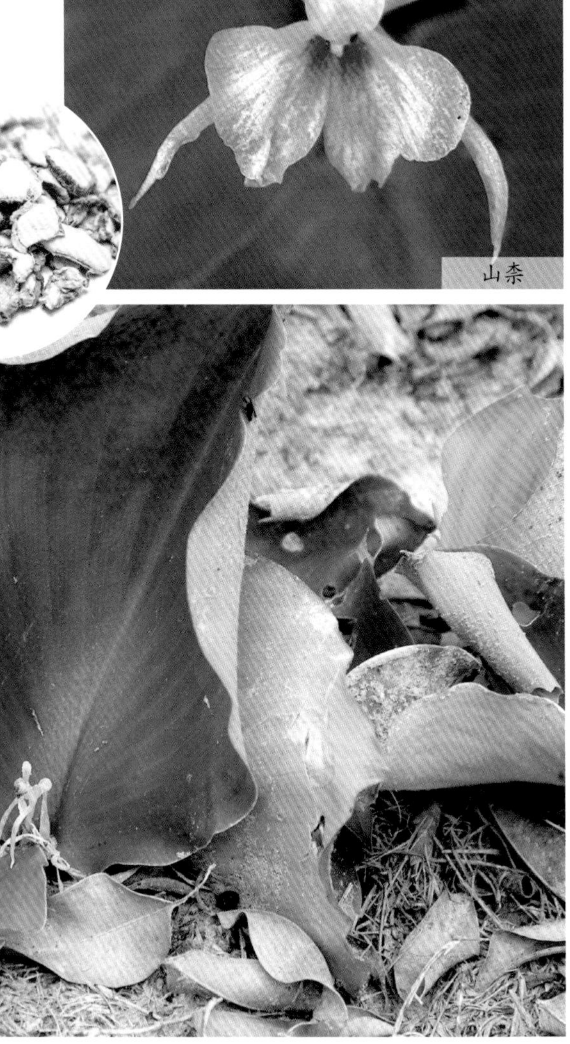

山柰

山柰

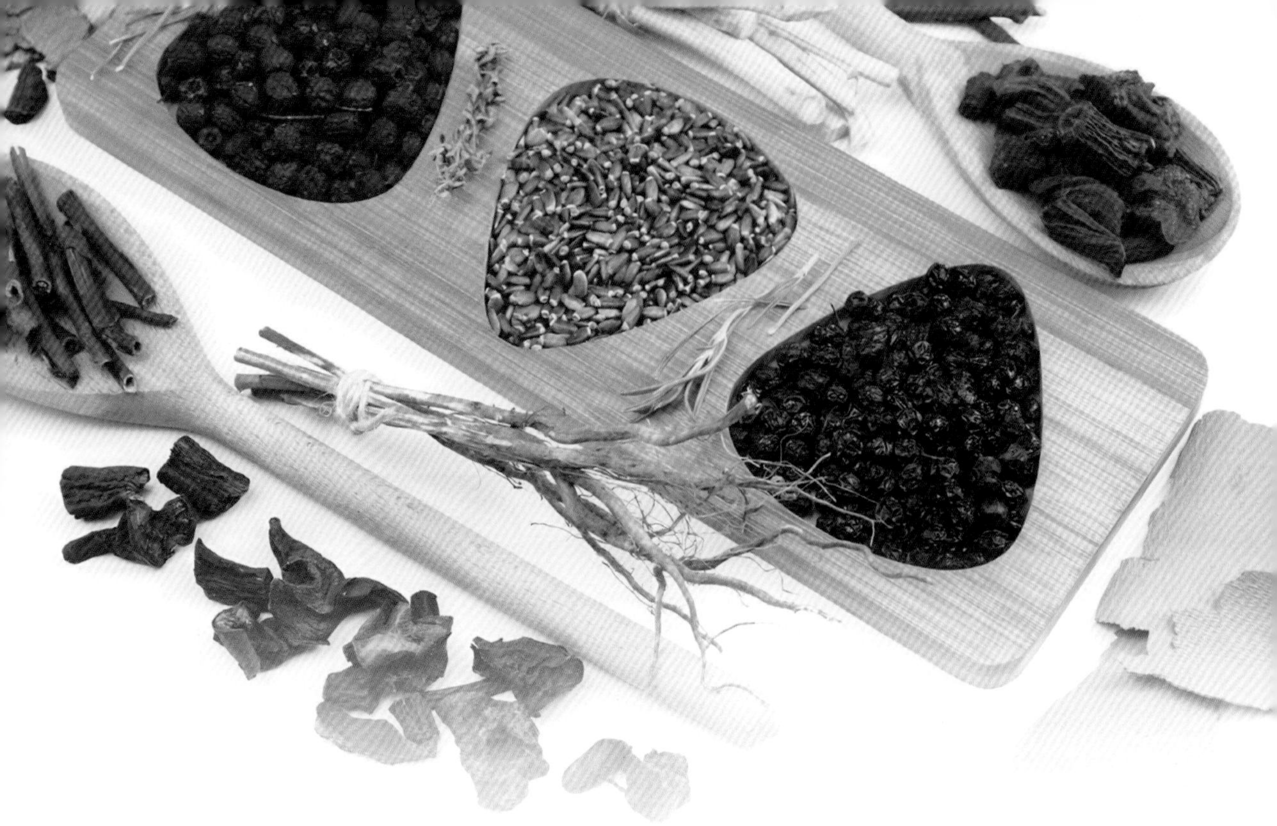

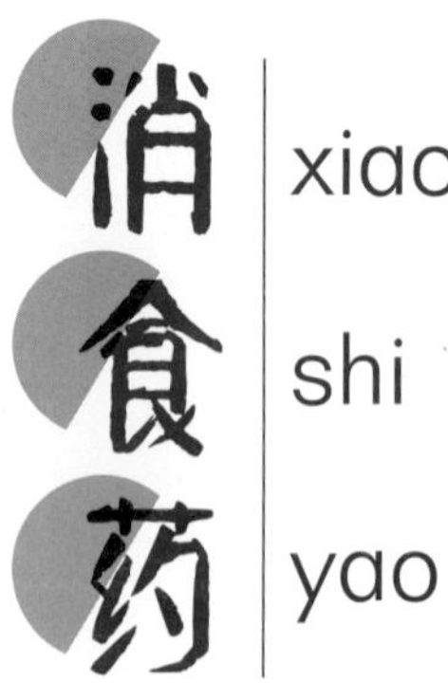
消食药
xiao shi yao

220. 山楂

别名：梁梅、杭子、鼠查。
性味：酸、甘，微温。

来　　源　蔷薇科植物山楂*Crataegus pinnatifida*或山里红 *C. pinnatifida* var. *major* 的干燥成熟果实。

形态描述　落叶乔木，高达 6m。叶片宽卵形或三角状卵形，稀菱状卵形。伞房花序具多花，总花梗和花梗均被柔毛，花后脱落，减少；苞片膜质，线状披针形；花瓣倒卵形或近圆形，白色；雄蕊 20，短于花瓣，花药粉红色；花柱 3~5，基部被柔毛，柱头头状。果实近球形或梨形。花期 5~6 月，果期 9~10 月。

注意事项　脾胃虚弱者慎服。

功效主治　消食健胃，行气散瘀，化浊降脂。用于肉食积滞，胃脘胀满，泻痢腹痛，血瘀经闭，产后瘀阻，心腹刺痛，胸痹心痛，疝气疼痛，高脂血症。

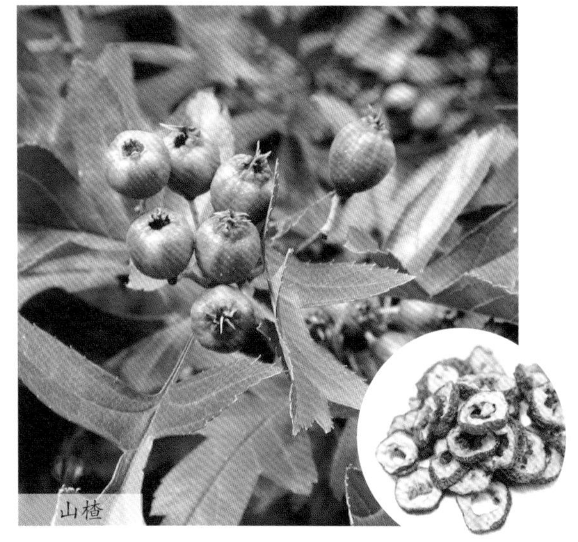
山楂

用法用量　9~12g。

实用验方　**肉食积滞，嗳腐，便溏：**炒山楂、炒麦芽各 12g，陈皮 6g，水煎服。**高脂血症：**山楂、玉米须各 12g，水煎代茶饮。**食积腹胀：**莪术、莱菔子、山楂各 15g，水煎服。

221. 麦芽

别名：大麦蘖、麦蘖、大麦毛。
性味：甘，平。

来　　源　禾本科植物大麦 *Hordeum vulgare* 的成熟果实经发芽干燥的炮制加工品。

形态描述　一年生。秆粗壮，光滑无毛，直立，高 50~100cm。叶鞘松弛抱茎，多无毛或基部具柔毛；两侧有两披针形叶耳；叶舌膜质，长 1~2mm；叶片长 9~20cm，宽 6~20mm，扁平。穗状花序长 3~8cm（芒除外），径约 1.5cm，小穗稠密，每节着生三枚发育的小穗；小穗均无柄，长 1~1.5cm（芒除外）；颖线状披针形，外被短柔毛，先端常延伸为 8~14mm 的芒；外稃具 5 脉，先端延伸成芒，芒长 8~15cm，边棱具细刺；内稃与外稃几等长。颖果熟时粘着于稃内，不脱出。

注意事项　妇女哺乳期禁服，孕妇、无积滞者慎服。

功效主治　行气消食，健脾开胃，回乳消胀。用于食积不消，脘腹胀痛，脾虚食少，乳汁郁积，乳房胀痛，妇女断乳，肝郁胁痛，肝胃气痛。

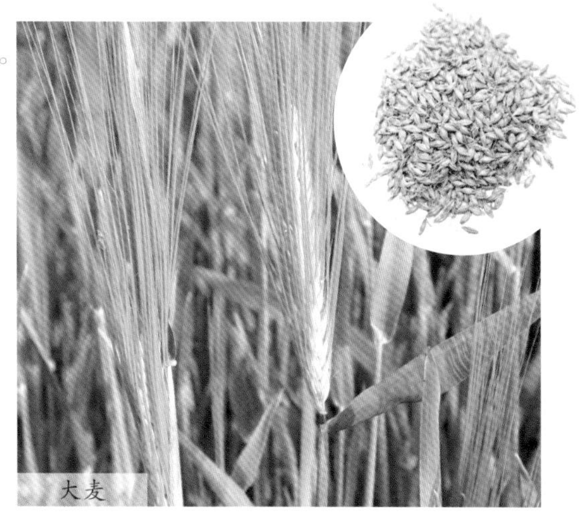
大麦

用法用量　10~15g；回乳炒用 60g。

实用验方　**腹胀：**鲜鱼腥草根、鲜麦芽各适量，捣烂，绞汁，加入少许蜂蜜，冷开水兑服。**胃炎呕吐：**竹茹、神曲、煮半夏各 10g，陈皮 6g，谷芽、麦芽各 15g，水煎服。

222. 稻芽

性味：甘，温。

来　　源　禾本科植物稻 *Oryza sativa* 的成熟果实经发芽干燥的炮制加工品。

形态描述　一年生水生草本。秆直立，高0.5~1.5m，随品种而异。叶片线状披针形。圆锥花序大型疏展，分枝多，棱粗糙，成熟期向下弯垂；小穗含1成熟花，两侧甚压扁，长圆状卵形至椭圆形；两侧孕性花外稃质厚，具5脉，中脉成脊，表面有方格状小乳状突起，厚纸质，遍布细毛端毛较密，有芒或无芒；内稃与外稃同质，具3脉，先端尖而无喙；胚比较小，约为颖果长的1/4。

功效主治　消食和中，健脾开胃。用于食积不消，腹胀口臭，脾胃虚弱，不饥食少。

用法用量　9~15g。

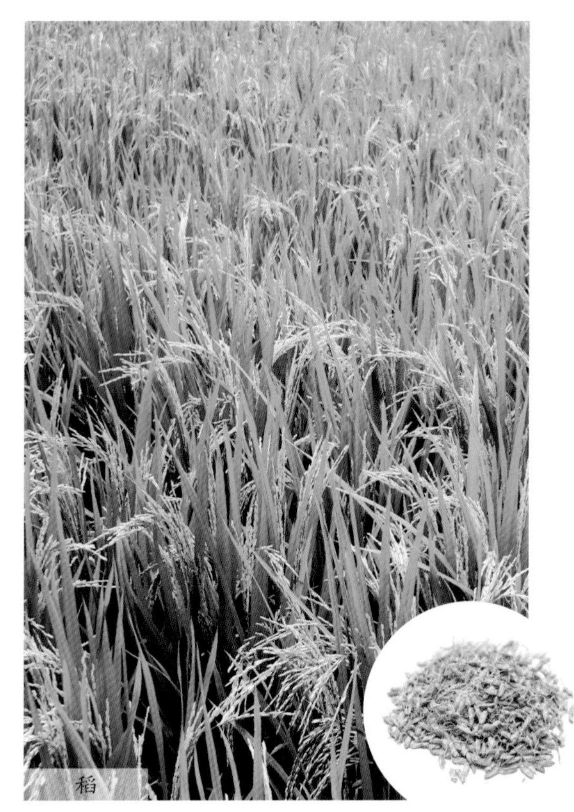

稻

223. 谷芽

别名：蘖米、谷蘖、稻蘖。
性味：甘，温。

来　　源　禾本科植物粟 *Setaria italic* 的成熟果实经发芽干燥的炮制加工品。

形态描述　植物体细弱矮小，高20~70cm。圆锥花序呈圆柱形，紧密，长6~12cm，宽5~10mm；小穗卵形或卵状披针形，长2~2.5mm，黄色，刚毛长约小穗的1~3倍，小枝不延伸。

注意事项　胃下垂者忌用。

功效主治　消食和中，健脾开胃。用于食积不消，腹胀口臭，脾胃虚弱，不饥食少。

用法用量　9~15g。

实用验方　食积腹胀：大腹皮、莱菔子各10g，麦芽、谷芽各15g，水煎服。**消化不良**：南山楂20~30粒，谷芽、麦芽、陈皮各9g，鸡内金6g，水煎服。**慢性胃炎**：沙参15g，石斛、谷芽各25g，白蜜30g，每日1剂，水煎，分3次服。

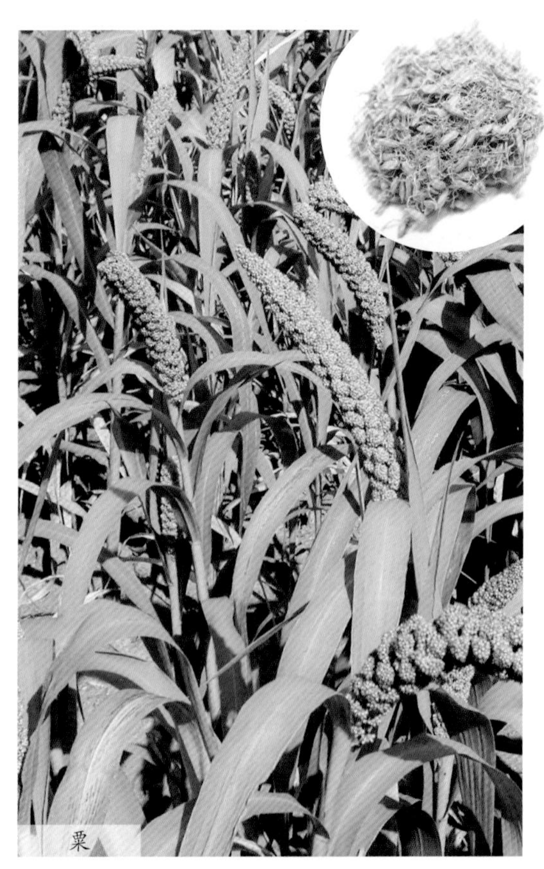

粟

224. 莱菔子

别名：萝卜子。
性味：辛、甘，平。

来　　源　十字花科植物萝卜 *Raphanus sativus* 的干燥成熟种子。

形态描述　一年生或二年生草本，高 20~100cm。基生叶和下部茎生叶大头羽状半裂。总状花序顶生及腋生；花白色或粉红色；萼片长圆形；花瓣倒卵形，具紫纹。长角果圆柱形，在相当种子间处缢缩，并形成海绵质横隔；顶端具喙。种子 1~6 个，卵形，微扁，红棕色，有细网纹。花期 4~5 月，果期 5~6 月。

注意事项　气虚者慎服。

功效主治　消食除胀，降气化痰。用于饮食停滞，脘腹胀痛，大便秘结，积滞泻痢，痰壅喘咳。

用法用量　5~12g。

实用验方　**食积腹胀：**炒莱菔子、炒麦芽、厚朴各 9g，水煎服。**便秘：**生莱菔子（捣汁）9g，皂荚末 6g，开水冲服。

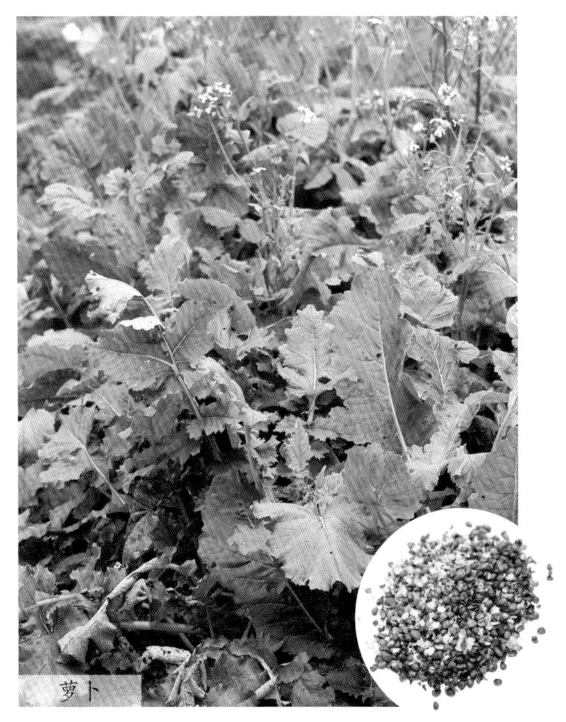

萝卜

225. 阿魏

别名：熏渠、魏去疾。
性味：苦、辛，温。

来　　源　伞形科植物新疆阿魏 *Ferula sinkiangensis* 或阜康阿魏 *F. fukanensis* 的树脂。

形态描述　多年生一次结果的草本，高 0.5~1.5m，全株有强烈的葱蒜样臭味。叶片轮廓为三角状卵形，三出式三回羽状全裂，末回裂片广椭圆形。复伞形花序生于茎枝顶端；伞辐 5~25，近等长，被柔毛，中央花序近无梗，侧生花序 1~4，在枝上对生或轮生；花瓣黄色，椭圆形，花柱延长，柱头头状。分生果椭圆形，背腹扁压，有疏毛，果棱突起；每棱槽内有油管 3~4，大小不一。花期 4~5 月，果期 5~6 月。

注意事项　脾胃虚弱者及孕妇忌服。

功效主治　消积，化癥，散痞，杀虫。用于肉食积滞，瘀血癥瘕，腹中痞块，虫积腹痛。

用法用量　1~1.5g，多入丸散，或外用膏药。

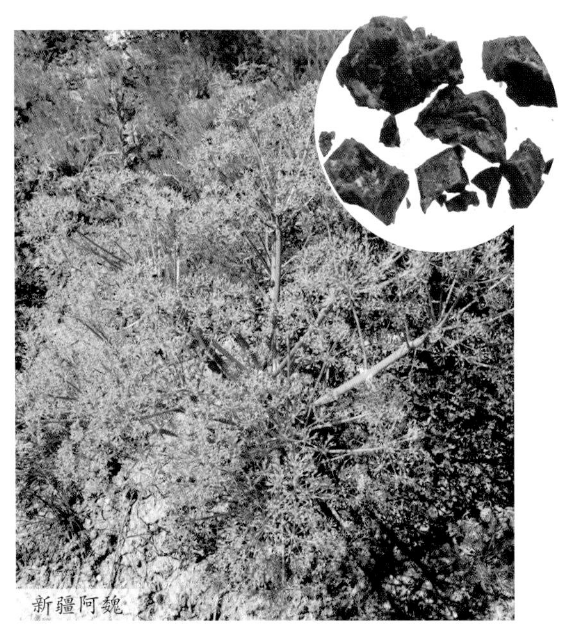

新疆阿魏

实用验方　**疟疾：**阿魏、苍术、白芍各适量，先研细末，调开水敷肚脐上。**腹痛：**阿魏、山鸡椒果实各适量，同研成粉，调茶水敷于肚脐上。**扭伤：**阿魏适量，调三黄粉（大黄粉、黄柏粉、黄芩粉）敷患处。

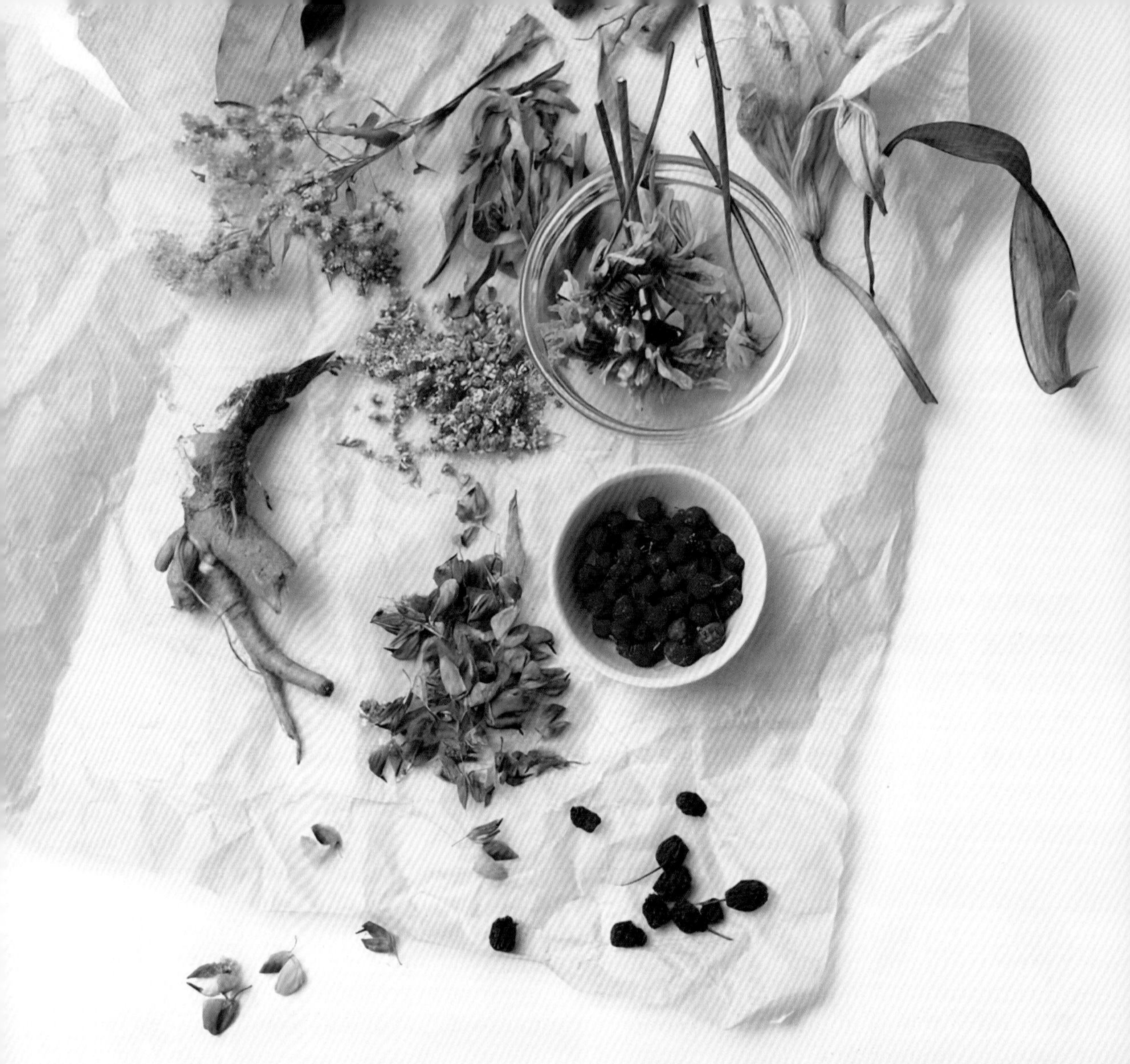

驱虫药

qu chong yao

226. 使君子

别名：留求子、史君子。
性味：甘，温。

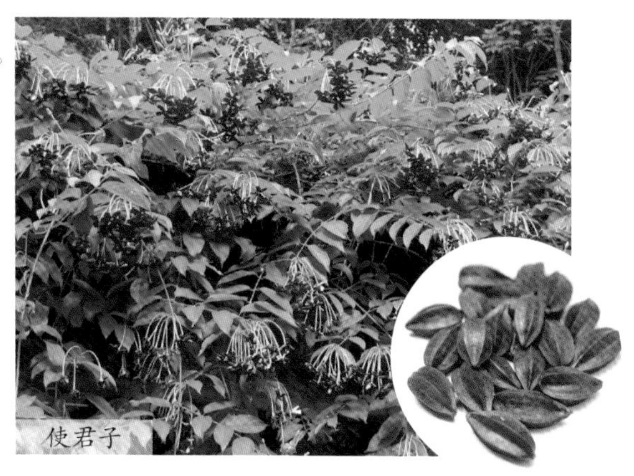
使君子

来　　源　使君子科植物使君子 *Quisqualis indica* 的干燥成熟果实。

形态描述　攀缘状灌木，高 2~8m。叶对生或近对生，叶片膜质，卵形或椭圆形。顶生穗状花序，组成伞房花序式；花瓣 5，先端钝圆，初为白色，后转淡红色；雄蕊 10，不突出冠外，外轮着生于花冠基部，内轮着生于萼管中部；子房下位，胚珠 3 颗。果卵形，具明显的锐棱角 5 条。种子 1 颗，圆柱状纺锤形。花期初夏，果期秋末。

注意事项　服量过大或与热茶同服，可引起呃逆、眩晕、呕吐等反应。

功效主治　杀虫消积。用于蛔虫病，蛲虫病，虫积腹痛，小儿疳积。

用法用量　使君子 9~12g，捣碎入煎剂；使君子仁 6~9g，多入丸散或单用，作 1~2 次分服。小儿每岁 1~1.5 粒，炒香嚼服，1 日总量不超过 20 粒。

实用验方　**蛔虫病：**使君子 15g，炒香嚼服，或研末服；或使君子、苦楝皮各 10g，水煎服；或雷丸、使君子各 10g，苦楝皮 9g，水煎早晚分服；或雷丸 10g，使君子、槟榔各 9g，乌梅 3 枚，水煎服。**滴虫性阴道炎：**使君子、百部各 10g，水煎服；或使君子 10g，炒香研粉服。

227. 苦楝皮

别名：楝皮，双白皮。
性味：苦，寒；有毒。

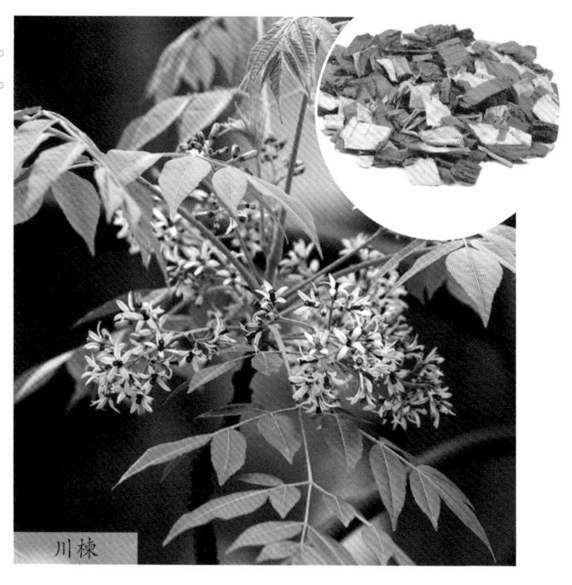
川楝

来　　源　楝科植物川楝 *Melia toosendan* 或楝 *M. azedarach* 的干燥树皮和根皮。

形态描述　乔木，高 10 余米。二回羽状复叶每 1 羽片有小叶 4~5 对；具长柄；小叶对生，具短柄或近无柄，膜质，椭圆状披针形。圆锥花序聚生于小枝顶部之叶腋内；花瓣淡紫色，匙形，外面疏被柔毛；雄蕊管圆柱状，花药长椭圆形，略突出于管外；花柱近圆柱状，无毛，柱头不明显的 6 齿裂，包藏于雄蕊管内。核果大，椭圆状球形，果皮薄，熟后淡黄色；核稍坚硬，6~8 室。花期 3~4 月，果期 10~11 月。

注意事项　体弱及脾胃虚寒者忌服。

功效主治　杀虫，疗癣。用于蛔虫病，蛲虫病，虫积腹痛；外治疥癣瘙痒。

用法用量　3~6g。外用适量，研末，用猪脂调敷患处。

实用验方　**股癣：**苦楝皮、羊蹄根各适量，浸入 75% 酒精溶液 2 周，取药液涂患处。**头癣：**苦楝皮、羊蹄根、乌桕木根皮各适量，共研细粉，调茶油涂患处。**痔疮出血：**苦楝皮、一点红、野菊花、木芙蓉叶各适量，水煎熏洗患处。

228. 槟榔

别名：仁频、宾门。
性味：苦、辛，温。

来　　源　棕榈科植物槟榔 *Areca catechu* 的干燥成熟种子。

形态描述　茎直立，乔木状，高 10 多米，最高可达 30m。叶簇生于茎顶，羽片多数，两面无毛，上部的羽片合生，顶端有不规则齿裂。雌雄同株，花序多分枝，花序轴粗壮压扁；雄花小，无梗，通常单生，很少成对着生，萼片卵形，花瓣长圆形，蕊 6 枚，花丝短，退化雌蕊 3 枚，线形；雌花较大，萼片卵形，花瓣近圆形，退化雄蕊 6 枚，合生；子房长圆形。果实长圆形或卵球形，橙黄色。花、果期 3~4 月。

注意事项　气虚下陷者慎服。

功效主治　杀虫，消积，行气，利水，截疟。用于绦虫病，蛔虫病，姜片虫病，虫积腹痛，积滞泻痢，里急后重，水肿脚气，疟疾。

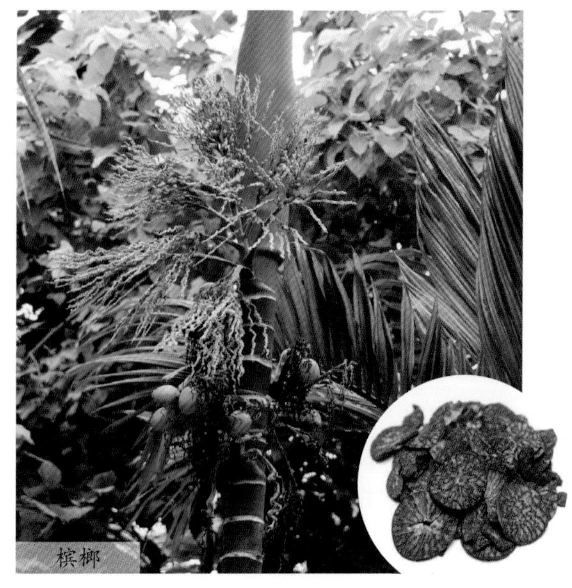
槟榔

用法用量　3~10g；驱绦虫、姜片虫 30~60g。

实用验方　**食积腹胀：**槟榔 1~2 粒，嚼食。**胆道蛔虫病：**雷丸 10g，使君子、槟榔各 9g，乌梅 3 枚，水煎服。

229. 鹤虱

别名：鹄虱、鬼虱、北鹤虱。
性味：苦、辛，平；有小毒。

来　　源　菊科植物天名精 *Carpesium abrotanoides* 的干燥成熟果实。

形态描述　多年生粗壮草本，高 60~100cm。基生叶于开花前凋萎，茎下部叶广椭圆形或长椭圆形，茎叶较密，长椭圆形或椭圆状披针形。头状花序多数，生茎端及沿茎、枝生于叶腋，近无梗，成穗状花序式排列；总苞钟球形，基部宽，上端稍收缩，成熟时开展成扁球形；苞片 3 层，外层较短，卵圆形，先端钝或短渐尖；雌花狭筒状，两性花筒状，向上渐宽，冠檐 5 齿裂。瘦果长约 3.5mm。

注意事项　孕妇慎服。

功效主治　杀虫消积。用于蛔虫病，蛲虫病，绦虫病，虫积腹痛，小儿疳积。

用法用量　3~9g。

实用验方　**龋齿疼痛：**鹤虱 1 枚，塞齿中，又以鹤虱煎醋漱口。

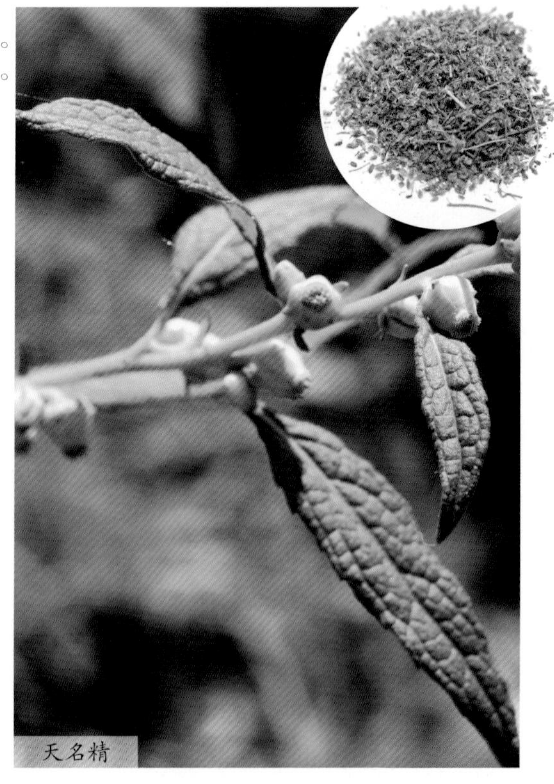
天名精

230. 榧子

别名：彼子、榧实、罴子。
性味：甘，平。

来　　源　红豆杉科植物榧 *Torreya grandis* 的干燥成熟种子。

形态描述　乔木，高达 25m，胸径 55cm。叶条形，列成两列，通常直。雄球花圆柱状，基部的苞片有明显的背脊，雄蕊多数，各有 4 个花药，药隔先端宽圆有缺齿。种子椭圆形、卵圆形、倒卵圆形或长椭圆形，熟时假种皮淡紫褐色，有白粉，顶端微凸，基部具宿存的苞片，胚乳微皱；初生叶三角状鳞形。花期 4 月，种子次年 10 月成熟。

注意事项　脾虚泄泻及肠滑大便不实者慎服。

功效主治　杀虫消积，润肺止咳，润燥通便。用于钩虫病，蛔虫病，绦虫病，虫积腹痛，小儿疳积，肺燥咳嗽，大便秘结。

用法用量　9~15g。

实用验方　**十二指肠钩虫病：**榧子（切碎）、使君子仁（切细）、大蒜瓣（切细）各 30g，水煎去滓，每日 3 次，食前空腹服。**干咳少痰或无痰：**榧子、川贝母各 10g，研末服。

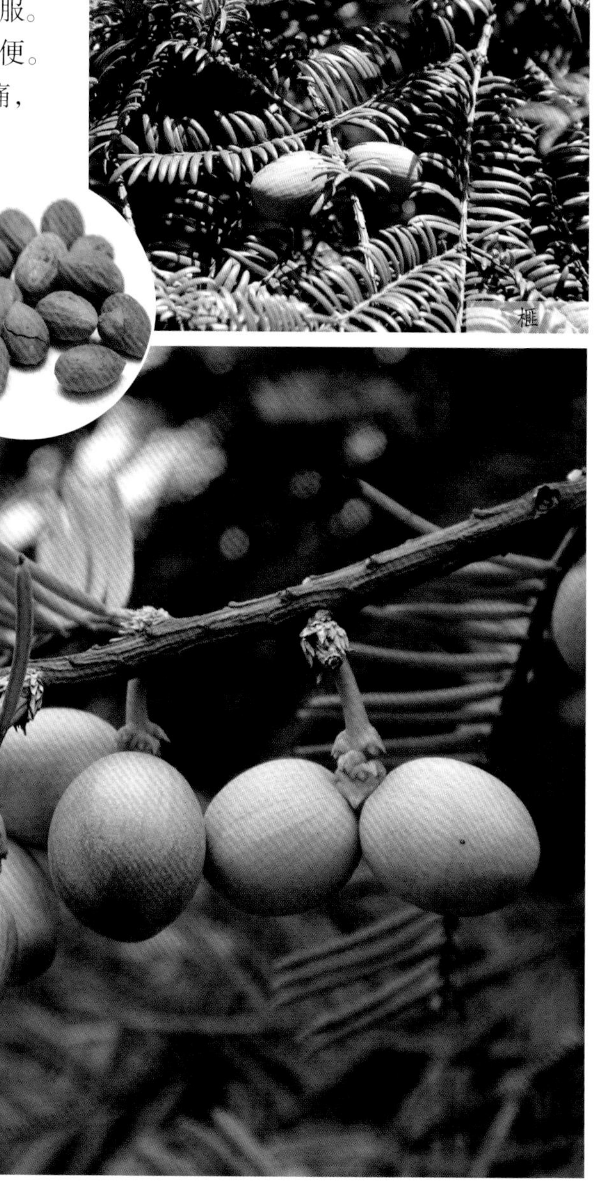

榧

榧

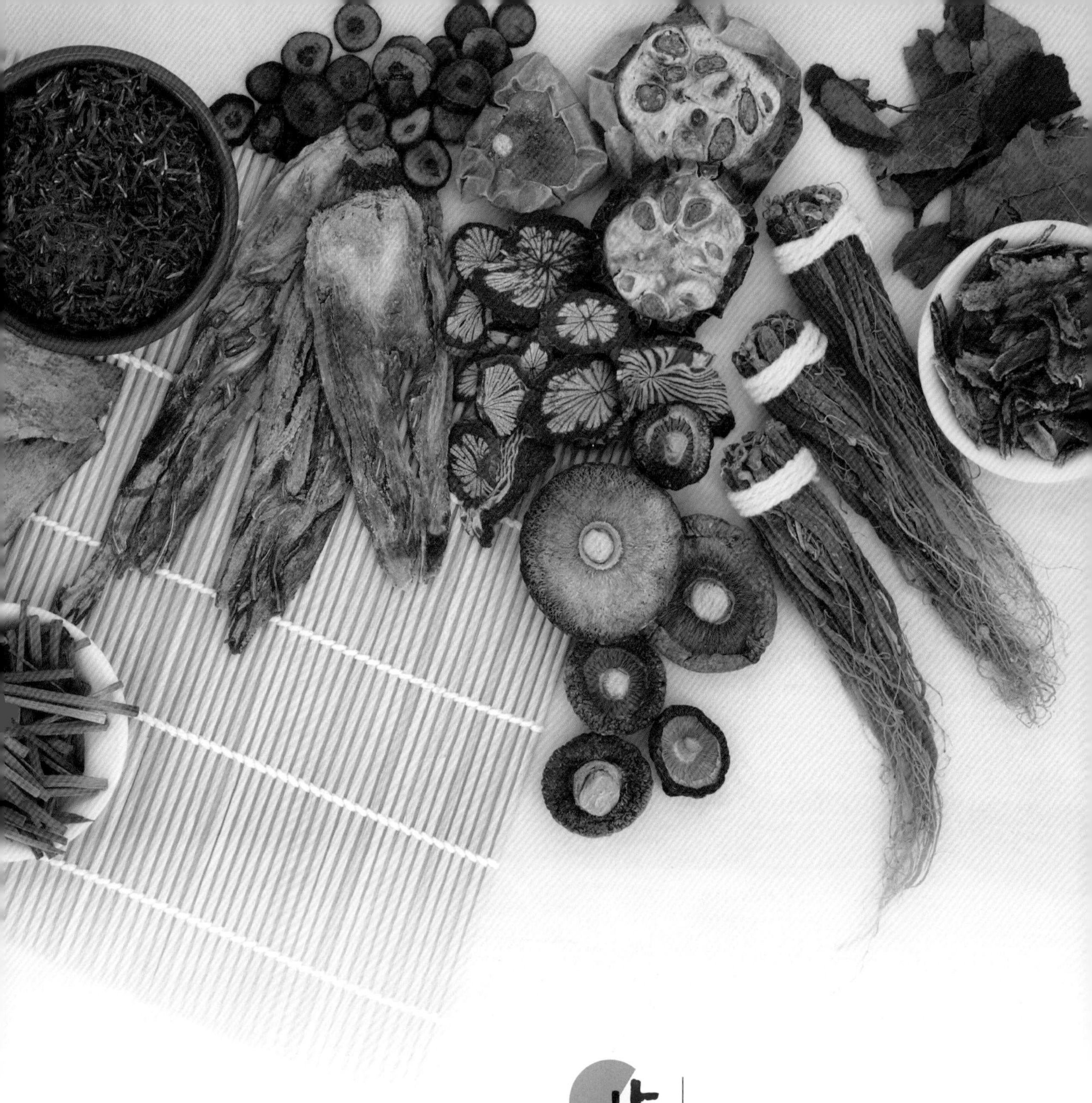

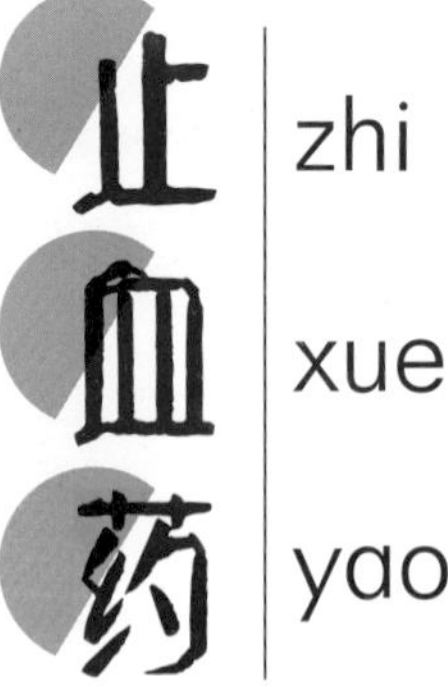
止血药
zhi
xue
yao

231. 小蓟

别名：猫蓟、青刺蓟。
性味：甘、苦，凉。

来　　源　菊科植物刺儿菜 *Cirsium setosum* 的干燥地上部分。

形态描述　多年生草本。茎直立，高 30~80（100~120）cm。基生叶和中部茎叶椭圆形、长椭圆形或椭圆状倒披针形，顶端钝或圆形。头状花序单生茎端，或植株含少数或多数头状花序在茎枝顶端排成伞房花序；总苞覆瓦状排列；小花紫红色或白色，细管部细丝状，两性花花冠管部细丝状。瘦果淡黄色，椭圆形或偏斜椭圆形，压扁，顶端斜截形。冠毛污白色，多层，整体脱落。花、果期 5~9 月。

注意事项　虚寒出血及脾胃虚寒者禁服。

功效主治　凉血止血，散瘀解毒消痈。用于衄血，吐血，尿血，血淋，便血，崩漏，外伤出血，痈肿疮毒。

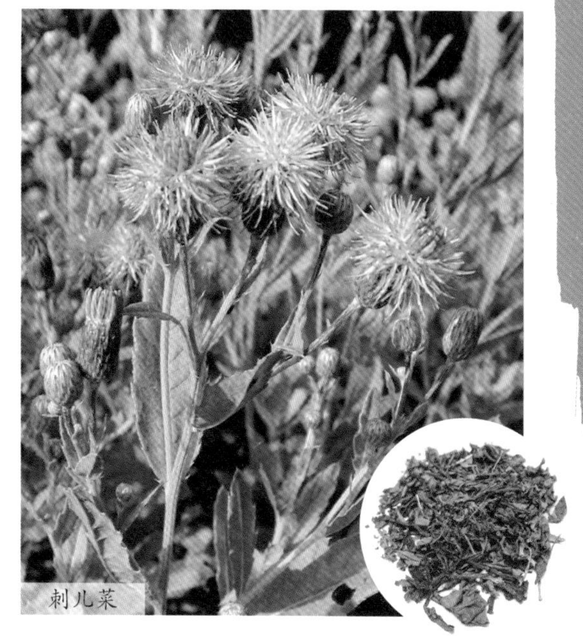
刺儿菜

用法用量　5~12g。

实用验方　**便血：**小蓟 12g，赭石、生地黄各 16g，白茅根 30g，水煎服。**高血压：**小蓟、夏枯草各 15g，水煎代茶饮。

232. 大蓟

别名：马蓟、虎蓟、刺蓟。
性味：甘、苦，凉。

来　　源　菊科植物大蓟 *Cirsium japonicum* 的干燥地上部分或根。

形态描述　多年生草本。叶卵形至长椭圆形，基部向上的茎生叶渐小，羽状深裂或几全裂，基部渐窄成翼柄，边缘有针刺及刺齿，侧裂片卵状披针形至三角状披针形，有小锯齿或二回状分裂。头状花序直立，顶生；总苞钟状，约 6 层，覆瓦状排列，向内层渐长；小花红或紫色。瘦果扁，偏斜楔状倒披针状，冠毛浅褐色。花期 5~8 月，果期 6~8 月。

注意事项　虚寒出血及脾胃虚寒者禁服。

功效主治　凉血止血，散瘀解毒消痈。用于衄血，吐血，尿血，便血，崩漏，外伤出血，痈肿疮毒。

用法用量　9~15g。

实用验方　**烧烫伤：**鲜大蓟根洗净切细，捣烂取汁，与食用菜油调匀，装瓶备用，治疗时取药油涂抹患处。**痔疮出血：**大蓟根、槐米各 15g，水煎服。

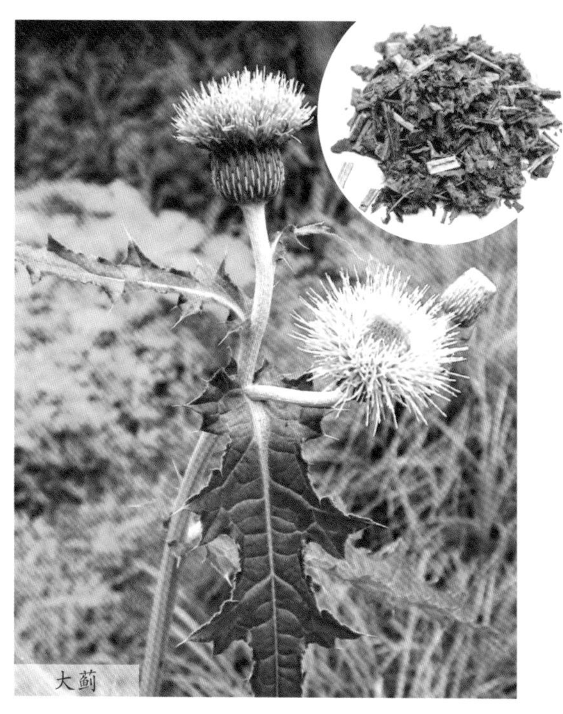
大蓟

233. 紫珠叶

别名：大风叶。
性味：苦、涩，凉。

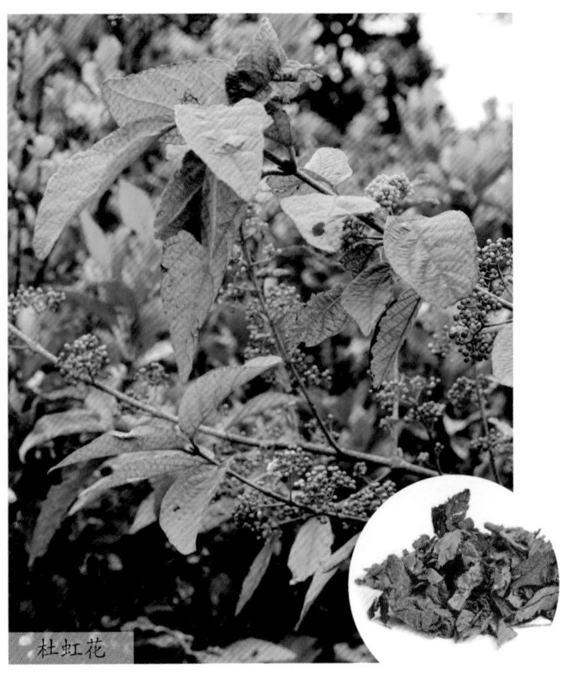
杜虹花

来　　源　马鞭草科植物杜虹花 *Callicarpa formosana* 的干燥叶。

形态描述　灌木，高 1~3m。叶片卵状椭圆形或椭圆。聚伞花序通常 4~5 次分歧；苞片细小；花萼杯状，被灰黄色星状毛，萼齿钝三角形；花冠紫色或淡紫色，无毛，裂片钝圆，雄蕊花药椭圆形，药室纵裂；子房无毛。果实近球形，紫色。花期 5~7 月，果期 8~11 月。

功效主治　凉血收敛止血，散瘀解毒消肿。用于衄血，咯血，吐血，便血，崩漏，外伤出血，热毒疮疡，水火烫伤。

用法用量　3~15g；研末吞服 1.5~3g。外用适量，敷于患处。

实用验方　**胃及十二指肠溃疡出血：**紫珠叶、白及各等量，共研成细粉，过筛，每服 6g，每日 3 次。**血小板减少性出血：**紫珠叶、侧柏叶各 60g，水煎服。**扁桃体炎：**紫珠叶、矮地茶各 15g，秦皮 9g，水煎服。

234. 地榆

别名：白地榆、鼠尾地榆。
性味：苦、酸、涩，微寒。

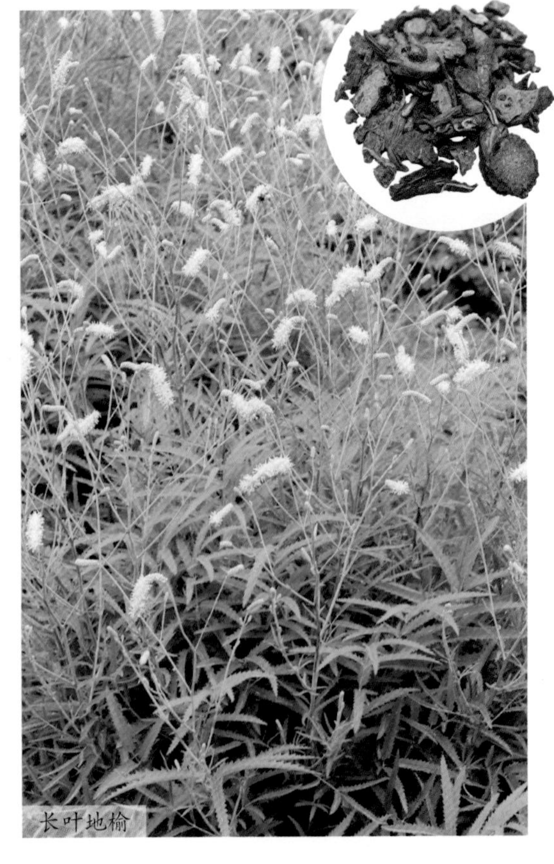
长叶地榆

来　　源　蔷薇科植物地榆 *Sanguisorba officinalis* 或长叶地榆 *S. officinalis* var.*longifolia* 的干燥根。

形态描述　基生叶小叶带状长圆形至带状披针形，基部微心形，圆形至宽楔形，茎生叶较多，与基生叶相似，但更长而狭窄；花穗长圆柱形，长 2~6cm，直径通常 0.5~1cm，雄蕊与萼片近等长。花、果期 8~11 月。

注意事项　虚寒者忌服。

功效主治　凉血止血，解毒敛疮。用于便血，痔血，血痢，崩漏，水火烫伤，痈肿疮毒。

用法用量　9~15g。外用适量，研末涂敷患处。

实用验方　**尿血：**地榆 10g，车前草、墨旱莲、半边莲各 15g，水煎服。**便血：**地榆 15~21g，水煎服。**子宫出血：**地榆 9g，甘草 6g，研末，水煎服，如胃寒者加砂仁 3g。

235. 槐花

别名：槐蕊。
性味：苦，微寒。

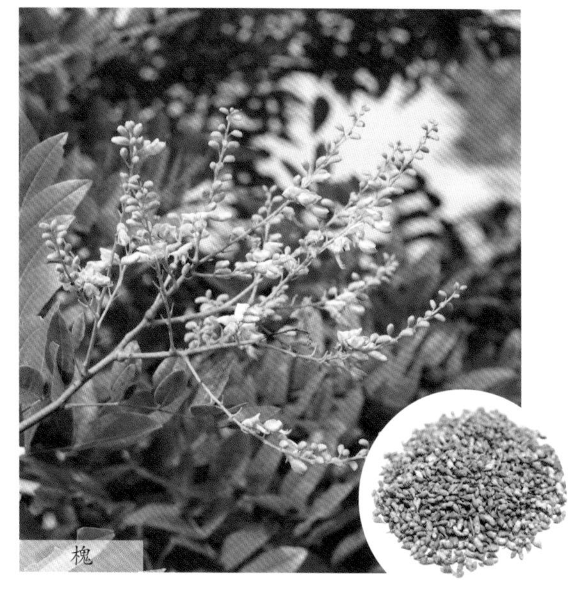
槐

来　　源　豆科植物槐 *Sophora japonica* 的干燥花及花蕾。

形态描述　乔木，高达 25m。小叶 4~7 对，对生或近互生，纸质，卵状披针形或卵状长圆形。圆锥花序顶生，常呈金字塔形；花冠白色或淡黄色，旗瓣近圆形，有紫色脉纹，先端微缺，基部浅心形，翼瓣卵状长圆形，龙骨瓣阔卵状长圆形，与翼瓣等长；雄蕊近分离，宿存；子房近无毛。荚果串珠状。种子卵球形，淡黄绿色，干后黑褐色。花期 7~8 月，果期 8~10 月。

注意事项　脾胃虚寒者慎服。

功效主治　凉血止血，清肝泻火。用于便血，痔血，血痢，崩漏，吐血，衄血，肝热目赤，头痛眩晕。

用法用量　5~10g。

实用验方　**黄水疮：**槐花 20g，猪胆 1 个，将槐花纳入猪胆内，置阴凉通风处晾干，研细末后备用，用时以香油调药末涂搽患处，每日 2 次。**银屑病：**槐花炒黄，研成细粉，每次 5g，每日 2 次，饭后温水送服。

236. 槐角

别名：槐实、槐子、槐豆。
性味：苦，寒。

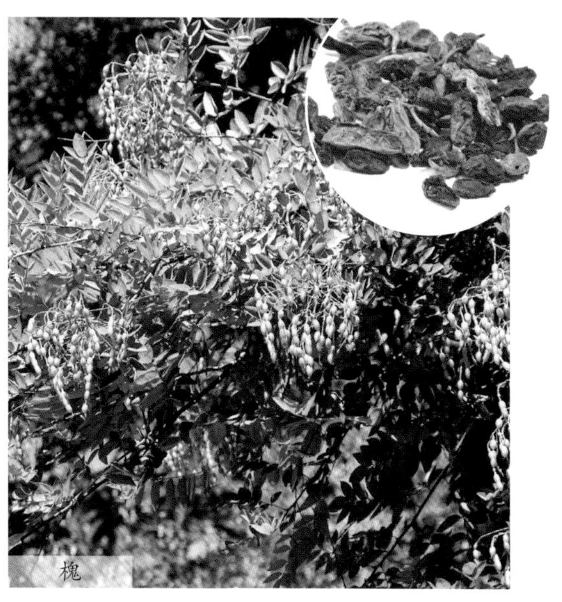
槐

来　　源　豆科植物槐 *Sophora japonica* 的干燥成熟果实。

形态描述　同“235. 槐花”。

注意事项　脾胃虚寒者及孕妇忌服。

功效主治　清热泻火，凉血止血。用于肠热便血，痔肿出血，肝热头痛，眩晕目赤。

用法用量　6~9g。

实用验方　**痔疮：**槐角、地榆各 12g，黄芩 9g，水煎服；或槐角、苦参各 16g，白矾 6g，水煎熏洗。**烧烫伤：**槐角子烧存性，用麻油调敷患处。

237. 侧柏叶

别名：柏叶、丛柏叶。
性味：苦、涩，寒。

来　　源　柏科植物侧柏 *Platycladus orientalis* 的干燥枝梢和叶。

形态描述　乔木，高达 20 余米。叶鳞形，先端微钝，小枝中央的叶的露出部分呈倒卵状菱形或斜方形，两侧的叶船形。雄球花黄色，卵圆形，长约 2mm；雌球花近球形，蓝绿色，被白粉。球果近卵圆形；中间两对种鳞倒卵形或椭圆形，上部 1 对种鳞窄长，近柱状，下部 1 对种鳞极小，稀退化而不显著。种子卵圆形或近椭圆形，顶端微尖，灰褐色或紫褐色。花期 3~4 月，球果 10 月成熟。

注意事项　不宜多食。

功效主治　凉血止血，化痰止咳，生发乌发。用于吐血，衄血，咯血，便血，崩漏下血，肺热咳嗽，血热脱发，须发早白。

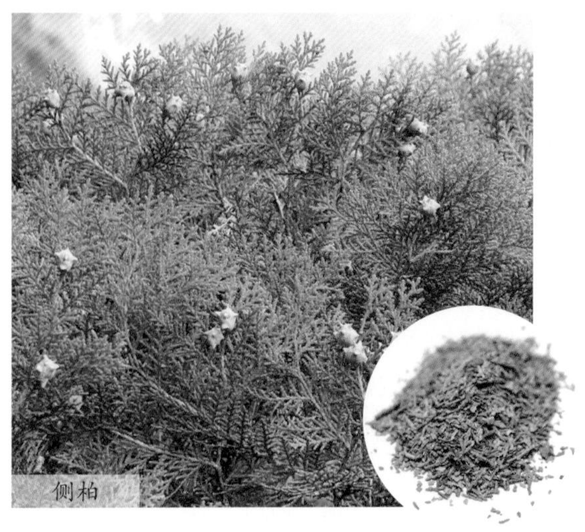
侧柏

用法用量　6~12g。外用适量。

实用验方　**百日咳：**侧柏叶、百部、麦冬各 9g，炙甘草 3g，水煎服。**烧烫伤：**鲜侧柏叶 300~500g，洗净，捣成泥，加 75% 酒精溶液少许调成糊状，外敷。**便血：**侧柏叶炭 12g，荷叶、生地黄、百草霜各 9g，水煎服。

238. 白茅根

别名：茅根、兰根。
性味：甘，寒。

来　　源　禾本科植物白茅 *Imperata cylindrica* var. *major* 的干燥根茎。

形态描述　多年生草本。根状茎粗壮，长。秆直立，高 30~80cm，具 1~3 节。叶鞘聚集于秆基，老后破碎呈纤维状；叶舌膜质；秆生叶片窄线形，通常内卷，顶端渐尖呈刺状，下部渐窄，或具柄，质硬，被有白粉，基部上面具柔毛。圆锥花序稠密，基盘的丝状柔毛长为小穗的 3 倍以上；雄蕊 2 枚；花柱细长，基部多少连合，柱头 2，紫黑色，羽状。颖果椭圆形，长约 1mm。

注意事项　脾胃虚寒、溲多不渴者忌服。

功效主治　凉血止血，清热利尿。用于血热吐血，衄血，尿血，热病烦渴，湿热黄疸，水肿尿少，热淋涩痛。

用法用量　9~30g。

实用验方　**尿血：**白茅根 30g，车前草、蒲公英各 15g，水煎服。**支气管扩张咯血：**白茅根 30g，苇茎、鱼腥草、侧柏叶各 15g，水煎服。**肺结核咯血：**双蝴蝶、白茅根各 30g，桑白皮、地骨皮各 10g，水煎服。

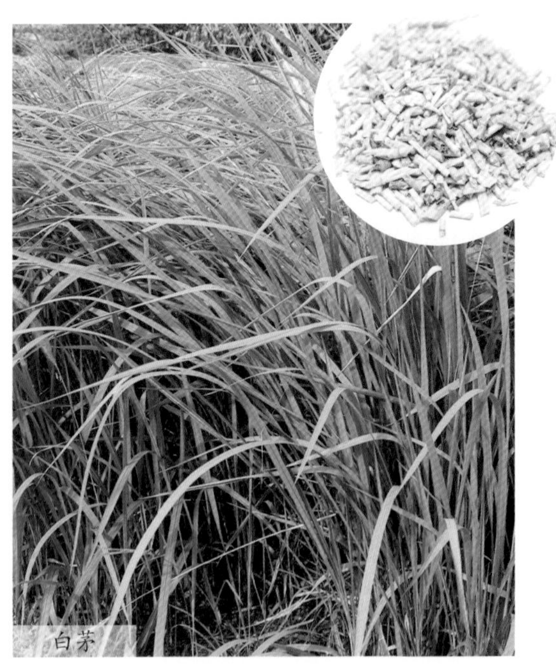
白茅

239. 瓦松

别名：瓦花、屋上无根草、向天草。
性味：酸、苦，凉。

来　　源　景天科植物瓦松 *Orostachys fimbriata* 的干燥地上部分。

形态描述　二年生草本。一年生莲座丛的叶短；莲座叶线形；叶互生，疏生，有刺，线形至披针形。花序总状，紧密，或下部分枝，可呈宽 20cm 的金字塔形；苞片线状渐尖；萼片 5，长圆形；花瓣 5，红色，披针状椭圆形；雄蕊 10，与花瓣同长或稍短，花药紫色；鳞片 5，近四方形，先端稍凹。蓇葖 5，长圆形，喙细，长 1mm。种子多数，卵形，细小。花期 8~9 月，果期 9~10 月。

注意事项　脾胃虚寒者慎服。

功效主治　凉血止血，解毒，敛疮。用于血痢，便血，痔血，疮口久不愈合。

用法用量　3~9g。外用适量，研末涂敷患处。

实用验方　**风火牙痛**：瓦松、白矾各等量，水煎，取汁漱口，日数次。**湿疹**：瓦松用开水烫后晒干，烧灰存性，研末，调麻油或茶油涂患处。**痔疮**：鲜瓦松 60~120g，洗净，水煎，熏洗患处，另取瓦松 60g，猪大肠 120g，水煎服。

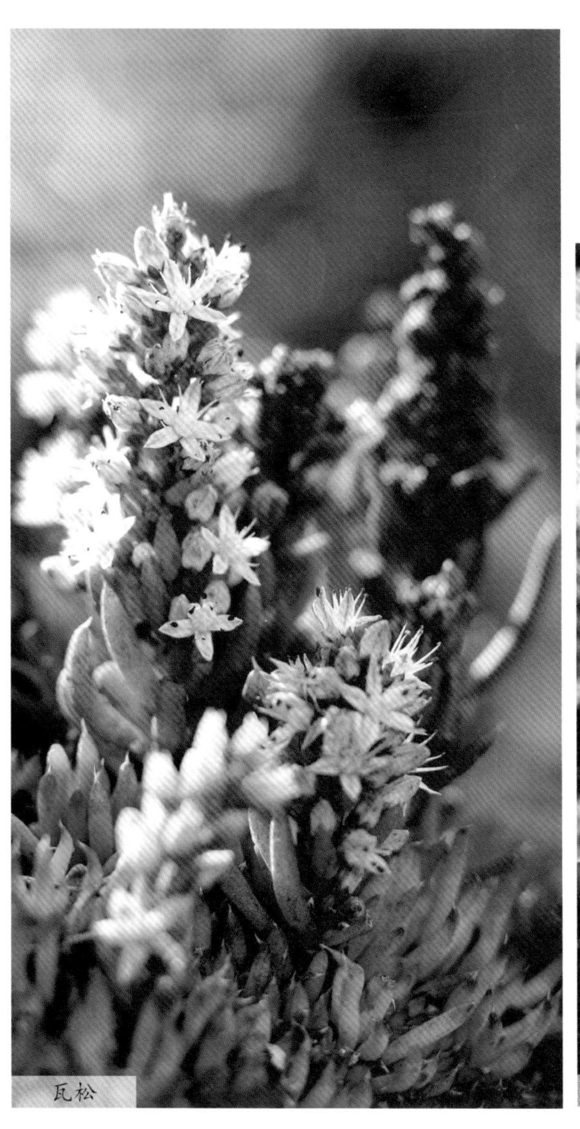
瓦松

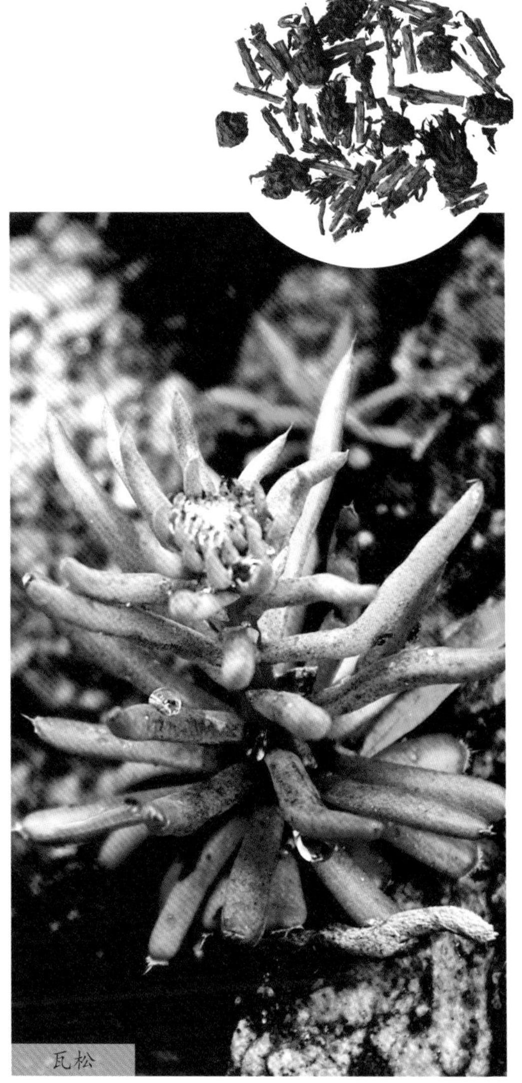
瓦松

240. 三七

别名：山漆、金不换。
性味：甘、微苦，温。

来　　源　五加科植物三七 *Panax notoginseng* 的干燥根和根茎。

形态描述　多年生草本，高 30~60cm。主根粗壮，肉质，纺锤形、倒圆锥形或圆柱形。掌状复叶，小叶长圆形至倒卵状长圆形，叶缘有细密锯齿。伞形花序单个顶生，有花 80~100 朵或更多；总花梗从茎端叶柄中央抽出，直立；基部具鳞片状苞片；花瓣 5，黄绿色，长圆状卵形；子房下位，2 室，花柱 2，稍内弯，下部合生。核果浆果状，熟时鲜红色。种子扁球形，白色。花期 6~8 月，果期 8~10 月。

注意事项　孕妇忌服。

功效主治　散瘀止血，消肿定痛。用于咯血，吐血，衄血，便血，崩漏，外伤出血，胸腹刺痛，跌扑肿痛。

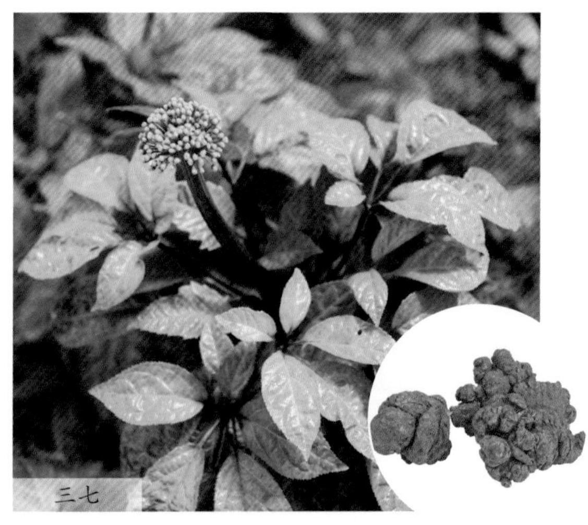
三七

用法用量　3~9g；研粉吞服，一次 1~3g。外用适量。

实用验方　**胃出血：**三七粉 1g，生大黄粉 2g，水调服。**胃及十二指肠溃疡：**三七粉 1g，白及粉 6g，水调服。**跌打损伤瘀肿：**三七粉、生大黄粉各适量，水、酒各半，调敷患处。

241. 茜草

别名：四轮草、拉拉蔓。
性味：苦，寒。

来　　源　茜草科植物茜草 *Rubia cordifolia* 的干燥根和根茎。

形态描述　草质攀缘藤木，长通常 1.5~3.5m。根状茎和其节上的须根均红色。叶通常 4 片轮生，纸质，披针形或长圆状披针形。聚伞花序腋生和顶生，多回分枝，有花 10 余朵至数十朵，花序和分枝均细瘦，有微小皮刺；花冠淡黄色，盛开时花冠檐部直径 3~3.5mm，花冠裂片近卵形，微伸展，外面无毛。果球形，成熟时橘黄色。花期 8~9 月，果期 10~11 月。

注意事项　脾胃虚寒及无瘀滞者慎服。

功效主治　凉血，祛瘀，止血，通经。用于吐血，衄血，崩漏，外伤出血，瘀阻经闭，关节痹痛，跌扑肿痛。

用法用量　6~10g。

实用验方　**低血压：**茜草根 15~30g，猪心 1 个，黄酒适量，水炖服。**胃痛：**茜草根 6g，猪瘦肉少许，水炖，老酒兑服。**风湿关节痛：**茜草根 15~30g，炖鸡服。

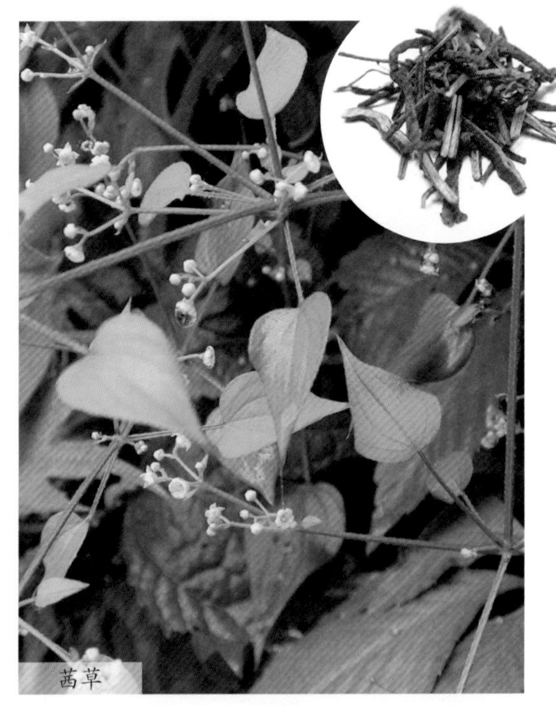
茜草

242. 蒲黄

别名：蒲厘花粉、蒲棒花粉。
性味：甘，平。

来　　源　香蒲科植物水烛香蒲 *Typha angustifolia*、东方香蒲 *T. orientalis* 或同属植物的干燥花粉。

形态描述　多年生，水生或沼生草本。叶片条形，上部扁平，中部以下腹面微凹，背面向下逐渐隆起呈凸形；叶鞘抱茎。雄花序轴具褐色扁柔毛，叶状苞片 1~3 枚，花后脱落；雌花序基部具 1 枚叶状苞片，通常比叶片宽，花后脱落；雄花由 3 枚雄蕊合生；雌花柱头窄条形或披针形，子房纺锤形，具褐色斑点，子房柄纤细；不孕雌花子房倒圆锥形，不育柱头短尖。小坚果长椭圆形，种子深褐色。花、果期 6~9 月。

注意事项　孕妇慎服。

功效主治　止血，化瘀，通淋。用于吐血，衄血，咯血，崩漏，外伤出血，闭经，痛经，胸腹刺痛，跌扑肿痛，血淋，涩痛。

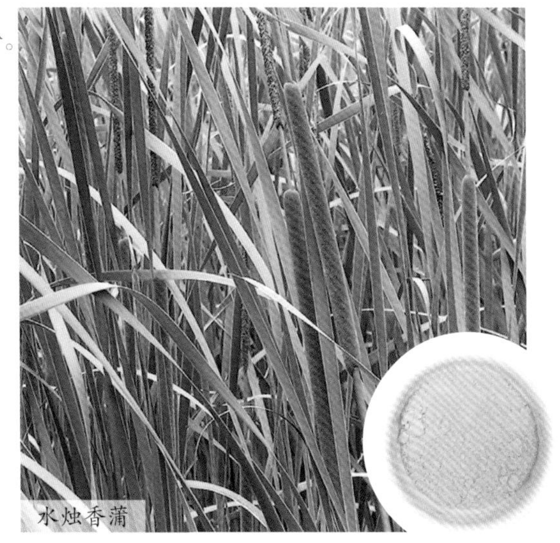
水烛香蒲

用法用量　5~10g，包煎。外用适量，敷患处。

实用验方　**肺热咯血：**蒲黄、青黛各 3g，新汲水送服。**男子阴下湿痒：**蒲黄末适量，撒敷患处。**闭经：**蒲黄 45g，红糖 15g，米酒少许，炖服。

243. 大叶紫珠

别名：假大艾。
性味：辛、苦，平。

来　　源　马鞭草科植物大叶紫珠 *Callicarpa macrophylla* 的干燥叶或带叶嫩枝。

形态描述　灌木，稀小乔木，高 3~5m。叶片长椭圆形、卵状椭圆形或长椭圆状披针形。聚伞花序 5~7 次分歧，被毛与小枝同，花序梗粗壮；苞片线形；萼杯状，被灰白色星状毛和黄色腺点，萼齿不明显或钝三角形；花冠紫色，疏生星状毛，花药卵形，药隔有黄色腺点，药室纵裂；子房被微柔毛。果实球形，有腺点和微毛。花期 4~7 月，果期 7~12 月。

功效主治　散瘀止血，消肿止痛。用于衄血，咯血，吐血，便血，外伤出血，跌扑肿痛。

用法用量　15~30g。外用适量，研末敷于患处。

实用验方　**胃及十二指肠溃疡出血：**紫珠叶、白及各等量，共研成细粉，过筛，每服 6g，每日 3 次。**血小板减少性出血：**紫珠叶、侧柏叶各 60g，水煎服。**衄血：**紫珠叶粉末 6g，调鸡蛋清服，另以消毒棉花蘸叶粉塞鼻。

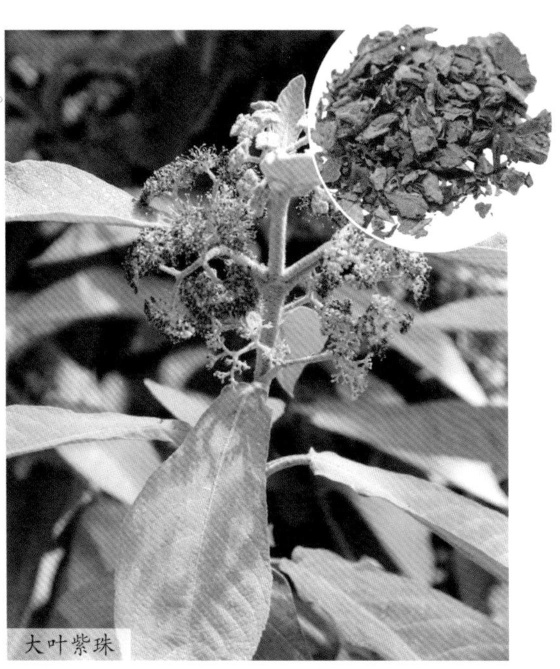
大叶紫珠

244. 降香

别名：降真香、紫藤香、花梨母。
性味：辛，温。

来　　源　豆科植物降香檀 *Dalbergia odorifera* 树干和根的干燥心材。

形态描述　乔木，高 10~15m。羽状复叶；小叶（3~）4~5（~6）对，近革质，卵形或椭圆形。圆锥花序腋生，分枝呈伞房花序状；花冠乳白色或淡黄色，各瓣近等长，均具长约 1mm 瓣柄，旗瓣倒心形，先端截平，微凹缺，翼瓣长圆形，龙骨瓣半月形，背弯拱；雄蕊 9；子房狭椭圆形，具长柄，有胚珠 1~2 粒。荚果舌状长圆形，果瓣革质，有种子 1（~2）粒。

注意事项　阴虚火旺、血热妄行者禁服。

功效主治　化瘀止血，理气止痛。用于吐血，衄血，外伤出血，肝郁胁痛，胸痹刺痛，跌扑伤痛，呕吐腹痛。

用法用量　9~15g，后下。外用适量，研细末敷患处。

实用验方　气血瘀滞所致的胸胁、心腹痛：降香 1~2g，研末服。**痈疽恶毒**：降香、枫香脂各适量研末，外敷。

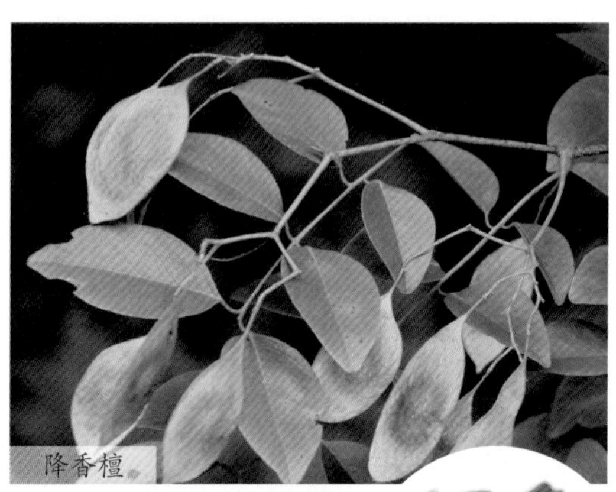

降香檀

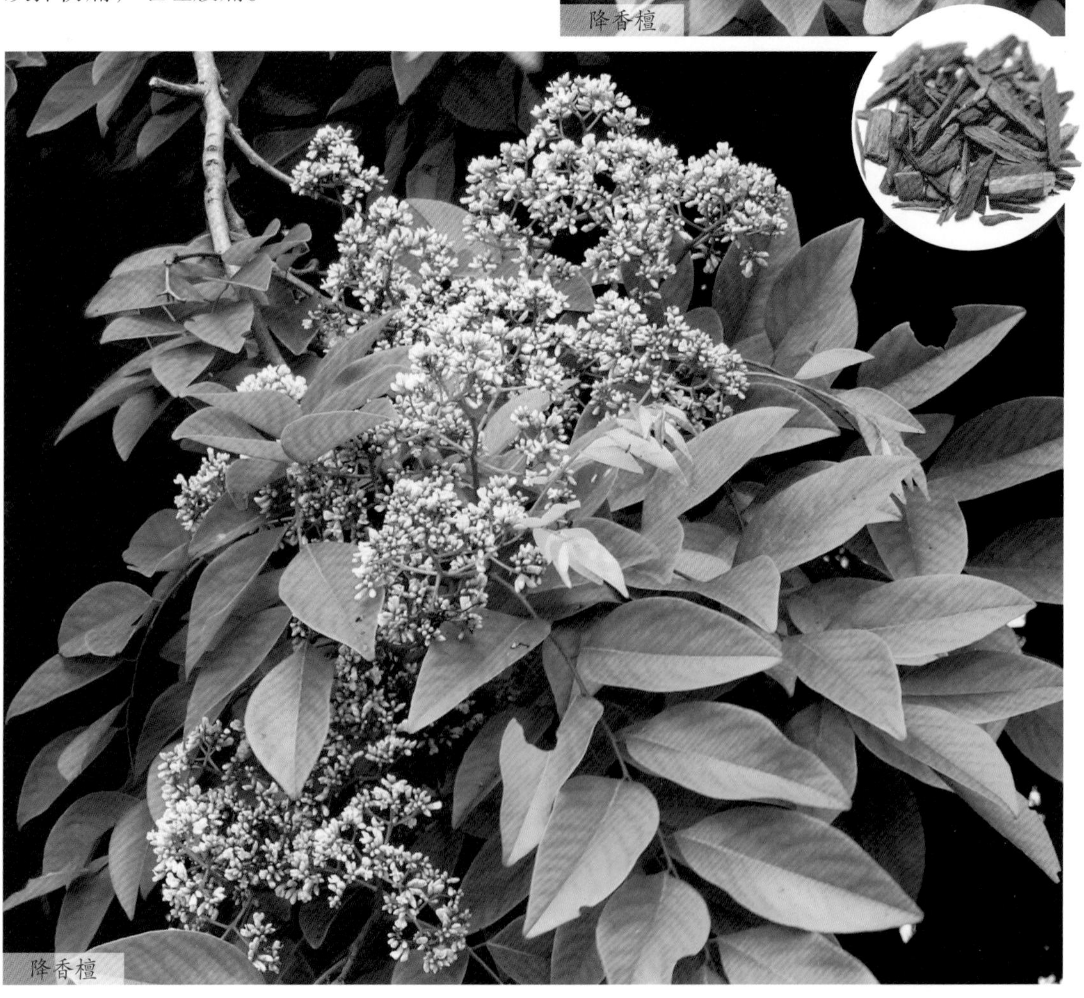

降香檀

245. 白及

别名：甘根、白根、白给。
性味：苦、甘、涩，微寒。

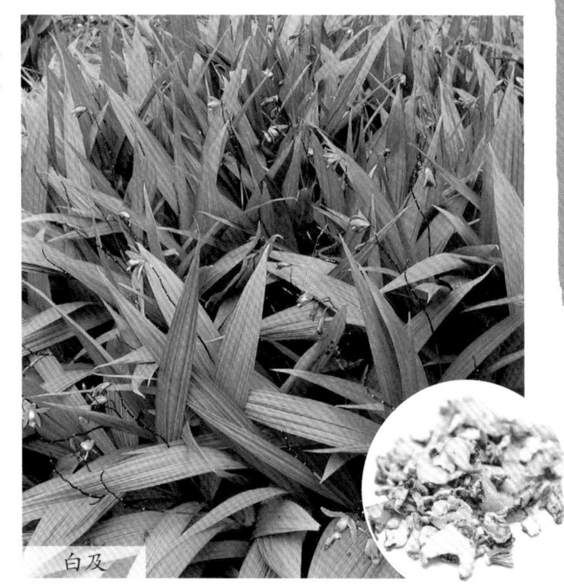
白及

来　　源　兰科植物白及 *Bletilla striata* 的干燥块茎。

形态描述　植株高 18~60cm。假鳞茎扁球形，上面具荸荠似的环带，富黏性。叶 4~6 枚，狭长圆形或披针形，基部收狭成鞘并抱茎。花序具 3~10 朵花，常不分枝或极罕分枝；花序轴或多或少呈“之”字状曲折；花大，紫红色或粉红色；萼片和花瓣近等长，花瓣较萼片稍宽；唇瓣较萼片和花瓣稍短，倒卵状椭圆形；蕊柱柱状，具狭翅，稍弓曲。花期 4~5 月。

功效主治　收敛止血，消肿生肌。用于咯血，吐血，外伤出血，疮疡肿毒，皮肤皲裂。

用法用量　6~15g；研末吞服 3~6g。外用适量。

实用验方　**胃溃疡出血：**白及粉、海螵蛸粉各 6g，水调服。**支气管扩张咯血：**白及、白茶花、石榴花各 10g，仙鹤草 15g，百合 9g，水煎服。**跌打肿痛：**白及粉、生大黄粉各适量，用水调成糊状，再加入白酒少许拌匀，涂敷患处。

246. 仙鹤草

别名：龙芽草。
性味：苦、涩，平。

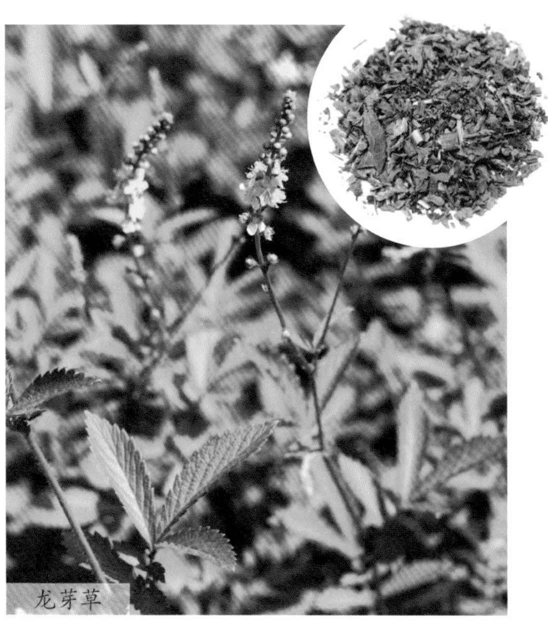
龙芽草

来　　源　蔷薇科植物龙芽草 *Agrimonia pilosa* 的干燥地上部分。

形态描述　多年生草本，高 30~120cm。叶为间断奇数羽状复叶，通常有小叶 3~4 对；小叶片无柄或有短柄，倒卵形，倒卵椭圆形或倒卵披针形，顶端急尖至圆钝，稀渐尖。花序穗状总状顶生，分枝或不分枝，花序轴被柔毛；花瓣黄色，长圆形；雄蕊 5~8（~15）枚；花柱 2，丝状，柱头头状。果实倒卵圆锥形，外面有 10 条肋，被疏柔毛，顶端有数层钩刺，幼时直立，成熟时靠合。花、果期 5~12 月。

注意事项　外感初起、泄泻发热者忌用。

功效主治　收敛止血，截疟，止痢，解毒，补虚。用于咯血，吐血，崩漏下血，疟疾，血痢，痈肿疮毒，阴痒带下，脱力劳伤。

用法用量　6~12g。外用适量。

实用验方　**胃及十二指肠溃疡出血：**仙鹤草、生地黄各 30g，乌贼骨 9g，水煎服，同时控制饮食，适当补液及酌情输血。**痈疖疔疮，炎性外痔：**仙鹤草全草适量，洗净，水煎，药液浓缩成膏状，涂患处。

247. 棕榈

别名：棕板、棕骨、棕皮。
性味：苦、涩，平。

来　　源　棕榈科植物棕榈 *Trachycarpus fortunei* 的干燥叶柄。

形态描述　乔木状，高 3~10m 或更高。叶片呈 3/4 圆形或者近圆形，深裂成 30~50 片具皱折的线状剑形，裂片先端具短 2 裂或 2 齿。花序粗壮，多次分枝，从叶腋抽出，通常是雌雄异株。雄花无梗，每 2~3 朵密集着生于小穗轴上；雌花序具 4~5 个圆锥状的分枝花序；雌花淡绿色，通常 2~3 朵聚生；花无梗，球形，花瓣卵状近圆形，长于萼片 1/3，果实阔肾形，有白粉，柱头残留在侧面附近。种子胚乳均匀，角质，胚侧生。花期 4 月，果期 12 月。

功效主治　收敛止血。用于吐血，衄血，尿血，便血，崩漏。

用法用量　3~9g，一般炮制后用。

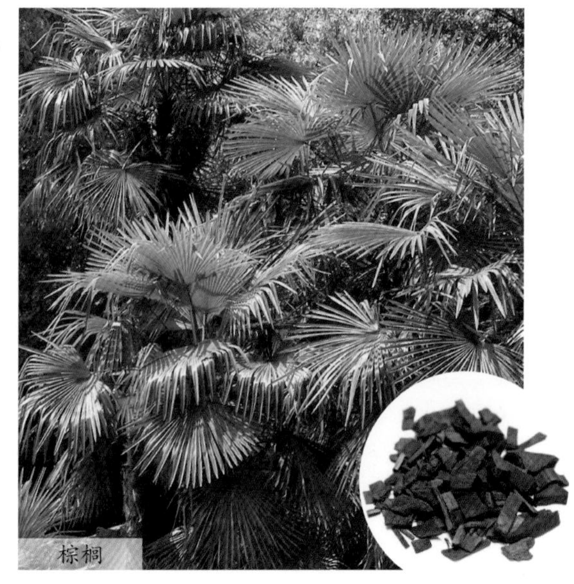
棕榈

实用验方　**高血压：**棕榈 18g，鲜向日葵花盘 60g，水煎服。**鼻衄：**棕榈、刺蓟、桦皮、龙骨各等量，共研成细末，每服 6g，米饮调下。**血淋：**棕榈半烧半炒，为末，每服 6g。

248. 藕节

别名：光藕节、藕节疤。
性味：甘、涩，平。

来　　源　睡莲科植物莲 *Nelumbo nucifera* 的干燥根茎节部。

形态描述　多年生水生草本。根状茎横生，肥厚，节间膨大，内有多数纵行通气孔道，节部缢缩。叶圆形，盾状，全缘稍呈波状；叶柄粗壮，中空，外面散生小刺。花直径美丽，芳香；花瓣红色、粉红色或白色，矩圆状椭圆形至倒卵形，由外向内渐小，有时变成雄蕊；花药条形，花丝细长；花柱极短，柱头顶生。坚果椭圆形或卵形，果皮革质，坚硬，熟时黑褐色。种子（莲子）卵形或椭圆形，种皮红色或白色。花期 6~8 月，果期 8~10 月。

注意事项　忌铁器。

功效主治　收敛止血，化瘀。用于吐血，咯血，衄血，尿血，崩漏。

用法用量　9~15g。

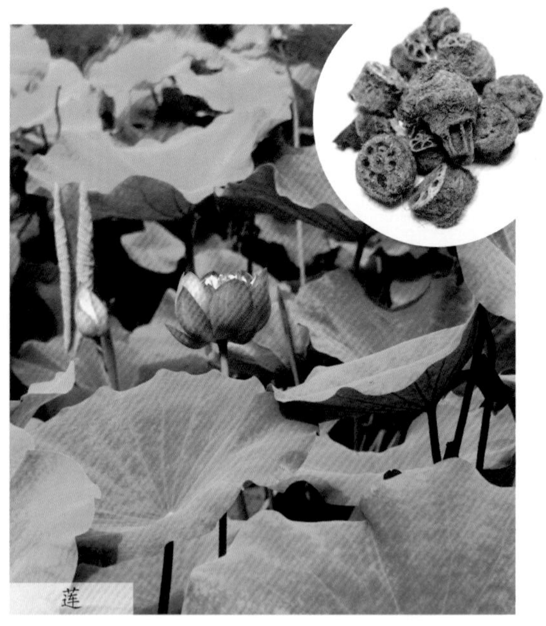
莲

实用验方　**肺热咯血：**鲜藕节 30~60g，水煎服。**肺热咳嗽：**藕节、竹茹、鱼腥草各 30g，川贝母、桔梗各 10g，水煎服。**便血：**藕节（晒干）7 个，白蜜 7 茶匙，以水 2 碗煎至 1 碗服。

249. 松花粉

别名：松花、松黄。
性味：甘，温。

来　　源　松科植物马尾松 *Pinus massoniana*、油松 *P. tabuliformis* 或同属数种植物的干燥花粉。

形态描述　乔木，高达45m。针叶2针一束，稀3针一束，细柔，微扭曲；叶鞘初呈褐色，后渐变成灰黑色，宿存。雄球花淡红褐色，圆柱形，弯垂；雌球花单生或2~4个聚生于新枝近顶端，淡紫红色；种子长卵圆形；子叶5~8枚；初生叶条形，叶缘具疏生刺毛状锯齿。花期4~5月，球果第2年10~12月成熟。

注意事项　血虚内热者慎服。

功效主治　收敛止血，燥湿敛疮。用于外伤出血，湿疹，黄水疮，皮肤糜烂，脓水淋漓。

用法用量　外用适量，撒敷患处。

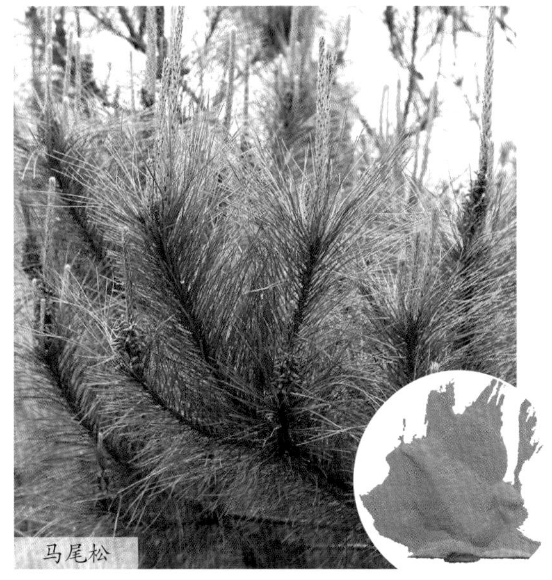

马尾松

实用验方　**胃及十二指肠溃疡：**松花粉3g，冲服。**外伤出血：**松花粉外敷伤口。**婴儿湿疹：**松花粉、炉甘石各3g，蛋黄油适量，调涂患处，每日3次。对于已化脓者无效。

250. 荆芥炭

性味：辛、涩，微温。

来　　源　唇形科植物裂叶荆芥 *Schizonepeta tenuifolia* 的干燥地上部分的炮制加工品。

形态描述　一年生草本，高0.3~1m。茎四棱形，多分枝，被灰白色疏短柔毛，茎下部的节及小枝基部通常微红色。叶指状三裂，裂片披针形，全缘，草质，上面暗橄榄绿色，被微柔毛，下面带灰绿色，被短柔毛，脉上及边缘较密，有腺点。顶生穗状花序。花冠青紫色，外被疏柔毛，内面无毛，冠檐二唇形。雄蕊4，后对较长，均内藏，花药蓝色。花柱先端2裂。小坚果长圆状三棱形，褐色，有小点。花期7~9月，果期在9月以后。

注意事项　表虚自汗、阴虚头痛者忌服。

功效主治　收敛止血。用于便血，崩漏，产后血晕。

用法用量　5~10g。

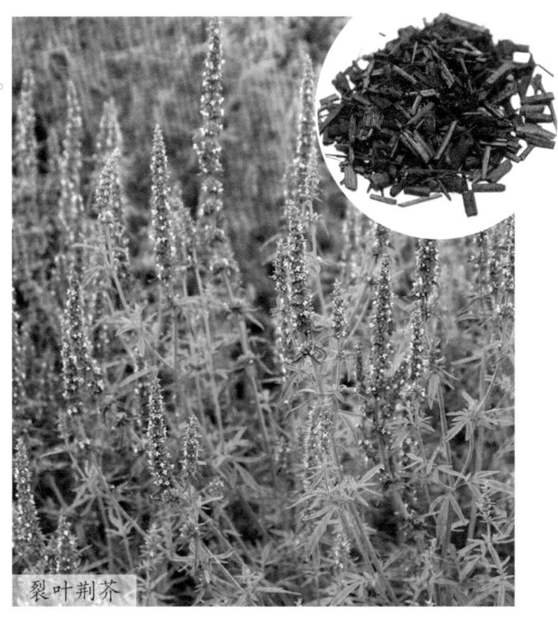

裂叶荆芥

实用验方　**异常子宫出血：**莲房炭、荆芥炭、牡丹皮各9g，小蓟12g，白茅根30g，水煎服。**便血：**卷柏炭、地榆炭、侧柏炭、荆芥炭、槐花各9g，研粉，每服4.5g，开水送服，每日2~3次。

251. 艾叶

别名：艾、医草、灸草。
性味：辛、苦，温；有小毒。

来　源　菊科植物艾 *Artemisia argyi* 的干燥叶。

形态描述　多年生草本或略成半灌木状，植株有浓烈香气。叶厚纸质，上面被灰白色短柔毛，背面密被灰白色蛛丝状密绒毛；上部叶与苞片叶羽状半裂、浅裂或3深裂或3浅裂，或不分裂。头状花序椭圆形，并在茎上通常再组成狭窄、尖塔形的圆锥花序；花冠管状或高脚杯状，外面有腺点，檐部紫色，花药狭线形，先端附属物尖，长三角形，基部有不明显的小尖头，花柱与花冠近等长或略长于花冠。瘦果长卵形或长圆形。花、果期7~10月。

注意事项　阴虚血热者慎用。

功效主治　温经止血，散寒止痛；外用祛湿止痒。用于吐血，衄血，崩漏，月经过多，胎漏下血，少腹冷痛，经寒不调，宫冷不孕；外治皮肤瘙痒。

用法用量　3~9g。外用适量，供灸治或熏洗用。

实用验方　**膝关节痛**：鲜野艾叶适量，置锅内用文火烤软，酌加白酒，趁热在患处先擦后敷。**痛经**：生艾叶10g，红花5g，加开水300mL冲服，经前1日或经值时服2剂。

艾

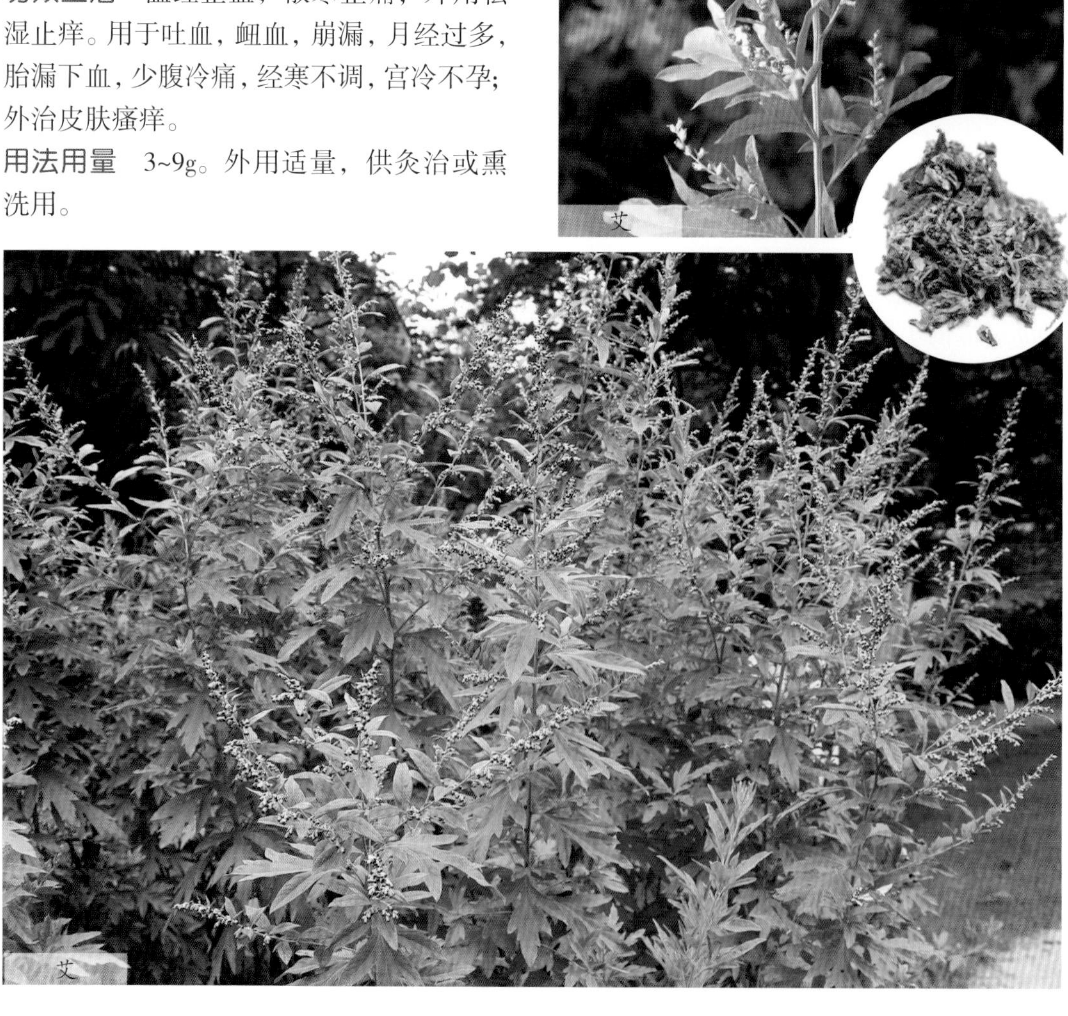

艾

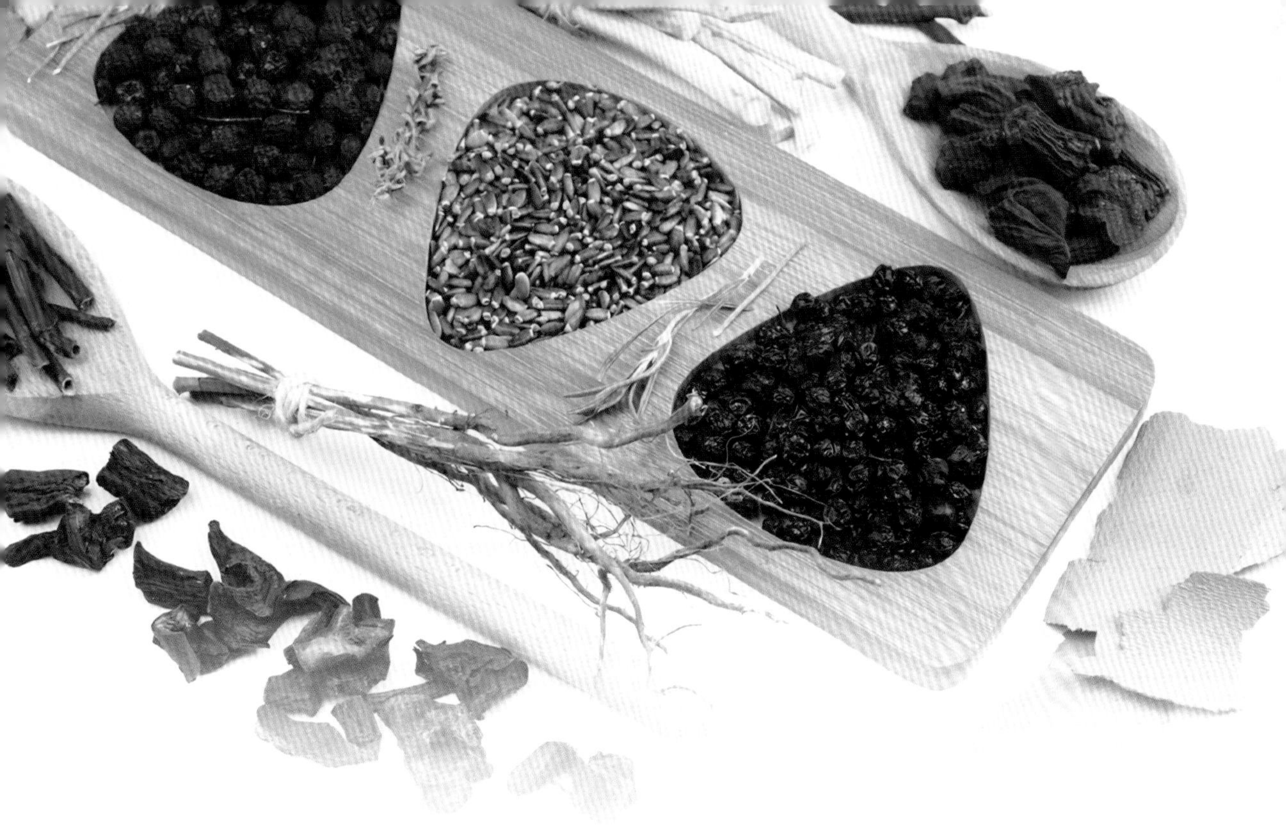

活血化瘀药

huo xue hua yu yao

252. 川芎

别名：山鞠穷、香果。
性味：辛，温。

来　　源　伞形科植物川芎 *Ligusticum chuanxiong* 的干燥根茎。

形态描述　多年生草本，高 40~60cm。根茎发达，形成不规则的结节状拳形团块，具浓烈香气。叶片轮廓卵状三角形，3~4 回三出式羽状全裂，羽片 4~5 对，卵状披针形。复伞形花序顶生或侧生；伞辐 7~24，内侧粗糙；小总苞片 4~8，线形，粗糙；萼齿不发育；花瓣白色，倒卵形至心形；花柱基圆锥状，花柱 2，向下反曲。幼果两侧扁压；背棱槽内油管 1~5，侧棱槽内油管 2~3。花期 7~8 月，幼果期 9~10 月。

注意事项　阴虚火旺、上盛下虚及气弱者忌服。

功效主治　活血行气，祛风止痛。用于胸痹心痛，胸胁刺痛，跌扑肿痛，月经不调，闭经，痛经，癥瘕腹痛，头痛，风湿痹痛。

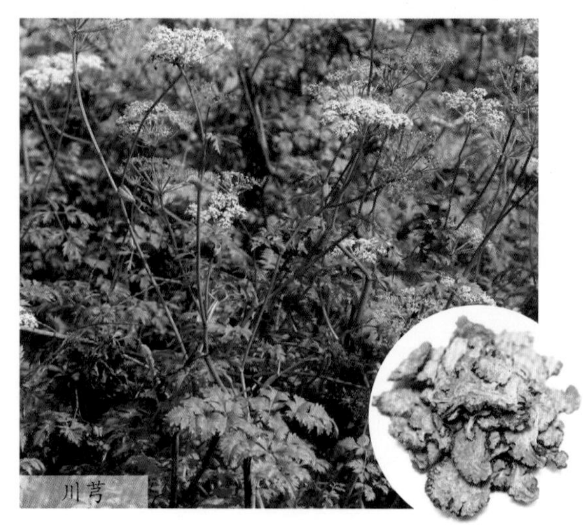
川芎

用法用量　3~10g。

实用验方　**冠心病心绞痛：**川芎、丹参、薤白各 10g，三七 6g，瓜蒌 15g，郁金 9g，水煎服。**痛经：**川芎、延胡索、乌药各 9g，水煎服。**偏头痛：**川芎适量，研细，酒浸服用。

253. 延胡索

别名：延胡、玄胡索。
性味：辛、苦，温。

来　　源　罂粟科植物延胡索 *Corydalis yanhusuo* 的干燥块茎。

形态描述　多年生草本，高 10~30cm。块茎圆球形。通常具 3~4 枚茎生叶，鳞片和下部茎生叶常具腋生块茎。叶二回三出或近三回三出，小叶三裂或三深裂，具全缘的披针形裂片。总状花序疏生 5~15 花；花紫红色；萼片小，早落；外花瓣宽展，具齿，顶端微凹，具短尖；距圆筒形，蜜腺体约贯穿距长的 1/2，末端钝；下花瓣具短爪，向前渐增大成宽展的瓣片；内花瓣爪长于瓣片；柱头近圆形，具较长的 8 乳突。蒴果线形具 1 列种子。

注意事项　孕妇忌服，体虚者慎服。

功效主治　活血，行气，止痛。用于胸胁、脘腹疼痛，胸痹心痛，闭经，痛经，产后瘀阻，跌扑肿痛。

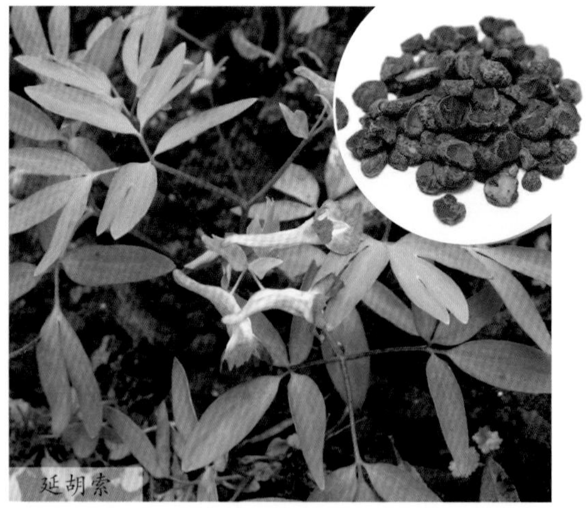
延胡索

用法用量　3~10g；研末吞服，一次 1.5~3g。

实用验方　**胃痛：**延胡索、制香附各 10g，川木香 5g，神曲 15g，水煎服。**痛经：**延胡索 10g，川楝子、白芍、乌药各 9g，丹参、川芎各 6g，水煎服；或牡丹皮、延胡索各 10g，川芎、川楝子、乌药各 9g，水煎服。**腹痛：**延胡索 10g，川楝子、娑罗子、乌药各 9g，水煎服。

254. 郁金

别名：马蒁、黄郁。
性味：辛、苦，寒。

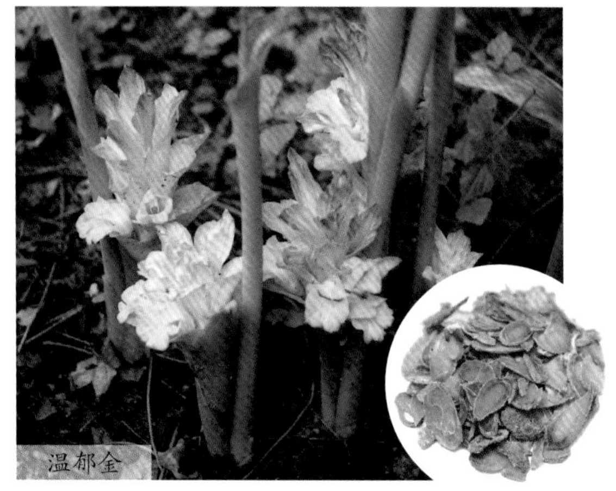
温郁金

来　　源　姜科植物温郁金 *Curcuma wenyujin*、姜黄 *C. longa*、广西莪术 *C. kwangsiensis* 或蓬莪术 *C. phaeocaulis* 的干燥块根。

形态描述　多年生草本。主根茎陀螺状，侧根茎指状，内面柠檬色。须根细长，末端常膨大成纺锤形块根，内面白色。叶片4~7，宽椭圆形，基部下延至叶柄。穗状花序圆柱状，先叶于根茎处抽出，上部无花的苞片长椭圆形，蔷薇红色，中下部有花的苞片宽卵形，绿白色；花冠管漏斗状，白色，裂片3，后方一片较大，先端略呈兜状；侧生退化雄蕊花瓣状，黄色；唇瓣倒卵形，外折，黄色，先端微凹。花期4~6月。

注意事项　阴虚失血及无气滞血瘀者忌服，孕妇慎服。

功效主治　活血止痛，行气解郁，清心凉血，利胆退黄。用于胸胁刺痛，胸痹心痛，闭经，痛经，乳房胀痛，热病神昏，癫痫发狂，血热吐衄，黄疸尿赤。

用法用量　3~10g。

实用验方　**胸闷**：郁金、丝瓜络各10g，枳壳、紫苏梗各9g，水煎服。**尿道出血**：郁金10g，侧柏叶、藕片、白茅根各15g，水煎服。

255. 姜黄

别名：宝鼎香、黄姜。
性味：辛、苦，温。

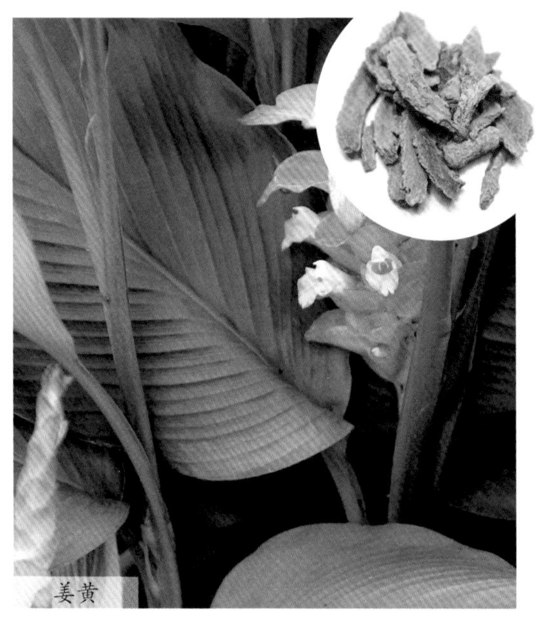
姜黄

来　　源　姜科植物姜黄 *Curcuma longa* 的干燥根茎。

形态描述　株高1~1.5m。根茎发达，椭圆形或圆柱状，橙黄色。叶每株5~7片，叶片长圆形或椭圆形。花葶由叶鞘内抽出，穗状花序圆柱状；花萼白色，具不等的钝3齿；花冠淡黄色，上部膨大，裂片三角形，后方的1片稍较大，具细尖头；侧生退化雄蕊比唇瓣短，与花丝及唇瓣的基部相连成管状；唇瓣倒卵形，淡黄色，中部深黄，花药无毛，药室基部具2角状的距；子房被微毛。花期8月。

注意事项　血虚而无气滞血瘀者忌服。

功效主治　破血行气，通经止痛。用于胸胁刺痛，胸痹心痛，痛经，闭经，癥瘕，风湿肩臂疼痛，跌扑肿痛。

用法用量　3~10g。外用适量。

实用验方　**闭经**：姜黄、莪术、川芎各9g，桃仁10g，鸡血藤20g，水煎服。**痛经**：姜黄、制香附、乌药、延胡索各9g，水煎服。**跌打肿痛**：姜黄（研粉）、生大黄粉各适量，调茶水敷患处。

256. 马鞭草

别名：凤颈草。
性味：苦，凉。

来　　源　马鞭草科植物马鞭草 *Verbena officinalis* 的干燥地上部分。

形态描述　多年生草本，高 30~120cm。叶片卵圆形至倒卵形或长圆状披针形，茎生叶多数 3 深裂。穗状花序顶生和腋生，细弱花小，无柄，最初密集，结果时疏离；苞片稍短于花萼，具硬毛；花萼有硬毛，有 5 脉，脉间凹穴处质薄而色淡；花冠淡紫至蓝色，外面有微毛，裂片 5；雄蕊 4，着生于花冠管的中部，花丝短；子房无毛。果长圆形，外果皮薄，成熟时 4 瓣裂。花期 6~8 月，果期 7~10 月。

注意事项　孕妇慎服。

功效主治　活血散瘀，解毒，利水，退黄，截疟。用于癥瘕积聚，痛经，闭经，喉痹，痈肿，水肿，黄疸，疟疾。

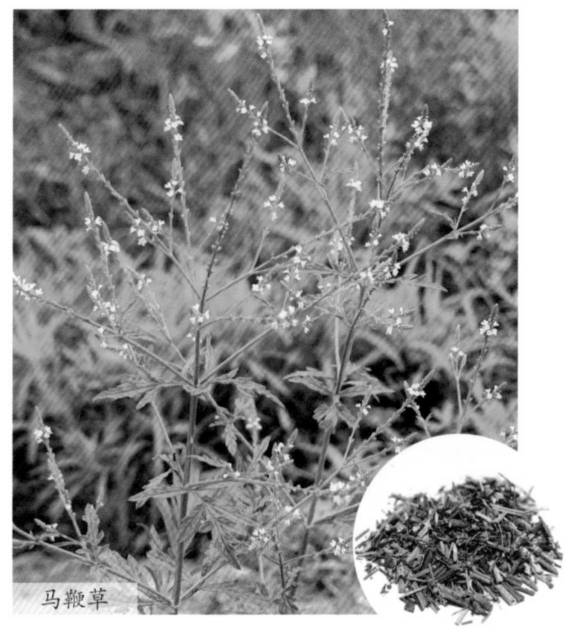
马鞭草

用法用量　5~10g。

实用验方　**流行性感冒：**马鞭草、一枝黄花鲜品各 50g，水煎服。**痛经：**马鞭草 30g，香附、益母草各 15g，水煎服。

257. 夏天无

别名：一粒金丹。
性味：苦、微辛，温。

来　　源　罂粟科植物伏生紫堇 *Corydalis decumbens* 的干燥块茎。

形态描述　块茎小，圆形或多少伸长；新块茎形成于老块茎顶端的分生组织和基生叶腋，向上常抽出多茎。叶二回三出，小叶片倒卵圆形。总状花序疏具 3~10 花。苞片小，卵圆形，全缘；花近白色至淡粉红色或淡蓝色；距稍短于瓣片，渐狭，平直或稍上弯；蜜腺体短，约占距长的 1/3 至 1/2，末端渐尖；下花瓣宽匙形，通常无基生的小囊；内花瓣具超出顶端的宽而圆的鸡冠状突起。蒴果线形，多少扭曲，具 6~14 种子。种子具龙骨状突起和泡状小突起。

功效主治　活血止痛，舒筋活络，祛风除湿。用于中风偏瘫，头痛，跌扑损伤，风湿痹痛，腰腿疼痛。

用法用量　6~12g，研末分 3 次服。

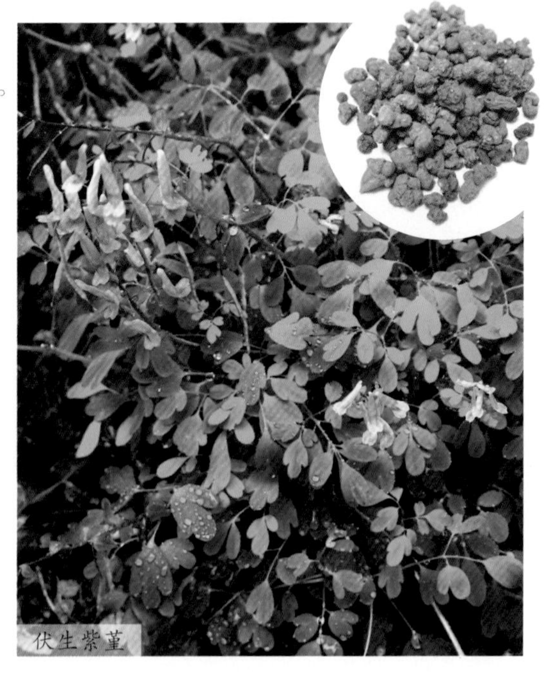
伏生紫堇

实用验方　**风湿关节痛：**夏天无 1.5~3g，水煎服或研末开水冲服，每日 2 次。**脑血栓所致偏瘫：**鲜夏天无 4~5 粒，洗净，捣烂，开水送服，每日 1~3 次，连服 3 个月。

258. 两面针

别名：入地金牛、两背针、双面针。
性味：苦、辛，平；有小毒。

来　　源　芸香科植物两面针 *Zanthoxylum nitidum* 的干燥根。

形态描述　木质藤本。老茎有翼状蜿蜒而上的木栓层，茎枝及叶轴均有弯钩锐刺。叶有小叶（3~）5~11 片；小叶对生，成长叶硬革质，阔卵形或近圆形，或狭长椭圆形。花序腋生，萼片上部紫绿色；花瓣淡黄绿色，卵状椭圆形或长圆形米；花药在授粉期为阔椭圆形至近圆球形，退化雌蕊半球形，垫状，顶部 4 浅裂；雌花的花瓣较宽；子房圆球形，柱头头状。果皮红褐色，顶端有短芒尖。种子圆珠状，腹面稍平坦。花期 3~5 月，果期 9~11 月。

注意事项　不能过量服用。忌与酸味食物同服。

功效主治　活血化瘀，行气止痛，祛风通络，解毒消肿。用于跌扑损伤，胃痛，牙痛，风湿痹痛，毒蛇咬伤；外治烧烫伤。

用法用量　5~10g。外用适量，研末调敷或煎水洗患处。

实用验方　**胃痛**：两面针 15g，制香附 9g，山鸡椒果实 6g，水煎服。**咽喉疼痛**：两面针适量，水煎，加食盐少许，取汤含漱。**跌打损伤**：两面针 50g，积雪草 30g，水煎搽患处。

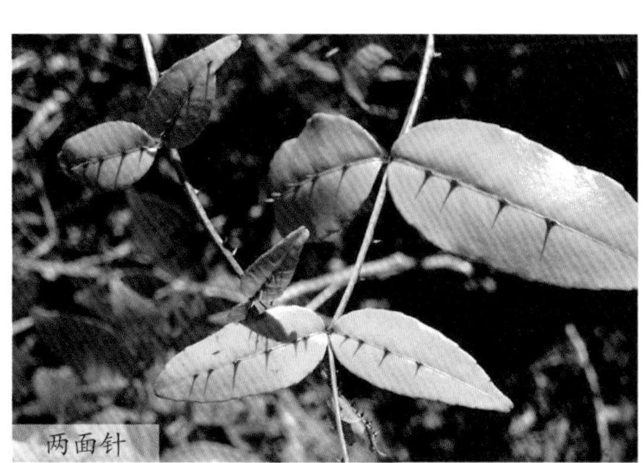
两面针

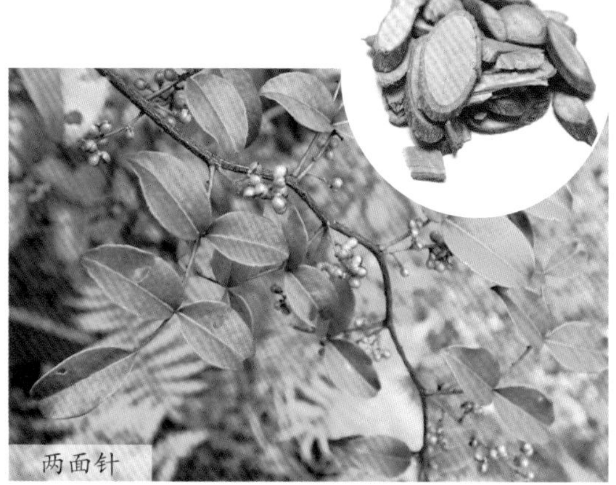
两面针

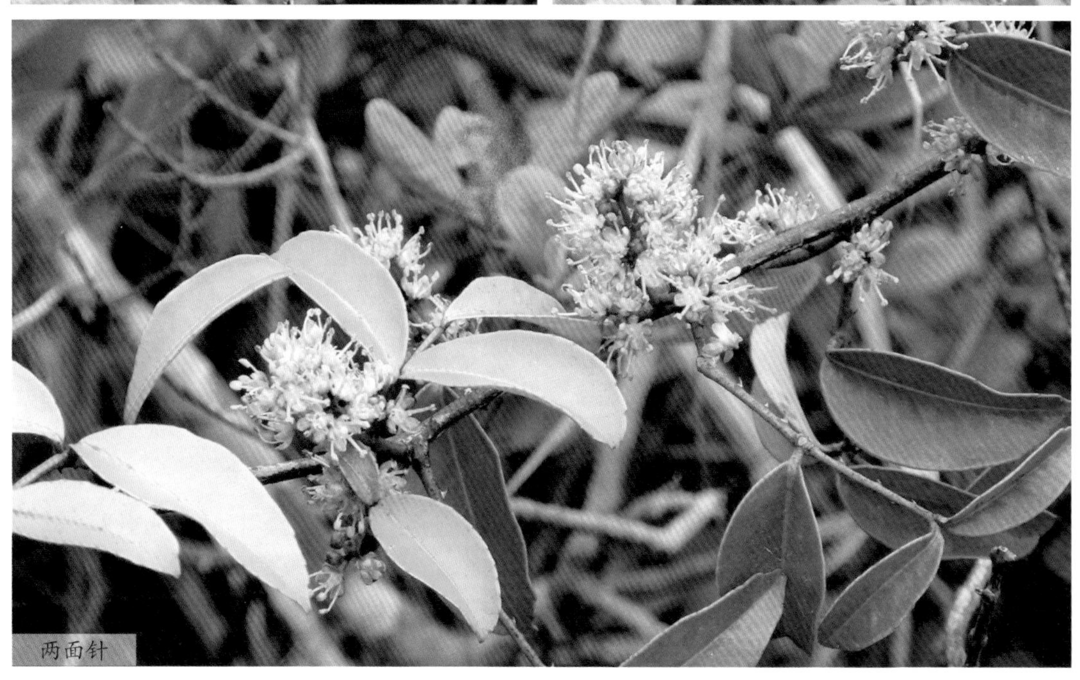
两面针

259. 丹参

别名：亦参、木羊乳。
性味：苦，微寒。

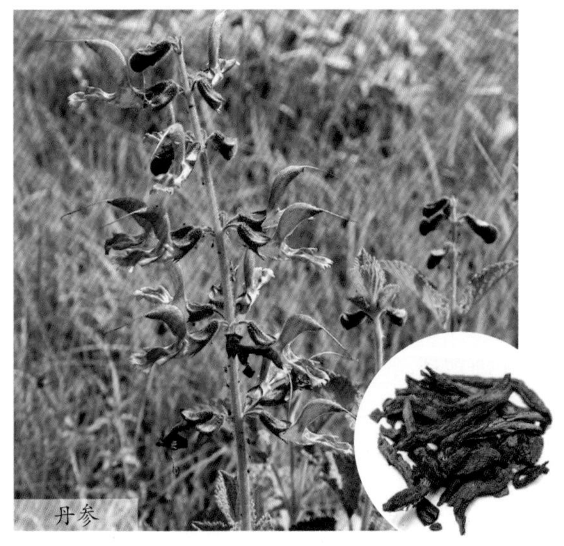
丹参

来　　源　唇形科植物丹参 *Salvia miltiorrhiza* 的干燥根和根茎。

形态描述　多年生直立草本。叶常为奇数羽状复叶，小叶 3~5（7），卵圆形或椭圆状卵圆形或宽披针形。轮伞花序 6 花或多花，下部者疏离，上部者密集，组成顶生或腋生总状花序；花冠紫蓝色，外被具腺短柔毛，尤以上唇为密，下唇短于上唇，3 裂；能育雄蕊 2，药隔上臂十分伸长，下臂短而增粗，药室不育，顶端联合；花柱远外伸，先端不相等 2 裂。小坚果黑色，椭圆形。花期 4~8 月，花后见果。

注意事项　无瘀血者慎服。

功效主治　活血祛瘀，通经止痛，清心除烦，凉血消痈。用于胸痹心痛，脘腹胁痛，癥瘕积聚，热痹疼痛，心烦不眠，月经不调，痛经，闭经，疮疡肿痛。

用法用量　10~15g。

实用验方　**冠心病心绞痛：**丹参 15g，三七 6g，薤白 10g，瓜蒌 24g，水煎服。**血瘀经闭，痛经：**桃仁、红花各 9g，丹参 15g，牛膝 12g，水煎服。

260. 红花

别名：红蓝花、刺红花。
性味：辛，温。

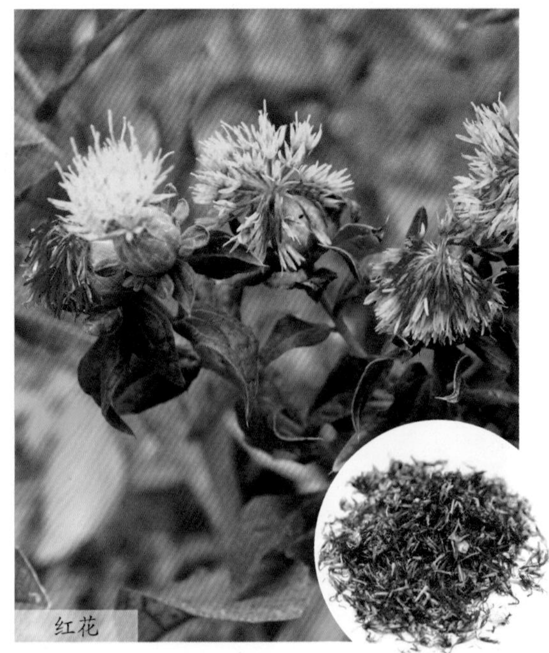
红花

来　　源　菊科植物红花 *Carthamus tinctorius* 的干燥花。

形态描述　一年生草本。高（20）50~100（150）cm。中下部茎叶披针形、披状披针形或长椭圆形，向上的叶渐小，披针形，边缘有锯齿；全部叶质地坚硬，革质。头状花序多数，在茎枝顶端排成伞房花序，为苞叶所围绕；总苞卵形，总苞片 4 层，全部苞片无毛无腺点；小花红色、橘红色，全部为两性，花冠裂片几达檐部基部。瘦果倒卵形，乳白色，有 4 棱，棱在果顶伸出，侧生着生面。无冠毛。花、果期 5~8 月。

注意事项　孕妇忌服。

功效主治　活血通经，散瘀止痛。用于闭经，痛经，恶露不行，癥瘕痞块，胸痹心痛，瘀滞腹痛，胸胁刺痛，跌扑损伤，疮疡肿痛。

用法用量　3~10g。

实用验方　**痛经：**红花 6g，鸡血藤 24g，水煎调酒服用。**闭经：**桃仁 14 粒，红花、当归各 6g，川芎、熟地黄、赤芍各 9g，水煎服。

261. 桃仁

别名：桃核仁。
性味：苦、甘，平。

来　　源　蔷薇科植物桃 *Prunus persica* 或山桃 *P. davidiana* 的干燥成熟种子。

形态描述　乔木，高3~8m。叶片长圆披针形、椭圆披针形或倒卵状披针形。花单生，先于叶开放；花瓣长圆状椭圆形至宽倒卵形，粉红色，罕为白色；雄蕊约20~30，花药绯红色；花柱几与雄蕊等长或稍短；子房被短柔毛。果实形状和大小均有变异，卵形、宽椭圆形或扁圆形；果肉多汁有香味，甜或酸甜；核大，离核或粘核，椭圆形或近圆形。种仁味苦，稀味甜。花期3~4月，果实成熟期因品种而异，通常为8~9月。

注意事项　孕妇忌服。

功效主治　活血祛瘀，润肠通便，止咳平喘。用于闭经，痛经，癥瘕痞块，肺痈肠痈，跌扑损伤，肠燥便秘，咳嗽气喘。

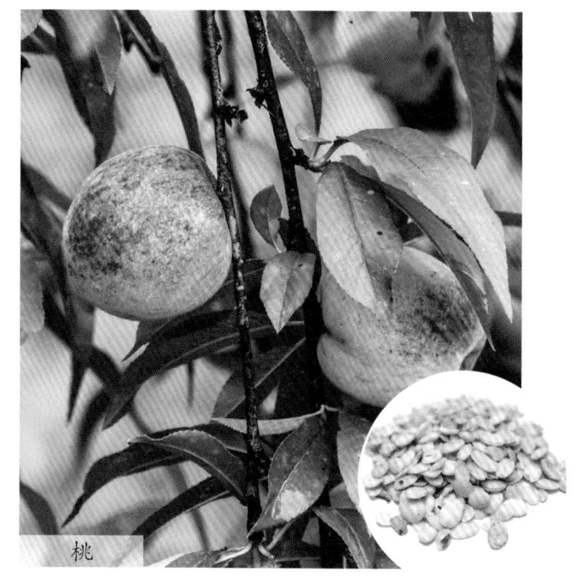
桃

用法用量　5~10g。

实用验方　血瘀经闭，痛经：桃仁、红花各9g，丹参15g，牛膝12g，水煎服。产后瘀阻腹痛：桃仁、川芎、赤芍各9g，益母草15g，红花3g，水煎服。

262. 益母草

别名：益母、茺蔚。
性味：苦、辛，微寒。

来　　源　唇形科植物益母草 *Leonurus japonicus* 的新鲜或干燥地上部分。

形态描述　一年生或二年生草本。茎直立，多分枝，高30~120cm。叶轮廓变化大，茎下部叶轮廓为卵形，掌状3裂，裂片呈长圆状菱形至卵圆形，裂片上再分裂；茎中部叶菱形，较小，常分裂成3个长圆状线形的裂片。轮伞花序腋生，具8~15花；无花梗；花冠粉红至淡紫红色，冠檐二唇形，上唇直伸，内凹，下唇略短于上唇，3裂；雄蕊4，均延伸至上唇片之下，平行，前对较长。小坚果长圆状三棱形，光滑。花期6~9月，果期9~10月。

注意事项　阴虚血少者忌服。

功效主治　活血调经，利尿消肿，清热解毒。用于月经不调，痛经，闭经，恶露不尽，水肿尿少，疮疡肿毒。

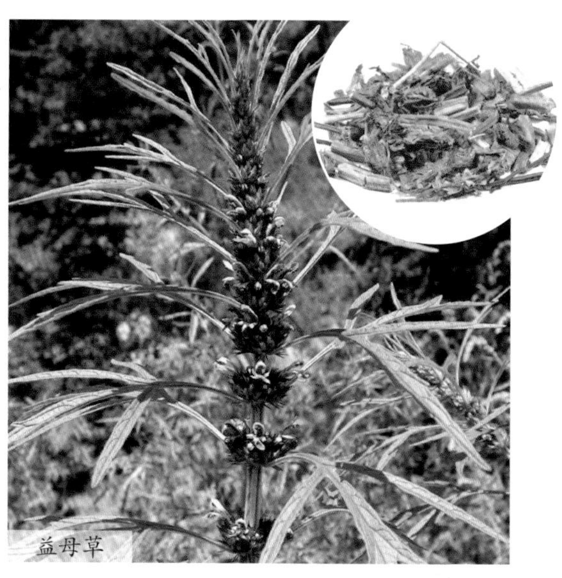
益母草

用法用量　9~30g；鲜品12~40g。

实用验方　产后瘀阻腹痛：益母草、泽兰、红番苋各30g，加白酒120mL，水煎服。风湿关节痛：叶底红根15~30g，益母草、九节茶各10~15g，猪蹄1个，水炖，酌加酒调服。

263. 泽兰

别名：虎兰、龙大枣。
性味：苦、辛，微温。

来　　源　唇形科植物毛叶地瓜儿苗 *Lycopus lucidus* var. *hirtus* 的干燥地上部分。

形态描述　多年生草本。茎棱上被向上小硬毛。节上密集硬毛。叶披针形，暗绿色，上面密被细刚毛状硬毛，叶缘具缘毛，下面主要在肋及脉上被刚毛状硬毛，两端渐狭，边缘具锐齿。轮伞花序无梗，轮廓圆球形，花萼钟形，萼齿5；花冠白色，冠檐不明显二唇形；雄蕊仅前对能育，超出于花冠，后对雄蕊退化；花柱伸出花冠，先端相等2浅裂形。小坚果倒卵圆状四边形，褐色。花期6~9月，果期8~11月。

注意事项　无瘀血者慎服。

功效主治　活血调经，祛瘀消痈，利水消肿。用于月经不调，闭经，痛经，产后瘀血腹痛，疮痈肿毒，水肿腹水。

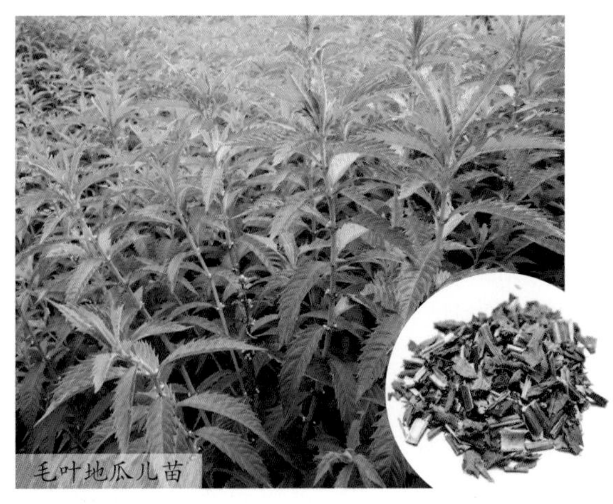

毛叶地瓜儿苗

用法用量　6~12g。

实用验方　**水肿：**泽兰、积雪草各30g，一点红25g，水煎服。**产后瘀血腹痛：**泽兰、赤芍、延胡索、蒲黄各9g，丹参12g，水煎服。**痛经：**熟地黄、党参各20g，北柴胡、当归、川楝子、延胡索各9g，白芍、白术、茯苓各15g，川芎、泽兰各6g，炙甘草3g，每日1剂，煎2次，混匀，分次饭前服。

264. 牛膝

别名：百倍、怀牛膝。
性味：苦、甘、酸，平。

来　　源　苋科植物牛膝 *Achyranthes bidentata* 的干燥根。

形态描述　多年生草本。根圆柱形，土黄色。茎有棱角或四方形，绿色或带紫色，有白色贴生或开展柔毛，或近无毛，分枝对生。叶片椭圆形或椭圆披针形，基部楔形或宽楔形。穗状花序顶生及腋生，花期后反折；花多数，密生；花被片披针形，光亮，顶端急尖，有1中脉。种子矩圆形，黄褐色。花期7~9月，果期9~10月。

注意事项　中气下陷、脾虚泄泻、下元不固、梦遗失精、月经过多者及孕妇忌服。

功效主治　逐瘀通经，补肝肾，强筋骨，利尿通淋，引血下行。用于闭经，痛经，腰膝酸痛，筋骨无力，淋证，水肿，头痛，眩晕，牙痛，口疮，吐血，衄血。

用法用量　5~12g。

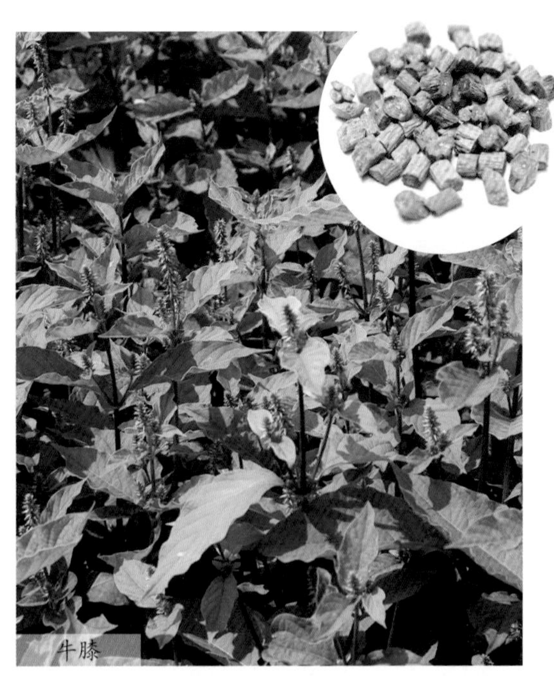

牛膝

实用验方　**高血压：**石决明30g，钩藤、牛膝、白芍各12g，茯苓、蒺藜、杭菊各9g，水煎服。**血瘀经闭，痛经：**桃仁、红花各9g，丹参15g，牛膝12g，水煎服。

265. 川牛膝

别名：甜川牛膝。
性味：甘、微苦，平。

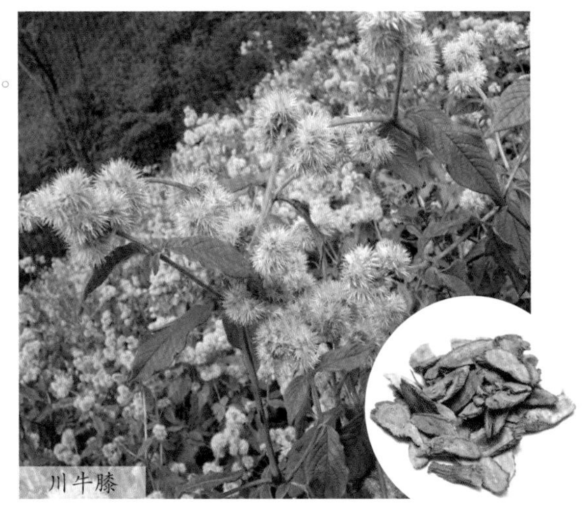
川牛膝

来　　源　苋科植物川牛膝 *Cyathula officinalis* 的干燥根。

形态描述　多年生草本，高 50~100cm。根圆柱形，鲜时表面近白色，干后灰褐色或棕黄色，根条圆柱状。叶片椭圆形或窄椭圆形，少数倒卵形。花丛为 3~6 次二歧聚伞花序，密集成花球团；在花球团内，两性花在中央，不育花在两侧；两性花花被片披针形，顶端刺尖头，内侧 3 片较窄；雄蕊花丝基部密生节状束毛；退化雄蕊长方形，顶端齿状浅裂；子房圆筒形或倒卵形。胞果椭圆形或倒卵形，淡黄色。种子椭圆形，带红色。花期 6~7 月，果期 8~9 月。

注意事项　月经过多者及孕妇禁服。

功效主治　逐瘀通经，通利关节，利尿通淋。用于闭经癥瘕，胞衣不下，跌扑损伤，风湿痹痛，足痿筋挛，尿血血淋。

用法用量　5~10g。

实用验方　**膝关节痛：**川牛膝、千年健、川木瓜各 10g，鸡血藤 24g，桑寄生 15g，水煎服。**风湿腰痛：**川牛膝、炒杜仲各 10g，骨碎补、狗脊各 15g，盐肤木根 30g，水煎服。

266. 鸡血藤

别名：血风藤。
性味：苦、甘，温。

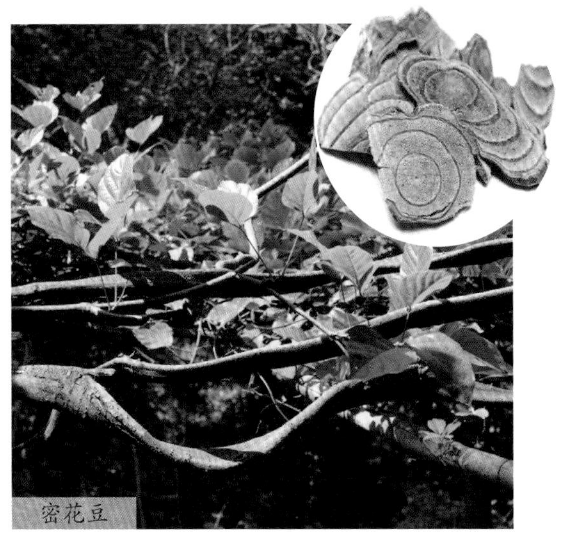
密花豆

来　　源　豆科植物密花豆 *Spatholobus suberectus* 的干燥藤茎。

形态描述　攀缘藤本，幼时呈灌木状。小叶纸质或近革质，异形，顶生的两侧对称，宽椭圆形、宽倒卵形至近圆形。圆锥花序腋生或生于小枝顶端，花序轴、花梗被黄褐色短柔毛；花瓣白色，旗瓣扁圆形，先端微凹，基部宽楔形；龙骨瓣倒卵形，基部一侧具短尖耳垂；雄蕊内藏，花药球形；子房近无柄，下面被糙伏毛。荚果近镰形，密被棕色短绒毛。种子扁长圆形。花期 6 月，果期 11~12 月。

注意事项　阴虚火亢者慎用。

功效主治　活血补血，调经止痛，舒筋活络。用于月经不调，痛经，闭经，风湿痹痛，麻木瘫痪，血虚萎黄。

用法用量　9~15g。

实用验方　**风湿性关节炎：**鸡血藤 30g，狗脊、骨碎补各 15g，川牛膝 10g，穿山龙 24g，防风 9g，水煎服。**闭经：**鸡血藤 30g，桃仁、王不留行各 10g，川芎、莪术各 9g，红花 6g，水煎服。**痛经：**鸡血藤 18g，制香附 10g，川芎 6g，延胡索、乌药、川楝子各 9g，水煎服。

267. 王不留行

别名：不留行。
性味：苦，平。

来　　源　石竹科植物麦蓝菜 *Vaccaria segetalis* 的干燥成熟种子。

形态描述　一年生或二年生草本，高 30~70cm。叶片卵状披针形或披针形，微抱茎。伞房花序稀疏；花梗细；苞片披针形，着生花梗中上部；花瓣淡红色，爪狭楔形，淡绿色，瓣片狭倒卵形，斜展或平展，微凹缺，有时具不明显的缺刻；雄蕊内藏；花柱线形，微外露。蒴果宽卵形或近圆球形。种子近圆球形，红褐色至黑色。花期 5~7 月，果期 6~8 月。

注意事项　孕妇忌服。

功效主治　活血通经，下乳消肿，利尿通淋。用于闭经，痛经，乳汁不下，乳痈肿痛，淋证涩痛。

用法用量　5~10g。

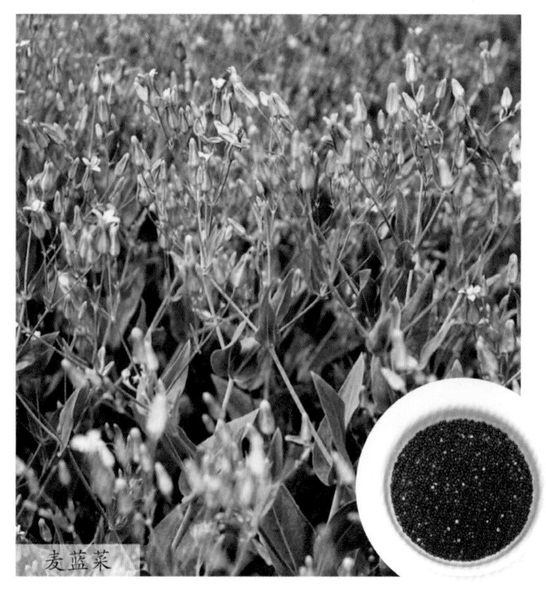
麦蓝菜

实用验方　**经行不畅，痛经：**王不留行、当归、川芎各 9g，水煎服。**乳腺炎：**王不留行、蒲公英、瓜蒌各 15g，水煎服。**乳少不通：**穿山甲（炮）、王不留行、通草各 9g，当归 16g，水煎服。

268. 茺蔚子

别名：益母草子。
性味：辛、苦，微寒。

来　　源　唇形科植物益母草 *Leonurus japonicus* 的干燥成熟果实。

形态描述　一年生或二年生草本。有于其上密生须根的主根。叶轮廓变化很大，茎下部叶轮廓为卵形，基部宽楔形，掌状 3 裂；茎中部叶轮廓为菱形，较小，通常分裂成 3 个或偶有多个长圆状线形的裂片。轮伞花序腋生，具 8~15 花；花冠粉红色至淡紫红色，外面于伸出萼筒部分被柔毛，下唇略短于上唇，内面在基部疏被鳞状毛，3 裂；雄蕊 4，花柱丝状，略超出于雄蕊而与上唇片等长。小坚果长圆状三棱形，淡褐色。花期通常在 6~9 月，果期 9~10 月。

注意事项　瞳孔散大者及孕妇禁服。

功效主治　活血调经，清肝明目。用于月经不调，闭经，痛经，目赤翳障，头晕胀痛。

用法用量　5~10g。

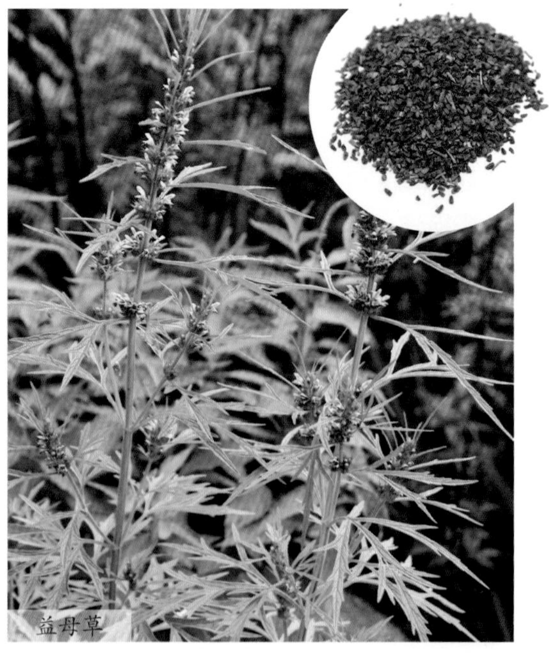
益母草

实用验方　**高血压：**桑枝、桑叶、茺蔚子各 16g，加水 1L，煎取 600mL，睡前泡脚 30~40min。**子宫脱垂：**茺蔚子 15g，枳壳 12g，水煎服。

269. 月季花

别名：四季花。
性味：甘，温。

来　　源　蔷薇科植物月季 *Rosa chinensis* 的干燥花。

形态描述　直立灌木，高 1~2m。小叶片宽卵形至卵状长圆形。花几朵集生，稀单生；花梗近无毛或有腺毛，萼片卵形，先端尾状渐尖，有时呈叶状，边缘常有羽状裂片，稀全缘，外面无毛，内面密被长柔毛；花瓣重瓣至半重瓣，红色、粉红色至白色，倒卵形，先端有凹缺，基部楔形；花柱离生，伸出萼筒口外，约与雄蕊等长。果卵球形或梨形，红色，萼片脱落。花期 4~9 月，果期 6~11 月。

注意事项　本品不宜久服；脾胃虚寒者及孕妇慎用。

功效主治　活血调经，疏肝解郁。用于气滞血瘀，月经不调，痛经，闭经，胸胁胀痛。

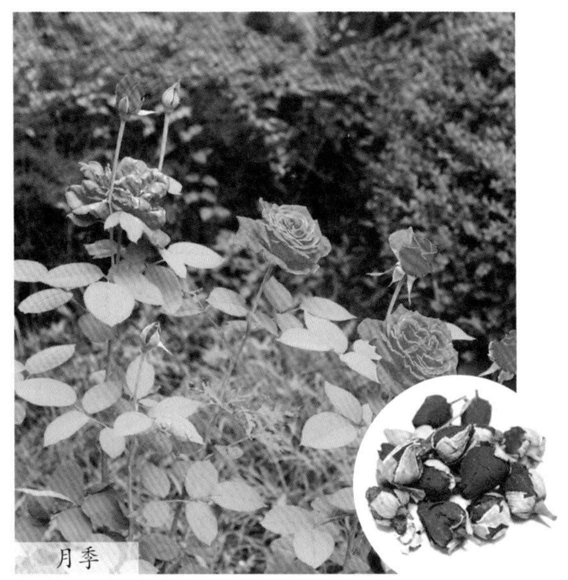
月季

用法用量　3~6g。

实用验方　**高血压：**月季花 9~15g，开水泡服。**肺虚咳嗽咯血：**月季花 15g，冰糖适量，炖服。**闭经：**月季花 30~90g，炖鸡服，每月行经期服 1 剂。

270. 凌霄花

别名：芰华、堕胎花。
性味：甘、酸，寒。

来　　源　紫葳科植物凌霄 *Campsis grandiflora* 或美洲凌霄 *C. radicans* 的干燥花。

形态描述　攀缘藤本。叶对生，为奇数羽状复叶；小叶 7~9 枚，卵形至卵状披针形，顶端尾状渐尖。顶生疏散的短圆锥花序；花冠内面鲜红色，外面橙黄色，裂片半圆形；雄蕊着生于花冠筒近基部，花丝线形，细长，花药黄色，个字形着生；花柱线形，长约 3cm，柱头扁平，2 裂。蒴果顶端钝。花期 5~8 月。

注意事项　气血虚弱者及孕妇忌服。

功效主治　活血通经，凉血祛风。用于月经不调，闭经癥瘕，产后乳肿，风疹发红，皮肤瘙痒，痤疮。

用法用量　5~9g。

实用验方　**月经不调：**凌霄花、月季花各 9g，益母草、丹参各 15g，红花 6g，水煎服。

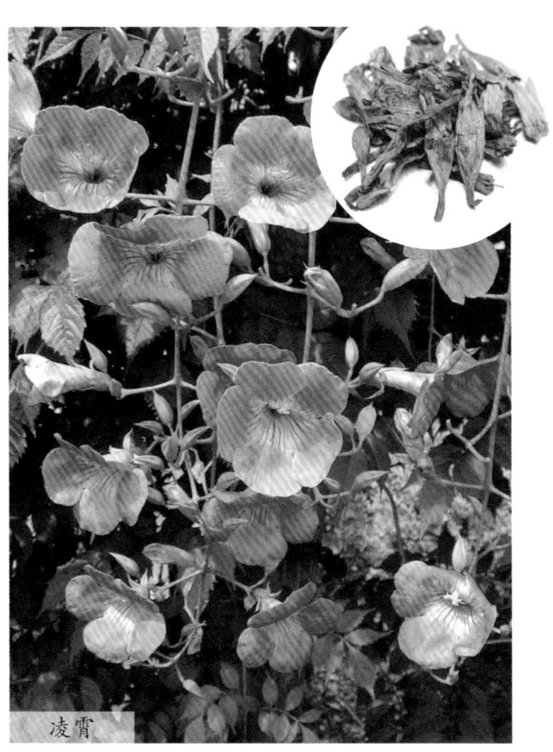
凌霄

便血：凌霄花 3~6g，浸酒饮服。**癫痫：**凌霄花研为细末，每服 9g，空腹温酒调服。

271. 卷柏

别名：豹足、交时、石莲花。
性味：辛，平。

来　　源　卷柏科植物卷柏 *Selaginella tamariscina* 或垫状卷柏 *S. pulvinata* 的干燥全草。

形态描述　土生或石生，复苏植物，呈垫状。叶质厚，表面光滑，边缘不为全缘，具白边；主茎上的叶较小枝上的略大，覆瓦状排列，绿色或棕色，边缘有细齿；分枝上的腋叶对称，卵形，卵状三角形或椭圆形，边缘有细齿，黑褐色；中叶不对称，小枝上的椭圆形。孢子叶穗紧密，四棱柱形，单生于小枝末端；孢子叶一形，卵状三角形，具白边；大孢子叶在孢子叶穗上下两面不规则排列；大孢子浅黄色；小孢子橘黄色。

注意事项　孕妇忌服。

功效主治　活血通经。用于闭经，痛经，癥瘕痞块，跌扑损伤。

用法用量　5~10g。

实用验方　**鼻衄：**鲜卷柏、白茅根各 30g，水煎调蜜服。**跌打损伤：**鲜卷柏 30g，水煎服。**闭经腹痛或月经不调：**卷柏炒黑，研末，每次 9g，酒冲服；或卷柏 30~60g，水煎，调红糖或酒服。

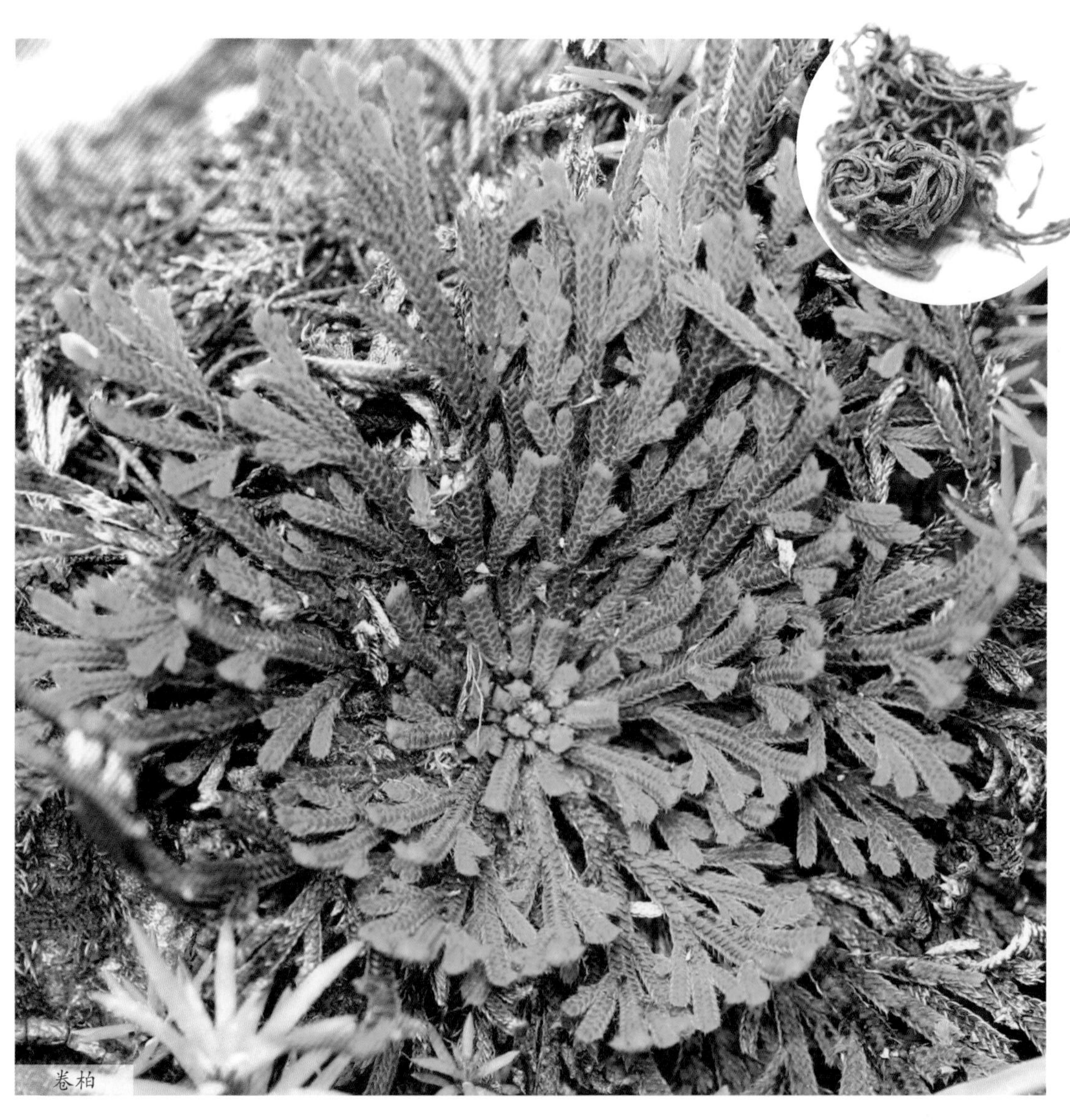

卷柏

272. 马钱子

别名：番木鳖、马前。
性味：苦，温；有大毒。

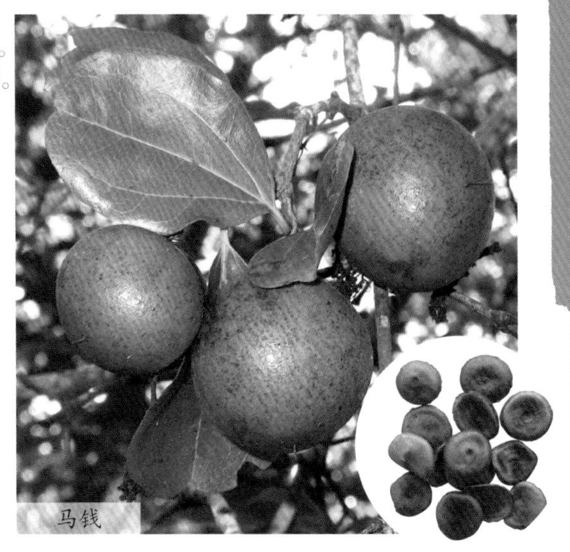
马钱

来　　源　马钱科植物马钱 *Strychnos nux-vomica* 的干燥成熟种子。

形态描述　乔木，高 5~25m。叶片纸质，近圆形、宽椭圆形至卵形。圆锥状聚伞花序腋生，花序梗和花梗被微毛；花冠绿白色，后变白色，花冠管比花冠裂片长，外面无毛，内面仅花冠管内壁基部被长柔毛；雄蕊着生于花冠管喉部，花药椭圆形，伸出花冠管喉部之外，花丝极短；雌蕊子房卵形，无毛，花柱圆柱形，无毛，柱头头状。浆果圆球状。种子扁圆盘状，表面灰黄色，密被银色绒毛。花期春夏，果期 8 月至次年 1 月。

注意事项　体虚者及孕妇忌服。

功效主治　通络止痛，散结消肿。用于跌打损伤，骨折肿痛，风湿顽痹，麻木瘫痪，痈疽疮毒，咽喉肿痛。

用法用量　0.3~0.6g，炮制后入丸散用。

实用验方　**痈疮初起未成脓：**制马钱子 0.3g，炮穿山甲 10g，僵蚕 12g，研末服。**喉痹咽肿：**制马钱子 0.5g，山豆根 10g，研末吹喉。

273. 苏木

别名：苏枋、苏方、苏方木。
性味：甘、咸，平。

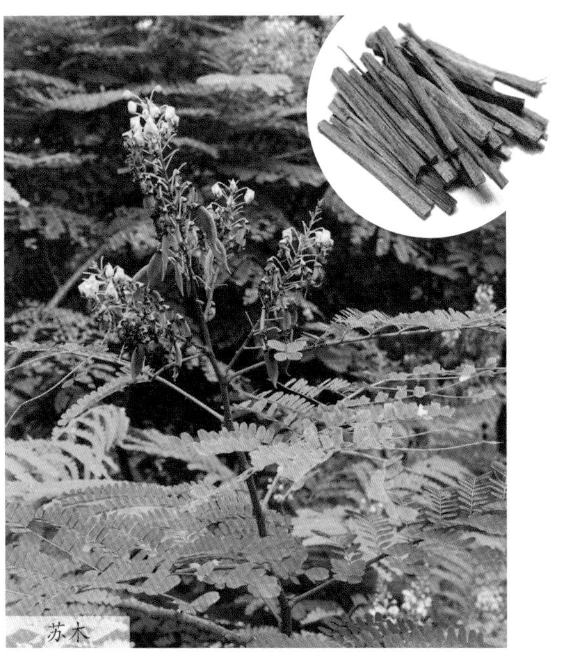
苏木

来　　源　豆科植物苏木 *Caesalpinia sappan* 的干燥心材。

形态描述　小乔木，高达 6m。二回羽状复叶；羽片 7~13 对，对生，小叶片纸质，长圆形至长圆状菱形。圆锥花序顶生或腋生；花瓣黄色，阔倒卵形，长约 9mm，最上面一片基部带粉红色，具柄；雄蕊稍伸出，花丝下部密被柔毛；子房被灰色绒毛，具柄，花柱细长，被毛，柱头截平。荚果木质，稍压扁。种子 3~4 颗，长圆形，稍扁，浅褐色。花期 5~10 月，果期 7 月至次年 3 月。

注意事项　血虚无瘀滞、月经过多者及孕妇禁服。

功效主治　活血祛瘀，消肿止痛。用于跌打损伤，骨折筋伤，瘀滞肿痛，闭经，痛经，产后瘀阻，胸腹刺痛，痈疽肿痛。

用法用量　3~9g。

实用验方　**外伤出血：**苏木适量，研成细粉，清创后敷于患处。**风湿性关节炎：**苏木 30g，水煎服。**痛经：**苏木 6g，黑豆 125g，加红糖适量，炖服。

274. 骨碎补

别名：猴姜、胡猻姜。
性味：苦，温。

来　　源　水龙骨科植物槲蕨 *Drynaria fortunei* 的干燥根茎。

形态描述　通常附生岩石上，匍匐生长，或附生树干上，螺旋状攀缘。叶二型，基生不育叶圆形；正常能育叶叶柄长 4~7（~13）cm，具明显的狭翅；叶脉两面均明显；叶干后纸质，仅上面中肋略有短毛。孢子囊群圆形，椭圆形，叶片下面全部分布，沿裂片中肋两侧各排列成 2~4 行，成熟时相邻 2 侧脉间有圆形孢子囊群 1 行，或幼时成 1 行长形的孢子囊群，混生有大量腺毛。

注意事项　阴虚及无瘀血者慎服。

功效主治　疗伤止痛，补肾强骨；外用消风祛斑。用于跌扑闪挫，筋骨折伤，肾虚腰痛，筋骨痿软，耳鸣耳聋，牙齿松动；外治斑秃，白癜风。

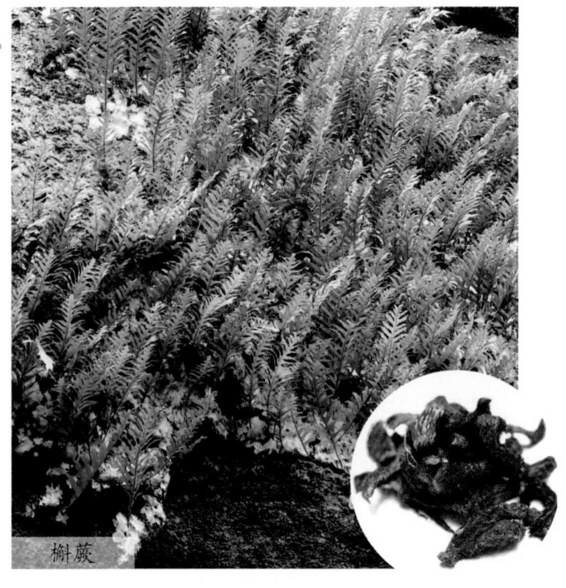
槲蕨

用法用量　3~9g。

实用验方　**风湿性关节炎：**骨碎补、忍冬藤、薜荔各 30g，穿山龙 24g，水煎服。**斑秃：**骨碎补、陈皮、生姜各适量，浸入酒精度 60 度的白酒内 2 周，取药酒涂搽患处。

275. 儿茶

别名：儿茶膏、孩儿茶。
性味：苦、涩，微寒。

来　　源　豆科植物儿茶 *Acacia catechu* 的去皮枝、干的干燥煎膏。

形态描述　落叶小乔木，高 6~10m。二回羽状复叶；羽片 10~30 对；小叶 20~50 对，线形。穗状花序 1~4 个生于叶腋；花淡黄或白色；花萼钟状，齿三角形，被毛；花瓣披针形或倒披针形，被疏柔毛。荚果带状，棕色，有光泽，开裂，顶端有喙尖，有 3~10 颗种子。花期 4~8 月，果期 9 月至次年 1 月。

功效主治　活血止痛，止血生肌，收湿敛疮，清肺化痰。用于跌扑伤痛，外伤出血，吐血衄血，疮疡不敛，湿疹，湿疮，肺热咳嗽。

用法用量　1~3g，包煎；多入丸散服。外用适量。

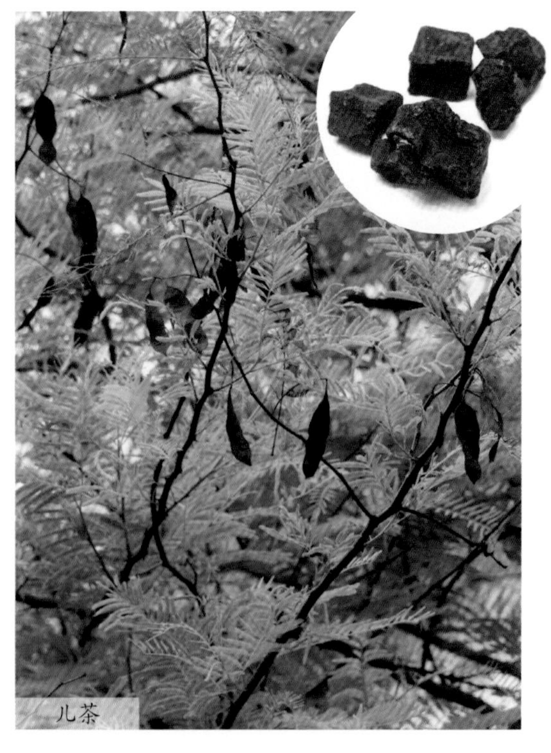
儿茶

实用验方　**疮疡久不收口，湿疹：**儿茶、龙骨各 3g，冰片 0.3g，共研细粉，敷患处。**口腔溃疡：**儿茶 3g，硼砂 1.6g，研粉，涂患处。

276. 莪术

别名：蓝心姜、黑心姜。
性味：辛、苦，温。

来　源　姜科植物蓬莪术*Curcuma phaeocaulis*、广西莪术 *C. kwangsiensis* 或温郁金 *C. wenyujin* 的干燥根茎。

形态描述　株高约 1m。根茎圆柱形，肉质，具樟脑般香味，淡黄色或白色；根细长或末端膨大成块根。叶直立，椭圆状长圆形至长圆状披针形。花葶由根茎单独发出，常先叶而生；穗状花序阔椭圆形；花冠黄色，后方的 1 片较大，顶端具小尖头；侧生退化雄蕊比唇瓣小；唇瓣黄色，近倒卵形，顶端微缺；花药药隔基部具叉开的距；子房无毛。花期 4~6 月。

注意事项　月经过多者及孕妇禁服。

功效主治　行气破血，消积止痛。用于癥瘕痞块，瘀血闭经，胸痹心痛，食积胀痛。

用法用量　6~9g。

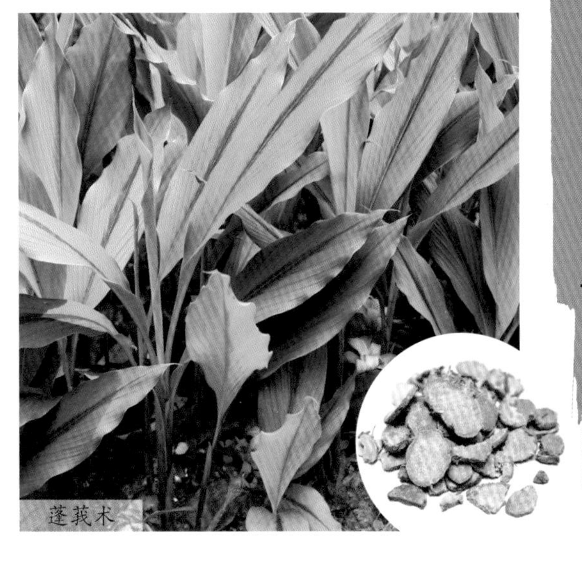
蓬莪术

实用验方　**闭经**：莪术、王不留行、桃仁各 10g，丹参、川芎各 9g，水煎服。**慢性胃炎腹胀**：莪术 10g，枳壳、大腹皮各 9g，蒲公英 15g，水煎服。**跌打损伤**：莪术适量研粉，桃仁适量捣烂，调莪术粉敷患处。

277. 三棱

别名：草根、京三棱。
性味：辛、苦，平。

来　源　黑三棱科植物黑三棱 *Sparganium stoloniferum* 的干燥块茎。

形态描述　多年生水生或沼生草本，高 0.7~1.2m，挺水。叶片呈三棱形，基部鞘状。圆锥花序开展，具 3~7 个侧枝，每个侧枝上着生 7~11 个雄性头状花序和 1~2 个雌性头状花序；雄花花被片匙形，膜质，先端浅裂，早落，花丝丝状，弯曲，褐色，花药近倒圆锥形；雌花花被着生于子房基部，宿存，子房无柄。果实倒圆锥形，上部通常膨大呈冠状，具棱，褐色。花、果期 5~10 月。

注意事项　气虚体弱、血枯经闭、月经过多者及孕妇忌服。

功效主治　破血行气，消积止痛。用于癥瘕痞块，痛经，血瘀经闭，胸痹心痛，食积胀痛。

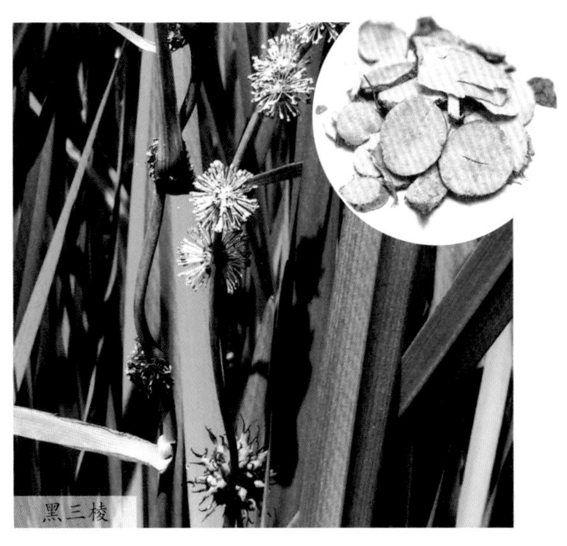
黑三棱

用法用量　5~10g。

实用验方　**血瘀经闭，痛经**：三棱、当归各 9g，红花 4.5g，生地黄 12g，水煎服。**食积腹胀**：三棱、莱菔子各 9g，水煎服。**慢性肝炎**：三棱、莪术、当归各 9g，赤芍 12g，丹参 25g，白茅根 31g，青皮 9g，水煎服。

278. 水红花子

别名：水荭子。
性味：咸，微寒。

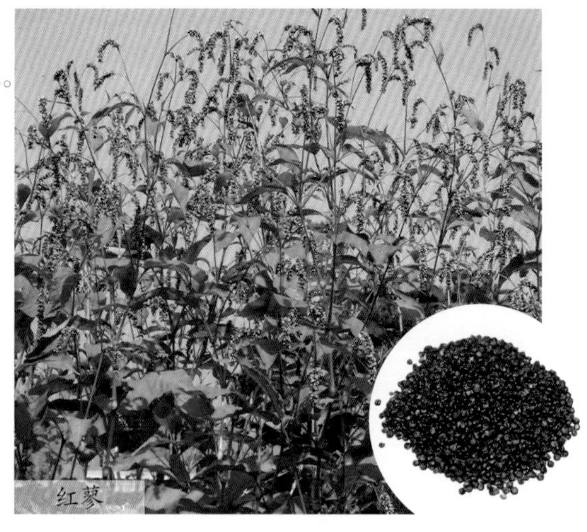
红蓼

来　　源　蓼科植物红蓼 *Polygonum orientale* 的干燥成熟果实。

形态描述　一年生草本。茎直立，粗壮，高 1~2m。叶宽卵形、宽椭圆形或卵状披针形。总状花序呈穗状，顶生或腋生，花紧密，微下垂，通常数个再组成圆锥状；每苞内具 3~5 花；花梗比苞片长；花被 5 深裂，淡红色或白色；花被片椭圆形，雄蕊 7，比花被长；花盘明显；花柱 2，中下部合生，比花被长，柱头头状。瘦果近圆形，双凹，黑褐色，有光泽，包于宿存花被内。花期 6~9 月，果期 8~10 月。

注意事项　血分无瘀滞及脾胃虚寒者忌服。

功效主治　散血消癥，消积止痛，利水消肿。用于癥瘕痞块，瘿瘤，食积不消，胃脘胀痛，水肿腹水。

用法用量　15~30g。外用适量，熬膏敷患处。

实用验方　**肝癌（湿热瘀毒型）：**水红花子、丹参、猪苓、茵陈、白花蛇舌草各 30g，黄柏、栀子、莪术各 10g，泽泻 12g，每日 1 剂，水煎服。**慢性肾炎水肿：**水红花子 30g，猪瘦肉 120g，水煎喝汤吃肉，每日 1 剂，分 2 次服。

279. 急性子

别名：金凤花子。
性味：微苦、辛，温；有小毒。

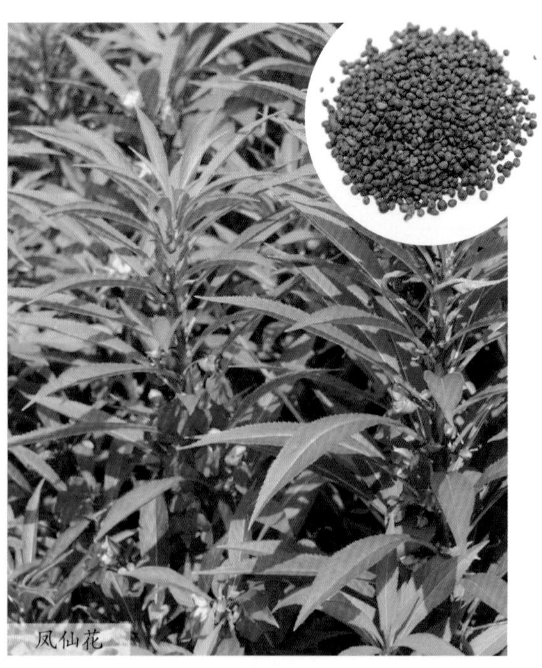
凤仙花

来　　源　凤仙花科植物凤仙花 *Impatiens balsamina* 的干燥成熟种子。

形态描述　一年生草本，高 60~100cm。叶互生，最下部叶有时对生；叶片披针形、狭椭圆形或倒披针形。花单生或 2~3 朵簇生于叶腋，无总花梗，白色、粉红色或紫色，单瓣或重瓣；唇瓣深舟状；旗瓣圆形，兜状，背面中肋具狭龙骨状突起，顶端具小尖，翼瓣具短柄，2 裂，倒卵状长圆形，上部裂片近圆形；雄蕊 5，花丝线形，花药卵球形；子房纺锤形，密被柔毛。蒴果宽纺锤形，密被柔毛。种子多数，圆球形，黑褐色。花期 7~10 月。

注意事项　内无瘀积者及孕妇忌服。

功效主治　破血，软坚，消积。用于癥瘕痞块，闭经，噎膈。

用法用量　3~5g。

实用验方　**闭经腹痛，产后瘀血未尽：**急性子 9g，捣碎，水煎，加红糖适量服。**跌打损伤：**急性子、沉香各 1.5g，研末，温水送服。

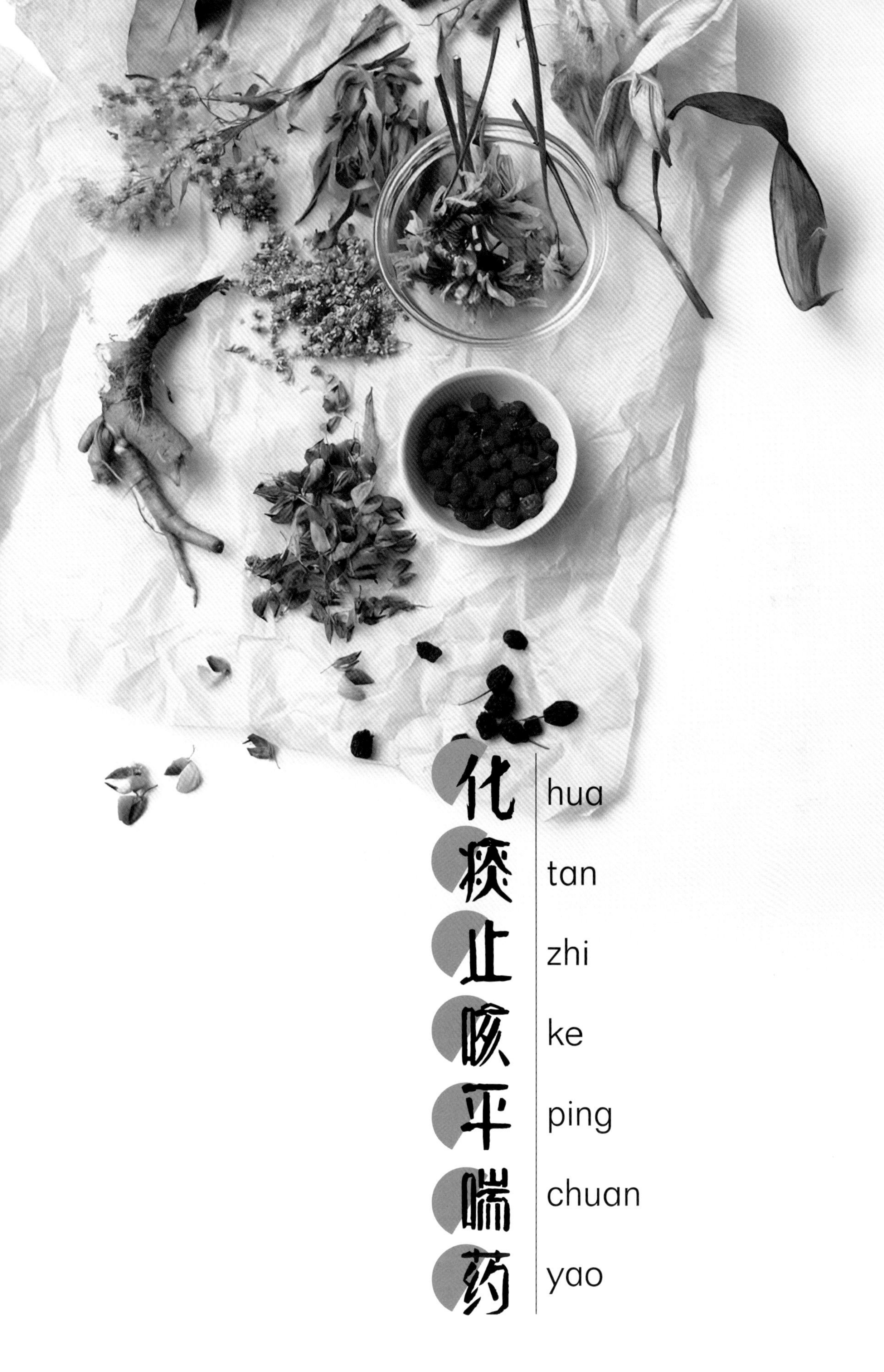

化痰止咳平喘药

hua tan zhi ke ping chuan yao

280. 半夏

别名：地文、水玉、守田。
性味：辛、温；有毒。

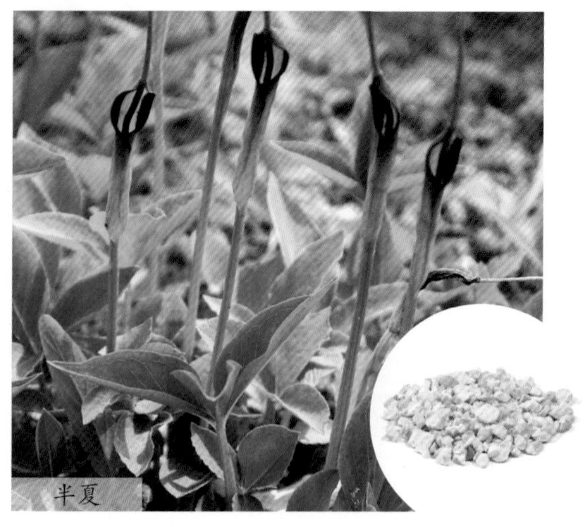

来　　源　天南星科植物半夏 *Pinellia ternata* 的干燥块茎。

形态描述　块茎圆球形，直径 1~2cm，具须根。幼苗叶片卵状心形至戟形，为全缘单叶；老株叶片 3 全裂，裂片绿色，背淡，长圆状椭圆形或披针形。花序柄长于叶柄；佛焰苞绿色或绿白色，管部狭圆柱形；檐部长圆形，绿色，有时边缘青紫色，钝或锐尖。肉穗花序；附属器绿色变青紫色，直立，有时“S”形弯曲。浆果卵圆形，黄绿色，先端渐狭为明显的花柱。花期 5~7 月，果期 8 月。

注意事项　一切血证及阴虚燥咳、津伤口渴者忌服。

功效主治　燥湿化痰，降逆止呕，消痞散结。用于湿痰寒痰，咳喘痰多，痰饮眩悸，风痰眩晕，痰厥头痛，呕吐反胃，胸脘痞闷，梅核气；外治痈肿痰核。

用法用量　内服一般炮制后使用，3~9g。外用适量，磨汁涂或研末以酒调敷患处。

实用验方　**咳嗽痰稀：**煮半夏、茯苓各 10g，陈皮、甘草各 6g，水煎服。**呕吐：**煮半夏、姜竹茹各 10g，大枣 3 枚，水煎服。

281. 姜半夏

性味：辛，温。

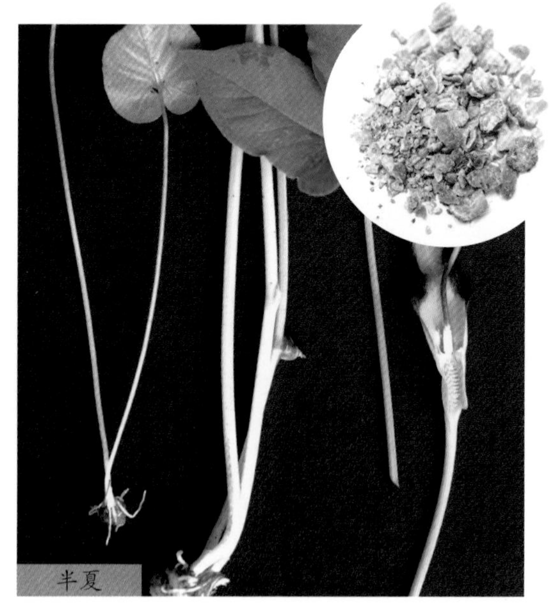

来　　源　天南星科植物半夏的 *Pinellia ternata* 的干燥块茎的炮制加工品。

形态描述　同“280. 半夏”。

功效主治　温中化痰，降逆止呕。用于痰饮呕吐，胃脘痞满。

用法用量　3~9g。

实用验方　**反胃呕吐：**姜半夏、党参各 9g，水煎，冲白蜜适量服。**痰饮咳喘：**姜半夏、茯苓各 9g，陈皮 6g，甘草 3g，水煎服。**胃寒胀痛：**草豆蔻、姜半夏各 10g，陈皮 6g，生姜 3 片，水煎服。

282. 天南星

别名：虎掌、南星。
性味：苦、辛，温；有毒。

来　　源　天南星科植物天南星 *Arisaema erubescens*、异叶天南星 *A. heterophyllum* 或东北天南星 *A. amurense* 的干燥块茎。

形态描述　块茎扁球形，直径可达6cm。叶片放射状分裂，裂片无定数；幼株少则3~4枚，多年生植株有多至20枚的，常1枚上举，余放射状平展，披针形、长圆形至椭圆形。花序柄比叶柄短，直立，果时下弯或否；佛焰苞绿色，肉穗花序单性，雌花序上的具多数中性花；雄花具短柄，淡绿色、紫色至暗褐色，雄蕊2~4，药室近球形，顶孔开裂成圆形；雌花子房卵圆形，柱头无柄。种子1~2，球形。花期5~7月，果期9月。

注意事项　阴虚燥痰者及孕妇忌服。

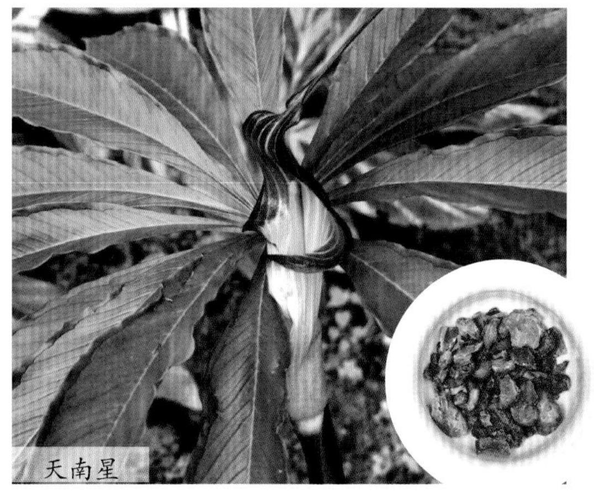
天南星

功效主治　散结消肿。用于痈肿，蛇虫咬伤。

用法用量　外用生品适量，研末以醋或酒调敷患处。

实用验方　**癣：**生天南星磨醋，涂患处。

小儿流涎：生天南星磨醋，涂敷涌泉穴。

面神经麻痹：僵蚕、全蝎、白附子、天南星各15g，共研细末，每服5g，日服3次。

283. 制天南星

性味：苦、辛，温；有毒。

来　　源　天南星科植物天南星 *Arisaema crubescens*. 异叶天南星 *A. heterophyllum* 或东北天南星 *A. amurense* 的干燥块茎的炮制加工品。

形态描述　同“282. 天南星”。

功效主治　燥湿化痰，祛风止痉，散结消肿。用于顽痰咳嗽，风痰眩晕，中风痰壅，口眼斜，半身不遂，癫痫，惊风，破伤风；外用治痈肿，蛇虫咬伤。

用法用量　3~9g。

实用验方　**咳嗽痰多：**制天南星、浙贝母、桔梗各10g，鱼腥草15g，水煎服。

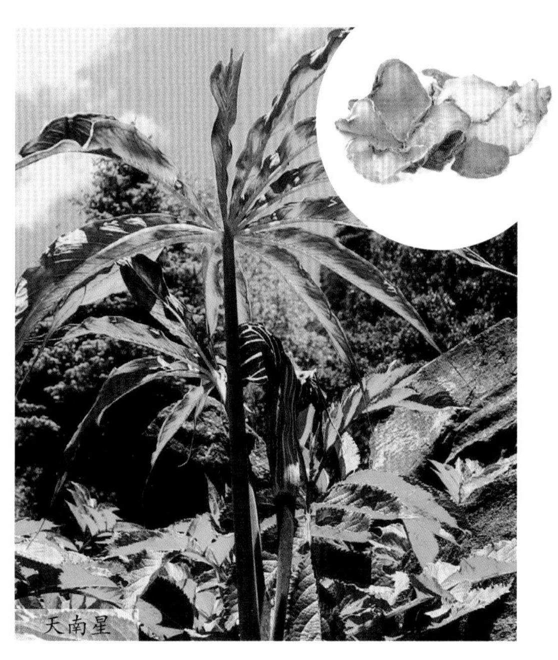
天南星

284. 白附子

别名：禹白附子。
性味：辛，温；有毒。

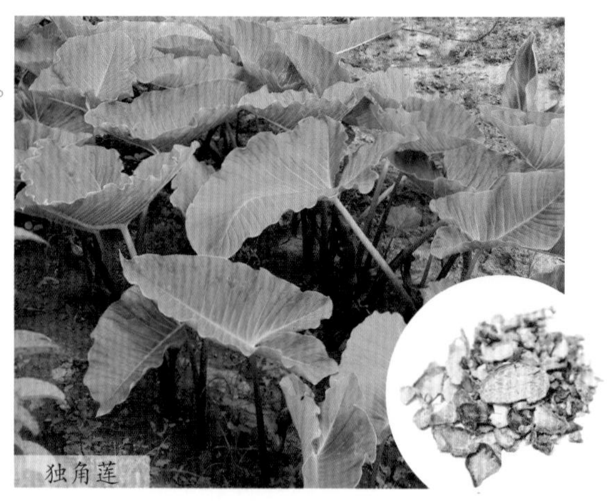

独角莲

来　　源　天南星科植物独角莲 *Typhonium giganteum* 的干燥块茎。

形态描述　块茎倒卵形或卵状椭圆形，大小不等。叶片幼时内卷如角状，后即展开，箭形。花序柄长 15cm。佛焰苞紫色，管部圆筒形或长圆状卵形，粗 3cm；檐部卵形，展开；肉穗花序几无梗，雌花序圆柱形；雄花序长 2cm；附属器紫，圆柱形，直立，基部无柄，先端钝；雄花无柄，药室卵圆形，顶孔开裂；雌花子房圆柱形，顶部截平，胚珠 2；柱头无柄，圆形。花期 6~8 月，果期 7~9 月。

注意事项　血虚生风、内热生惊者及孕妇禁服。

功效主治　祛风痰，定惊搐，解毒散结，止痛。用于中风痰壅，口眼㖞斜，语言謇涩，惊风癫痫，破伤风，痰厥头痛，偏正头痛，瘰疬痰核，毒蛇咬伤。

用法用量　3~6g。一般炮制后用，外用生品适量捣烂，熬膏或研末以酒调敷患处。

实用验方　**颈淋巴结结核：**白附子研粉，加大黄粉，水调敷患处。**面神经麻痹：**全蝎、僵蚕、白附子各等量，共为细末，每服 2g，日服 2 次。

285. 芥子

别名：芥菜子、青菜子。
性味：辛，温。

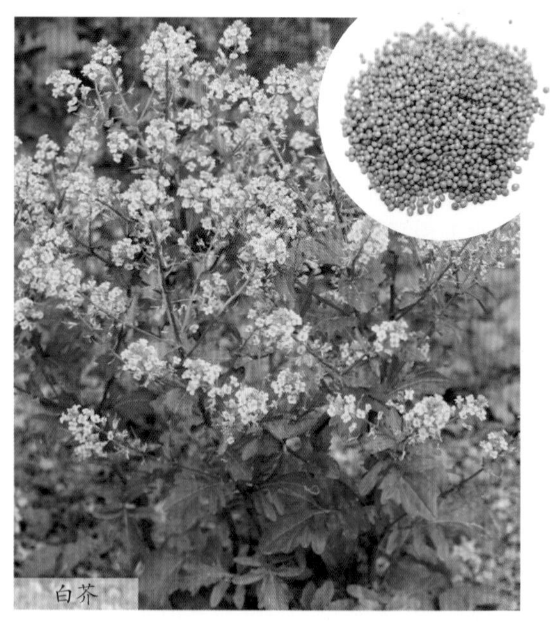

白芥

来　　源　十字花科植物白芥 *Sinapis alba* 或芥 *Brassica juncea* 的干燥成熟种子。

形态描述　一年生草本，高 75~100cm。基部和叶轴会合，边缘有不规则粗锯齿；上部叶卵形或长圆卵形。总状花序有多数花，果期长达 30cm，无苞片；花淡黄色；花瓣倒卵形，具短爪。长角果近圆柱形，直立或弯曲，具糙硬毛，果瓣有 3~7 平行脉。喙稍扁压，常弯曲，向顶端渐细，有 0~1 种子；种子每室 1~4 个，球形，黄棕色，有细窝穴。花、果期 6~8 月。

注意事项　肺虚咳嗽、阴虚火旺者禁服。

功效主治　温肺豁痰利气，散结通络止痛。用于寒痰咳嗽，胸胁胀痛，痰滞经络，关节麻木、疼痛，痰湿流注，阴疽肿毒。

用法用量　3~9g。外用适量。

实用验方　**跌打损伤：**乳香、没药、芥子各 10g，姜炭 25g，红花 3g，共研细末，调鸡蛋清、白胡椒粉敷患处。**偏头痛：**川芎 30g，白芍 15g，芥子、香附各 9g，当归、柴胡、郁李仁、甘草各 6 克，白芷、全蝎各 3g，水煎服。

286. 大皂角

别名：皂荚、皂角。
性味：辛、咸，温；有小毒。

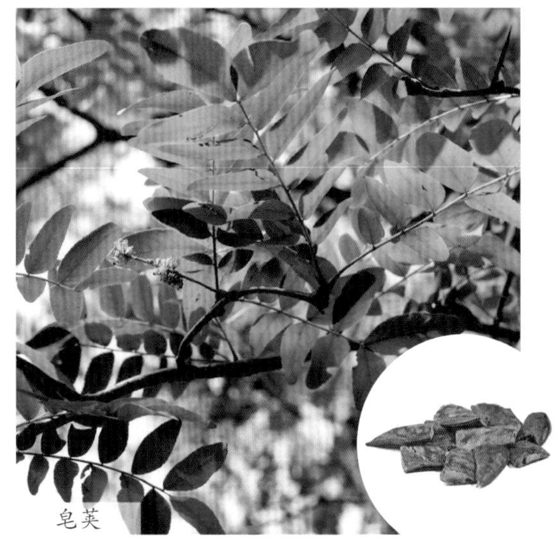
皂荚

来　　源　豆科植物皂荚 *Gleditsia sinensis* 的干燥成熟果实。

形态描述　落叶乔木或小乔木，高可达30m。叶为一回羽状复叶，纸质，卵状披针形至长圆形。花杂性，黄白色，组成总状花序；花序腋生或顶生，长5~14cm，被短柔毛；花瓣4，长圆形，被微柔毛；雄蕊8（6）；两性花萼、花瓣与雄花的相似；雄蕊8，子房缝线上及基部被毛，柱头浅2裂。荚果带状，或有的荚果短小，多少呈柱形，弯曲作新月形。种子多颗，长圆形或椭圆形，棕色，光亮。花期3~5月，果期5~12月。

注意事项　体虚、咯血者及孕妇禁服。

功效主治　祛痰开窍，散结消肿。用于中风口噤，昏迷不醒，癫痫痰盛，关窍不通，喉痹痰阻，顽痰喘咳，咳痰不爽，大便燥结；外治痈肿。

用法用量　1~1.5g，多入丸散用。外用适量，研末吹鼻取嚏或研末调敷患处。

实用验方　**中风昏迷，口噤不开：**大皂角、半夏各4.5g，细辛1.5g，研粉，吹鼻内，引起喷嚏，促使苏醒。

287. 皂角刺

别名：皂荚刺、皂针。
性味：辛，温。

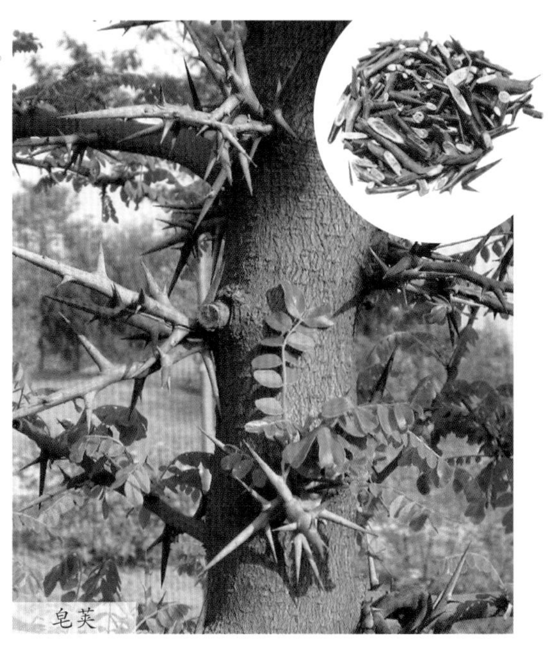
皂荚

来　　源　豆科植物皂荚 *Gleditsia sinensis* 的干燥棘刺。

形态描述　同“286. 大皂角”。

注意事项　疮痈已溃者及孕妇禁服。

功效主治　消肿托毒，排脓，杀虫。用于痈疽初起或脓成不溃；外治疥癣麻风。

用法用量　3~10g。外用适量，醋蒸取汁涂患处。

实用验方　**痈肿：**皂角刺、炮穿山甲各10g，紫花地丁30g，水煎服。**乳腺炎：**皂角刺、炮穿山甲、赤芍各10g，筋骨草30g，金银花15g，水煎服。

288. 旋覆花

别名：金福花。
性味：苦、辛、咸，微温。

来　　源　菊科植物旋覆花 *Inula japonica* 或欧亚旋覆花 *I. britanica* 的干燥头状花序。

形态描述　多年生草本，高 30~70cm。基部叶常较小，在花期枯萎；中部叶长圆形，长圆状披针形或披针形。头状花序多数或少数排列成疏散的伞房花序；花序梗细长；总苞半球形；总苞片约 6 层，线状披针形；舌状花黄色，较总苞长 2~2.5 倍；舌片线形；冠毛 1 层，白色有 20 余个微糙毛，与管状花近等长。瘦果圆柱形，有 10 条沟，顶端截形，被疏短毛。花期 6~10 月，果期 9~11 月。

注意事项　阴虚劳嗽，风热燥咳者禁服。

功效主治　降气，消痰，行水，止呕。用于风寒咳嗽，痰饮蓄结，胸膈痞闷，喘咳痰多，呕吐噫气，心下痞硬。

用法用量　3~9g，包煎。

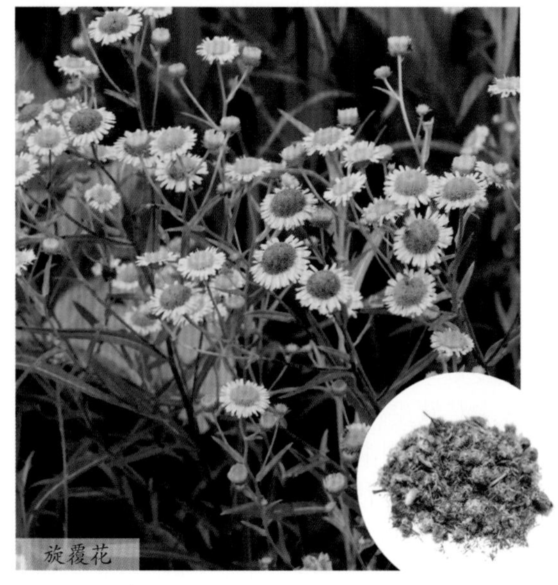
旋覆花

实用验方　**咳嗽气逆：**旋覆花、苏子、生姜各 9g，半夏、前胡各 6g，水煎服。**急慢性支气管炎：**旋覆花、百部各 18g，黄芪 50g，加水煎煮，取药液分 3 次冲地龙粉 12g 服。

289. 白前

别名：石蓝、嗽药。
性味：辛、苦、微温。

来　　源　萝藦科植物柳叶白前 *Cynanchum stauntonii* 或芫花叶白前 *C. glaucescens* 的干燥根茎和根。

形态描述　直立半灌木，高约 1m。叶柄长约 5mm。伞形聚伞花序腋生；花序梗长达 1cm，小苞片众多；花萼 5 深裂，内面基部腺体不多；花冠紫红色，辐状，内面具长柔毛；副花冠裂片盾状，隆肿，比花药为短；花粉块每室 1 个，长圆形，下垂；柱头微凸，包在花药的薄膜内。蓇葖单生，长披针形，长达 9cm，直径 6mm。花期 5~8 月，果期 9~10 月。

注意事项　肺虚喘咳者慎用。

功效主治　降气，消痰，止咳。用于肺气壅实，咳嗽痰多，胸满喘急。

用法用量　3~10g。

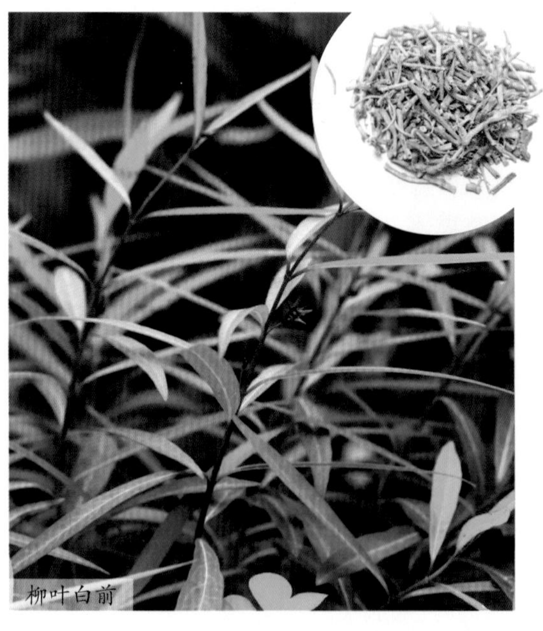
柳叶白前

实用验方　**慢性支气管炎：**鼠曲草、盐肤木、胡颓子各 15g，枇杷叶、白前各 9g，水煎服。**肺热咳嗽：**线蕨 20g，白前 15g，水煎服。

290. 猫爪草

别名：小毛茛。
性味：甘、辛，温。

来　　源　毛茛科植物小毛茛 *Ranunculus ternatus* 的干燥块根。

形态描述　一年生草本。簇生多数肉质小块根，形似猫爪。叶片形状多变，单叶或3出复叶，宽卵形至圆肾形。花单生茎顶和分枝顶端，外面疏生柔毛；花瓣5~7或更多，黄色或后变白色，倒卵形，基部有爪，蜜槽棱形；花托无毛。聚合果近球形，瘦果卵球形，无毛，边缘有纵肋，喙细短。花期早，春季3月开花，果期4~7月。

功效主治　化痰散结，解毒消肿。用于瘰疬痰核，疔疮肿毒，蛇虫咬伤。

用法用量　15~30g，单味药可用至120g。

实用验方　**男子乳房发育：**猫爪草、生麦芽各50g，煎水代茶饮，每日1剂。**恶性淋巴瘤，甲状腺肿瘤和乳腺肿瘤：**猫爪草、蛇莓、牡蛎各30g，夏枯草9g，水煎服，每日1剂。

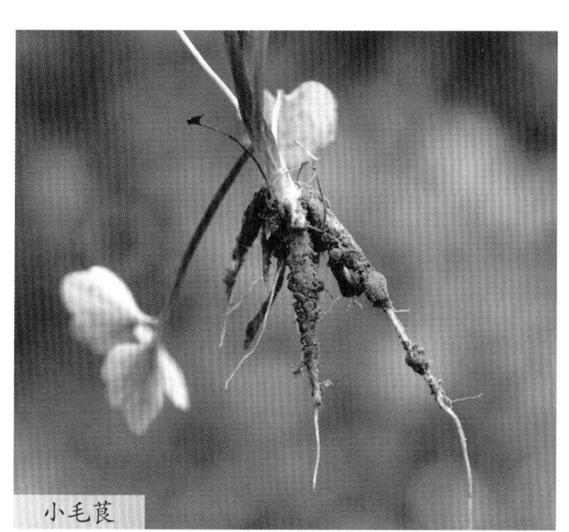
小毛茛

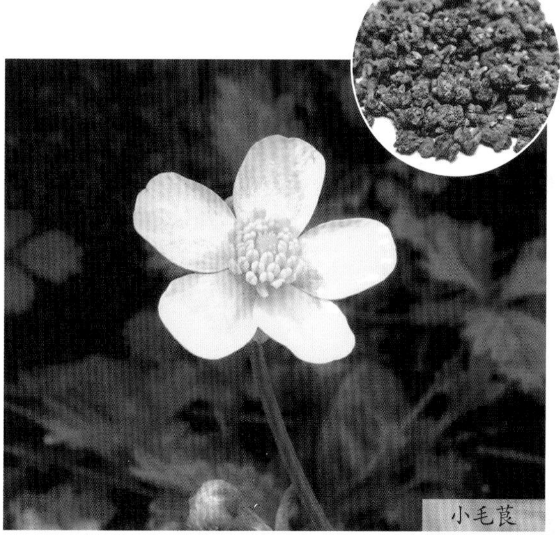
小毛茛

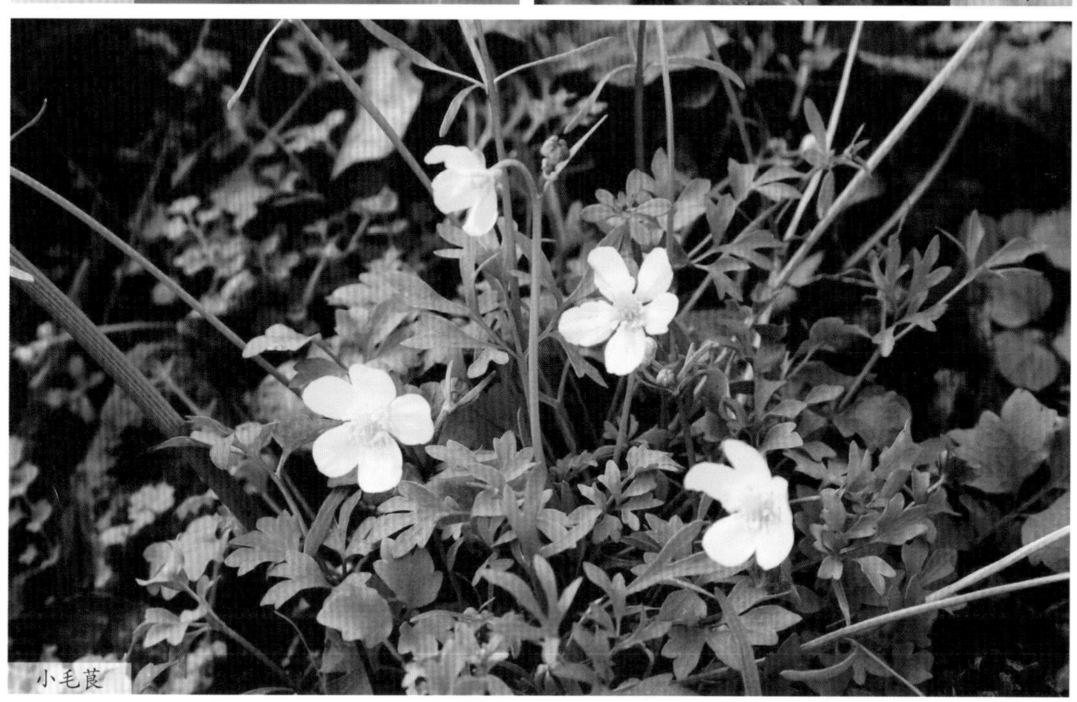
小毛茛

291. 川贝母

别名：贝母、空草。
性味：苦、甘，微寒。

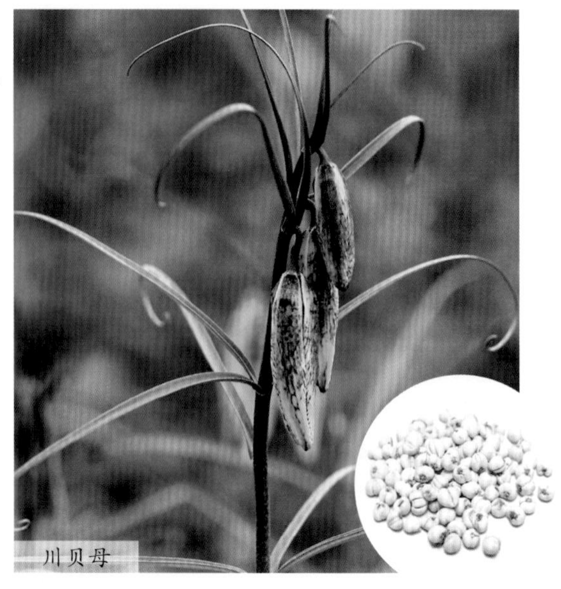
川贝母

来　　源　百合科植物川贝母 *Fritillaria cirrhosa*、暗紫贝母 *F. unibracteata*、甘肃贝母 *F. przewalskii*、梭砂贝母 *F. delavayi*、太白贝母 *F. taipaiensis* 或瓦布贝母 *F. unibracteata* var. *wabuensis* 的干燥鳞茎。

形态描述　植株长 15~50cm。鳞茎由 2 枚鳞片组成。叶通常对生，条形至条状披针形。花通常单朵，极少 2~3 朵，紫色至黄绿色，通常有小方格，少数仅具斑点或条纹；每花有 3 枚叶状苞片，苞片狭长，蜜腺窝在背面明显凸出；雄蕊长约为花被片的 3/5，花药近基着，花丝稍具或不具小乳突柱头。蒴果棱上有狭翅。花期 5~7 月，果期 8~10 月。

注意事项　脾胃虚寒及有湿痰者不宜。

功效主治　清热润肺，化痰止咳，散结消痈。用于肺热燥咳，干咳少痰，阴虚劳嗽，痰中带血，瘰疬，乳痈，肺痈。

用法用量　3~10g；研粉冲服，一次 1~2g。

实用验方　**久咳肺燥：**川贝母 10g，梨 1 个，冰糖适量，炖服。**大便干燥：**川贝母 10g，生地黄 30g，大枣 15g，水煎服。

292. 浙贝母

别名：土贝母、象贝。
性味：苦，寒。

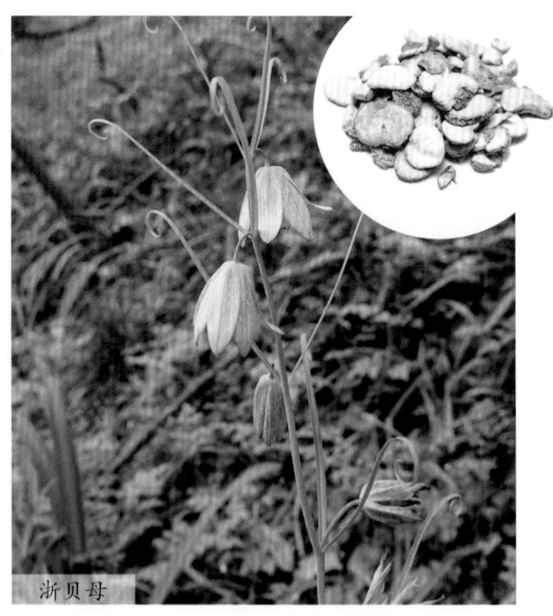
浙贝母

来　　源　百合科植物浙贝母 *Fritillaria thunbergii* 的干燥鳞茎。

形态描述　植株长 50~80cm。鳞茎由 2（~3）枚鳞片组成。叶在最下面的对生或散生，向上常兼有散生、对生和轮生的，近条形至披针形，先端不卷曲或稍弯曲。花 1~6 朵，淡黄色，有时稍带淡紫色，顶端的花具 3~4 枚叶状苞片，其余的具 2 枚苞片；苞片先端卷曲；花被片，内外轮的相似；雄蕊长约为花被片的 2/5；花药近基着，花丝无小乳突。蒴果有翅。花期 3~4 月，果期 5 月。

注意事项　寒痰、湿痰及脾胃虚寒者慎服。

功效主治　清热化痰止咳，解毒散结消痈。用于风热咳嗽，痰火咳嗽，肺痈，乳痈，瘰疬，疮毒。

用法用量　5~10g。

实用验方　**咳嗽痰多：**浙贝母、桔梗、旋覆花各 10g，鱼腥草 15g，水煎服。**胃及十二指肠溃疡：**浙贝母、甘草各 15g，海螵蛸 30g，一起研细粉，拌匀，每次 5g，调温水服。

293. 瓜蒌

别名：栝楼、山金匏。
性味：甘、微苦，寒。

来　　源　葫芦科植物栝楼 *Trichosanthes kirilowii* 或双边栝楼 *T. rosthornii* 的干燥成熟果实。

形态描述　攀缘藤本，长达 10m。块根圆柱状，粗大肥厚，淡黄褐色。叶片纸质，轮廓近圆形，常 3~5（~7）浅裂至中裂。花雌雄异株；雄总状花序单生，或与一单花并生，或在枝条上部者单生，顶端有 5~8 花；花冠白色，裂片倒卵形，顶端中央具 1 绿色尖头，两侧具丝状流苏，被柔毛；花药靠合，花丝分离，粗壮，被长柔毛；雌花单生；子房椭圆形，柱头 3。果梗粗壮；果实椭圆形或圆形。种子卵状椭圆形，淡黄褐色。花期 5~8 月，果期 8~10 月。

注意事项　脾胃虚寒，便溏及寒痰、湿痰者慎服。

栝楼

功效主治　清热涤痰，宽胸散结，润燥滑肠。用于肺热咳嗽，痰浊黄稠，胸痹心痛，结胸痞满，乳痈，肺痈，肠痈，大便秘结。

用法用量　9~15g。

实用验方　**痰热咳喘，咳痰黄稠：**瓜蒌、浙贝母、桑白皮各 10g，胆南星 6g，鱼腥草 15g，水煎服。**胸闷心痛：**瓜蒌、薤白、丹参各 12g，川芎、赤芍各 10g，水煎服。

294. 瓜蒌子

别名：栝楼子、瓜米。
性味：甘，寒。

来　　源　葫芦科植物栝楼 *Trichosanthes kirilowii* 或双边栝楼 *T. rosthornii* 的干燥成熟种子。

形态描述　同“293. 瓜蒌”。

注意事项　脾胃虚冷作泄者禁服。

功效主治　润肺化痰，滑肠通便。用于燥咳痰黏，肠燥便秘。

用法用量　9~15g。

实用验方　**便秘：**瓜蒌子、火麻仁各 9g，水煎服。

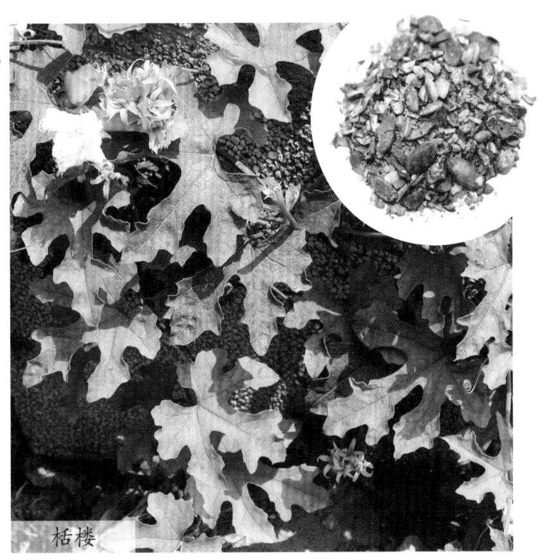

栝楼

295. 甜瓜子

别名：甘瓜子、甜瓜仁。
性味：甘，寒。

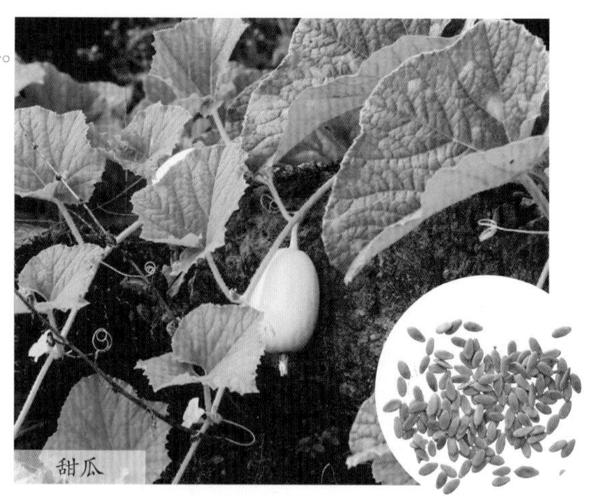
甜瓜

来　　源　葫芦科植物甜瓜 *Cucumis melo* 的干燥成熟种子。

形态描述　一年生匍匐或攀缘草本。叶片厚纸质，近圆形或肾形，边缘不分裂或 3~7 浅裂。花单性，雌雄同株；雄花数朵簇生于叶腋；花梗纤细，被柔毛；花冠黄色，裂片卵状长圆形，急尖；雄蕊 3，花丝极短，药室折曲；雌花单生，花梗粗糙，被柔毛；子房长椭圆形，密被长柔毛和长糙硬毛。果实的形状、颜色因品种而异。种子污白色或黄白色，卵形或长圆形。花、果期夏季。

注意事项　脾胃虚寒、腹泻者忌服。

功效主治　清肺，润肠，化瘀，排脓，疗伤止痛。用于肺热咳嗽，便秘，肺痈，肠痈，跌打损伤，筋骨折伤。

用法用量　9~30g。

实用验方　**腰腿疼痛：**甜瓜子 90g，酒浸 10 日，为末，每次 9g，空腹服，每日 3 次。**心烦口渴：**甜瓜子 9g，麦冬、天花粉各 12g，水煎服。

296. 竹茹

别名：竹皮、青竹茹、淡竹茹。
性味：甘，微寒。

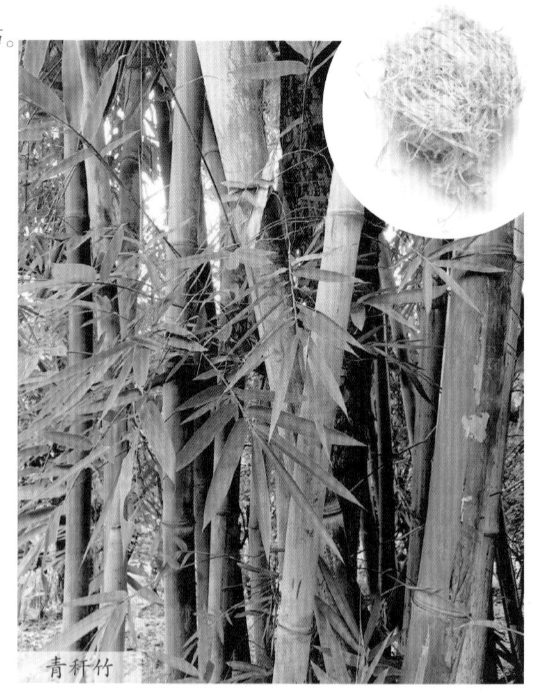
青秆竹

来　　源　禾本科植物青秆竹 *Bambusa tuldoides*、大头典竹 *Sinocalamus beecheyanus* var. *pubescens* 或淡竹 *Phyllostachys nigra* var. *henonis* 茎秆的干燥中间层。

形态描述　竿高 6~10m。叶片披针形至狭披针形，上表面无毛或近基部疏生柔毛，下表面密被短柔毛；小穗轴节间扁平，顶端膨大呈杯状而被微毛；颖常 1 片，卵状长圆形；内稃与其外稃近等长或稍较短，两脊的上部疏生极短白色纤毛，鳞被 3，倒卵形，边缘被长纤毛，前方 2 片偏斜；子房倒卵形，具柄，柱头 3，羽毛状。颖果圆柱形，顶端钝圆而增厚，并被长硬毛和残留的花柱。

注意事项　胃寒呕吐及感寒挟食作吐忌用。

功效主治　清热化痰，除烦，止呕。用于痰热咳嗽，胆火挟痰，惊悸不宁，心烦失眠，中风痰迷，舌强不语，胃热呕吐，妊娠恶阻，胎动不安。

用法用量　5~10g。

实用验方　**胃炎呕吐：**竹茹、神曲、煮半夏各 10g，谷芽、麦芽各 15g，陈皮 6g，水煎服。**肺热咳嗽：**竹茹、鱼腥草、藕节各 30g，川贝母、桔梗各 10g，水煎服。

297. 前胡

性味：苦、辛，微寒。

来　　源　伞形科植物白花前胡 *Peucedanum praeruptorum* 的干燥根。

形态描述　多年生草本，高 0.6~1m。叶片轮廓宽卵形或三角状卵形，三出式二至三回分裂。复伞形花序多数，顶生或侧生；花序梗上端多短毛；小伞形花序有花 15~20；花瓣卵形，小舌片内曲，白色；萼齿不显著；花柱短，弯曲，花柱基圆锥形。果实卵圆形，背部扁压，棕色，有稀疏短毛，背棱线形稍突起，侧棱呈翅状；胚乳腹面平直。花期 8~9 月，果期 10~11 月。

注意事项　阴虚咳嗽、寒饮咳嗽者慎服。

功效主治　降气化痰，散风清热。用于痰热喘满，咯痰黄稠，风热咳嗽痰多。

用法用量　3~10g。

实用验方　**感冒咳嗽**：前胡、浙贝母各 10g，桔梗、杏仁各 9g，连钱草 15g，水煎服。**足癣**：鲜前胡、一枝黄花各适量，水煎，浸泡局部约 30min，每日 1~2 次。

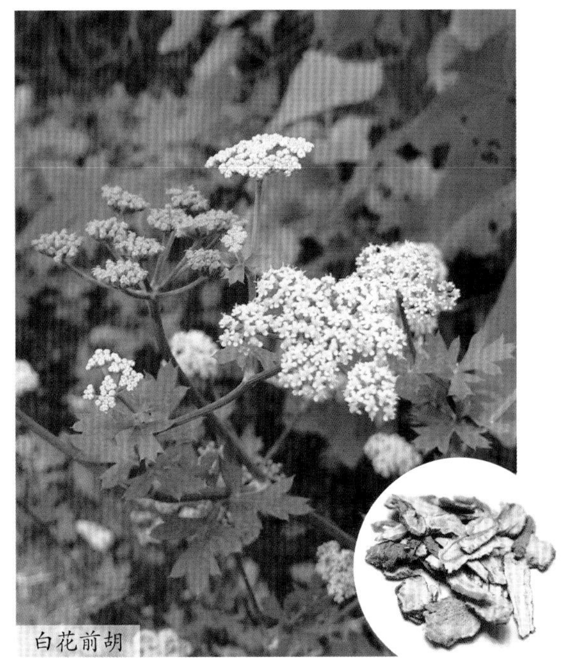

白花前胡

298. 桔梗

别名：白药、梗草、卢茹。
性味：苦、辛，平。

来　　源　桔梗科植物桔梗 *Platycodon grandiflorum* 的干燥根。

形态描述　茎高 20~120cm，通常无毛，偶密被短毛，不分枝，极少上部分枝。叶全部轮生，部分轮生至全部互生，无柄或有极短的柄，叶片卵形，卵状椭圆形至披针形。花单朵顶生，或数朵集成假总状花序，或有花序分枝而集成圆锥花序；花萼筒部半圆球状或圆球状倒锥形，被白粉，裂片三角形，或狭三角形，有时齿状；花冠蓝色或紫色。蒴果球状，或球状倒圆锥形，或倒卵状。花期 7~9 月。

注意事项　阴虚久嗽及咯血者禁服；胃溃疡者慎服。

功效主治　宣肺，利咽，祛痰，排脓。用于咳嗽痰多，胸闷不畅，咽痛音哑，肺痈吐脓。

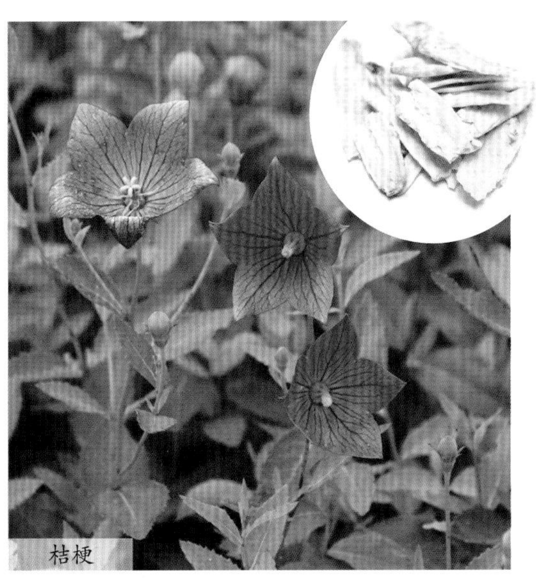

桔梗

用法用量　3~10g。

实用验方　**急性咽炎**：桔梗 10g，马兰、一枝黄花各 15g，水煎服。**咳嗽**：桔梗、前胡各 10g，石仙桃 15g，水煎服。**慢性咽喉炎**：桔梗 10g，胖大海 6g，玄参 9g，一点红 15g，水煎服。

299. 胆南星

别名：胆星。
性味：苦、微辛，凉。

来　　源　本品为制天南星的细粉与牛、羊或猪胆汁经加工而成，或为生天南星细粉与牛、羊或猪胆汁经发酵加工而成。

形态描述　同“282. 天南星”。

功效主治　清热化痰，息风定惊。用于痰热咳嗽，咯痰黄稠，中风痰迷，癫狂惊痫。

用法用量　3~6g。

实用验方　**痰热咳喘，咳痰黄稠：**瓜蒌、浙贝母、桑白皮各10g，胆南星6g，鱼腥草15g，水煎服。**小儿急性支气管炎：**紫苏子、莱菔子、葶苈子、地龙各10g，杏仁、竹茹、枳壳、胆南星各9g，炙麻黄5g，甘草6g，每日1剂，加水300mL，煎至100mL，分2次服。如久咳1周以上或反复易咳者，加当归3~5g，若发热加石膏15g。本方用于2岁以上患儿。

天南星

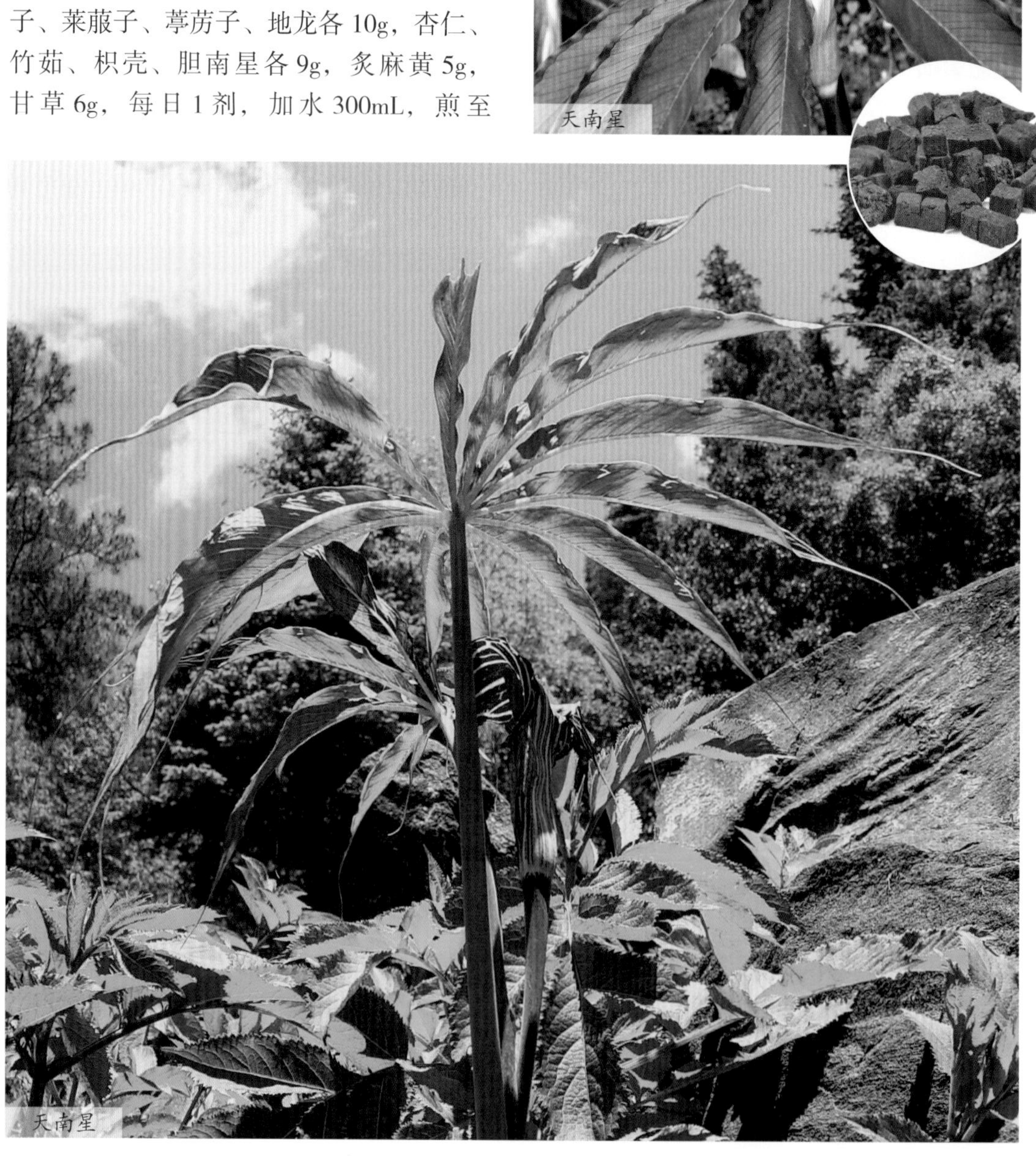

天南星

300. 苦杏仁

别名：杏仁、木落子。
性味：苦，微温；有小毒。

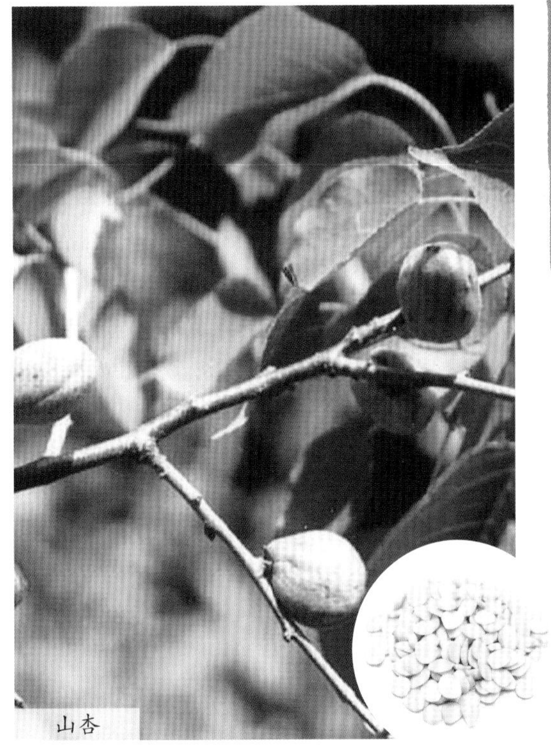
山杏

来　　源　蔷薇科植物山杏 *Prunus armeniaca* var. *ansu*、西伯利亚杏 *P. sibirica*、东北杏 *P. mandshurica* 或杏 *P. armeniaca* 的干燥成熟种子。

形态描述　叶片基部楔形或宽楔形；花常 2 朵，淡红色；果实近球形，红色；核卵球形，离肉，表面粗糙而有网纹，腹棱常锐利。

注意事项　阴虚咳嗽及大便溏泻者禁服，婴儿慎服。

功效主治　降气止咳平喘，润肠通便。用于咳嗽气喘，胸满痰多，肠燥便秘。

用法用量　5~10g，生品入煎剂后下。

实用验方　**风寒咳喘：**苦杏仁、麻黄各 6g，荆芥、防风各 10g，甘草 3g，水煎服。**百日咳：**苦杏仁 3g，沙参、麦冬各 8g，紫菀、款冬花各 6g，水煎服。**燥咳：**苦杏仁、百部各 9g，川贝母 8g，百合、生地黄各 15g，水煎服。

301. 紫苏子

别名：苏子、黑苏子。
性味：辛，温。

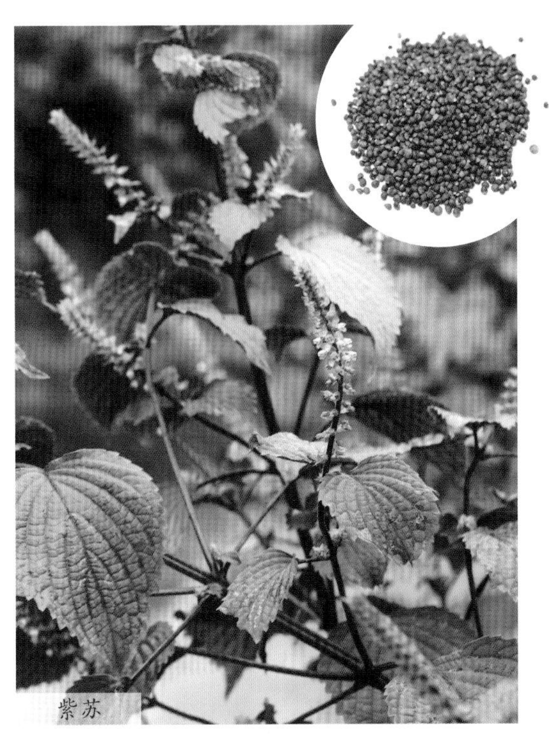
紫苏

来　　源　唇形科植物紫苏 *Perilla frutescens* 的干燥成熟果实。

形态描述　同“3. 紫苏叶”。

注意事项　气虚久嗽、阴虚喘逆、脾虚便滑者皆不可用。

功效主治　降气化痰，止咳平喘，润肠通便。用于痰壅气逆，咳嗽气喘，肠燥便秘。

用法用量　3~10g。

实用验方　**支气管哮喘：**紫苏子、白果、杏仁、桑白皮、黄芩、半夏、款冬花、麻黄、葶苈子各 10g，鱼腥草、生石膏各 30g，甘草 5g，每日 1 剂，水煎，早晚分服，2 周为 1 个疗程。**肠燥便秘：**亚麻子、决明子、紫苏子各 12g，水煎服。

302. 百部

别名：嗽药、百条根、九丛根。
性味：甘、苦，微温。

来　　源　百部科植物直立百部 *Stemona sessilifolia*、蔓生百部 *S. japonica* 或对叶百部 *S. tuberosa* 的干燥块根。

形态描述　半灌木。块根纺锤状。叶薄革质，通常每 3~4 枚轮生，很少为 5 或 2 枚的，卵状椭圆形或卵状披针形。花单朵腋生；花被片淡绿色；雄蕊紫红色；花丝短；花药顶端的附属物与药等长或稍短，药隔伸延物约为花药长的 2 倍；子房三角状卵形。蒴果有种子数粒。花期 3~5 月，果期 6~7 月。

注意事项　热嗽、水亏火炎者禁用。

功效主治　润肺下气止咳，杀虫灭虱。用于新久咳嗽，肺痨咳嗽，顿咳；外用于头虱，体虱，蛲虫病，阴痒。

用法用量　3~9g。外用适量，水煎或酒浸。

实用验方　**咳嗽：**百部 10g，连钱草、积雪草、枇杷叶各 15g，甘草 5g，水煎服。**股癣：**百部 50g，一枝黄花 30g，用白醋浸泡 1 周，取药液涂患处。

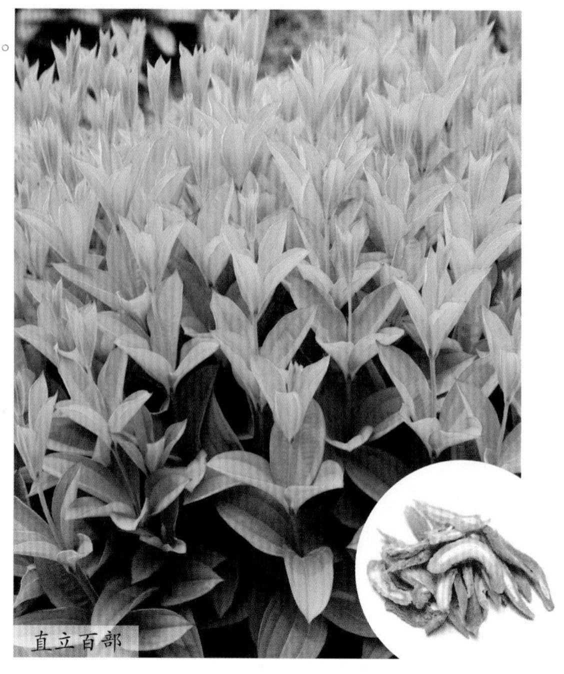
直立百部

303. 紫菀

别名：青菀、夜牵牛、紫菀茸。
性味：辛、苦，温。

来　　源　菊科植物紫菀 *Aster tataricus* 的干燥根及根茎。

形态描述　多年生草本。根状茎斜升。茎直立，高 40~50cm。基部叶在花期枯落；中部叶长圆形或长圆披针形，无柄，全缘或有浅齿，上部叶狭小。头状花序多数，在茎和枝端排列成复伞房状；花序梗长，有线形苞叶。舌状花约 20 余个；舌片蓝紫色；管状花稍有毛，花柱附片披针形。瘦果倒卵状长圆形，紫褐色。冠毛污白色或带红色，有多数不等长的糙毛。花期 7~9 月，果期 8~10 月。

注意事项　实热者忌服。

功效主治　润肺下气，消痰止咳。用于痰多喘咳，新久咳嗽，劳嗽咯血。

用法用量　5~10g。

实用验方　**咳嗽：**紫菀 10g，枇杷叶、连钱草各 15g，水煎服。**百日咳：**紫菀、桔梗、鱼腥草、穿心莲各 6g，百部 5g，水煎服。**慢性支气管炎：**紫菀、党参、芙蓉花各 10g，款冬花 9g，陈皮 6g，水煎服。

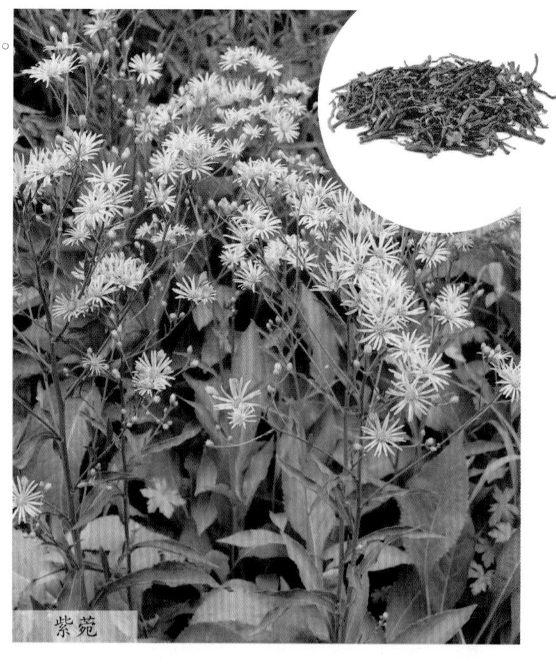
紫菀

304. 款冬花

别名：冬花、款花。
性味：辛、微苦，温。

来　　源　菊科植物款冬 *Tussilago farfara* 的干燥花蕾。

形态描述　多年生草本，高 5~10cm。有鳞片状，互生的苞叶，苞叶淡紫色；叶片边缘有波状，顶端增厚的疏齿，掌状网脉，下面被密白色茸毛。头状花序单生顶端，初时直立，花后下垂；总苞片 1~2 层，总苞钟状，总苞片线形，顶端钝，常带紫色，被白色柔毛及脱毛，有时具黑色腺毛；边缘有多层雌花，花冠舌状，黄色，子房下位；柱头 2 裂；中央的两性花少数，花冠管状，顶端 5 裂；花药基部尾状；柱头头状，通常不结实。瘦果圆柱形。

注意事项　阴虚者慎服。

功效主治　润肺下气，止咳化痰。用于新久咳嗽，喘咳痰多，劳嗽咯血。

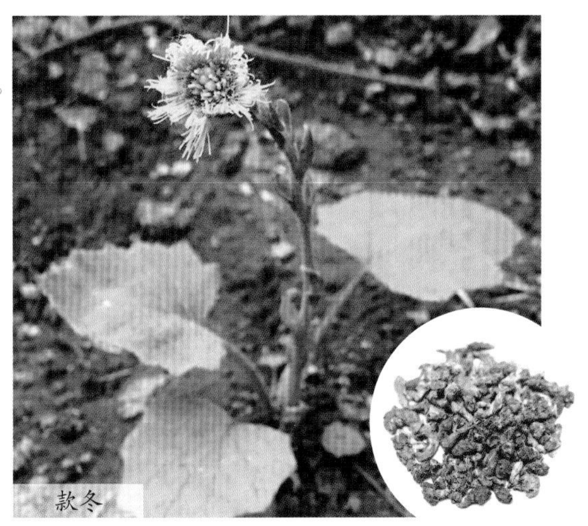
款冬

用法用量　5~10g。

实用验方　**支气管炎：**鼠曲草、款冬花各 60g，胡桃肉、松子仁 120g，水煎混合浓缩，用白蜂蜜 50mL 作膏，每次服 1 食匙，每日 3 次。**慢性支气管炎：**鼠曲草、款冬花、杏仁、前胡各 9g，浙贝母、麻黄各 3g，水煎服。

305. 马兜铃

别名：马兜零、马兜苓。
性味：苦，微寒。

来　　源　马兜铃科植物北马兜铃 *Aristolochia contorta* 或马兜铃 *A. debilis* 的干燥成熟果实。

形态描述　草质藤本，茎长达 2m 以上。叶纸质，卵状心形或三角状心形。总状花序有花 2~8 朵或有时仅一朵生于叶腋；花序梗和花序轴极短或近无；舌片卵状披针形，顶端长渐尖具延伸成线形而弯扭的尾尖，黄绿色，常具紫色纵脉和网纹；花药长圆形；子房圆柱形。蒴果宽倒卵形或椭圆状倒卵形。种子三角状心形，灰褐色。花期 5~7 月，果期 8~10 月。

注意事项　虚寒咳喘及脾弱便泄者禁服，胃弱者慎服。

功效主治　清肺降气，止咳平喘，清肠消痔。用于肺热咳喘，痰中带血，肠热痔血，痔疮肿痛。

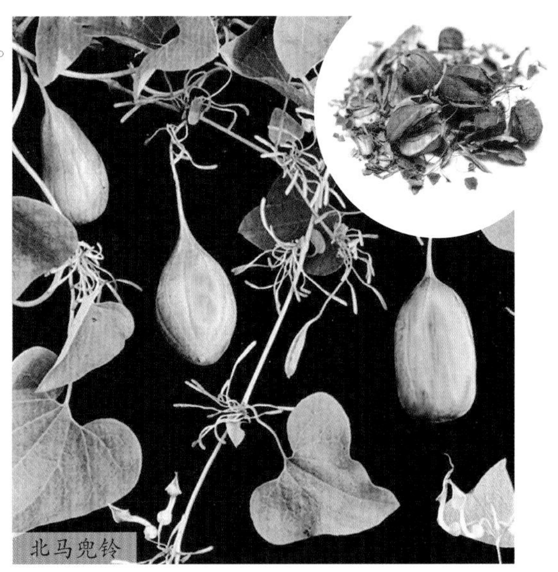
北马兜铃

用法用量　3~9g。

实用验方　**久咳音哑：**马兜铃、紫菀各 9g，五味子 5g，马勃、天竺黄各 6g，冰糖 15g，水炖服。**肺气热闭，小便癃闭或淋涩：**马兜铃、生地黄各 9g，生甘草 3g，茯苓、木通、灯心草各 4.5g，水煎服。

306. 枇杷叶

别名：巴叶、芦桔叶。
性味：苦，微寒。

来　　源　蔷薇科植物枇杷 *Eriobotrya japonica* 的干燥叶。

形态描述　常绿小乔木，高可达 10m。叶片革质，披针形、倒披针形、倒卵形或椭圆长圆形。圆锥花序顶生，具多花；总花梗和花梗密生锈色绒毛；花瓣白色，长圆形或卵形；雄蕊 20，花丝基部扩展；花柱 5，离生，柱头头状，子房顶端有锈色柔毛，5 室，每室有 2 胚珠。果实球形或长圆形，黄色或橘黄色。种子 1~5，球形或扁球形。花期 10~12 月，果期 5~6 月。

注意事项　胃寒呕吐及肺感风寒咳嗽者忌用。

功效主治　清肺止咳，降逆止呕。用于肺热咳嗽，气逆喘急，胃热呕逆，烦热口渴。

用法用量　6~10g。

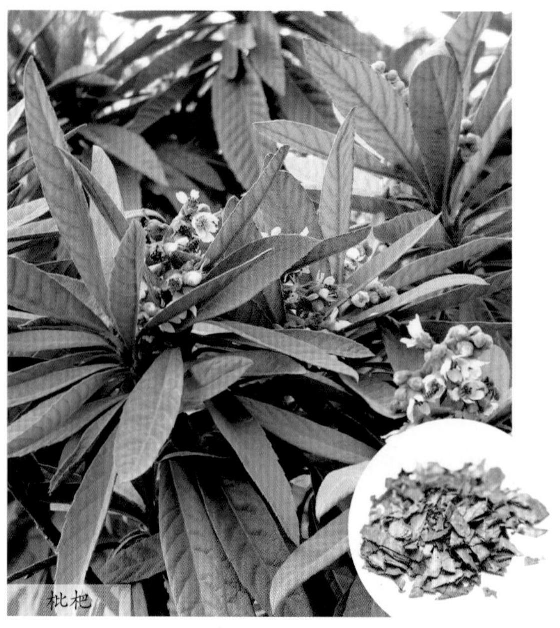
枇杷

实用验方　**呕吐：**枇杷叶、鲜竹茹各 15g，灶心土 60g，水煎服。**感冒音哑：**枇杷叶 5~6 片，鲜石菖蒲根 15g，大蒜梗 30g，水煎服。

307. 枇杷花

别名：土冬花。
性味：淡，平。

来　　源　蔷薇科枇杷属植物枇杷 *Eriobotrya japonica* 的花。

形态描述　同“306. 枇杷叶”。

功效主治　疏风止咳。用于头风，鼻塞流涕，虚劳久嗽，痰中带血。

用法用量　6~12g，或研末吞服 3~6g，或入丸散。外用适量，捣敷。

实用验方　**咳嗽气喘：**枇杷花 9~15g（蜜炒），水煎服。**鼻渊：**枇杷花、辛夷、薄荷各 6g，苍耳子 12g，菊花 9g，水煎服。另将药渣放罐内，煎水，以湿毛巾盖罐品上，趁热熏鼻部。

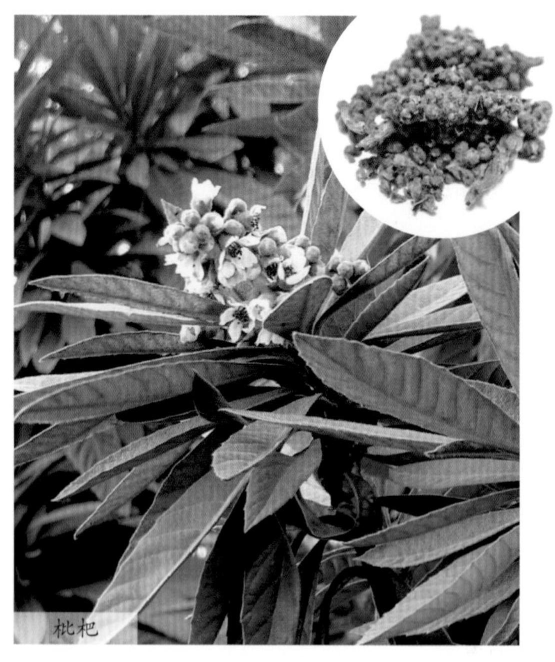
枇杷

308. 桑白皮

别名：桑根皮、桑皮。
性味：甘，寒。

来　　源　桑科植物桑 *Morus alba* 的干燥根皮。

形态描述　乔木或为灌木，高 3~10m 或更高。叶卵形或广卵形，先端急尖、渐尖或圆钝，基部圆形至浅心形。花单性，腋生或生于芽鳞腋内，与叶同时生出；雄花序下垂，密被白色柔毛，雄花；花被片宽椭圆形，淡绿色；花丝在芽时内折，花药 2 室，球形至肾形，纵裂；雌花序被毛，花被片倒卵形，顶端圆钝，无花柱，柱头 2 裂，内面有乳头状突起。聚花果卵状椭圆形，成熟时红色或暗紫色。花期 4~5 月，果期 5~8 月。

注意事项　肺虚无火、小便多及风寒咳嗽者忌服。

功效主治　泻肺平喘，利水消肿。用于肺热喘咳，水肿胀满尿少，面目肌肤浮肿。

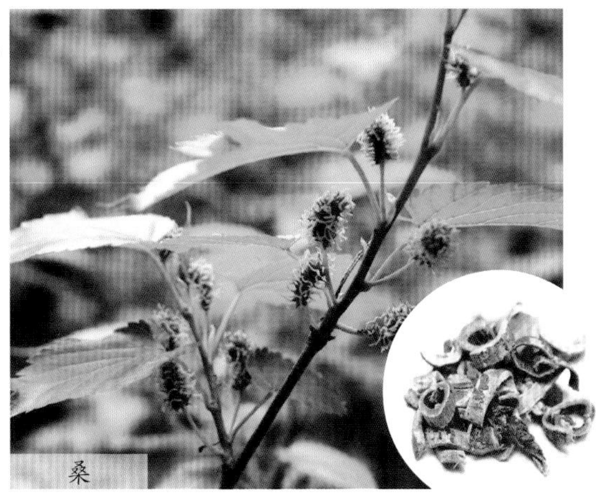

桑

用法用量　6~12g。

实用验方　**急性支气管炎：**桑白皮、杏仁、黄芩、贝母、枇杷叶、桔梗、地骨皮各 9g，水煎服。**水肿胀满：**桑白皮、地骨皮、大腹皮各 9g，茯苓皮 12g，冬瓜皮 30g，水煎服。**小便不利所致的水肿：**桑白皮 12g，冬瓜仁 16g，葶苈子 9g，煎汤服。

309. 葶苈子

别名：大适、大室。
性味：辛、苦，大寒。

来　　源　十字花科植物播娘蒿 *Descurainia sophia* 或独行菜 *Lepidium apetalum* 的干燥成熟种子。

形态描述　一年生草本，高 20~80cm。叶为 3 回羽状深裂。花序伞房状；花瓣黄色，长圆状倒卵形。长角果圆筒，无毛，稍内曲，与果梗不成一条直线，果瓣中脉明显。种子每室 1 行，种子形小，多数，长圆形，稍扁，淡红褐色，表面有细网纹。花期 4~5 月。

注意事项　肺虚喘咳、脾虚肿满者忌服。

功效主治　泻肺平喘，行水消肿。用于痰涎壅肺，喘咳痰多，胸胁胀满，不得平卧，胸腹水肿，小便不利。

用法用量　3~10g，包煎。

实用验方　**胸水：**葶苈子、大黄各 9g，杏仁 6g，水煎冲芒硝 10g 服。**腹水：**葶苈子、防己、大黄各 9g，椒目 6g，水煎服。**哮喘：**厚朴、旋覆花各 10g，葶苈子、紫苏子各 9g，佛手柑 6g，水煎服。

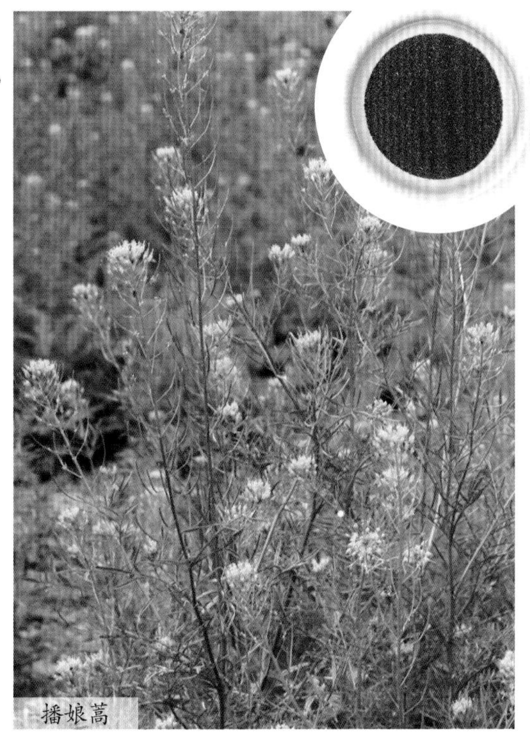

播娘蒿

310. 白果

别名：灵眼、佛指甲、佛指柑。
性味：甘、苦、涩，平；有毒。

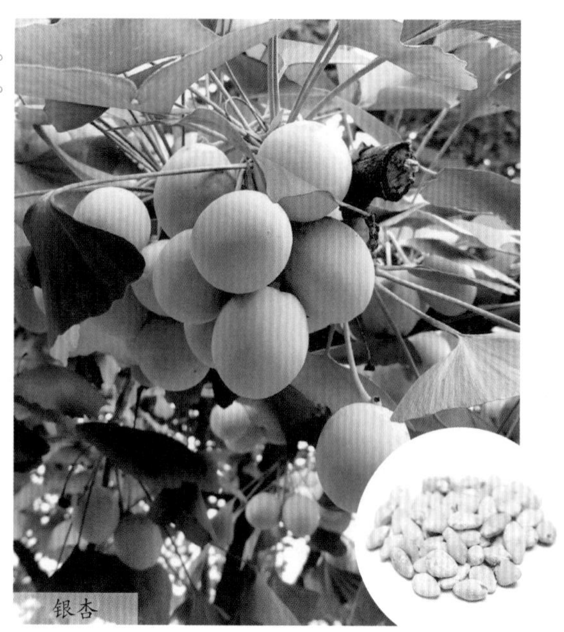
银杏

来　　源　银杏科植物银杏 *Ginkgo biloba* 的干燥成熟种子。

形态描述　乔木，高可达40m。叶扇形，有长柄，淡绿色，无毛，有多数叉状并列细脉，在短枝上常具波状缺刻，在长枝上常2裂。球花雌雄异株，单性，生于短枝顶端的鳞片状叶的腋内，呈簇生状；雄球花葇荑花序状，下垂；雌球花具长梗，梗端常分两叉。种子具长梗，下垂，常为椭圆形，外种皮肉质，外被白粉。花期3~4月，种子9~10月成熟。

注意事项　有实邪者忌服。

功效主治　敛肺定喘，止带缩尿。用于痰多喘咳，带下白浊，遗尿尿频。

用法用量　5~10g。

实用验方　**盆腔炎：**白果15g，金银花、蒲公英各30g，白术12g，水煎服。**慢性支气管炎所致的虚喘：**白果、黄芩、地龙干各9g，水煎服。**带下白浊：**白果9g，白鸡冠花15g，炖猪脊骨或乌鸡服。

311. 银杏叶

别名：飞蛾叶、鸭脚子。
性味：甘、苦、涩，平。

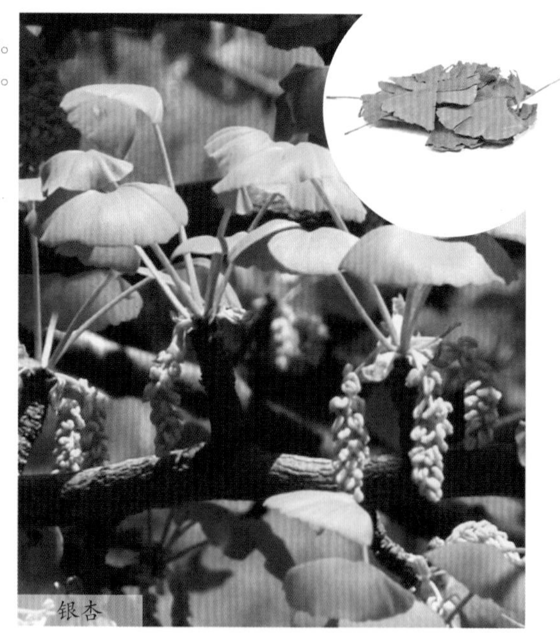
银杏

来　　源　银杏科植物银杏 *Ginkgo biloba* 的干燥叶。

形态描述　同“310. 白果”。

注意事项　有实邪者忌用。

功效主治　活血化瘀，通络止痛，敛肺平喘，化浊降脂。用于瘀血阻络，胸痹心痛，中风偏瘫，肺虚咳喘，高脂血症。

用法用量　9~12g。

实用验方　**高血压：**银杏叶30g，水煎代茶。**心绞痛：**银杏叶、川芎、红花各16g，制成片剂，每日3次分服；或银杏叶、何首乌、钩藤各4.5g，制成片剂为1日量。

312. 矮地茶

别名：平地木、老勿大。
性味：辛、微苦，平。

来　　源　紫金牛科植物紫金牛 *Ardisia japonica* 的干燥全草。

形态描述　小灌木或亚灌木，近蔓生。叶对生或近轮生，叶片坚纸质或近革质，椭圆形至椭圆状倒卵形。亚伞形花序，腋生或生于近茎顶端的叶腋，有花3~5朵；花瓣粉红色或白色，广卵形，无毛，具密腺点；雄蕊较花瓣略短，花药披针状卵形或卵形，背部具腺点；雌蕊与花瓣等长，子房卵珠形，无毛；胚珠15枚，3轮。果球形，鲜红色转黑色，多少具腺点。花期5~6月，果期11~12月。

功效主治　化痰止咳，清利湿热，活血化瘀。用于新久咳嗽，喘满痰多，湿热黄疸，瘀阻经闭，风湿痹痛，跌打损伤。

用法用量　15~30g。

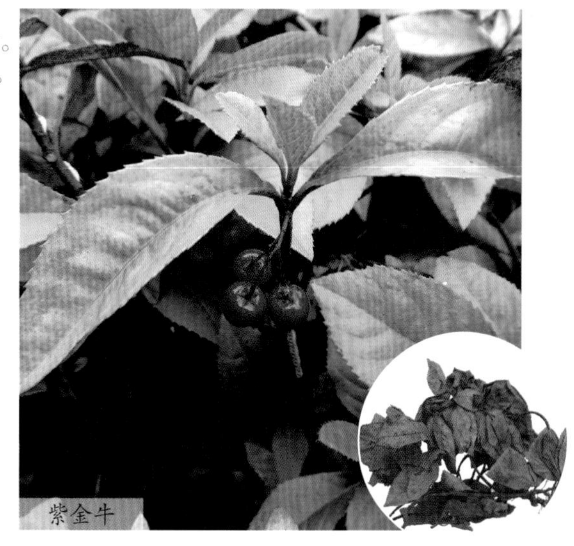
紫金牛

实用验方　**急性黄疸型肝炎：**矮地茶、阴行草、车前草各30g，白茅根15g，水煎服。**肾炎水肿：**矮地茶、车前草、葎草、鬼针草各9g，水煎服。**支气管炎：**矮地茶20g，六月雪、肺筋草各10g，水煎，分2次服。

313. 洋金花

别名：山茄花。
性味：辛，温；有毒。

来　　源　茄科植物白花曼陀罗 *Datura metel* 的干燥花。

形态描述　一年生直立草木而呈半灌木状，高0.5~1.5m。叶卵形或广卵形，顶端渐尖，基部不对称圆形、截形或楔形。花单生于枝杈间或叶腋，花萼筒状；花冠长漏斗状，筒中部之下较细，向上扩大呈喇叭状，裂片顶端有小尖头，白色、黄色或浅紫色，单瓣、在栽培类型中有2重瓣或3重瓣；雄蕊5，在重瓣类型中常变态成15枚左右；子房疏生短刺毛。蒴果近球状或扁球状，疏生粗短刺，不规则4瓣裂。种子淡褐色。花、果期3~12月。

注意事项　内服宜慎。体弱者禁用。

功效主治　平喘止咳，解痉定痛。用于哮喘咳嗽，脘腹冷痛，风湿痹痛，小儿慢惊；外科麻醉。

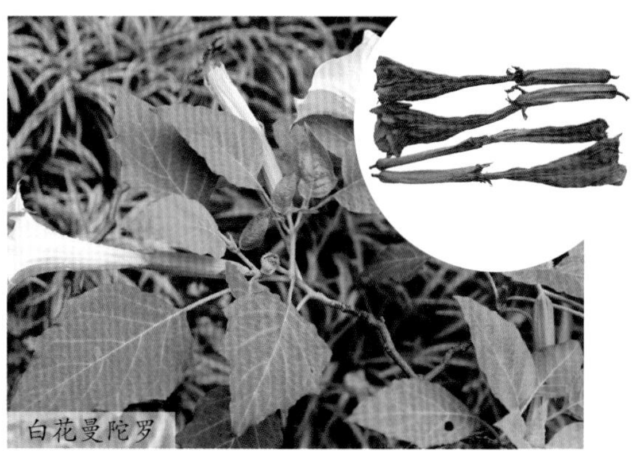
白花曼陀罗

用法用量　0.3~0.6g，宜入丸散；亦可作卷烟分次燃吸（1日量不超过1.5g）。外用适量。

实用验方　**慢性支气管炎：**洋金花15g，研为极细末，倒入酒精度60度的白酒500mL中，摇匀，密封存放7日后开始服用，每日3次，每次服1~2mL。**溃疡病：**洋金花1朵（0.4~0.5g），甘草粉9g，炒白芍20g，陈皮12g，煅瓦楞子15g，白及、浙贝母各9g，水煎浓缩至100mL，每次50mL，每日2次。

314. 罗汉果

别名：拉汗果。
性味：甘，凉。

来　　源　葫芦科植物罗汉果 *Siraitia grosvenorii* 的干燥果实。

形态描述　攀缘草本。根多年生，肥大，纺锤形或近球形。叶片膜质，卵形心形、三角状卵形或阔卵状心形。雌雄异株。雄花序总状，6~10 朵花生于花序轴上部，花序轴；花冠黄色，被黑色腺点，裂片 5，长圆形；雌花单生或 2~5 朵集生于总梗顶端，总梗粗壮；花萼和花冠比雄花大；退化雄蕊 5 枚，花柱短粗，柱头 3，膨大。果实球形或长圆形。种子多数，淡黄色，近圆形或阔卵形，扁压状。花期 5~7 月，果期 7~9 月。

注意事项　肺寒及外感咳嗽者忌用。

功效主治　清热润肺，利咽开音，滑肠通便。用于肺热燥咳，咽痛失音，肠燥便秘。

用法用量　9~15g。

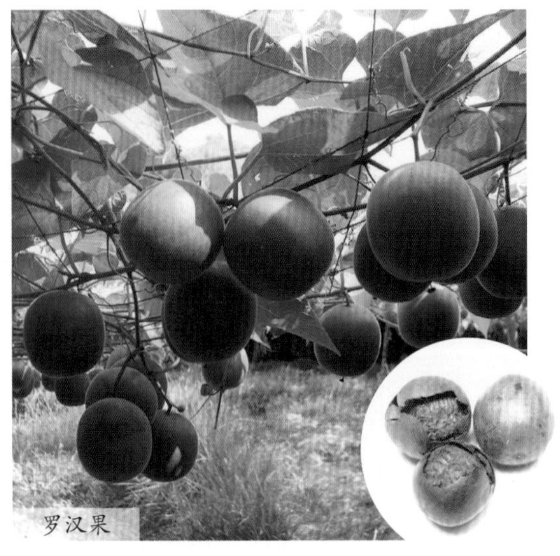
罗汉果

实用验方　**急慢性支气管炎：**罗汉果 15g，百合 9g，水煎服。**百日咳：**罗汉果 15g，百合 12g，侧柏叶 6g，陈皮、麻黄各 3g，水煎服。**肠燥便秘：**罗汉果 3 个，打碎或切片，兑入蜂蜜少许，用开水冲泡代茶饮。

315. 瓜子金

别名：金锁匙。
性味：辛、苦，平。

来　　源　远志科植物瓜子金 *Polygala japonica* 的干燥全草。

形态描述　多年生草本，高 15~20cm。单叶互生，叶片厚纸质或亚革质；卵形或卵状披针形。总状花序与叶对生，或腋外生，最上 1 个花序低于茎顶；花瓣 3，白色至紫色，具流苏状鸡冠状附属物；雄蕊 8，全部合生成鞘，鞘 1/2 以下与花瓣贴生，且具缘毛，花药无柄，顶孔开裂；子房倒卵形。蒴果圆形。种子 2 粒，卵形，疏被短柔毛。花期 4~5 月，果期 5~8 月。

功效主治　祛痰止咳，活血消肿，解毒止痛。用于咳嗽痰多，咽喉肿痛；外治跌打损伤，疔疮疖肿，蛇虫咬伤。

用法用量　15~30g。

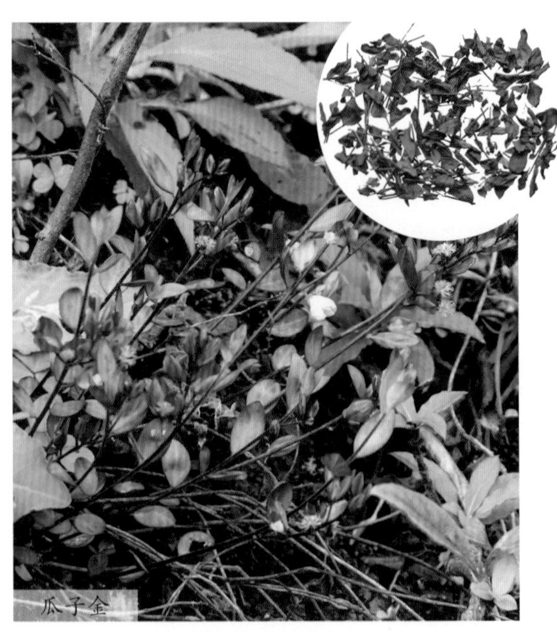
瓜子金

实用验方　**百日咳：**瓜子金 15g，水煎，兑蜂蜜服。**肝炎：**瓜子金、积雪草各 10g，地耳草、丁癸草各 15g，水煎服。

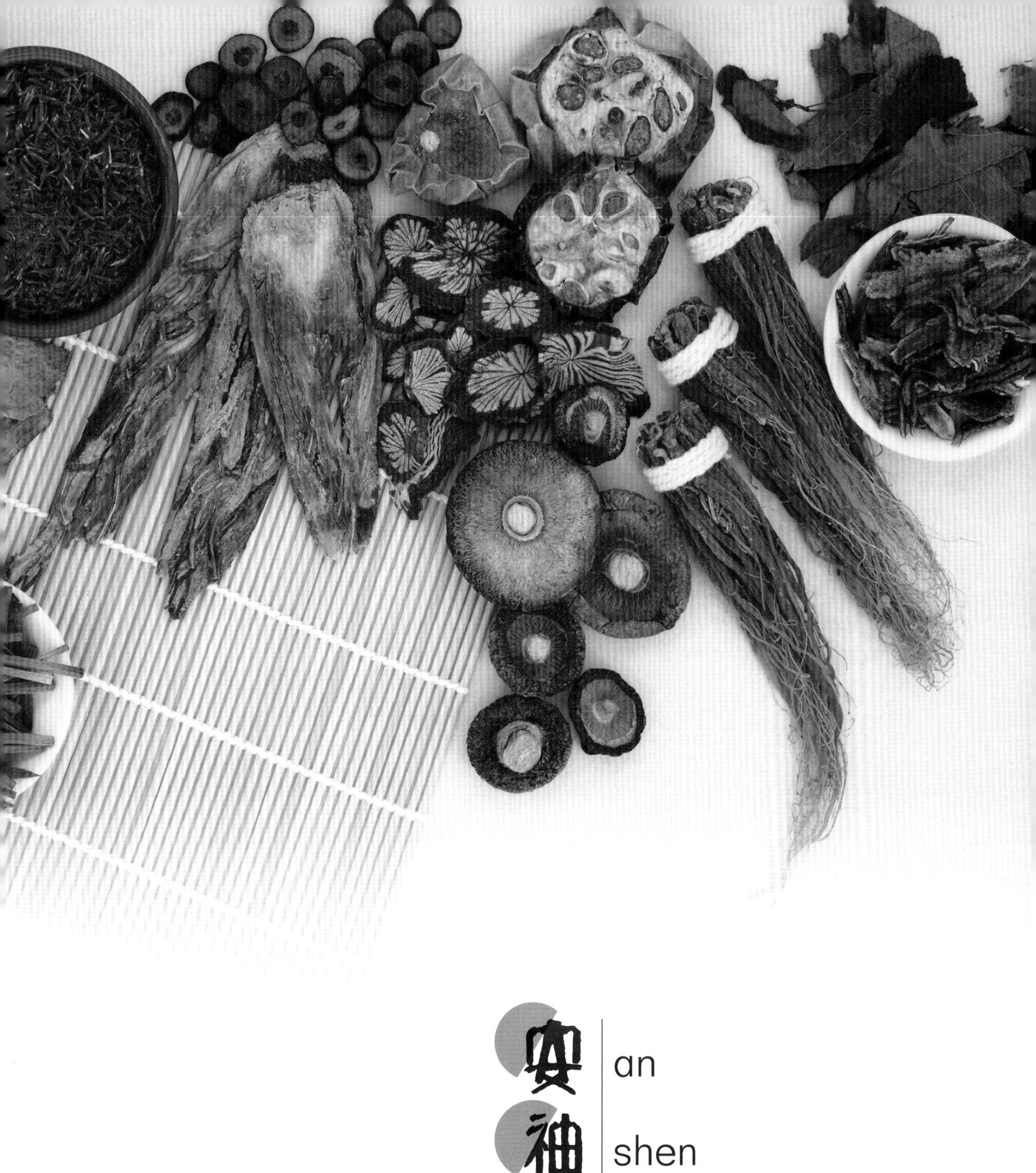

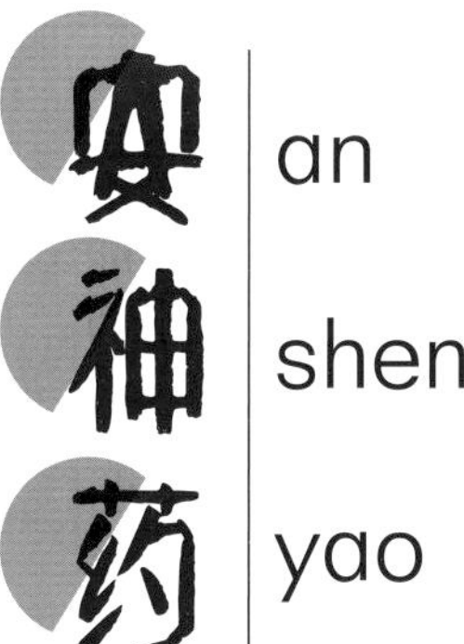

安神药

an shen yao

316. 酸枣仁

别名：大枣仁。
性味：甘、酸，平。

来　　源　鼠李科植物酸枣 *Ziziphus jujuba* var. *spinosa* 的干燥成熟种子。

形态描述　常为灌木。枝条呈"之"字形曲折，具 2 个托叶刺。叶纸质，卵形，卵状椭圆形，或卵状矩圆形；基生三出脉；托叶刺纤细。花黄绿色，两性，5 基数，单生或 2~8 个密集成腋生聚伞花序；萼片卵状三角形；花瓣倒卵圆形，基部有爪；花盘肉质，圆形，5 裂。核果短矩圆形或近球形，直径 0.7~1.2cm，中果皮肉质薄，味酸，核两端钝。花期 6~7 月，果期 8~9 月。

注意事项　有实邪及滑泻者慎服。

功效主治　养心补肝，宁心安神，敛汗，生津。用于虚烦不眠，惊悸多梦，体虚多汗，津伤口渴。

用法用量　10~15g。

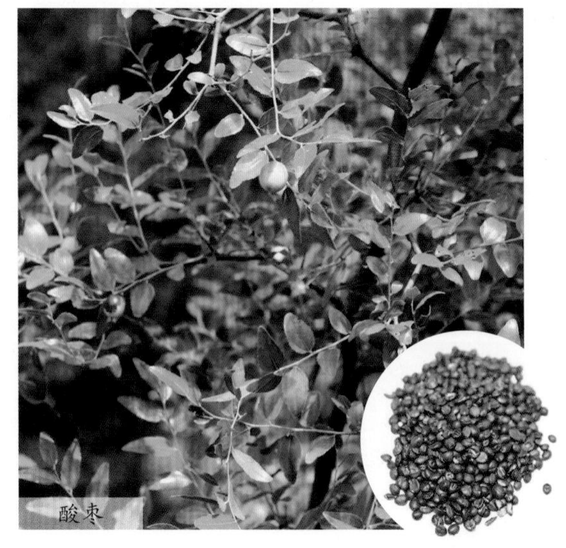
酸枣

实用验方　**心肝血虚**：酸枣仁、何首乌各 15g，枸杞子、党参各 10g，水煎服。**神经衰弱，失眠多梦**：酸枣仁 15g，研末，睡前开水冲服。**体虚多汗，气虚自汗**：酸枣仁、党参、黄芪、茯苓各 15g，五味子 6g，水煎服。

317. 柏子仁

别名：柏实、柏子。
性味：甘，平。

来　　源　柏科植物侧柏 *Platycladus orientalis* 的干燥成熟种仁。

形态描述　乔木，高达 20 余米。叶鳞形先端微钝，小枝中央的叶的露出部分呈倒卵状菱形或斜方形，背面中间有条状腺槽，两侧的叶船形。雄球花卵圆形；雌球花近球形，径约 2mm，蓝绿色，被白粉。球果近卵圆形；中间两对种鳞倒卵形或椭圆形，鳞背顶端的下方有一向外弯曲的尖头。种子卵圆形或近椭圆形，灰褐色或紫褐色。花期 3~4 月，球果 10 月成熟。

注意事项　便溏及痰多者慎服。

功效主治　养心安神，润肠通便，止汗。用于阴血不足，虚烦失眠，心悸怔忡，肠燥便秘，阴虚盗汗。

用法用量　3~10g。

实用验方　**神经衰弱，失眠健忘**：合欢花、柏子仁、白芍、龙齿各 6g，水煎服。**心神不安**：合欢皮 12g，柏子仁、白芍、龙齿各 9g，水煎服。**失眠**：刺五加、蜜大枣仁、柏子仁各 15g，琥珀 9g，水煎服。

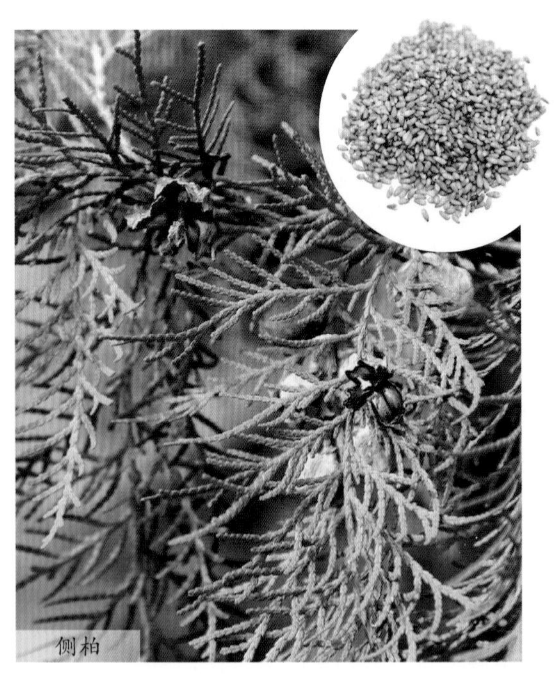
侧柏

318. 灵芝

别名：赤芝、红芝。
性味：甘，平。

来　　源　多孔菌科真菌赤芝 *Ganoderma lucidum* 或紫芝 *G. sinense* 的干燥子实体。

形态描述　腐生真菌，子实体，有柄，木栓质。菌盖半圆形或肾形，直径 10~20cm，盖肉厚 1.5~2 cm，盖表褐黄色或红褐色，盖边渐趋淡黄，有同心环纹，微皱或平滑，有亮漆状光泽，边缘微钝。菌肉乳白色，近管处淡褐色。菌柄圆柱形，侧生或偏生，偶中生；长 10~19 cm，粗 1.5~4cm，与菌盖色泽相似。孢子卵形，双层壁，顶端平截，外壁透明，内壁淡褐色，有小刺，大小 (9~11) μm× (6~7) μm，担子果多在秋季成熟，华南及西南可延至冬季成熟。

注意事项　实证者慎服。

功效主治　补气安神，止咳平喘。用于心神不宁，失眠心悸，肺虚咳喘，虚劳短气，不思饮食。

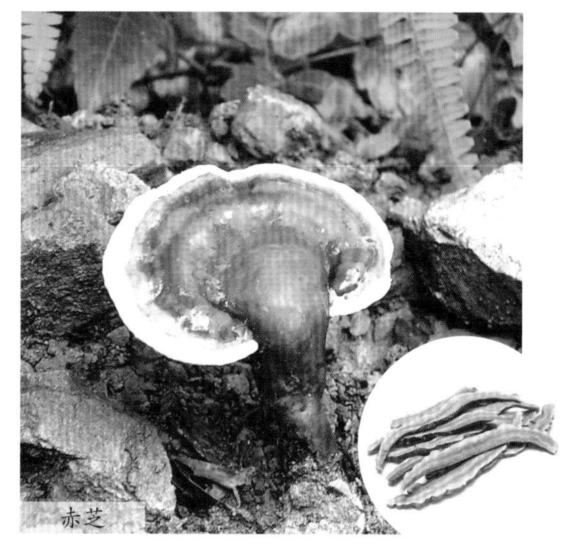
赤芝

用法用量　6~12g。

实用验方　失眠：灵芝 10g，蜜大枣仁、茯神、阴地蕨各 15g，远志 9g，水煎服。高血压：灵芝、豨莶草、夏枯草各 15g，龙葵 24g，水煎服。

319. 首乌藤

别名：棋藤、夜交藤。
性味：甘，平。

来　　源　蓼科植物何首乌 *Polygonum multiflorum* 的干燥藤茎。

形态描述　多年生缠绕藤本。根细长，末端成肥大的块根，外表红褐色至暗褐色。叶互生，托叶鞘膜质，褐色；叶片狭卵形或心形，全缘或微带波状，两面均光滑无毛。圆锥花序；小花梗具节，基部具膜质苞片；花小，花被绿色，5 裂，外面 3 片的背部有翅；雄蕊 8，短于花被；雌蕊 1，柱头 3 裂。瘦果椭圆形，有 3 棱，黑色，光亮，外包宿存花被，花被具明显的 3 翅。花期 8~10 月，果期 9~11 月。

功效主治　养血安神，祛风通络。用于失眠多梦，血虚身痛，风湿痹痛，皮肤瘙痒。

用法用量　9~15g。外用适量，煎水洗患处。

实用验方　**虚烦失眠多梦**：首乌藤、珍珠母各 30g，丹参 9g，水煎服。**皮肤瘙痒**：首乌藤、苍耳子各适量，煎水外洗。**痔疮**：首乌藤、假蒌叶、杉木叶各适量，煎水洗患处。

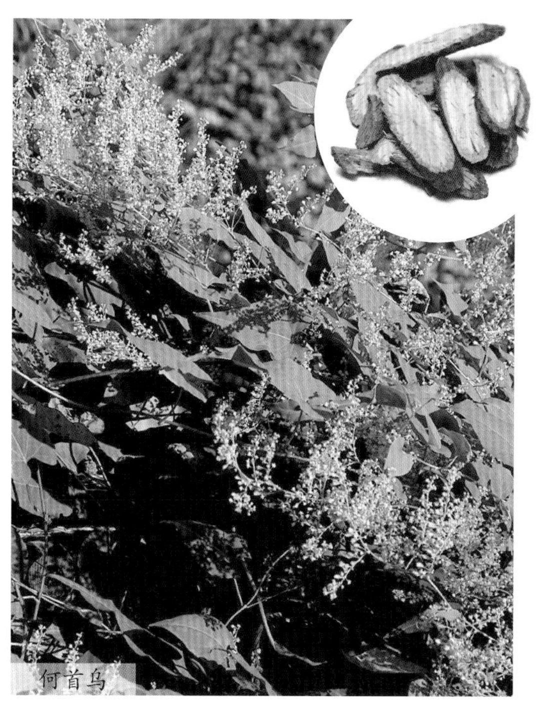
何首乌

320. 合欢皮

别名：合昏皮。
性味：甘，平。

来　　源　豆科植物合欢 *Albizia julibrissin* 的干燥树皮。

形态描述　落叶乔木，高可达 16m。二回羽状复叶；羽片 4~12 对；小叶 10~30 对，线形至长圆形，向上偏斜，先端有小尖头，有缘毛，有时在下面或仅中脉上有短柔毛；中脉紧靠上边缘。头状花序于枝顶排成圆锥花序；花粉红色；花萼管状；花冠裂片三角形，花萼、花冠外均被短柔毛。荚果带状，嫩荚有柔毛，老荚无毛。花期 6~7 月，果期 8~10 月。

注意事项　风热自汗、外感不眠者禁服，孕妇慎服。

功效主治　解郁安神，活血消肿。用于心神不安，忧郁失眠，肺痈，疮肿，跌扑伤痛。

用法用量　6~12g。外用适量，研末调敷。

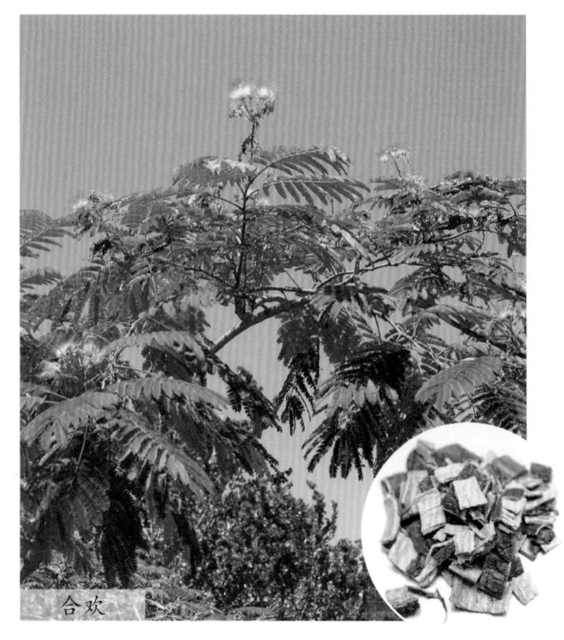
合欢

实用验方　**心神不安所致的失眠**：合欢皮 12g，柏子仁、白芍、龙齿各 9g，水煎服。**肺痈**：合欢皮 30g，冰糖 15g，水煎服。**夜盲**：合欢皮、罗勒各 9g，水煎服。

321. 合欢花

别名：夜合花、乌绒。
性味：甘，平。

来　　源　豆科植物合欢 *Albizia julibrissin* 的干燥花序或花蕾。

形态描述　同“320. 合欢皮”。

功效主治　解郁安神。用于心神不安，忧郁失眠。

用法用量　5~10g。

实用验方　**心肾不交所致的失眠**：合欢花 9g，肉桂 6g，黄连 3g，夜交藤 15g，水煎服。**咽喉疼痛**：合欢花 10g，水煎服。**风火眼疾**：合欢花 10g，酌加鸡肝、羊肝或猪肝，蒸服。

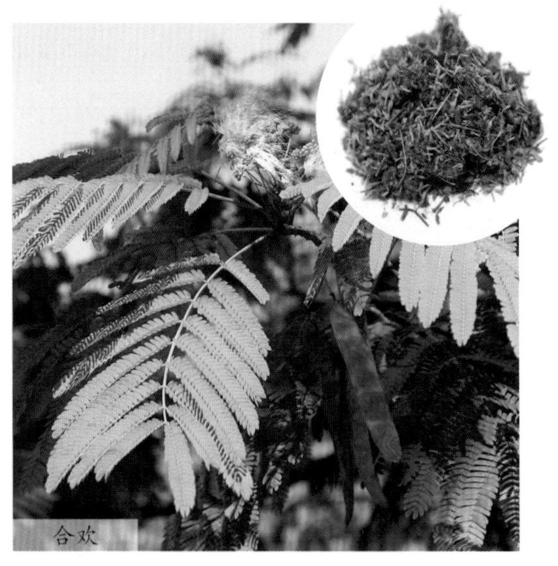
合欢

322. 远志

别名：葽绕、棘菀、苦远志。
性味：苦、辛，温。

来　　源　远志科植物远志 *Polygala tenuifolia* 或卵叶远志 *P. sibirica* 的干燥根。

形态描述　多处生草本，高 15~50cm。主根粗壮，韧皮部肉质，浅黄色。叶片纸质，线形至线状披针形。总状花序呈扁侧状生于小枝顶端，少花，稀疏；花瓣 3，紫色，侧瓣斜长圆形，雄蕊 8，花丝 3/4 以下合生成鞘，具缘毛，花丝丝状，具狭翅，花药长卵形。蒴果圆形。种子卵形，黑色。花、果期 5~9 月。

注意事项　心肾有火、阴虚阳亢者忌服。

功效主治　安神益智，交通心肾，祛痰，消肿。用于心肾不交引起的失眠多梦、健忘惊悸、神志恍惚，咳痰不爽，疮疡肿毒，乳房肿痛。

用法用量　3~10g。

实用验方　**失眠**：远志 9g，茯神、柏子仁、蜜大枣仁各 10g，水煎服。**心悸**：远志 9g，黑豆 30g，放入洗净的猪心内，水炖服。

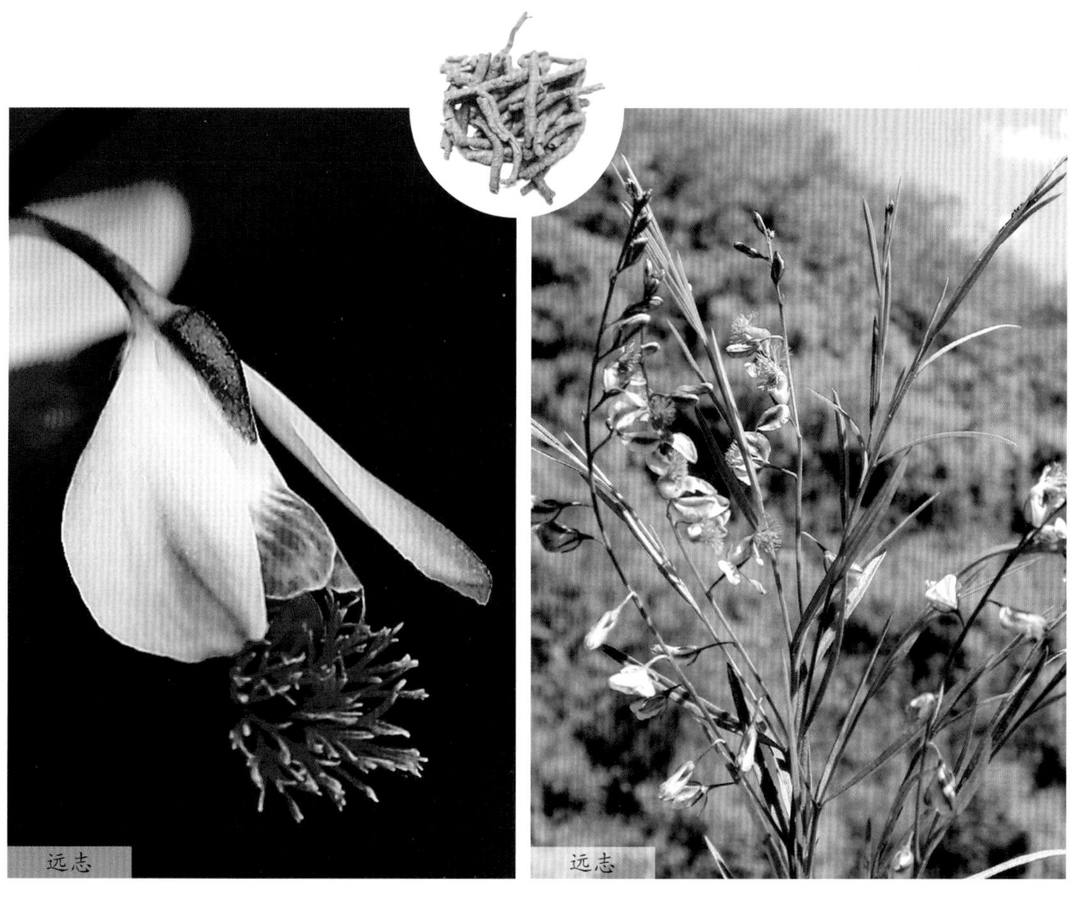

远志　远志

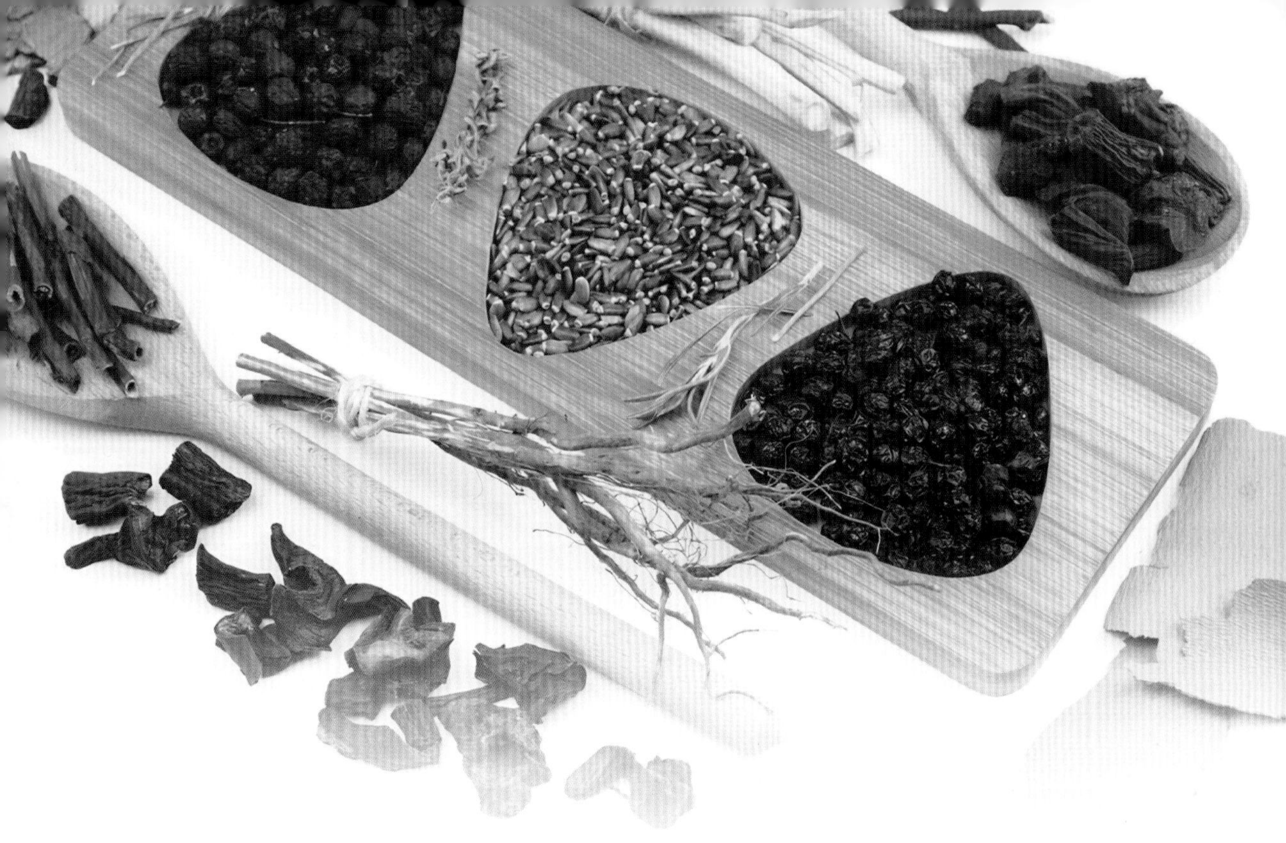

平肝息风药

ping gan xi feng yao

323. 蒺藜

别名：硬蒺藜、蒺骨子。
性味：辛、苦，微温；有小毒。

来　　源　蒺藜科植物蒺藜 *Tribulus terrestris* 的干燥成熟果实。

形态描述　一年生草本。茎平卧，偶数羽状复叶。小叶对生；偶数羽状复叶小叶对生，3~8 对，矩圆形或斜短圆形，基部稍偏科。花腋生，花梗短于叶，花黄色；萼片 5，宿存；花瓣 5；雄蕊 10，生于花盘基部，基部有鳞片状腺体，子房 5 棱，柱头 5 裂，每室 3~4 胚珠。果有分果瓣 5，中部边缘有锐刺 2 枚，下部常有小锐刺 2 枚，其余部位常有小瘤体。花期 5~8 月，果期 6~9 月。

注意事项　血虚气弱者及孕妇慎用。

功效主治　平肝解郁，活血祛风，明目，止痒。用于头痛眩晕，胸胁胀痛，乳闭乳痈，目赤翳障，风疹瘙痒。

用法用量　6~10g。

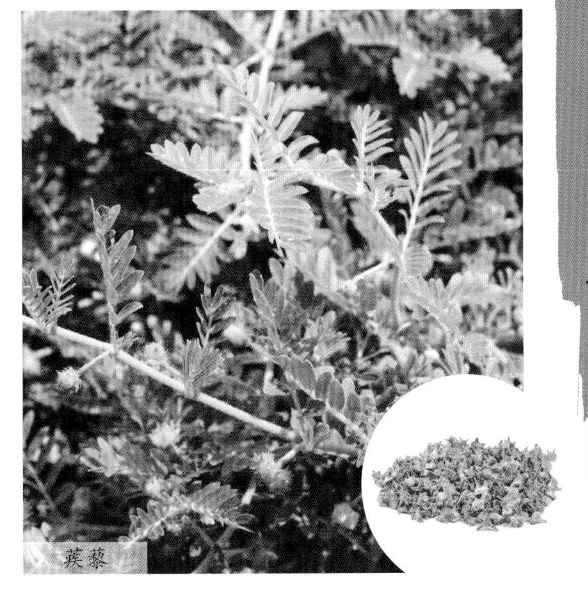
蒺藜

实用验方　**神经性头痛：**蒺藜、牛膝、赭石各 9g，天麻、钩藤各 10g，水煎服。**肝郁胁痛，闭经，痛经：**蒺藜、香附各 9g，当归、川芎各 8g，川楝子、延胡索各 12g，水煎服。

324. 罗布麻叶

别名：茶叶花。
性味：甘、苦，凉。

来　　源　夹竹桃科植物罗布麻 *Apocynum venetum* 的干燥叶。

形态描述　直立半灌木，高 1.5~3m。叶片椭圆状披针形至卵圆状长圆。圆锥状聚伞花序一至多歧，通常顶生，有时腋生；花冠圆筒状钟形，紫红色或粉红色，两面密被颗粒状突起，雄蕊着生在花冠筒基部，与副花冠裂片互生，花丝短，密被白茸毛；雌蕊花柱短，上部膨大，下部缩小，柱头基部盘状。蓇葖果 2，平行或叉生，下垂。种子多数，卵圆状长圆形。花期 4~9 月，果期 7~12 月。

功效主治　平肝安神，清热利水。用于肝阳眩晕，心悸失眠，浮肿尿少。

用法用量　6~12g。

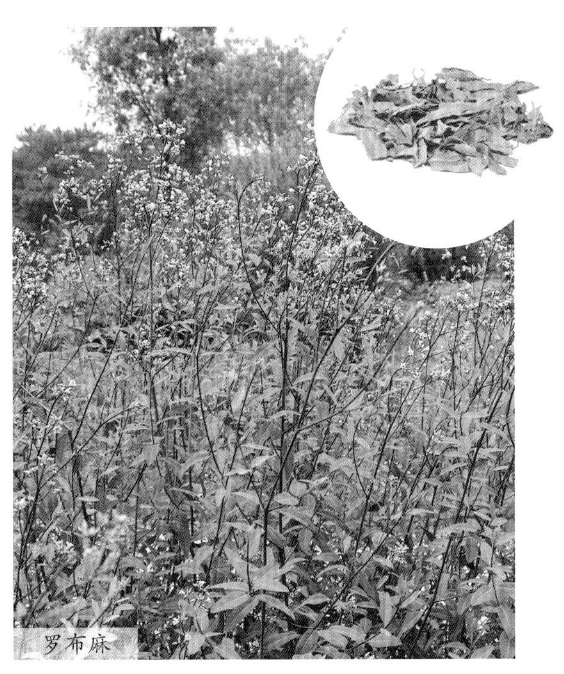
罗布麻

实用验方　**高血压：**罗布麻叶 3~6g，开水冲泡代茶饮。**肝火上攻之眩晕、面红耳赤：**罗布麻叶 3~10g，水煎服，或配钩藤、夏枯草、野菊花等，水煎服。**小便不利所致的水肿：**罗布麻叶 3~10g，水煎服，或配车前子、木通、茯苓等，水煎服。

325. 钩藤

别名：钩藤、吊藤。
性味：甘，凉。

来　　源　茜草科植物钩藤 *Uncaria rhynchophylla*、大叶钩藤 *U. macrophylla*、毛钩藤 *U. hirsuta*、华钩藤 *U. sinensis* 或无柄果钩藤 *U. sessilifructus* 的干燥带钩茎枝。

形态描述　藤本。叶纸质，椭圆形或椭圆状长圆形。头状花序单生叶腋，总花梗具一节，花冠管外面无毛，或具疏散的毛，花冠裂片卵圆形，外面无毛或略被粉状短柔毛，边缘有时有纤毛；花柱伸出冠喉外，柱头棒形。小蒴果被短柔毛，宿存萼裂片近三角形，星状辐射。花、果期 5~12 月。

注意事项　脾胃虚寒者慎服。

功效主治　息风定惊，清热平肝。用于肝风内动，惊痫抽搐，高热惊厥，感冒夹惊，小儿惊啼，妊娠子痫，头痛眩晕。

用法用量　3~12g，后下。

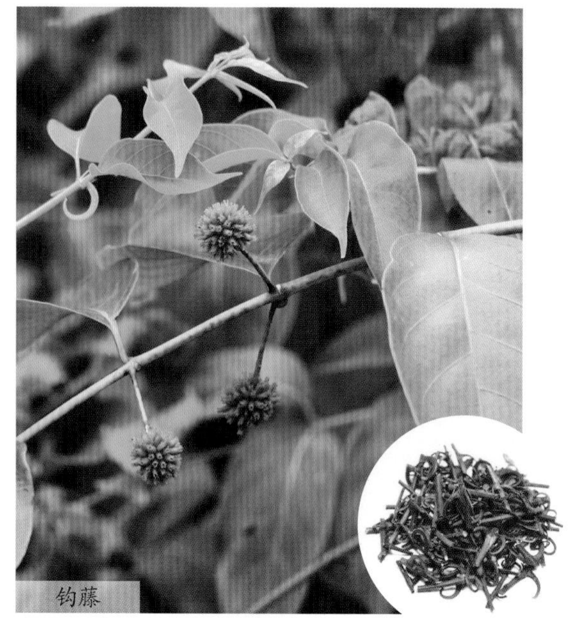
钩藤

实用验方　**高血压：**钩藤、豨莶草、夏枯草、车前草各 15g，水煎服。**失眠：**钩藤、蜜大枣仁、茯神各 15g，五味子 10g，远志 9g，水煎服。

326. 天麻

别名：鬼督邮、明天麻。
性味：甘，平。

来　　源　兰科植物天麻 *Gastrodia elata* 的干燥块茎。

形态描述　植株高 30~100cm。根状茎肥厚，块茎状，无绿叶，下部被数枚膜质鞘。总状花序通常具 30~50 朵花；花苞片长圆状披针形；花扭转，橙黄、淡黄、蓝绿或黄白色，近直立；唇瓣长圆状卵圆形，3 裂，基部贴生于蕊柱足末端与花被筒内壁上并有一对肉质胼胝体，上部离生，上面具乳突，边缘有不规则短流苏；有短的蕊柱足。蒴果倒卵状椭圆形。花、果期 5~7 月。

注意事项　气血虚甚者慎服。

功效主治　息风止痉，平抑肝阳，祛风通络。用于小儿惊风，癫痫抽搐，破伤风，头痛眩晕，手足不遂，肢体麻木，风湿痹痛。

用法用量　3~10g。

实用验方　**高血压：**制天麻 10g，豨莶草、夏枯草各 15g，水煎服。**头痛：**天麻 10g，川芎 9g，白芷 6g，六棱菊 15g，水煎服。

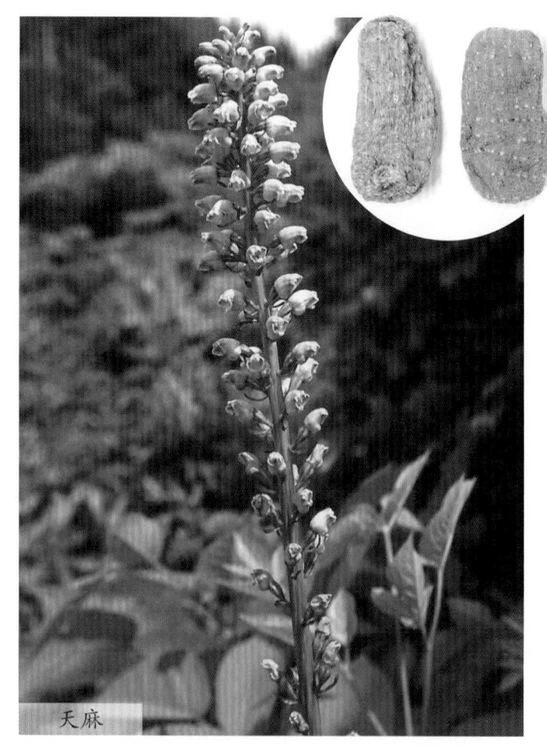
天麻

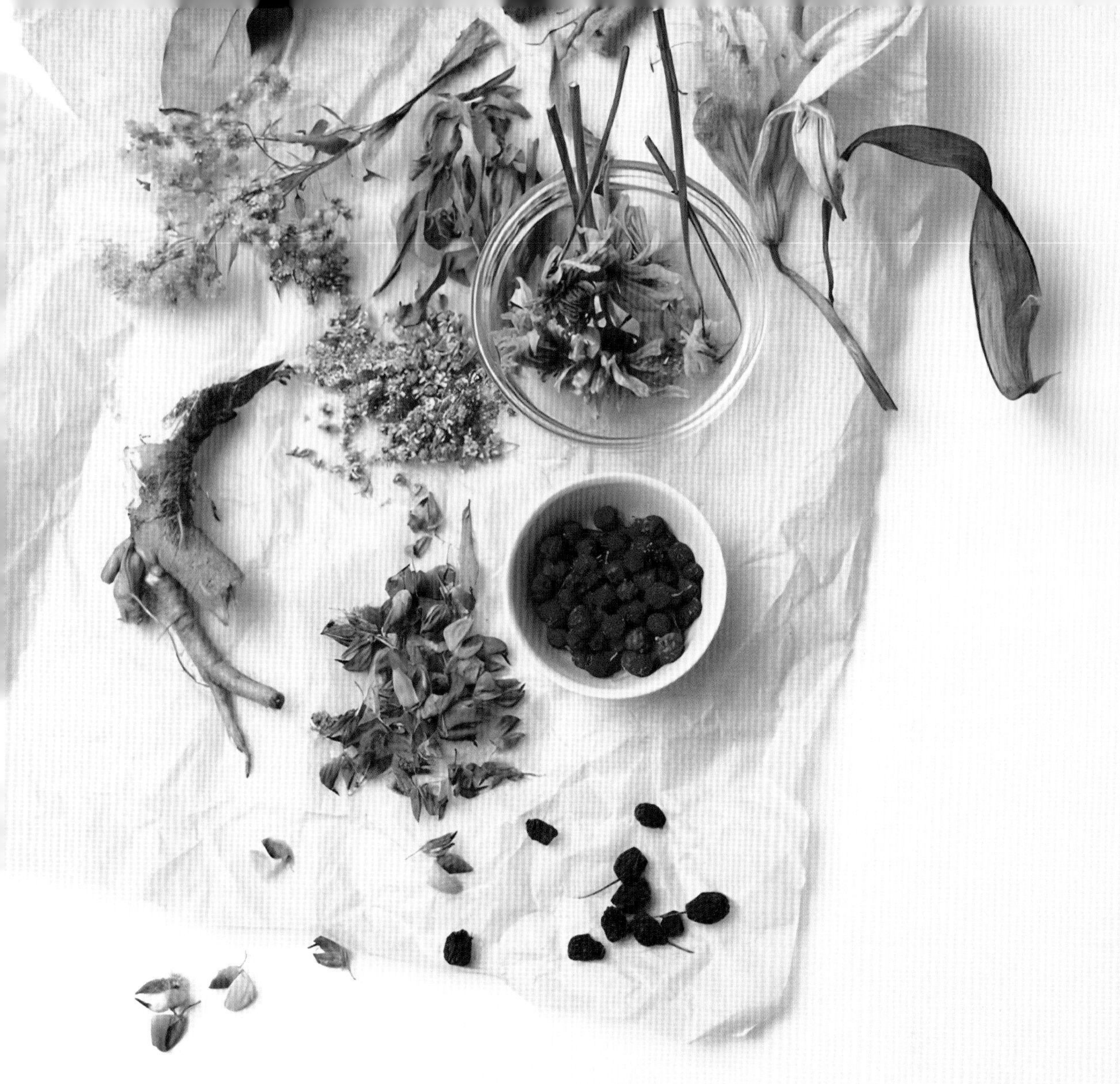

开窍药

kai qiao yao

327. 石菖蒲

别名：昌本、菖蒲。
性味：辛、苦，温。

来　　源　天南星科植物石菖蒲 *Acorus tatarinowii* 的干燥根茎。

形态描述　多年生草本。根茎芳香，外部淡褐色，节间长 3~5mm，根肉质，具多数须根，根茎上部分枝甚密，植株因而成丛生状，分枝常被纤维状宿存叶基。叶片暗绿色，线形；叶状佛焰苞长 13~25cm，为肉穗花序长的 2~5 倍或更长，稀近等长。肉穗花序圆柱状，上部渐尖，直立或稍弯；花白色。幼果绿色，成熟时黄绿色或黄白色。花、果期 2~6 月。

注意事项　阴虚阳亢、烦躁汗多、咳嗽、吐血、精滑者慎服。

功效主治　开窍豁痰，醒神益智，化湿开胃。用于神昏癫痫，健忘失眠，耳鸣耳聋，脘痞不饥，噤口下痢。

用法用量　3~10g。

实用验方　**食积腹胀**：石菖蒲 1g，磨冷开水，酌加食盐调服。**中暑腹痛泻痢**：盐制石菖蒲 10g，盐制山苍子 6g，捣烂，冷开水送服。

石菖蒲

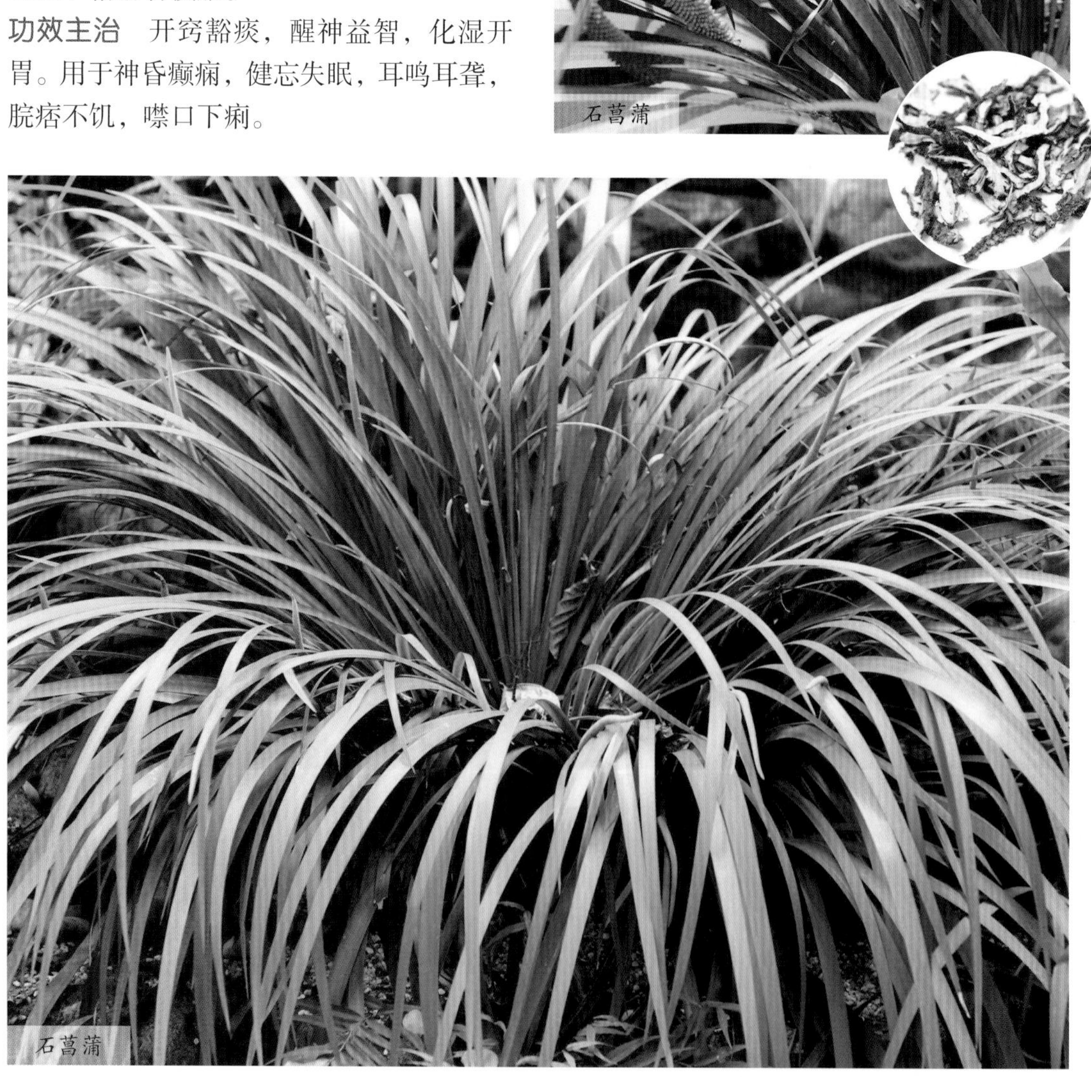

石菖蒲

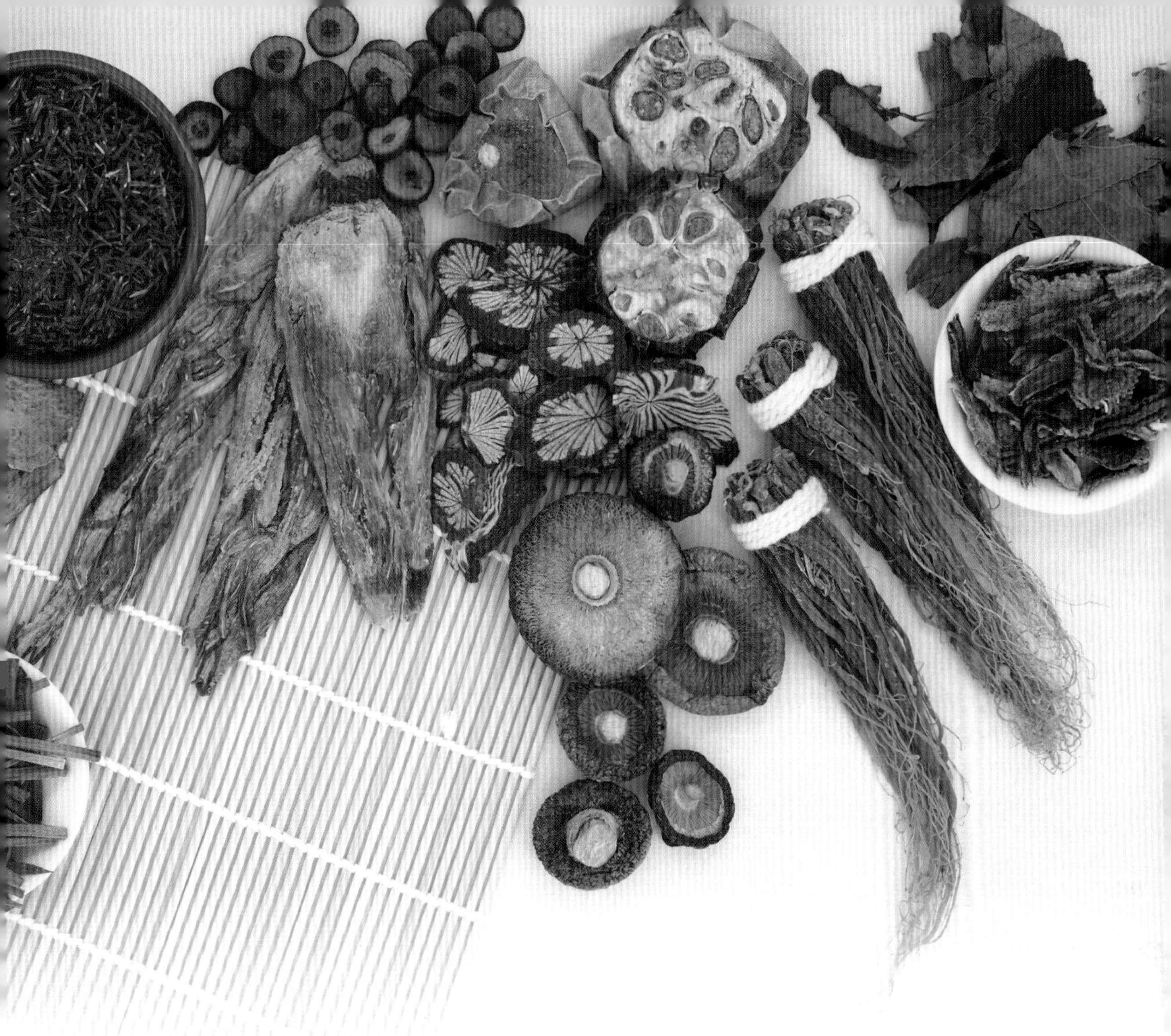

补虚药

bu xu yao

328. 人参

别名：棒棰、人衔、神草。
性味：甘、微苦，微温。

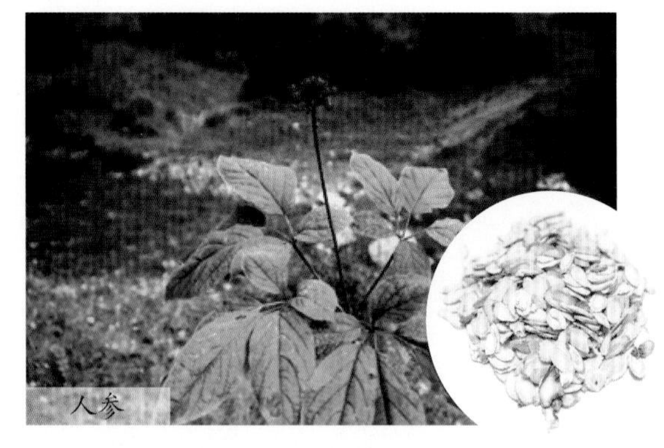
人参

来　　源　五加科植物人参 *Panax ginseng* 的干燥根和根茎。

形态描述　多年生草本。根状茎（芦头）短，直立或斜上，不增厚成块状；主根肥大，纺锤形或圆柱形；地上茎单生，高30~60cm。叶为掌状复叶，3~6枚轮生茎顶。伞形花序单个顶生，有花30~50朵；总花梗通常较叶长，有纵纹；花梗丝状；花淡黄绿色；萼无毛，边缘有5个三角形小齿；花瓣5，卵状三角形；雄蕊5，花丝短；子房2室；花柱2，离生。果实扁球形，鲜红色。种子肾形，乳白色。花期5~7月，果期7~9月。

注意事项　实证、热证、湿热内盛证及正气不虚者禁服。

功效主治　大补元气，复脉固脱，补脾益肺，生津养血，安神益智。用于体虚欲脱，肢冷脉微，脾虚食少，肺虚喘咳，津伤口渴，内热消渴，气血亏虚，久病虚羸，惊悸失眠，阳痿宫冷。

用法用量　3~9g，另煎兑服；或研粉吞服，每次2g，每日2次。

实用验方　**痤疮：**枇杷叶、桑白皮、黄柏各9g，黄连、甘草、人参各6g，水煎服。**久咳虚喘：**核桃仁、生姜、白果仁各9g，捣烂，人参、蛤蚧各10g，研末，共调匀，每次服5g，早、晚各1次。

329. 人参叶

别名：参叶、人参苗。
性味：苦、甘，寒。

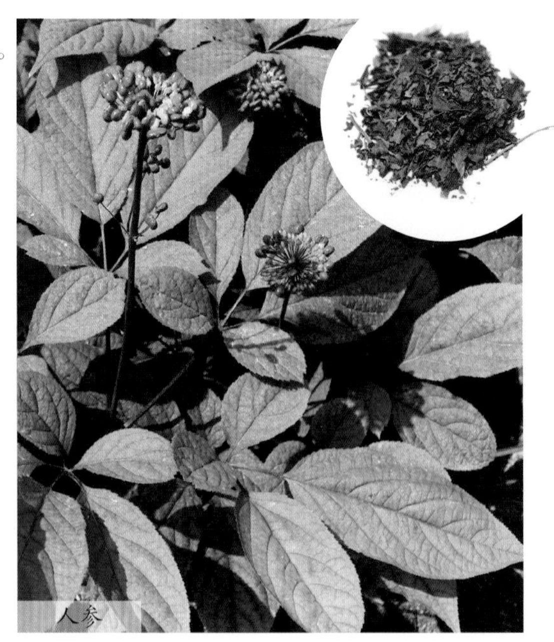
人参

来　　源　五加科植物人参 *Panax ginseng* 的干燥叶。

形态描述　同“328. 人参”。

注意事项　脾胃虚寒者慎服。

功效主治　补气，益肺，祛暑，生津。用于气虚咳嗽，暑热烦躁，津伤口渴，头目不清，四肢倦乏。

用法用量　3~9g。

实用验方　**急性扁桃体炎：**胖大海1枚，金银花6g，菊花5g，人参叶8g，甘草3g，沸水泡代茶饮，慢慢含咽，可续水多次泡，至味淡为止。

330. 西洋参

别名：洋参、花旗参。
性味：甘、微苦，凉。

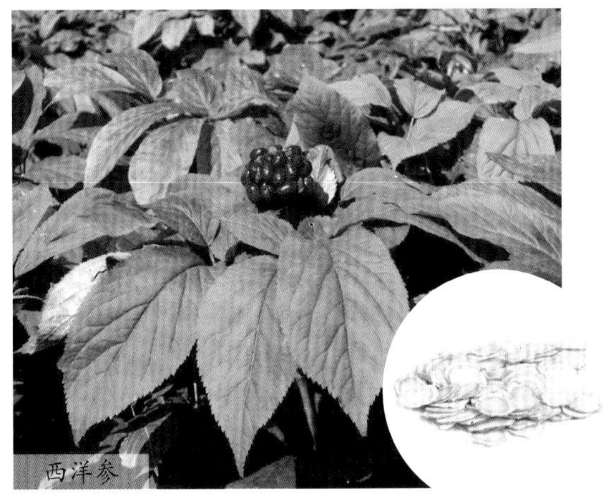
西洋参

来　　源　五加科植物西洋参 *Panax quinquefolium* 的干燥根。

形态描述　多年生草本。根肉质，纺锤形，有分枝。茎直立，具纵条纹。掌状复叶，生长3~5年以上有3~5枚叶轮生于茎顶，压扁状；小叶通常5枚，小叶片倒卵形、宽卵形至宽椭圆形。伞形花序单一，顶生，总花梗有20~80余朵小花集成圆球形；花萼绿色，钟状；花瓣5，长圆形；雄蕊5，与花瓣互生；雌蕊1，花柱2，子房下位，2室。核果状浆果，成熟时鲜红色至暗红色，内含种子1~4粒。花期5~7月，果期6~9月。

注意事项　中阳衰微、寒湿中阻及湿热郁火者慎服。

功效主治　补气养阴，清热生津。用于气虚阴亏，虚热烦倦，咳喘痰血，内热消渴，口燥咽干。

用法用量　3~6g，另煎兑服。

实用验方　**病后疲劳：**西洋参15g，麦冬10g，五味子9g，水煎服。**糖尿病浑身无力：**西洋参、枸杞子、山茱萸各15g，生黄芪30g，水煎服。**盗汗：**穞豆衣30g，西洋参3g，分别煎煮，合兑服，每日1剂。

331. 党参

别名：黄参、狮头参。
性味：甘，平。

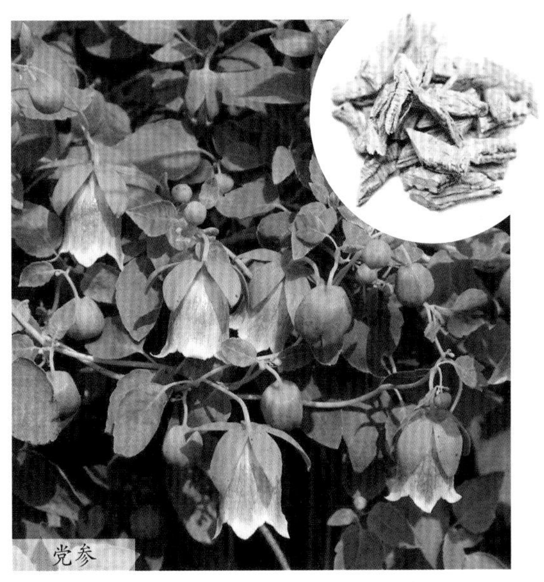
党参

来　　源　桔梗科植物党参 *Codonopsis pilosula*、素花党参 *C. pilosula* var. *modesta* 或川党参 *C. tangshen* 的干燥根。

形态描述　茎缠绕，长约1~2m。叶片卵形或狭卵形，端钝或微尖，基部近于心形，边缘具波状钝锯齿，分枝上叶片渐趋狭窄，叶基圆形或楔形，上面绿色，下面灰绿色，两面疏或密地被贴伏的长硬毛或柔毛，少为无毛。花单生于枝端，花冠上位，阔钟状，黄绿色，内面有明显紫斑，花药长形；柱头有白色刺毛。蒴果下部半球状，上部短圆锥状。种子多数，卵形。花、果期7~10月。

注意事项　有实邪者忌服。

功效主治　健脾益肺，养血生津。用于脾肺气虚，食少倦怠，咳嗽虚喘，气血不足，面色萎黄，心悸气短，津伤口渴，内热消渴。

用法用量　9~30g。

实用验方　**贫血：**党参30g，当归9g，鸡血藤24g，水煎服。**胃肠功能紊乱腹泻：**党参24g，白术、山鸡椒果实各9g，豆蔻6g，水煎服。**体虚多汗，气虚自汗：**党参、酸枣仁、黄芪、茯苓各15g，五味子6g，水煎服。

332. 太子参

别名：孩儿参、童参。
性味：甘、微苦，平。

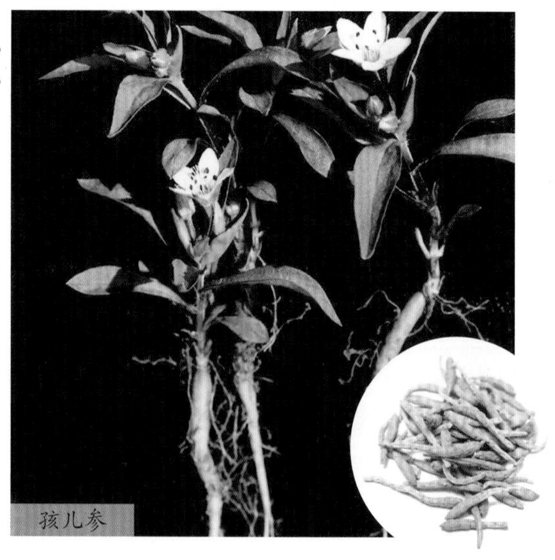
孩儿参

来　　源　石竹科植物孩儿参 *Pseudostellaria heterophylla* 的干燥块根。

形态描述　多年生草本，高 15~20cm。块根长纺锤形，白色，稍带灰黄。叶片宽卵形或菱状卵形；腋生或呈聚伞花序。花瓣 5，白色，长圆形或倒卵形，顶端 2 浅裂；雄蕊 10，短于花瓣；子房卵形，花柱 3，微长于雄蕊；柱头头状；闭花受精花具短梗；萼片疏生多细胞毛。蒴果宽卵形，含少数种子，顶端不裂或 3 瓣裂。种子褐色，扁圆形。花期 4~7 月，果期 7~8 月。

注意事项　表实邪盛者不宜用。

功效主治　益气健脾，生津润肺。用于脾虚体倦，食欲不振，病后虚弱，气阴不足，自汗口渴，肺燥干咳。

用法用量　9~30g。

实用验方　**糖尿病：**太子参 30g，山药、天花粉、枸杞子各 15g，水煎服。**脾虚腹泻：**太子参 30g，白术 10g，桂枝 6g，大枣 5 枚，生姜 3 片，水煎服。**小儿食欲不振：**太子参 9g，白术、茯苓、神曲、鸡内金各 6g，陈皮、甘草各 3g，水煎服。

333. 黄芪

别名：绵黄芪、黄耆、戴椹。
性味：甘，微温。

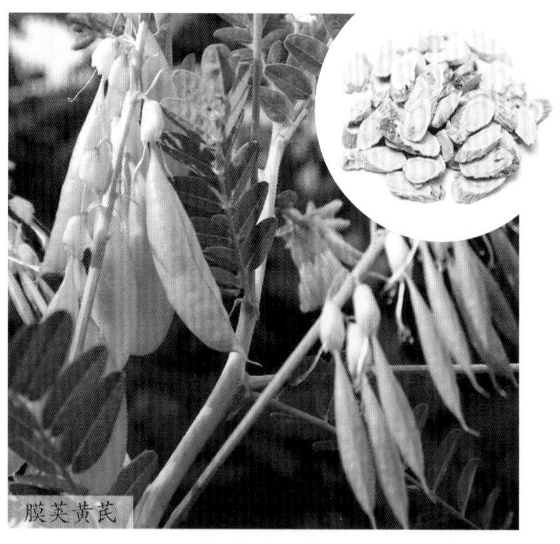
膜荚黄芪

来　　源　豆科植物蒙古黄芪 *Astragalus membranaceus* var. *mongholicus* 或膜荚黄芪 *A. membranaceus* 的干燥根。

形态描述　多年生草本，高 50~100cm。羽状复叶有 13~27 片小叶，椭圆形或长圆状卵形。总状花序稍密，有 10~20 朵花；总花梗与叶近等长或较长，至果期显著伸长；花冠黄色或淡黄色，旗瓣倒卵形，翼瓣较旗瓣稍短，龙骨瓣与翼瓣近等长。荚果薄膜质，稍膨胀，半椭圆形。种子 3~8 颗。花期 6~8 月，果期 7~9 月。

注意事项　表实邪盛、食积停滞、肝郁气滞、痈疽初起或溃后热毒尚盛等实证者，以及阴虚阳亢者均慎服。

功效主治　补气升阳，固表止汗，利水消肿，生津养血，行滞通痹，托毒排脓，敛疮生肌。用于气虚乏力，食少便溏，中气下陷，久泻脱肛，便血崩漏，表虚自汗，气虚水肿，内热消渴，血虚萎黄，半身不遂，痹痛麻木，痈疽难溃，久溃不敛。

用法用量　9~30g。

实用验方　**自汗：**生黄芪 30g，荞麦 24g，白术 10g，防风 5g，水煎服。**贫血：**生黄芪、羊肉各 30g，当归 6g，同炖服。

334. 炙黄芪

性味：甘，温。

来　　源　豆科植物蒙古黄芪 *Astragalus membranaceus* var. *mongholicus* 或膜荚黄芪 *A. membranaceus* 的干燥根的炮制加工品。

形态描述　同“333. 黄芪”。

功效主治　益气补中。用于气虚乏力，食少便溏。

用法用量　9~30g。

实用验方　**产后虚汗：**炙黄芪、蜜大枣仁各 20g，牡蛎、浮小麦各 30g，人参、大枣各 6g，白术、茯苓各 15g，柏子仁、五味子、麻黄根、当归各 9g，防风、甘草各 3g，每日 1 剂，水煎 2 次，混匀，分次饭后服。

胃下垂：炙黄芪 20g，白术、茯苓、山药各 15g，升麻、当归、百合、乌药各 9g，人参 6g，陈皮、木香、砂仁各 5g，炙甘草 3g，每日 1 剂，水煎 2 次，混匀，分次饭前服。

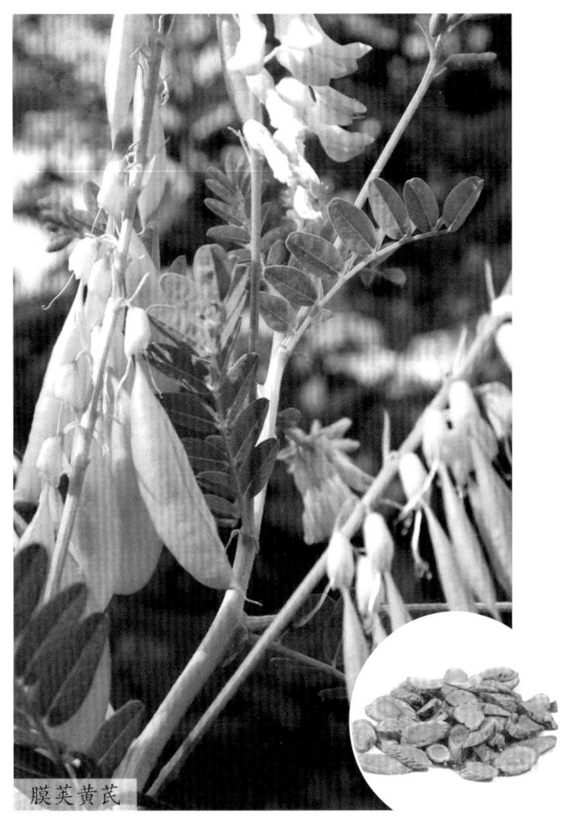
膜荚黄芪

335. 红芪

别名：岩黄芪、黑芪。
性味：甘，微温。

来　　源　豆科植物多序岩黄芪 *Hedysarum polybotrys* 的干燥根。

形态描述　多年生草本，高 100~120cm。小叶 11~19，卵状披针形或卵状长圆形。总状花序腋生，高度一般不超出叶；花多数，苞片钻状披针形，等于或稍短于花梗，被柔毛，常早落；花萼斜宽钟状，被短柔毛，萼齿三角状钻形；花冠淡黄色，旗瓣倒长卵形，龙骨瓣长于旗瓣；子房线形，被短柔毛。荚果 2~4 节，被短柔毛。花期 7~8 月，果期 8~9 月。

功效主治　补气升阳，固表止汗，利水消肿，生津养血，行滞通痹，托毒排脓，敛疮生肌。用于气虚乏力，食少便溏，中气下陷，久泻脱肛，便血崩漏，表虚自汗，气虚水肿，内热消渴，血虚萎黄，半身不遂，痹痛麻木，痈疽难溃，久溃不敛。

用法用量　9~30g。

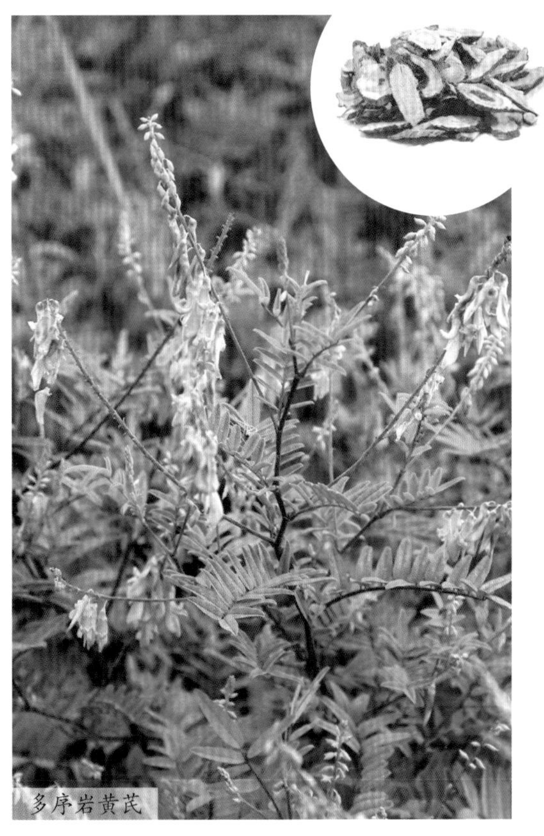
多序岩黄芪

336. 白术

别名：山蓟、术、天蓟。
性味：苦、甘，温。

来　　源　菊科植物白术 *Atractylodes macrocephala* 的干燥根茎。

形态描述　多年生草本，高 20~60cm。叶片通常 3~5 羽状全裂，极少兼杂不裂而叶为长椭圆形的。头状花序单生茎枝顶端，植株通常有 6~10 个头状花序，但不形成明显的花序式排列。苞叶绿色，针刺状羽状全裂；总苞大，宽钟状；全部苞片顶端钝，边缘有白色蛛丝毛；小花紫红色，冠檐 5 深裂。瘦果倒圆锥状，被顺向顺伏的稠密白色的长直毛。冠毛刚毛羽毛状，污白色，基部结合成环状。花、果期 8~10 月。

注意事项　阴虚燥渴、气滞胀闷者忌服。

功效主治　健脾益气，燥湿利水，止汗，安胎。用于脾虚食少，腹胀泄泻，痰饮眩悸，水肿，自汗，胎动不安。

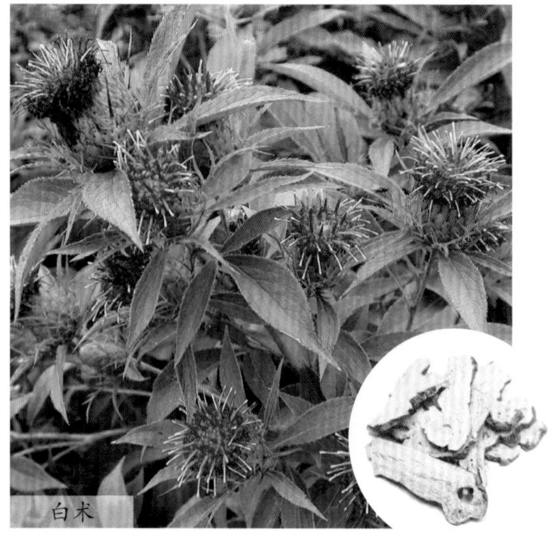
白术

用法用量　6~12g。

实用验方　**脾虚腹泻：**白术、茯苓各 9g，党参、木香、葛根、炙甘草各 3g，水煎服。**单纯性消化不良：**白术、茯苓各 9 克，酸枣仁 12g，山药、扁豆各 15g，鸡内金 3g，水煎服。

337. 山药

别名：薯蓣、山芋、诸署。
性味：甘，平。

来　　源　薯蓣科植物薯蓣 *Dioscorea opposita* 的干燥根茎。

形态描述　缠绕草质藤本。块茎长圆柱形，垂直生长，长可达 1 米多，叶片变异大，卵状三角形至宽卵形或戟形。叶腋内常有珠芽。雌雄异株；雄花序为穗状花序，近直立，2~8 个着生于叶腋，偶而呈圆锥状排列；雄花的外轮花被片为宽卵形，内轮卵形，较小；雄蕊 6。雌花序为穗状花序，1~3 个着生于叶腋。蒴果不反折，三棱状扁圆形或三棱状圆形。种子四周有膜质翅。花期 6~9 月，果期 7~11 月。

注意事项　有实邪者忌服。

功效主治　补脾养胃，生津益肺，补肾涩精。用于脾虚食少，久泻不止，肺虚喘咳，肾虚遗精，带下病，尿频，虚热消渴。

用法用量　15~30g。

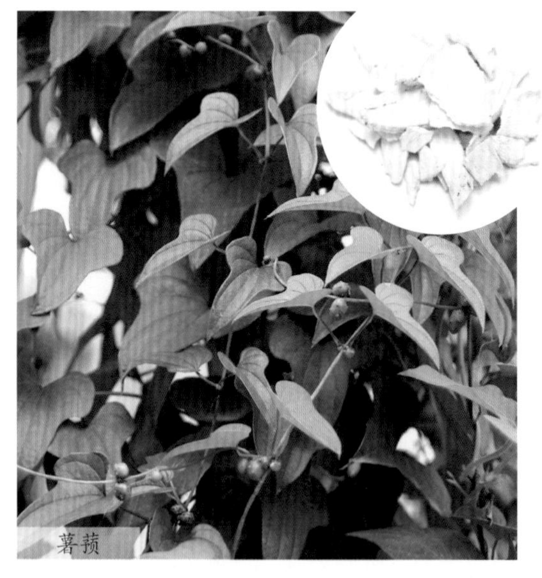
薯蓣

实用验方　**糖尿病：**山药 40g，积雪草 20g，墨旱莲、女贞子各 15g，水煎服。**脾虚腹泻：**山药、党参各 15g，茯苓 10g，白术 9g，炙甘草 6g，砂仁 3g，水煎服。**肾虚遗精：**山药 30g，枸杞子 24g，白果 10g，煮粥服。

338. 甘草

别名：美草、蕗草、国老。
性味：甘，平。

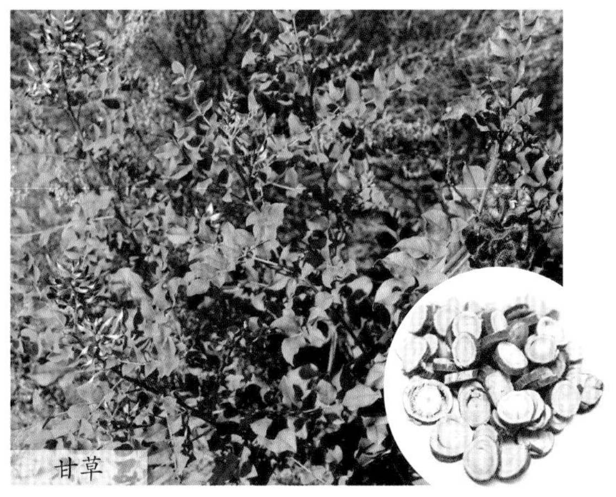

来　　源　豆科植物甘草 *Glycyrrhiza uralensis*、胀果甘草 *G. inflata* 或光果甘草 *G. glabra* 的干燥根和根茎。

形态描述　多年生草本，高 30~120cm。小叶 5~17 枚，卵形、长卵形或近圆形。总状花序腋生，具多数花；花萼钟状，密被黄色腺点及短柔毛，基部偏斜并膨大呈囊状，萼齿 5，与萼筒近等长，上部 2 齿大部分连合；花冠紫色、白色或黄色，旗瓣长圆形，顶端微凹，基部具短瓣柄，翼瓣短于旗瓣，龙骨瓣短于翼瓣；子房密被刺毛状腺体。荚果弯曲呈镰刀状或呈环状，密集成球。种子 3~11，暗绿色，圆形或肾形。花期 6~8 月，果期 7~10 月。

注意事项　实证中满腹胀者忌服。

功效主治　补脾益气，清热解毒，祛痰止咳，缓急止痛，调和诸药。用于脾胃虚弱，倦怠乏力，心悸气短，咳嗽痰多，脘腹、四肢挛急疼痛，痈肿疮毒，缓解药物毒性、烈性。

用法用量　2~10g。

实用验方　**乳糜尿：**甘草、荠菜各 24g，车前草 15g，水煎服。**口腔溃疡：**甘草、积雪草、马兰各 15g，水煎服。

339. 炙甘草

性味：甘，平。

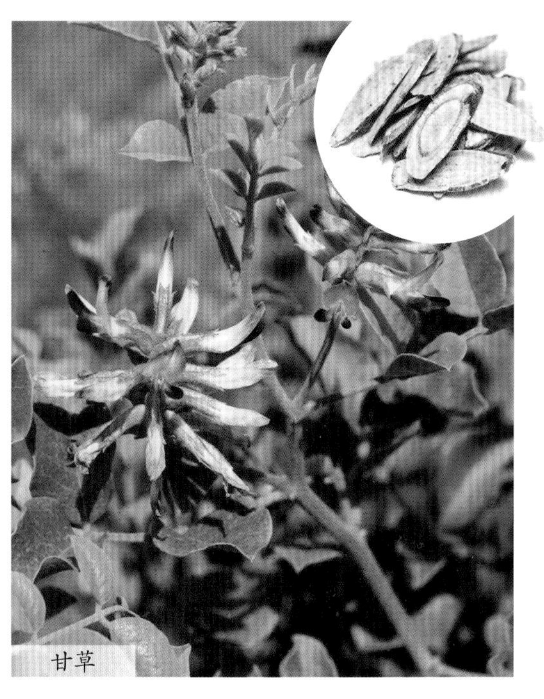

来　　源　豆科植物甘草 *Glycyrrhiza uralensis*、胀果甘草 *G. inflata* 或光果甘草 *G. glabra* 的干燥根和根茎的炮制加工品。

形态描述　同“338. 甘草”。

注意事项　不宜与京大戟、芫花、甘遂同用。

功效主治　补脾和胃，益气复脉。用于脾胃虚弱，倦怠乏力，心动悸，脉结代。

用法用量　2~10g。

实用验方　**窦性心动过缓：**党参 30g，桂枝 20g，炙甘草 10g，水煎服。**更年期综合征：**桂枝、制半夏、黄芪、生大黄各 9g，龙骨、牡蛎各 30g，炙甘草 3g，水煎服，每日 1 剂，分 2 次服。

340. 大枣

别名：干大枣、美大枣。
性味：甘，温。

来　　源　鼠李科植物枣 *Ziziphus jujuba* 的干燥成熟果实。

形态描述　落叶小乔木，稀灌木，高达10余米。叶纸质，卵形，卵状椭圆形，或卵状矩圆形；托叶刺纤细，后期常脱落。花黄绿色，两性，5基数，无毛，具短总花梗，单生或2~8个密集成腋生聚伞花序；萼片卵状三角形；花瓣倒卵圆形，基部有爪，与雄蕊等长；花盘厚，肉质，圆形，5裂；子房下部藏于花盘内，与花盘合生，2室，每室有1胚珠，花柱2半裂。核果成熟时红色，后变红紫色。种子扁椭圆形。花期5~7月，果期8~9月。

注意事项　湿盛、痰凝、食滞、虫积及齿病者慎服或禁服。

功效主治　补中益气，养血安神。用于脾虚食少，乏力便溏，妇人脏躁。

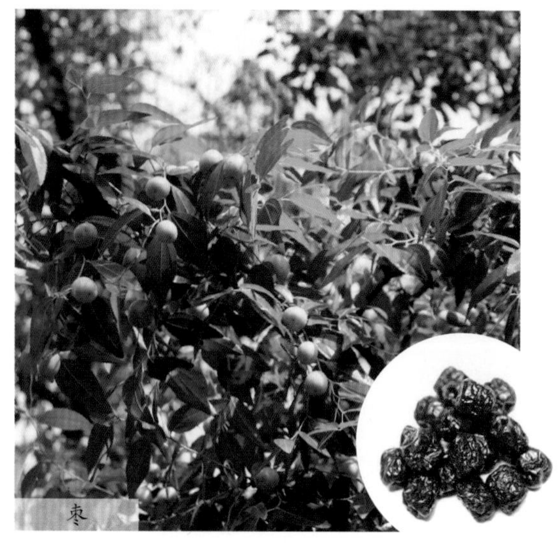
枣

用法用量　6~15g。

实用验方　**脾虚食少，体倦：**大枣10枚，党参、白术各10g，茯苓15g，黄芪12g，麦芽20g，水煎服。**贫血：**大枣10枚，当归、熟地黄各12g，党参15g，水煎服。

341. 刺五加

别名：刺拐棒、刺木棒。
性味：辛、微苦，温。

来　　源　五加科植物刺五加 *Acanthopanax senticosus* 的干燥根和根茎或茎。

形态描述　灌木，高1~6m。小叶片纸质，椭圆状倒卵形或长圆形。伞形花序单个顶生，或2~6个组成稀疏的圆锥花序，有花多数；花紫黄色；萼无毛，边缘近全缘或有不明显的5小齿；花瓣5，卵形；雄蕊5；子房5室，花柱全部合生成柱状。果实球形或卵球形，有5棱，黑色。花期6~7月，果期8~10月。

注意事项　阴虚火旺者慎服。

功效主治　益气健脾，补肾安神。用于脾肺气虚，体虚乏力，食欲不振，肺肾两虚，久咳虚喘，肾虚腰膝酸痛，心脾不足，失眠多梦。

用法用量　9~27g。

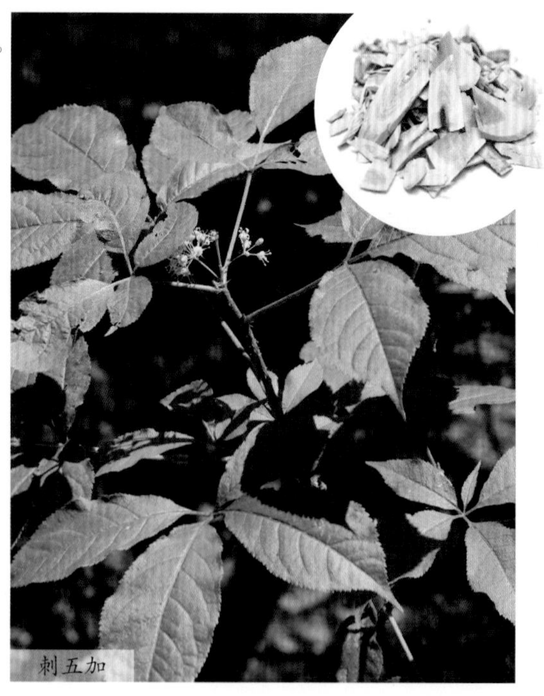
刺五加

实用验方　**风湿关节痛：**刺五加、桑寄生、生黄芪、川牛膝各15g，当归9g，水煎服。**失眠：**刺五加、蜜大枣仁、柏子仁各15g，琥珀9g，水煎服。

342. 红景天

别名：扫罗玛尔布。
性味：甘、苦，平。

来　　源　景天科植物大花红景天 *Rhodiola crenulata* 的干燥根和根茎。

形态描述　多年生草本，高 5~17cm。叶宽倒卵形。花茎多，直立或扇状排列，高 5~20cm，稻杆色至红色；花序伞房状，有多花；花大形，有长梗，雌雄异株；雄花萼片 5；花瓣 5，红色；雄蕊 10，与花瓣同长；鳞片 5，先端有微缺；心皮 5，披针形，不育；雌花蓇葖 5，直立，花枝短，干后红色。种子倒卵形，两端有翅。花期 6~7 月，果期 7~8 月。

功效主治　益气活血，通脉平喘。用于气虚血瘀，胸痹心痛，中风偏瘫，倦怠气喘。

用法用量　3~6g。

实用验方　肝炎：红景天 5g，珍珠草 30g，佩兰、白茅根、黄精、鸡内金各 10g，赤芍 20g，蝉蜕 6g，水煎服。疲劳：红景天 4~5g，泡茶或泡酒服。

大花红景天

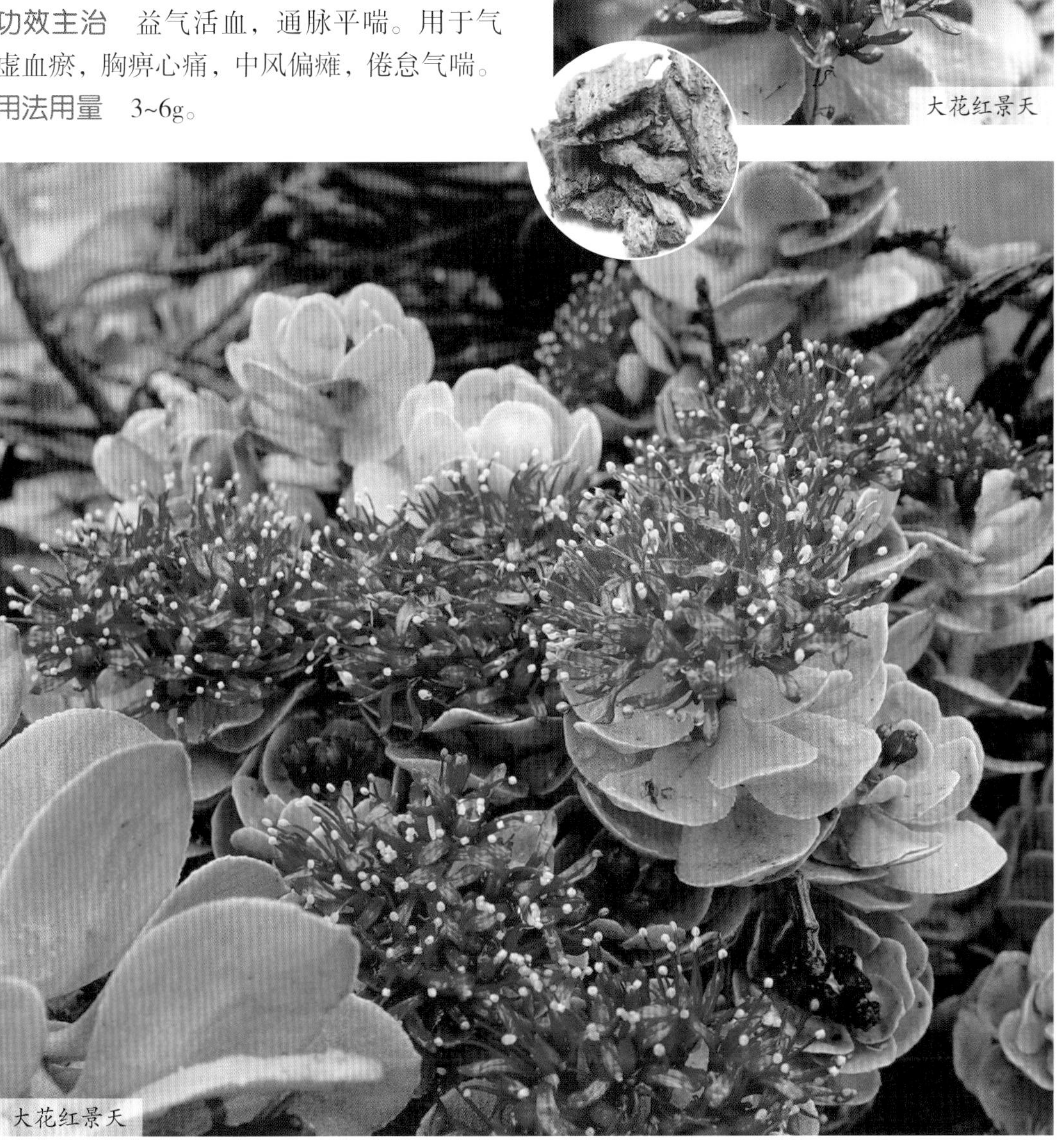

大花红景天

343. 淫羊藿

别名：刚前、仙灵脾。
性味：辛、甘，温。

来　　源　小檗科植物淫羊藿 *Epimedium brevicornu*、箭叶淫羊藿 *E. sagittatum*、柔毛淫羊藿 *E. pubescens* 或朝鲜淫羊藿 *E. koreanum* 的干燥叶。

形态描述　多年生草本，植株高 20~60cm。二回三出复叶基生和茎生，具 9 枚小叶；小叶纸质或厚纸质，卵形或阔卵形。圆锥花序具 20~50 朵花，序轴及花梗被腺毛；花白色或淡黄色；萼片 2 轮，外萼片卵状三角形，白色或淡黄色；花瓣远较内萼片短，距呈圆锥状；雄蕊伸出，花药瓣裂。蒴果花柱宿存。花期 5~6 月，果期 6~8 月。

注意事项　阴虚而相火易动者禁服。

功效主治　补肾阳，强筋骨，祛风湿。用于肾阳虚衰，阳痿遗精，筋骨痿软，风湿痹痛，麻木拘挛。

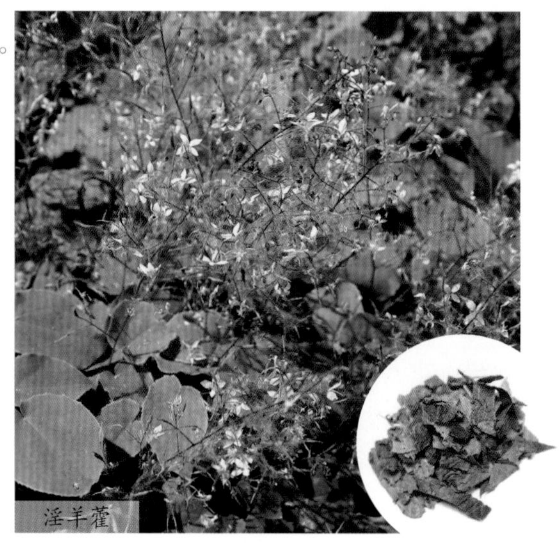
淫羊藿

用法用量　6~10g。

实用验方　**更年期综合征**：仙茅 6~15g，淫羊藿 9~15g，当归、巴戟天各 9g，黄柏、知母各 6~9g，水煎服。**阳痿**：淫羊藿 9g，土丁桂 24g，鲜黄花远志 30g，鲜金樱子 60g，水煎服。

344. 巴戟天

别名：巴戟、鸡肠风。
性味：甘、辛，微温。

来　　源　茜草科植物巴戟天 *Morinda officinalis* 的干燥根。

形态描述　藤本。肉质根不定位肠状缢缩，根肉略紫红色，干后紫蓝色。叶薄或稍厚，纸质，干后棕色，长圆形，卵状长圆形或倒卵状长圆形。花序 3~7 伞形排列于枝顶；花冠白色，近钟状，稍肉质；雄蕊与花冠裂片同数，着生于裂片侧基部，花丝极短，花药背着，子房（2~）3（~4）室。聚花核果由多花或单花发育而成，熟时红色，扁球形或近球形。种子熟时黑色，略呈三棱形，无毛。花期 5~7 月，果期 10~11 月。

注意事项　阴虚火旺者忌服。

功效主治　补肾阳，强筋骨，祛风湿。用于阳痿遗精，宫冷不孕，月经不调，少腹冷痛，风湿痹痛，筋骨痿软。

用法用量　10~15g。

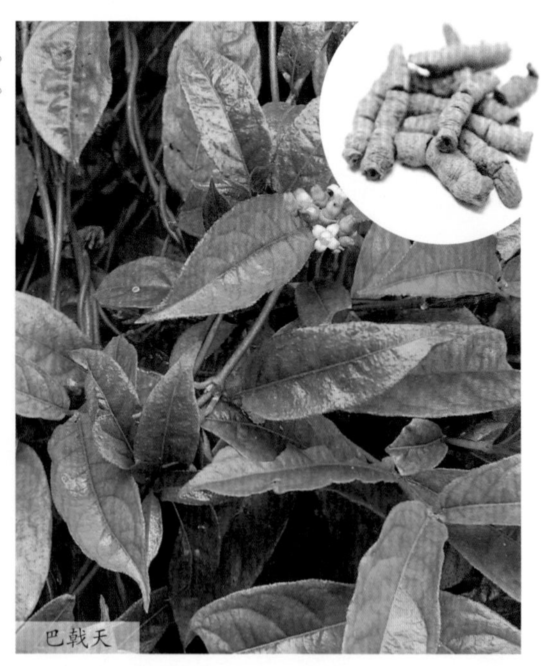
巴戟天

实用验方　**早泄**：巴戟天、枸杞子、桑椹各 15g，补骨脂 9g，水煎服。**肾虚腰痛**：巴戟天、炒杜仲、菟丝子、山茱萸各 15g，水煎服。

345. 仙茅

别名：独茅根、茅爪子。
性味：辛，热；有毒。

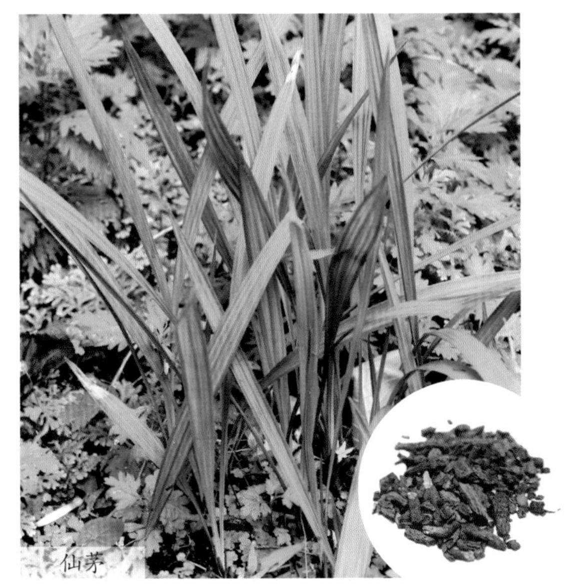
仙茅

来　　源　石蒜科植物仙茅 *Curculigo orchioides* 的干燥根茎。

形态描述　根状茎近圆柱状，粗厚，直生。叶线形、线状披针形或披针形，大小变化甚大。花茎甚短，大部分藏于鞘状叶柄基部之内；总状花序多少呈伞房状，通常具 4~6 朵花；花黄色；雄蕊长约为花被裂片的 1/2；子房狭长，顶端具长喙，被疏毛。浆果近纺锤状，顶端有长喙。种子表面具纵凸纹。花、果期 4~9 月。

注意事项　阴虚火旺者忌服。

功效主治　补肾阳，强筋骨，祛寒湿。用于阳痿精冷，筋骨痿软，腰膝冷痛，阳虚冷泻。

用法用量　3~10g。

实用验方　**肾气虚所致的小便不禁：**仙茅、枸杞子、菟丝子、覆盆子各 10g，水煎服。**阳痿：**仙茅、枸杞子各 15g，肉苁蓉、淫羊藿、女贞子各 10g，水煎服。**更年期综合征：**桑寄生 15g，仙茅、枸杞子、梅花各 10g，五味子 9g，水煎服。

346. 杜仲

别名：思仙、木绵、思仲。
性味：甘，温。

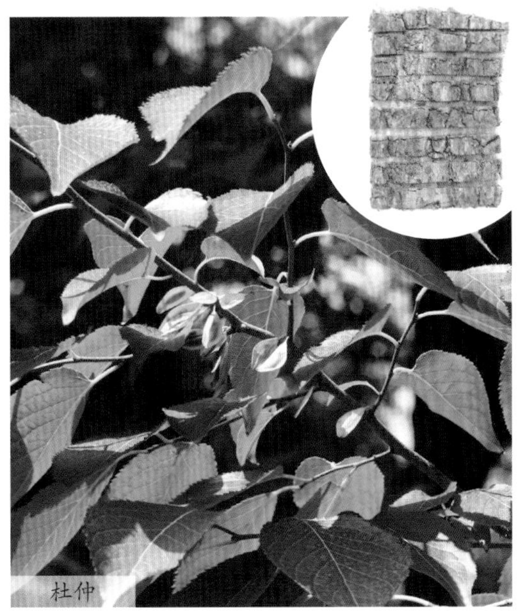
杜仲

来　　源　杜仲科植物杜仲 *Eucommia ulmoides* 的干燥树皮。

形态描述　落叶乔木，高达 20m。叶椭圆形、卵形或矩圆形，薄革质。花生于当年枝基部，雄花无花被；花梗无毛；苞片倒卵状匙形，顶端圆形，边缘有睫毛，早落；雄蕊无毛，药隔突出；雌花单生，苞片倒卵形，子房无毛。翅果扁平，长椭圆形，先端 2 裂，基部楔形，周围具薄翅；坚果位于中央，稍突起。种子扁平，线形，两端圆形。早春开花，秋后果实成熟。

注意事项　阴虚火旺者慎服。

功效主治　补肝肾，强筋骨，安胎。用于肝肾不足，腰膝酸痛，筋骨无力，头晕目眩，妊娠漏血，胎动不安。

用法用量　6~10g。

实用验方　**高血压：**炒杜仲、豨莶草、生地黄、桑寄生各 15g，黑豆 30g，水煎服。**先兆流产：**炒杜仲、枸杞子各 15g，党参 24g，当归 6g，水煎，另取阿胶 15g 烊化，以药液冲服。**肾虚腰痛：**沙苑子、杜仲各 15g，炖猪腰食用。

347. 续断

别名：龙豆、属折。
性味：苦、辛，微温。

来　　源　川续断科植物川续断 *Dipsacus asper* 的干燥根。

形态描述　多年生草本。根 1 至数条，圆柱状，黄褐色，稍肉质。茎直立，具 6~8 棱，棱上有刺毛。基生叶稀疏丛生，具长柄，叶片琴状羽裂。花序头状球形；总苞片 5~7 片；雄蕊 4，着生于花冠管的上部，明显超出花冠，花丝扁平，花药紫色；花柱短于雄蕊，柱头短棒状，子房下位，包于小总苞内。瘦果长倒卵柱状，先端露于小总苞之外。花期 8~9 月，果期 9~10 月。

注意事项　初痢勿用，怒气郁者禁用。

功效主治　补肝肾，强筋骨，续折伤，止崩漏。用于肝肾不足，腰膝酸软，风湿痹痛，跌扑损伤，筋伤骨折，崩漏，胎漏。

用法用量　9~15g。

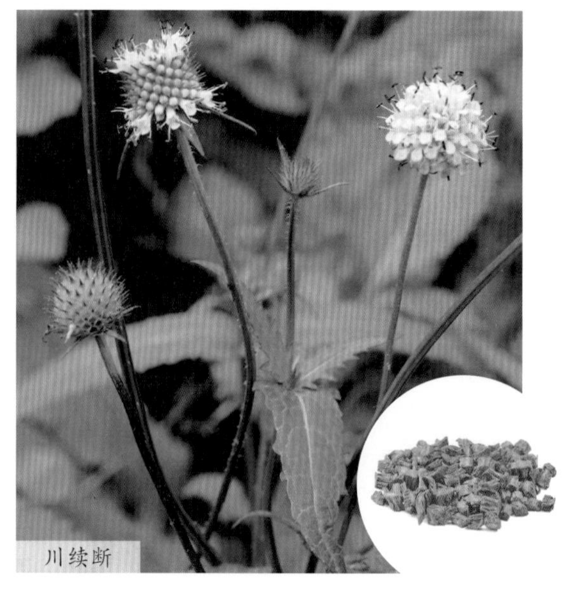
川续断

实用验方　**早泄：**续断、杜仲各 15g，山药、芡实、菟丝子各 12g，水煎服。**风湿久痹，腰膝无力：**续断、巴戟天、桑寄生、川牛膝各 15g，浸酒服或水煎服。

348. 肉苁蓉

别名：肉松蓉、金笋。
性味：甘、咸，温。

来　　源　列当科植物肉苁蓉 *Cistanche deserticola* 或管花肉苁蓉 *C. tubulosa* 的干燥带鳞叶的肉质茎。

形态描述　高大草本，高 40~160cm，大部分地下生。叶宽卵形或三角状卵形，生于茎下部的较密，上部的较稀疏并变狭，披针形或狭披针形。花序穗状，花序下半部或全部苞片较长，与花冠等长或稍长，卵状披针形、披针形或线状披针形，花冠淡黄白色或淡紫色，干后常变棕褐色；雄蕊 4 枚，花柱比雄蕊稍长，无毛。蒴果卵球形，顶端常具宿存的花柱。种子椭圆形或近卵形。花期 5~6 月，果期 6~8 月。

注意事项　胃弱便溏、相火旺者忌服。

功效主治　补肾阳，益精血，润肠通便。用于肾阳不足，精血亏虚，阳痿不孕，腰膝酸软，筋骨无力，肠燥便秘。

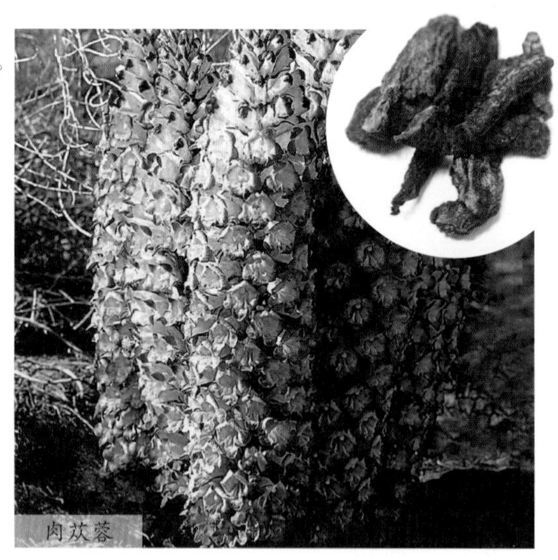
肉苁蓉

用法用量　6~10g。

实用验方　**肾虚腰痛：**肉苁蓉 15g，炒杜仲、续断各 10g，盐肤木 24g，水煎服。**阳痿：**肉苁蓉、熟地黄、桑椹、金樱子、菟丝子各 15g，山茱萸 10g，水煎服。**不孕：**肉苁蓉、枸杞子各 15g，当归 6g，熟地黄、太子参各 18g，川芎 9g，水煎服。

349. 锁阳

别名：不老药、锈铁棒。
性味：甘，温。

来　　源　锁阳科植物锁阳 *Cynomorium songaricum* 的干燥肉质茎。

形态描述　多年生肉质寄生草本，部分埋于沙中。寄生根根上着生大小不等的锁阳芽体，初近球形，后变椭圆形或长柱形，直径6~15mm，具多数须根与脱落的鳞片叶。肉穗花序生于茎顶，伸出地面，棒状；其上着生非常密集的小花，雄花、雌花和两性相伴杂生，有香气，花序中散生鳞片状叶。果为小坚果状，细，近球形或椭圆形，果皮白色，顶端有宿存浅黄色花柱。种子近球形，深红色，种皮坚硬而厚。花期5~7月，果期6~7月。

注意事项　阴虚火旺、脾虚泄泻及实热便秘者禁服。

功效主治　补肾阳，益精血，润肠通便。用于肾阳不足，精血亏虚，腰膝痿软，阳痿滑精，肠燥便秘。

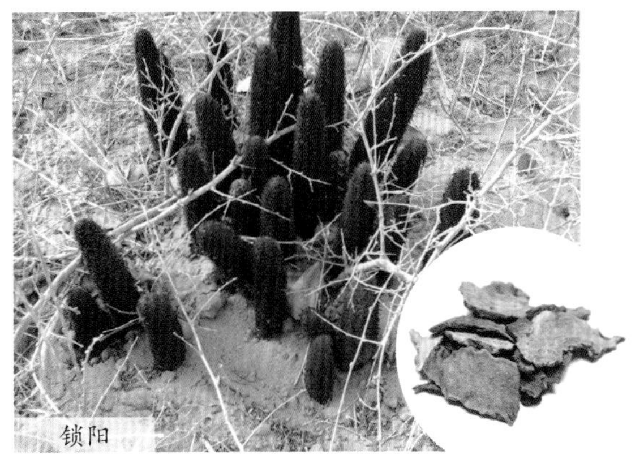
锁阳

用法用量　5~10g。

实用验方　**阳痿：**锁阳、肉苁蓉、枸杞子各15g，熟地黄24g，水煎服。**肾虚尿频：**锁阳、枸杞子、桑椹、金樱子各15g，水煎服。**不孕：**锁阳、熟地黄、党参各15g，五味子、白芍、川芎各9g，当归6g，水煎服。

350. 补骨脂

别名：破故纸、胡韭子。
性味：辛、苦，温。

来　　源　豆科植物补骨脂 *Psoralea corylifolia* 的干燥成熟果实。

形态描述　一年生直立草本，高60~150cm。枝坚硬，疏被白色绒毛，有明显腺点。叶为单叶；叶宽卵形，先端钝或锐尖，基部圆形或心形，边缘有粗而不规则的锯齿，质地坚韧，两面有明显黑色腺点，被疏毛或近无毛。花序腋生，有花10~30朵，组成密集的总状或小头状花序，花冠黄色或蓝色；雄蕊10，上部分离。荚果卵形，果皮与种子不易分离。种子扁。花、果期7~10月。

注意事项　阴虚内热者禁服。

功效主治　温肾助阳，纳气平喘，温脾止泻；外用消风祛斑。用于肾阳不足，阳痿遗精，遗尿尿频，腰膝冷痛，肾虚作喘，五更泄泻；外用治白癜风，斑秃。

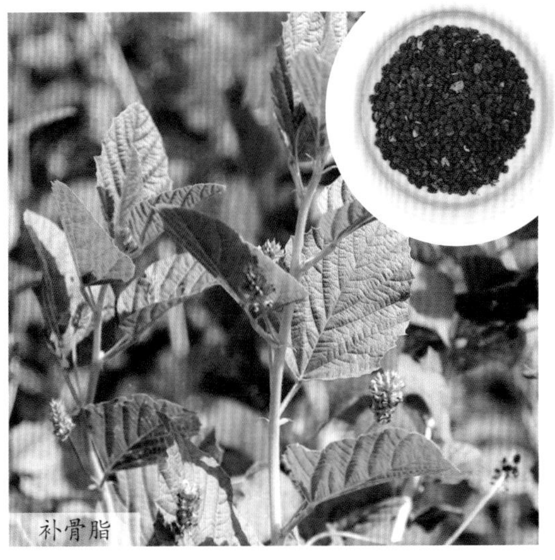
补骨脂

用法用量　6~10g。外用20%~30%酊剂涂患处。

实用验方　**肾虚腰痛：**补骨脂、杜仲各15g，川芎、当归各12g，牛膝10g，附子9g，水煎服。**老人夜尿频多：**补骨脂、覆盆子、山药各15g，鸡内金、桑螵蛸各10g，水煎服。

351. 益智

别名：益智仁、益智子。
性味：辛，温。

来　　源　姜科植物益智 *Alpinia oxyphylla* 的干燥成熟果实。

形态描述　株高 1~3m。叶片披针形，被淡棕色疏柔毛。总状花序在花蕾时全部包藏于一帽状总苞片中，花时整个脱落，花序轴被极短的柔毛；大苞片极短，膜质，棕色；花萼筒状，一侧开裂至中部，先端具 3 齿裂，外被短柔毛；花冠白色，外被疏柔毛；侧生退化雄蕊钻形；子房密被绒毛。蒴果鲜时球形，干时纺锤形。花期 3~5 月，果期 4~9 月。

注意事项　阴虚火旺者禁服。

功效主治　暖肾固精缩尿，温脾止泻摄唾。用于肾虚遗尿，小便频数，遗精白浊，脾寒泄泻，腹中冷痛，口多唾涎。

用法用量　3~10g。

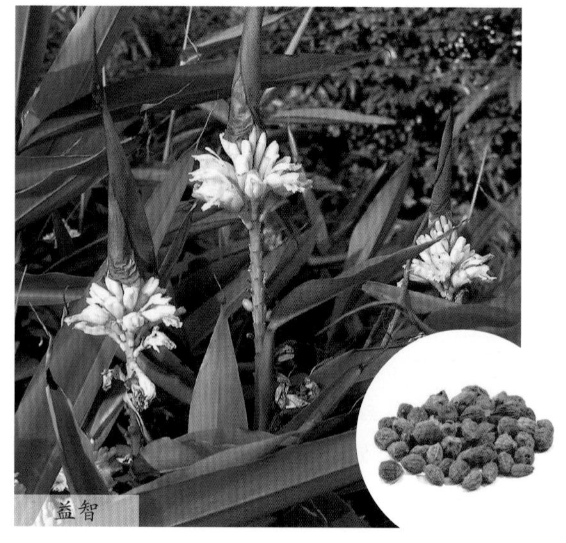
益智

实用验方　**小儿遗尿：**益智仁、白茯苓各等量，研末，每次服 0.3g，米汤调下。**多尿：**鲜金樱子 30g，益智仁 9g，水煎服。**遗精：**覆盆子、山茱萸、芡实各 15g，益智仁、鸡内金各 10g，水煎服。

352. 菟丝子

别名：菟丝实。
性味：辛、甘，平。

来　　源　旋花科植物南方菟丝子 *Cuscuta australis* 或菟丝子 *C. chinensis* 的干燥成熟种子。

形态描述　一年生寄生草本。茎缠绕，无叶。花序侧生，少花或多花簇生成小伞形或小团伞花序，总花序梗近无；花梗稍粗壮；花萼杯状，基部连合，裂片 3~5，长圆形或近圆形，顶端圆；花冠乳白色或淡黄色，裂片卵形或长圆形；雄蕊着生于花冠裂片弯缺处，比花冠裂片稍短；子房扁球形，花柱 2，等长或稍不等长，柱头球形。蒴果扁球形，成熟时不规则开裂，不为周裂。通常有 4 种子，淡褐色，卵形，表面粗糙。

注意事项　孕妇及血崩、阳强、便结、肾脏有火、阴虚火动者禁用。

功效主治　补益肝肾，固精缩尿，安胎，明目，止泻；外用消风祛斑。用于肝肾不足，

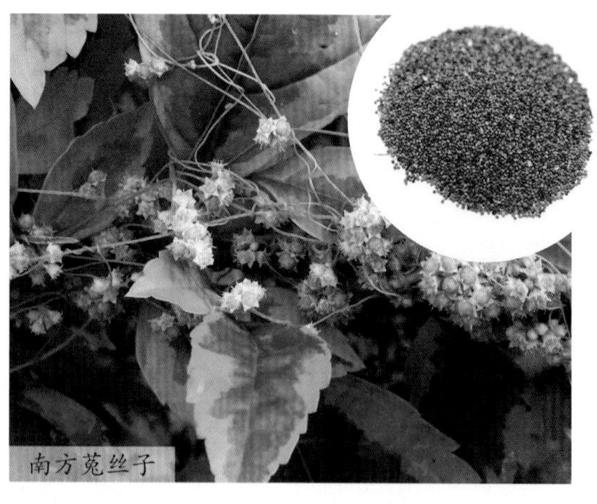
南方菟丝子

腰膝酸软，阳痿遗精，遗尿尿频，肾虚胎漏，胎动不安，目昏耳鸣，脾肾虚泻；外治白癜风。

用法用量　6~12g。外用适量。

实用验方　**阳痿：**菟丝子、枸杞子、杜仲各 15g，莲子须、韭菜子各 10g，五味子 6g，水煎服。**五更泄泻：**菟丝子、益智仁、补骨脂、乌药各 10g，肉豆蔻、荜澄茄各 6g，水煎服。

353. 核桃仁

别名：胡桃仁。
性味：甘，温。

来　　源　胡桃科植物胡桃 *Juglans regia* 的干燥成熟种子。

形态描述　乔木，高达25m。奇数羽状复叶长25~30cm，叶柄及叶轴幼时被有极短腺毛及腺体；小叶通常5~9枚，稀3枚，椭圆状卵形至长椭圆形。雄性葇荑花序下垂，雄花的苞片、小苞片及花被片均被腺毛；雄蕊6~30枚，花药黄色，无毛；雌性穗状花序通常具1~3（~4）雌花；雌花的总苞被极短腺毛，柱头浅绿色。果序短，具1~3果实；果实近于球状；果核稍具皱曲，有2条纵棱，顶端具短尖头。花期5月，果期10月。

注意事项　痰火积热、阴虚火旺及大便溏泄者禁服。

功效主治　补肾，温肺，润肠。用于肾阳不足，腰膝酸软，阳痿遗精，虚寒喘嗽，肠燥便秘。

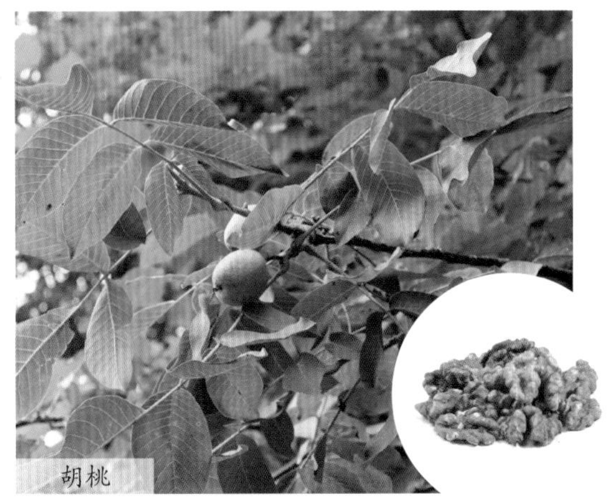

胡桃

用法用量　6~9g。

实用验方　**肾虚腰痛：**核桃仁、杜仲、补骨脂各15g，菟丝子、金樱子各12g，水煎服。**肠燥便秘：**生核桃仁去皮，嚼食。**健忘：**远志9g，核桃仁15g，西洋参10g，水煎服。

354. 冬虫夏草

别名：虫草。
性味：甘，平。

来　　源　麦角菌科真菌冬虫夏草菌 *Cordyceps sinensis* 寄生在蝙蝠蛾科昆虫幼虫上的子座及幼虫尸体的干燥复合体。

形态描述　子囊菌的子实体从寄主幼虫的头部生出，通常单一，偶有2~3个者，呈细长棒球棍状，全长4~11cm，下面不育柄部分长3~8cm，上面膨大部分为子座，近圆筒形，表面灰棕色，长1.5~3.5cm，直径2~4mm，幼时内部中间充实，成熟后中空。

注意事项　有表邪者慎用。

功效主治　补肾益肺，止血化痰。用于肾虚精亏，阳痿遗精，腰膝酸痛，久咳虚喘，劳嗽咯血。

用法用量　3~9g。

实用验方　**阳痿：**冬虫夏草10g，淫羊藿、熟地黄、肉苁蓉、党参、桑椹各15g，水煎服。**肺虚久咳：**冬虫夏草、麦冬、款冬花各10g，百合、北沙参、熟地黄各15g，水煎服。**病后体虚：**冬虫夏草、白术、茯苓各10g，党参15g，蜜黄芪24g，水煎服。

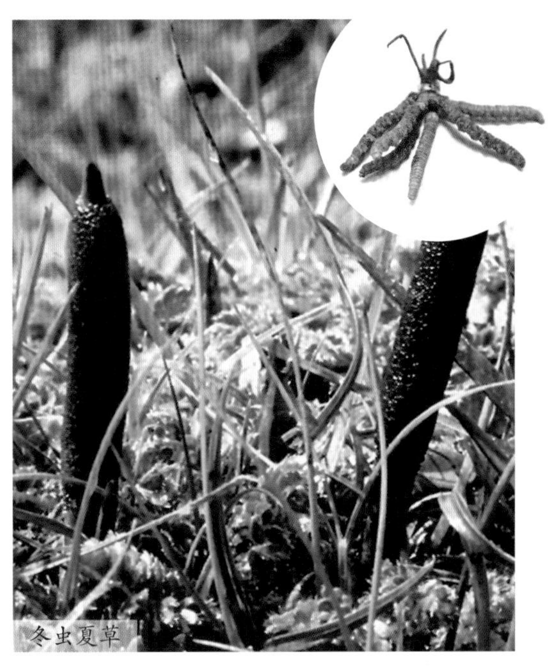

冬虫夏草

355. 胡芦巴

别名：苦豆、季豆。
性味：苦，温。

来　　源　豆科植物胡芦巴 *Trigonella foenum-graecum* 的干燥成熟种子。

形态描述　一年生草本，高 30~80cm。羽状三出复叶；托叶全缘，膜质，基部与叶柄相连，先端渐尖，被毛。花无梗，1~2 朵着生叶腋；花冠黄白色或淡黄色，基部稍呈堇青色，旗瓣长倒卵形，先端深凹，明显地比翼瓣和龙骨瓣长；子房线形，微被柔毛，花柱短，柱头头状，胚珠多数。荚果圆筒状，直或稍弯曲。种子长圆状卵形，棕褐色，表面凹凸不平。花期 4~7 月，果期 7~9 月。

注意事项　阴虚火旺者忌服。

功效主治　温肾助阳，祛寒止痛。用于肾阳不足，下元虚冷，小腹冷痛，寒疝腹痛，寒湿脚气。

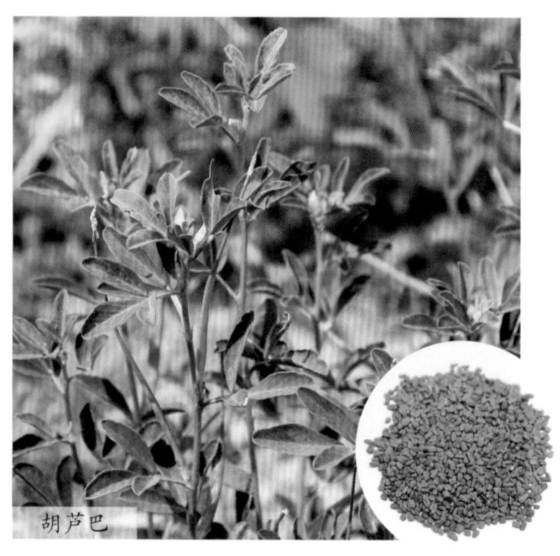
胡芦巴

用法用量　5~10g。

实用验方　**寒疝腹痛：**胡芦巴、乌药、小茴香各 9g，吴茱萸 6g，荔枝核 15g，水煎服。**痛经：**胡芦巴、当归、川芎各 9g，艾叶 12g，炮姜 6g，水煎，加红糖、红酒适量服。

356. 韭菜子

别名：韭子、韭菜仁。
性味：辛、甘，温。

来　　源　百合科植物韭菜 *Allium tuberosum* 的干燥成熟种子。

形态描述　具倾斜的横生根状茎。叶条形，扁平，实心，比花葶短。花葶圆柱状；伞形花序半球状或近球状，具多但较稀疏的花；小花梗近等长，比花被片长 2~4 倍，基部具小苞片，且数枚小花梗的基部又为 1 枚共同的苞片所包围；花白色；花被片常具绿色或黄绿色的中脉；花丝等长，为花被片长度的 2/3~4/5；子房倒圆锥状球形，具 3 圆棱，外壁具细的疣状突起。花、果期 7~9 月。

注意事项　阴虚火旺者禁服。

功效主治　温补肝肾，壮阳固精。用于肝肾亏虚，腰膝酸痛，阳痿遗精，遗尿尿频，白浊带下。

用法用量　3~9g。

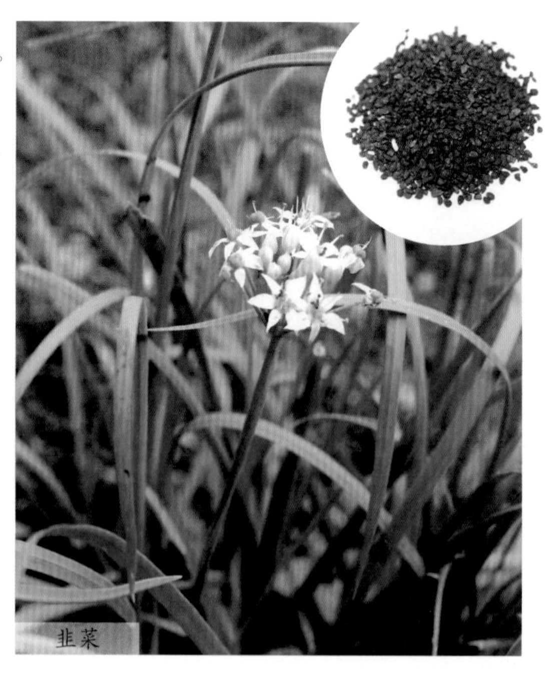
韭菜

实用验方　**阳痿：**韭菜子 60g，水煎服。**遗尿，尿频：**韭菜子 15g，粳米 50g，先煎韭菜子，去渣取汁，入粳米煮粥，空腹食用。

357. 当归

别名：干归。
性味：甘、辛，温。

来　　源　伞形科植物当归 *Angelica sinensis* 的干燥根。

形态描述　多年生草本，高 0.4~1m。叶三出式二至三回羽状分裂，基部膨大成管状的薄膜质鞘，紫色或绿色，基生叶及茎下部叶轮廓为卵形。复伞形花序，密被细柔毛；伞辐 9~30；总苞片 2；小伞形花序有花 13~36；花白色，花柄密被细柔毛；花柱短，花柱基圆锥形。果实椭圆至卵形，背棱线形。花期 6~7 月，果期 7~9 月。

注意事项　湿阻中满及大便溏泻者慎服。

功效主治　补血活血，调经止痛，润肠通便。用于血虚萎黄，眩晕心悸，月经不调，闭经，痛经，虚寒腹痛，风湿痹痛，跌扑损伤，痈疽疮疡，肠燥便秘。

用法用量　6~12g。

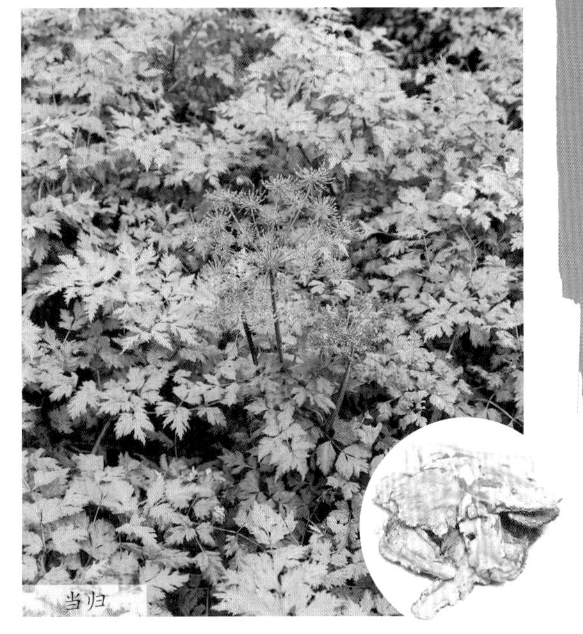
当归

实用验方　**贫血：**当归 10g，鸡血藤、党参、生地黄各 15g，水煎服。**闭经：**鸡血藤 18g，川芎 9g，当归、王不留行、路路通各 10g，水煎服。

358. 熟地黄

别名：熟地。
性味：甘，微温。

来　　源　玄参科植物地黄 *Rehmannia glutinosa* 的新鲜或干燥块根的炮制加工品。

形态描述　同“95. 地黄”。

注意事项　脾胃虚弱、气滞痰多、腹满便溏者忌服。

功效主治　补血滋阴，益精填髓。用于血虚萎黄，心悸怔忡，月经不调，崩漏下血，肝肾阴虚，腰膝酸软，骨蒸潮热，盗汗遗精，内热消渴，眩晕，耳鸣，须发早白。

用法用量　9~15g。

实用验方　**贫血：**熟地黄、何首乌、党参各 20g，白术、茯苓、炙黄芪、白芍、蜜大枣仁各 15g，炙甘草 3g，当归、柏子仁各 9g，桂圆肉 30g，每日 1 剂，煎 2 次，混匀，分次饭前服。**痛经：**熟地黄、党参各 20g，北柴胡、当归、川楝子、延胡索各 9g，白芍、白术、茯苓各 15g，川芎、泽兰各 6g，炙甘草 3g，每日 1 剂，煎 2 次，混匀，分次饭前服。

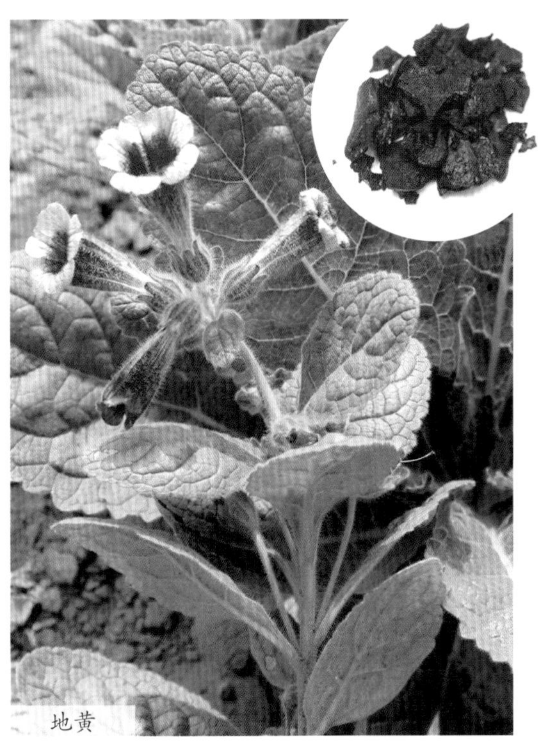
地黄

359. 白芍

别名：金芍药、芍药。
性味：苦、酸，微寒。

来　　源　毛茛科植物芍药 *Paeonia lactiflora* 的干燥根。

形态描述　多年生草本。茎高 40~70cm，无毛。下部茎生叶为二回三出复叶，上部茎生叶为三出复叶；小叶狭卵形，椭圆形或披针形，顶端渐尖，基部楔形或偏斜，边缘具白色骨质细齿，两面无毛，背面沿叶脉疏生短柔毛。花数朵，生茎顶和叶腋；花瓣 9~13，倒卵形，白色；花盘浅杯状，包裹心皮基部，顶端裂片钝圆；心皮 4~5（~2），无毛。蓇葖果顶端具喙。花期 5~6 月，果期 8 月。

注意事项　虚寒腹痛泄泻者慎服。

功效主治　养血调经，敛阴止汗，柔肝止痛，平抑肝阳。用于血虚萎黄，月经不调，自汗，盗汗，胁痛，腹痛，四肢挛痛，头痛眩晕。

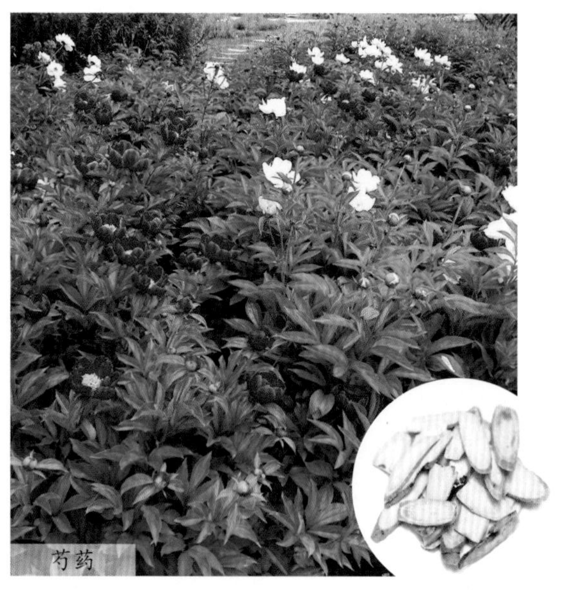
芍药

用法用量　6~15g。

实用验方　**急性黄疸型肝炎：**白芍 18g，绵茵陈、积雪草各 30g，水煎服。**头痛：**白芍 15g，菊花 10g，石决明 30g，水煎服。

360. 何首乌

别名：地精、赤敛。
性味：苦、甘、涩，微温。

来　　源　蓼科植物何首乌 *Polygonum multiflorum* 的干燥块根。

形态描述　多年生缠绕藤本。根细长，末端成肥大的块根，外表红褐色至暗褐色。叶互生，托叶鞘膜质，褐色；叶片狭卵形或心形，全缘或微带波状，两面均光滑无毛。圆锥花序；小花梗具节，基部具膜质苞片；花小，花被绿色，5 裂，外面 3 片的背部有翅；雄蕊 8，短于花被；雌蕊 1，柱头 3 裂。瘦果椭圆形，有 3 棱，黑色，光亮，外包宿存花被，花被具明显的 3 翅。花期 8~10 月，果期 9~11 月。

注意事项　大便溏泻及有湿痰者慎服。

功效主治　解毒，消痈，截疟，润肠通便。用于疮痈，瘰疬，风疹瘙痒，久疟体虚，肠燥便秘。

用法用量　3~6g。

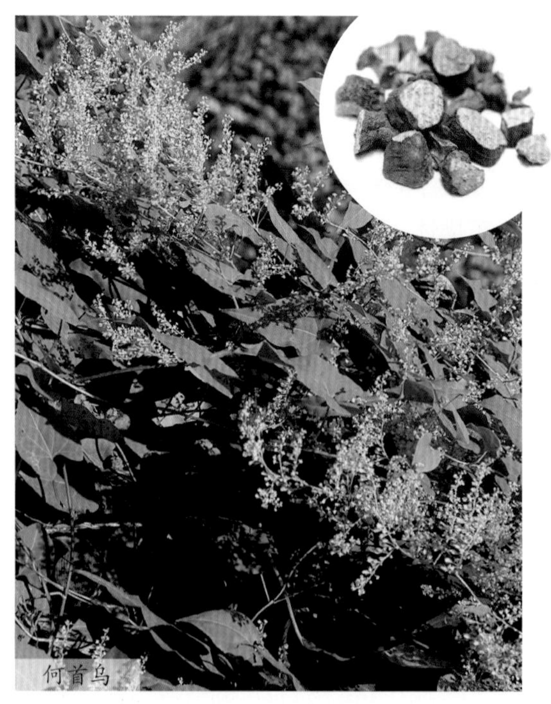
何首乌

实用验方　**疔疮疖肿：**鲜何首乌根，磨汁涂敷患处。**自汗：**何首乌末，水调，封脐中。**外伤出血：**何首乌末外敷。

361. 制何首乌

性味：苦、甘、涩，微温。

来　　源　蓼科植物何首乌 *Polygonum multiflorum* 的干燥块根的炮制加工品。

形态描述　同“360. 何首乌”。

功效主治　补肝肾，益精血，乌须发，强筋骨，化浊降脂。用于血虚萎黄，眩晕耳鸣，须发早白，腰膝酸软，肢体麻木，崩漏带下，高脂血症。

用法用量　6~12g。

实用验方　**青少年白发：**制何首乌、生地黄各 30g，墨旱莲 15g，水煎服。**肾虚夜尿多：**制何首乌、枸杞子、桑椹、菟丝子各 15 克，水煎服。

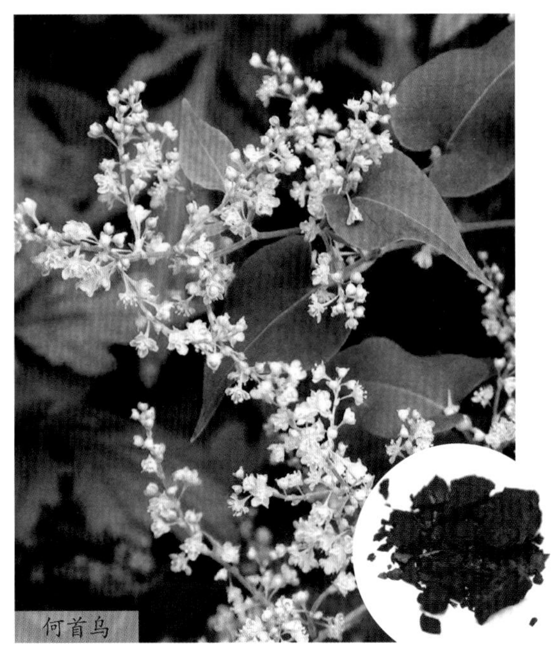
何首乌

362. 龙眼肉

别名：桂圆、蜜脾。
性味：甘，温。

来　　源　无患子科植物龙眼 *Dimocarpus longan* 的假种皮。

形态描述　常绿乔木，高通常 10 余米。叶薄革质，长圆状椭圆形至长圆状披针形，两侧常不对称。花序大型，多分枝，顶生和近枝顶腋生，密被星状毛；花梗短；萼片近革质，三角状卵形，两面均被褐黄色绒毛和成束的星状毛；花瓣乳白色，披针形，与萼片近等长，仅外面被微柔毛；花丝被短硬毛。果近球形，通常黄褐色或有时灰黄色，外面稍粗糙，或少有微凸的小瘤体。种子茶褐色，光亮，全部被肉质的假种皮包裹。花期春、夏间，果期夏季。

注意事项　内有痰火及湿滞停饮者忌服。

功效主治　补益心脾，养血安神。用于气血不足，心悸怔忡，健忘失眠，血虚萎黄。

用法用量　9~15g。

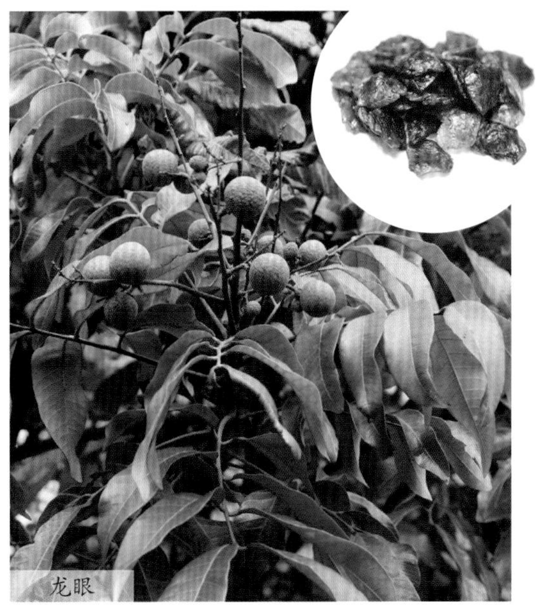
龙眼

实用验方　**贫血头晕，心悸：**龙眼肉 30g，鸡蛋炖服。**神经衰弱，失眠健忘：**龙眼肉、黄芪、党参、当归各 12g，远志 8g，夜交藤、酸枣仁各 10g，水煎服。**脾虚泄泻：**龙眼肉 14 粒，生姜 3 片，水煎服。

363. 楮实子

别名：楮实、楮桃。
性味：甘，寒。

来　　源　桑科植物构树 *Broussonetia papyrifera* 的干燥成熟果实。

形态描述　乔木，高 10~20m。树皮暗灰色。小枝密生柔毛。叶螺旋状排列，广卵形至长椭圆状卵形。花雌雄异株；雄花序为柔荑花序，粗壮，苞片披针形，被毛，花被 4 裂，裂片三角状卵形，被毛，雄蕊 4，花药近球形，退化雌蕊小；雌花序球形头状，苞片棍棒状，顶端被毛，花被管状，顶端与花柱紧贴，子房卵圆形，柱头线形，被毛。聚花果成熟时橙红色，肉质；瘦果具与等长的柄，表面有小瘤，龙骨双层，外果皮壳质。花期 4~5 月，果期 6~7 月。

注意事项　脾胃虚寒、大便溏泻者慎服。

功效主治　补肾清肝，明目，利尿。用于肝肾不足，腰膝酸软，虚劳骨蒸，头晕目昏，目生翳膜，水肿胀满。

用法用量　6~12g。

实用验方　**水肿：**楮实子 6g，大腹皮 9g，水煎服。**目昏：**楮实子、地骨皮、荆芥穗各等量，研末，炼蜜为丸，如梧桐子大小，每服 20 丸，用米汤调服。

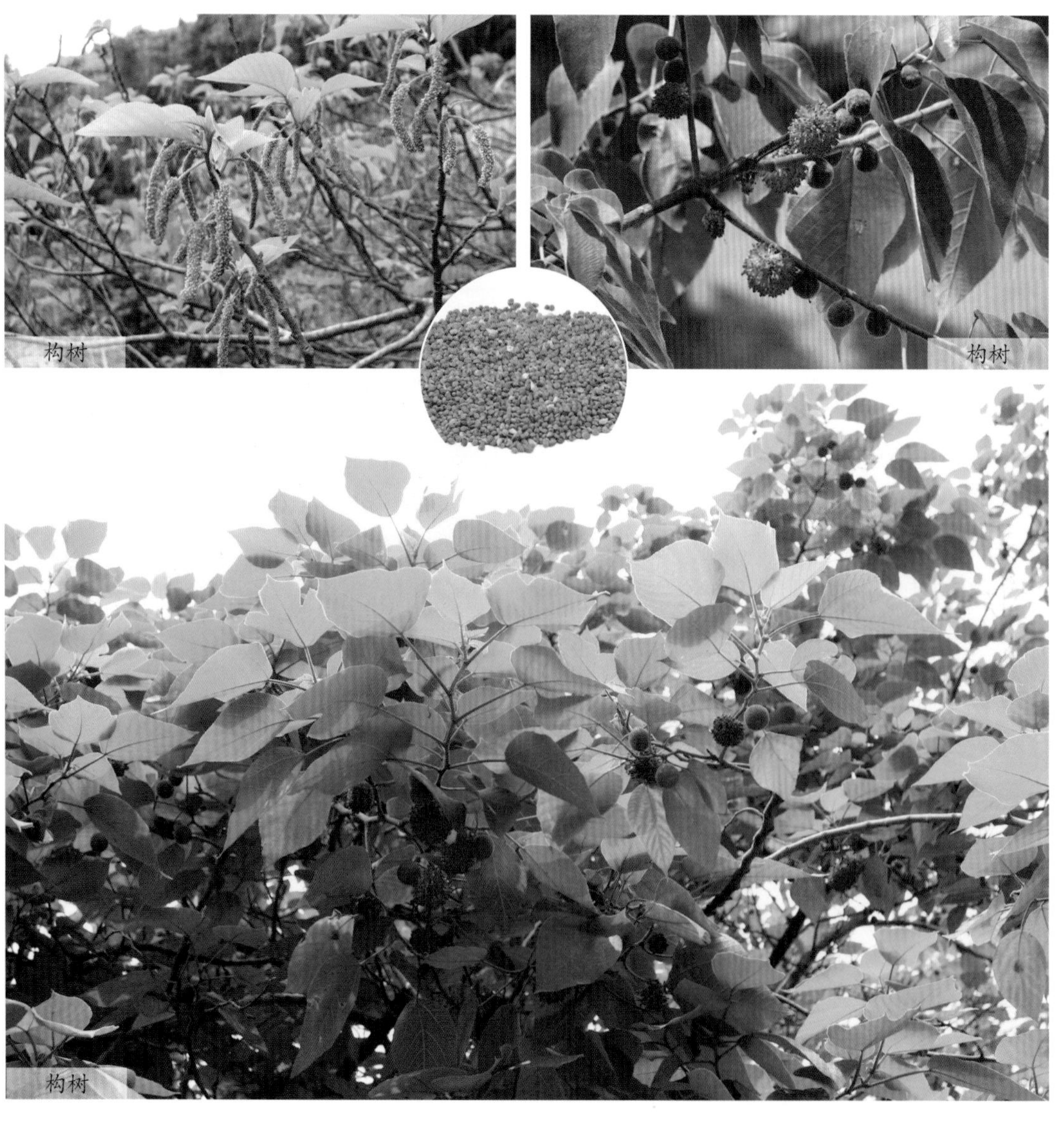

构树

构树

构树

364. 北沙参

别名：海沙参。
性味：甘、微苦，微寒。

来　　源　伞形科植物珊瑚菜 *Glehnia littoralis* 的干燥根。

形态描述　多年生草本，全株被白色柔毛。根长，圆柱形或纺锤形；生于沙滩者根茎较长。叶多数基生，厚质，有长柄；叶片三出式分裂至三出式二回羽状分裂，末回裂片倒卵形至卵圆形，顶端圆形至尖锐，基部楔形至截形，边缘有缺刻状锯齿，齿边缘为白色软骨质；茎生叶的叶柄基部鞘状。复伞形花序顶生，伞辐 8~16，不等长；小伞形花序有花 15~20，白色或带黄色。果实近圆球形或倒广卵形，密被长柔毛及绒毛。花、果期 3~8 月。

注意事项　风寒作嗽及肺胃虚寒者忌服。

功效主治　养阴清肺，益胃生津。用于肺热燥咳，劳嗽痰血，胃阴不足，热病津伤，咽干口渴。

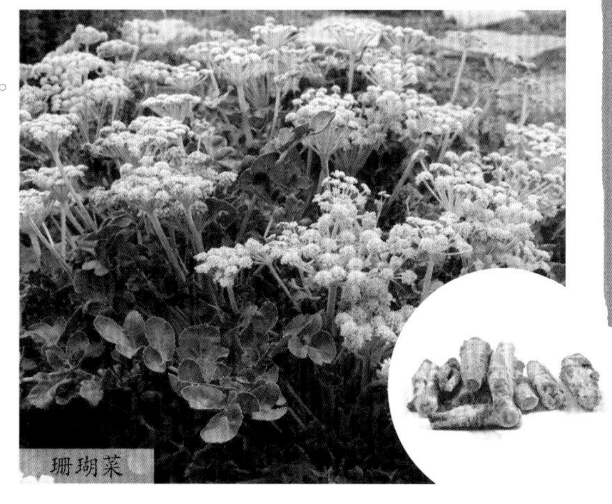
珊瑚菜

用法用量　5~12g。

实用验方　**久咳少痰或无痰**：北沙参、藕片各 15g，天冬、麦冬 10g，水煎服。**糖尿病口渴**：北沙参 18g，石斛、玄参各 10g，积雪草、石仙桃、女贞子各 15g，水煎服。**肺燥咳嗽**：石斛、玄参各 10g，北沙参、生地黄、百合、藕节各 15g，水煎服。

365. 南沙参

别名：沙参、苦心。
性味：甘，微寒。

来　　源　桔梗科植物轮叶沙参 *Adenophora tetraphylla* 或沙参 *A. stricta* 的干燥根。

形态描述　茎高大，可达 1.5m，不分枝，无毛，少有毛。茎生叶 3~6 枚轮生，无柄或有不明显叶柄，叶片卵圆形至条状披针形。花序狭圆锥状，花序分枝（聚伞花序）大多轮生，细长或很短，生数朵花或单花；花冠筒状细钟形，口部稍缢缩，蓝色、蓝紫色。蒴果球状圆锥形或卵圆状圆锥形。种子黄棕色，矩圆状圆锥形，稍扁。花期 7~9 月。

注意事项　风寒作嗽者忌服。

功效主治　养阴清肺，益胃生津，化痰，益气。用于肺热燥咳，阴虚劳嗽，干咳痰黏，胃阴不足，食少呕吐，气阴不足，烦热口干。

用法用量　9~15g。

实用验方　**咳嗽痰多**：南沙参 15g，桔梗、浙贝母各 10g，水煎服。**慢性支气管炎**：南沙参、枇杷叶、石仙桃、洋玉兰叶各 15g，水煎服。**痔疮**：南沙参 15g，生地黄、芙蓉叶各 30g，水煎服。

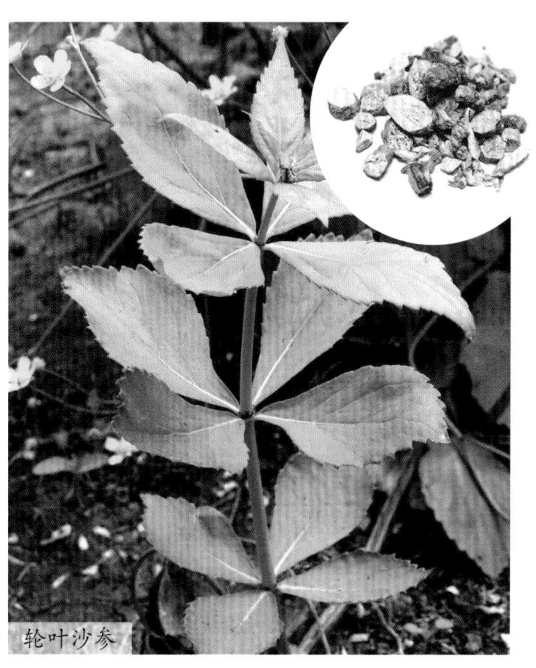
轮叶沙参

366. 百合

别名：白百合、蒜脑薯。
性味：甘，寒。

来　　源　百合科植物卷丹 *Lilium lancifoliu*、百合 *L. brownii* var. *viridulum* 或细叶百合 *L. pumilum* 的干燥肉质鳞叶。

形态描述　鳞茎近宽球形；鳞片宽卵形，白色。叶散生，矩圆状披针形或披针形，上部叶腋有珠芽。花 3~6 朵或更多；花下垂，花被片披针形，反卷，橙红色，有紫黑色斑点；花丝淡红色，无毛，花药矩圆形；子房圆柱形；柱头稍膨大，3 裂。蒴果狭长卵形。花期 7~8 月，果期 9~10 月。

注意事项　风寒痰嗽、中寒便滑者忌服。

功效主治　养阴润肺，清心安神。用于阴虚燥咳，劳嗽咯血，虚烦惊悸，失眠多梦，精神恍惚。

用法用量　6~12g。

实用验方　**失眠：**百合、合欢皮、夜交藤、绞股蓝、酸枣仁各 15g，水煎服。**肺燥咳嗽：**百合、藕片、北沙参、生地黄各 15g，麦冬 10g，水煎服。

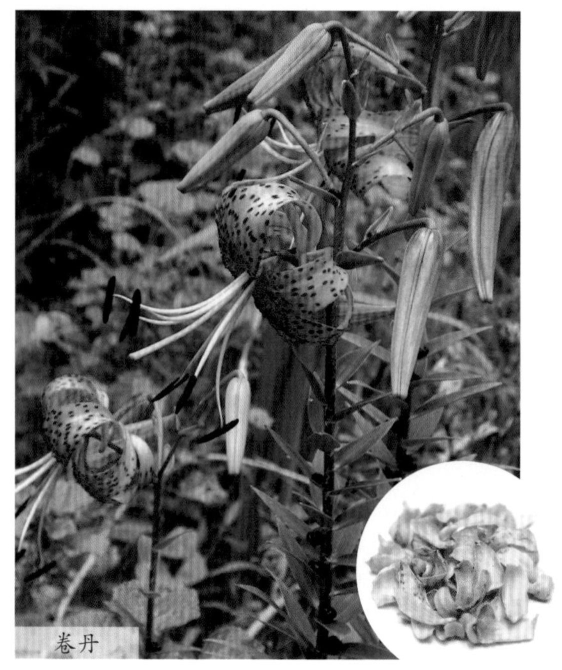

卷丹

367. 麦冬

别名：麦门冬、沿阶草。
性味：甘、微苦，微寒。

来　　源　百合科植物麦冬 *Ophiopogon japonicus* 的干燥块根。

形态描述　根较粗，中间或近末端常膨大成椭圆形或纺锤形的小块根；小块根淡褐黄。茎很短，叶基生成丛，禾叶状。花葶通常比叶短得多，总状花序具几朵至十几朵花；花单生或成对着生于苞片腋内；苞片披针形，先端渐尖；花被片常稍下垂而不展开，披针形，白色或淡紫色；花药三角状披针形；花柱较粗，基部宽阔，向上渐狭。种子球形。花期 5~8 月，果期 8~9 月。

注意事项　虚寒泄泻、湿浊中阻、风寒或寒痰咳喘者均禁服。

功效主治　养阴生津，润肺清心。用于肺燥干咳，阴虚劳嗽，喉痹咽痛，津伤口渴，内热消渴，心烦失眠，肠燥便秘。

用法用量　6~12g。

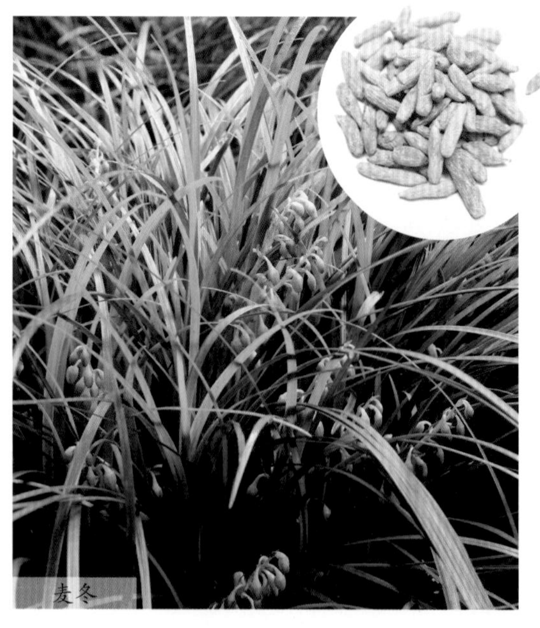

麦冬

实用验方　**慢性咽炎：**麦冬、北沙参各 15g，玄参 10g，水煎服。**咯血：**麦冬、藕片、墨旱莲、木槿花各 15g，水煎服。**失眠：**麦冬、柏子仁、蜜大枣仁各 15g，茯神 10g，水煎服。

368. 天冬

别名：大当门根、天门冬。
性味：甘、苦，寒。

来　　源　百合科植物天冬 *Asparagus cochinchinensis* 的干燥块根。

形态描述　攀缘植物。根在中部或近末端成纺锤状膨大。茎平滑，常弯曲或扭曲，长可达 1~2m，分枝具棱或狭翅。叶状枝通常每 3 枚成簇，扁平或由于中脉龙骨状而略呈锐三棱形，稍镰刀状；茎上的鳞片状叶基部延伸为硬刺，在分枝上的刺较短或不明显。花通常每 2 朵腋生，淡绿色；花梗关节一般位于中部，有时位置有变化；雄花花丝不贴生于花被片上；雌花大小和雄花相似。浆果熟时红色。花期 5~6 月，果期 8~10 月。

注意事项　虚寒泄泻及风寒咳嗽者禁服。

功效主治　养阴润燥，清肺生津。用于肺燥干咳，顿咳痰黏，腰膝酸痛，骨蒸潮热，内热消渴，热病津伤，咽干口渴，肠燥便秘。

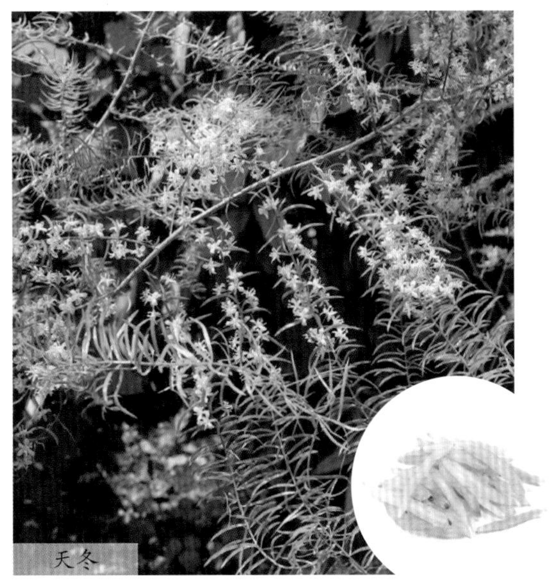
天冬

用法用量　6~12g。

实用验方　**肺热咳嗽：**天冬、麦冬各 10g，藕片 15g，水煎服。**糖尿病口渴：**天冬、麦冬、石斛各 10g，水煎服。

369. 石斛

别名：林兰、禁生、杜兰。
性味：甘，微寒。

来　　源　兰科植物金钗石斛 *Dendrobium nobile*、霍山石斛 *D. huoshanense*、鼓槌石斛 *D. chrysotoxum* 或流苏石斛 *D. fimbriatum* 的栽培品及其同属植物近似种的新鲜或干燥茎。

形态描述　茎直立，肉质，长 3~9cm，从基部上方向上逐渐变细。叶革质，2~3 枚互生于茎的上部，斜出，舌状长圆形，先端钝并且微凹，基部具抱茎的鞘。总状花序 1~3 个，具 1~2 朵花；花淡黄绿色，开展；花瓣卵状长圆形；蕊柱淡绿色；蕊柱足基部黄色，密生长白毛，两侧偶然具齿突；药帽绿白色，近半球形，顶端微凹。花期 5 月。

注意事项　唯胃肾有虚热者宜之，虚而无火者忌用。

功效主治　益胃生津，滋阴清热。用于热病津伤，口干烦渴，胃阴不足，食少干呕，病后虚热不退，阴虚火旺，骨蒸劳热，目暗不明，筋骨痿软。

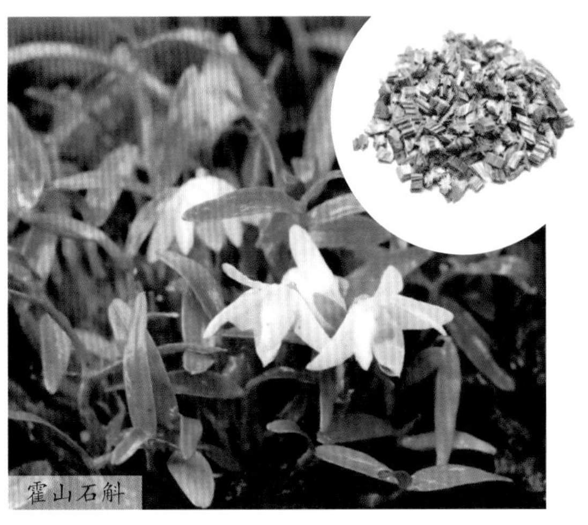
霍山石斛

用法用量　6~12g；鲜品 15~30g。

实用验方　**咳嗽：**鲜石斛、狗尾草各 15g，冰糖适量，水炖服。**胃灼热痛：**鲜石斛 15~30g，两面针 15g，水煎服。**视物模糊：**石斛、枸杞子、菟丝子、谷精草各 10g，菊花 9g，水煎服。

370. 铁皮石斛

性味：甘，微寒。

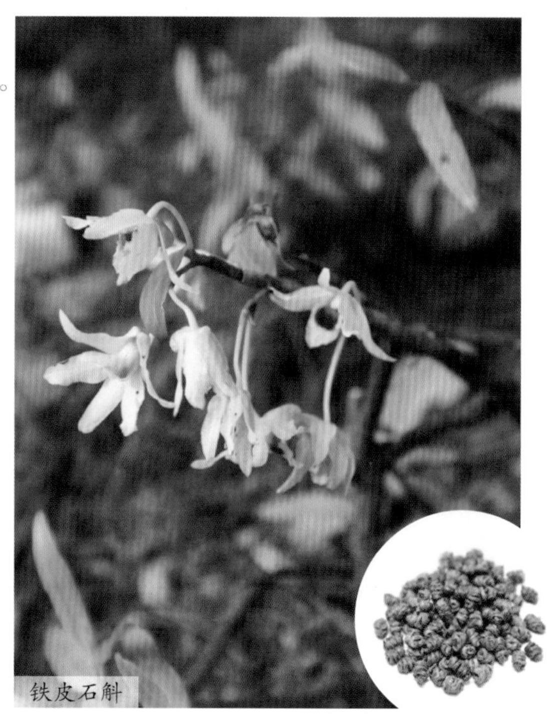
铁皮石斛

来　　源　兰科植物铁皮石斛 *Dendrobium officinale* 的干燥茎。

形态描述　茎直立，圆柱形，具多节。叶二列，纸质，长圆状披针形；叶鞘常具紫斑，老时其上缘与茎松离而张开，并且与节留下 1 个环状铁青的间隙。总状花序常从落了叶的老茎上部发出，具 2~3 朵花；萼片和花瓣黄绿色，近相似，长圆状披针形，先端锐尖，具 5 条脉；侧萼片基部较宽阔；萼囊圆锥形，末端圆形；唇瓣白色，基部具 1 个绿色或黄色的胼胝体，卵状披针形，比萼片稍短，中部以下两侧具紫红色条纹，边缘多少波状。花期 3~6 月。

功效主治　益胃生津，滋阴清热。用于热病津伤，口干烦渴，胃阴不足，食少干呕，病后虚热不退，阴虚火旺，骨蒸劳热，目暗不明，筋骨痿软。

用法用量　6~12g。

371. 玉竹

别名：女萎、葳蕤、王马。
性味：甘，微寒。

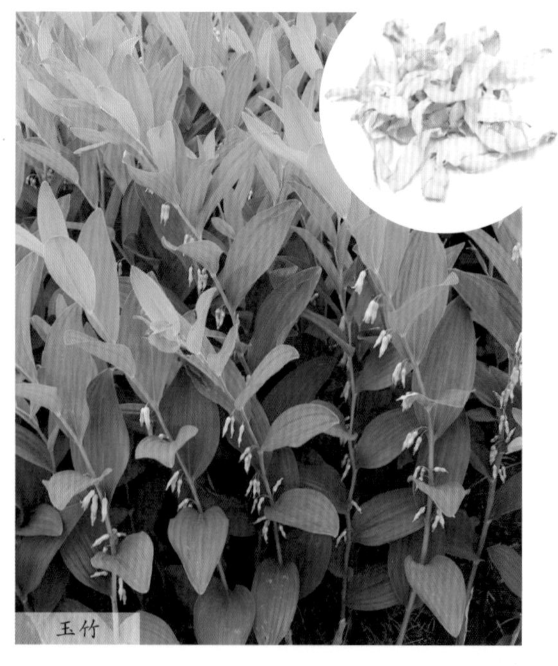
玉竹

来　　源　百合科植物玉竹 *Polygonatum odoratum* 的干燥根茎。

形态描述　根状茎圆柱形，茎高 20~50cm。叶互生，椭圆形至卵状矩圆形，总花梗（单花时为花梗）长 1~1.5cm，无苞片或有条状披针形苞片；花被黄绿色至白色，全长 13~20mm，花被筒较直，裂片长约 3~4mm；花丝丝状，近平滑至具乳头状突起，花药长约 4mm；子房长 3~4mm，花柱长 10~14mm。浆果蓝黑色，直径 7~10mm，具 7~9 颗种子。花期 5~6 月，果期 7~9 月。

注意事项　胃有痰湿气滞者忌服。

功效主治　养阴润燥，生津止渴。用于肺胃阴伤，燥热咳嗽，咽干口渴，内热消渴。

用法用量　6~12g。

实用验方　**慢性支气管炎**：玉竹、藕片、百合、北沙参各 10g，水煎服。**干燥综合征**：玉竹、墨旱莲、芦根、女贞子各 10g，水煎服。**慢性咽炎**：玉竹、玄参各 10g，胖大海 3g，水煎服。

372. 黄精

别名：龙衔、兔竹、垂珠。
性味：甘，平。

来　　源　百合科植物滇黄精 *Polygonatum kingianum*、黄精 *P. sibiricum* 或多花黄精 *P. cyrtonema* 的干燥根茎。

形态描述　根状茎近圆柱形或近连珠状，结节有时作不规则菱状，茎高 1~3m，顶端作攀缘状。叶轮生，每轮 3~10 枚，条形、条状披针形或披针形。花序具(1~)2~4(~6)花，总花梗下垂；花被粉红色。浆果红色，具 7~12 颗种子。花期 3~5 月，果期 9~10 月。

注意事项　中寒泄泻、痰湿痞满气滞者忌服。

功效主治　补气养阴，健脾，润肺，益肾。用于脾胃气虚，体倦乏力，胃阴不足，口干食少，肺虚燥咳，劳嗽咯血，精血不足，腰膝酸软，须发早白，内热消渴。

用法用量　9~15g。

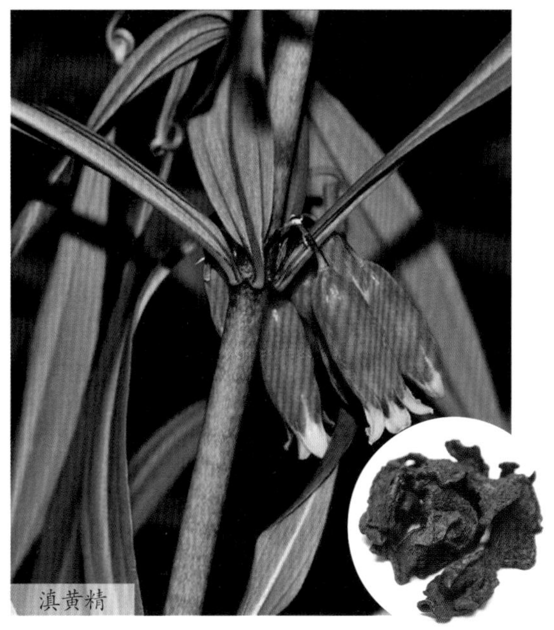
滇黄精

实用验方　**肾虚遗精：**制黄精 24g，熟地黄 30g，五味子、白果各 10g，水煎服。**不孕：**制黄精、炙黄芪、党参各 24g，枸杞子、菟丝子各 15g，水煎服。

373. 明党参

别名：土人参。
性味：甘、微苦，微寒。

来　　源　伞形科植物明党参 *Changium smyrnioides* 的干燥根。

形态描述　多年生草本。高 50~100cm。叶片三出式的 2~3 回羽状全裂，一回羽片广卵形，二回羽片卵形或长圆状卵形，三回羽片卵形或卵圆形；茎上部叶缩小呈鳞片状或鞘状。复伞形花序顶生或侧生；总苞片无或 1~3；伞辐 4~10；小伞形花序有花 8~20，花白色，顶生的伞形花序几乎全孕，侧生的伞形花序多数不育；花瓣长圆形或卵状披针形，花药卵圆形，花柱基隆起。果实圆卵形至卵状长圆形，油管多数。花期 4 月。

注意事项　脾虚泄泻、梦遗滑精者及孕妇禁服。

功效主治　润肺化痰，养阴和胃，平肝，解毒。用于肺热咳嗽，呕吐反胃，食少口干，目赤眩晕，疔毒疮疡。

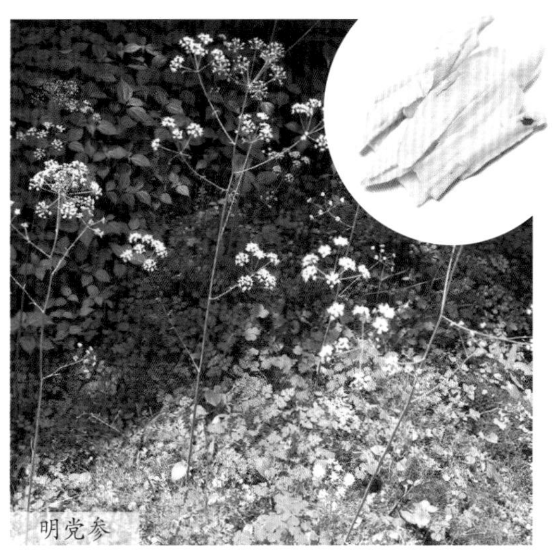
明党参

用法用量　6~12g。

实用验方　**久咳：**明党参 15g，北沙参、麦冬各 10g，天冬 9g，水煎服。**慢性咽喉炎：**明党参、一枝黄花各 15g，玄参、桔梗、大青叶各 9g，水煎服。**咯血：**明党参 18g，藕节、白石榴花各 15g，水煎服。

374. 枸杞子

别名：苟起子。
性味：甘，平。

来　　源　茄科植物宁夏枸杞 *Lycium barbarum* 的干燥成熟果实。

形态描述　灌木，或栽培因人工整枝而成大灌木，高 0.8~2m。叶互生或簇生，披针形或长椭圆状披针形。花在长枝上 1~2 朵生于叶腋，在短枝上 2~6 朵同叶簇生；花萼钟状，通常 2 中裂；花冠漏斗状，紫堇色；雄蕊的花丝基部稍上处及花冠筒内壁生一圈密绒毛；花柱与雄蕊一样由于花冠裂片平展而稍伸出花冠。浆果红色，果皮肉质，卵状或近球状。种子略成肾脏形，棕黄色。花、果期较长，一般从 5 月到 10 月边开花边结果，采摘果实时成熟一批采摘一批。

注意事项　外邪实热、脾虚有湿及泄泻者忌服。

功效主治　滋补肝肾，益精明目。用于虚劳精亏，腰膝酸痛，眩晕耳鸣，阳痿遗精，内热消渴，血虚萎黄，目昏不明。

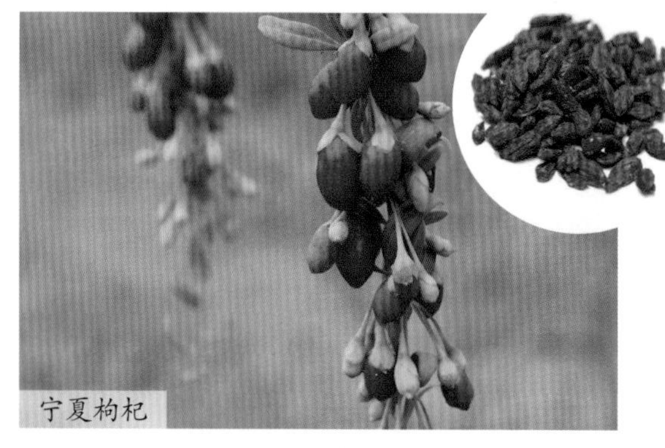
宁夏枸杞

用法用量　6~12g。

实用验方　**腰膝酸软：**枸杞子、菟丝子、覆盆子、金樱子各 12g，五味子 9g，水煎服。**更年期综合征：**仙茅、枸杞子、梅花各 10g，桑寄生 15g，五味子 9g，水煎服。**阳痿：**仙茅、枸杞子各 15g，肉苁蓉、淫羊藿、女贞子各 10g，水煎服。

375. 墨旱莲

别名：金陵草、鳢肠。
性味：甘、酸，寒。

来　　源　菊科植物鳢肠 *Eclipta prostrata* 的干燥地上部分。

形态描述　一年生草本。茎直立，斜升或平卧，高达 60cm，通常自基部分枝，被贴生糙毛。叶长圆状披针形或披针形。头状花序具细花序梗；总苞球状钟形，总苞片绿色，草质，2 层，长圆形或长圆状披针形，外层较内层稍短，背面及边缘被白色短伏毛；外围的雌花 2 层，舌状，中央的两性花多数，花冠管状，白色，顶端 4 齿裂；花柱分枝钝，有乳头状突起。瘦果暗褐色，基部稍缩小，边缘具白色的肋，表面有小瘤状突起，无毛。花期 6~9 月。

注意事项　脾肾虚寒者忌服。

功效主治　滋补肝肾，凉血止血。用于肝肾阴虚，牙齿松动，须发早白，眩晕耳鸣，腰膝酸软，阴虚血热吐血、衄血、尿血，血痢，崩漏下血，外伤出血。

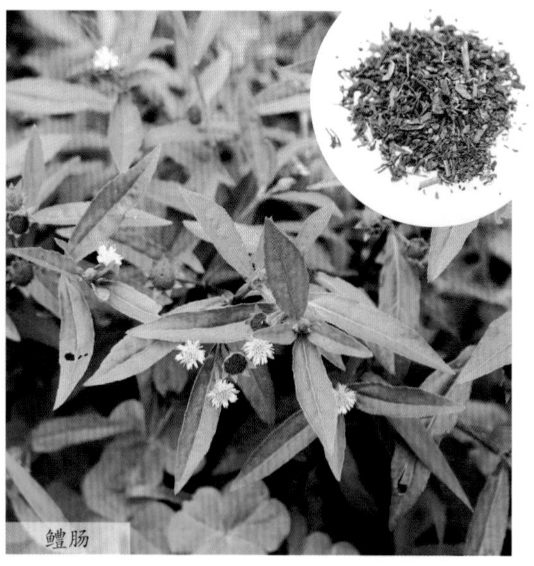
鳢肠

用法用量　6~12g。

实用验方　**带状疱疹：**鲜墨旱莲适量，洗净，绞汁涂擦患处，每日 2~3 次，直至痊愈。**稻田性皮炎：**下田前将鲜墨旱莲搓烂外擦手足，至皮肤上染的药汁发黑。

376. 女贞子

别名：女贞实。
性味：甘、苦，凉。

来　　源　木犀科植物女贞 *Ligustrum lucidum* 的干燥成熟果实。

形态描述　灌木或乔木，高可达 25m。叶片常绿，革质，卵形至宽椭圆形。圆锥花序顶生；花序轴及分枝轴无毛，花序基部苞片常与叶同型；花无梗或近无梗；花萼无毛，齿不明显或近截形。果肾形或近肾形，深蓝黑色，成熟时呈红黑色，被白粉。花期 5~7 月，果期 7 月至次年 5 月。

注意事项　脾胃虚寒泄泻及阳虚者忌服。

功效主治　滋补肝肾，明目乌发。用于肝肾阴虚，眩晕耳鸣，腰膝酸软，须发早白，目暗不明，内热消渴，骨蒸潮热。

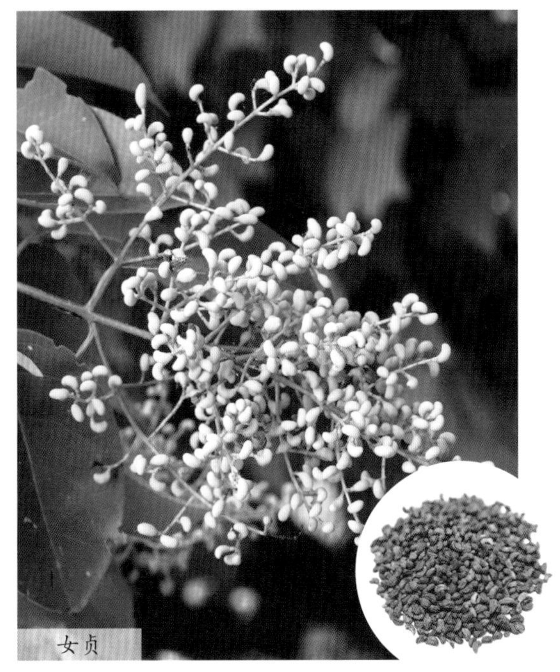
女贞

用法用量　6~12g。

实用验方　**腰膝酸软**：女贞子、墨旱莲、枸杞子、何首乌各 15g，水煎服。**阴虚发热**：女贞子、墨旱莲各 15g，地骨皮、银柴胡各 10g，水煎服。**盗汗**：女贞子、知母各 10g，生地黄 15g，荞麦 24g，水煎服。

377. 桑椹

性味：甘、酸，寒。

来　　源　桑科植物桑 *Morus alba* 的干燥果穗。

形态描述　乔木或为灌木，高 3~10m 或更高。叶卵形或广卵形，先端急尖、渐尖或圆钝，基部圆形至浅心形，边缘锯齿粗钝。花单性，腋生或生于芽鳞腋内，与叶同时生出；雄花序下垂，密被白色柔毛，雄花花被片宽椭圆形，淡绿色；花丝在芽时内折，花药 2 室，球形至肾形，纵裂；雌花序被毛，雌花无梗，花被片倒卵形，柱头 2 裂，内面有乳头状突起；聚花果卵状椭圆形，成熟时红色或暗紫色。花期 4~5 月，果期 5~8 月。

注意事项　脾胃虚寒作泄者勿服。

功效主治　滋阴补血，生津润燥。用于肝肾阴虚，眩晕耳鸣，心悸失眠，须发早白，津伤口渴，内伤消渴，肠燥便秘。

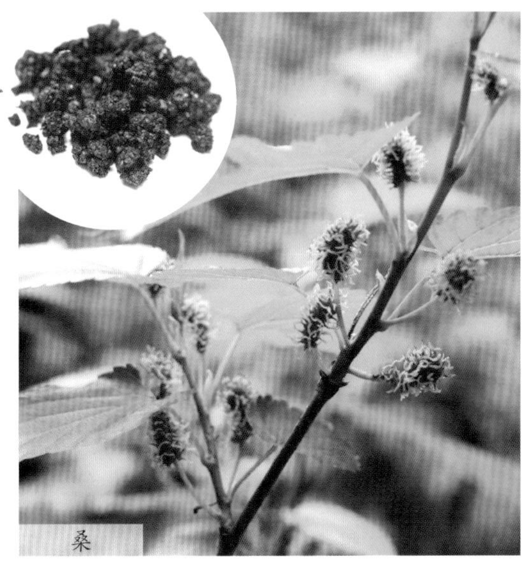
桑

用法用量　9~15g。

实用验方　**身体虚弱，失眠健忘**：桑椹 30g，何首乌 12g，枸杞子 9g，黄精、酸枣仁各 16g，水煎服；或单用桑椹熬膏，每次服 1 匙，每日 3 次。**遗精**：金樱子、墨旱莲、桑椹各 15g，水煎服。

378. 黑芝麻

别名：胡麻、脂麻。
性味：甘，平。

来　　源　胡麻科植物脂麻 *Sesamum indicum* 的干燥成熟种子。

形态描述　一年生直立草本。高 60~150cm，分枝或不分枝，中空或具有白色髓部，微有毛。叶矩圆形或卵形，下部叶常掌状 3 裂，中部叶有齿缺，上部叶近全缘；叶柄长 1~5cm。花单生或 2~3 朵同生于叶腋内；花萼裂片披针形，被柔毛；花冠筒状；白色而常有紫红色或黄色的彩晕；雄蕊 4，内藏；子房上位，4 室，被柔毛。蒴果矩圆形，有纵棱，直立，被毛，分裂至中部或至基部。种子有黑白之分。花期夏末秋初。

注意事项　便溏者慎服。

功效主治　补肝肾，益精血，润肠燥。用于精血亏虚，头晕眼花，耳鸣耳聋，须发早白，病后脱发，肠燥便秘。

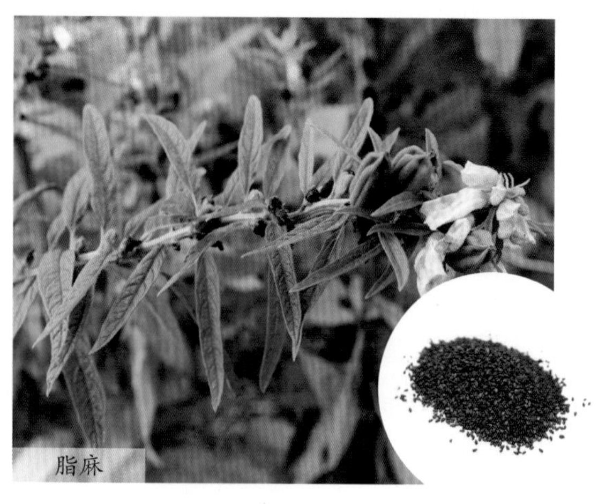
脂麻

用法用量　9~15g。

实用验方　**肝肾不足，头晕目眩，须发早白：**黑芝麻炒熟，研粉，开水调服；或黑芝麻、何首乌、墨旱莲、女贞子各 15g，水煎服。**贫血面色无华：**黑芝麻、枸杞子各 15g，大枣 10 枚，炖瘦肉食用。**肠燥便秘：**黑芝麻、肉苁蓉各 15g，水煎服。

379. 黑豆

别名：乌豆、黑大豆。
性味：甘，平。

来　　源　豆科植物大豆 *Glycine max* 的干燥成熟种子。

形态描述　一年生草本，高 30~90cm。叶通常具 3 小叶；小叶纸质，顶生一枚较大，侧生小叶较小。总状花序通常有 5~8 朵无柄、紧挤的花；花萼密被长硬毛或糙伏毛，常深裂成二唇形，裂片 5，披针形，上部 2 裂片常合生至中部以上，下部 3 裂片分离，均密被白色长柔毛，花紫色、淡紫色或白色；雄蕊二体；子房基部有不发达的腺体，被毛。荚果肥大，长圆形。种子 2~5，种皮光滑，种脐明显，椭圆形。花期 6~7 月，果期 7~9 月。

注意事项　服蓖麻子者忌炒豆，犯之胀满；服厚朴者亦忌之，动气也。

功效主治　益精明目，养血祛风，利水，解毒。用于阴虚烦渴，头晕目昏，体虚多汗，

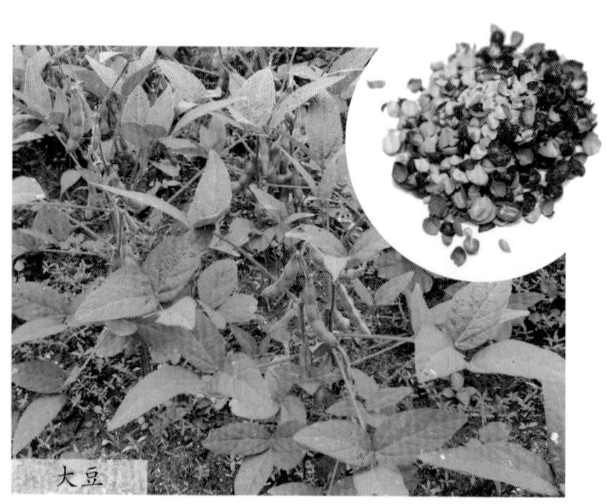
大豆

肾虚腰痛，水肿尿少，痹痛拘挛，手足麻木，药食中毒。

用法用量　9~30g。外用适量，煎汤洗患处。

实用验方　**头晕：**将黑豆炒熟放冷，置老酒（豆酒比例为 1 ： 1.5）中浸泡半个月，晚睡前吃豆喝酒，每次 60~100mL。**腰痛：**黑豆洗净，用清水泡胀，蒸熟，取出，与适量红糖、生姜、米酒拌匀，蒸烂，每日 2~3 次，每次食豆适量。

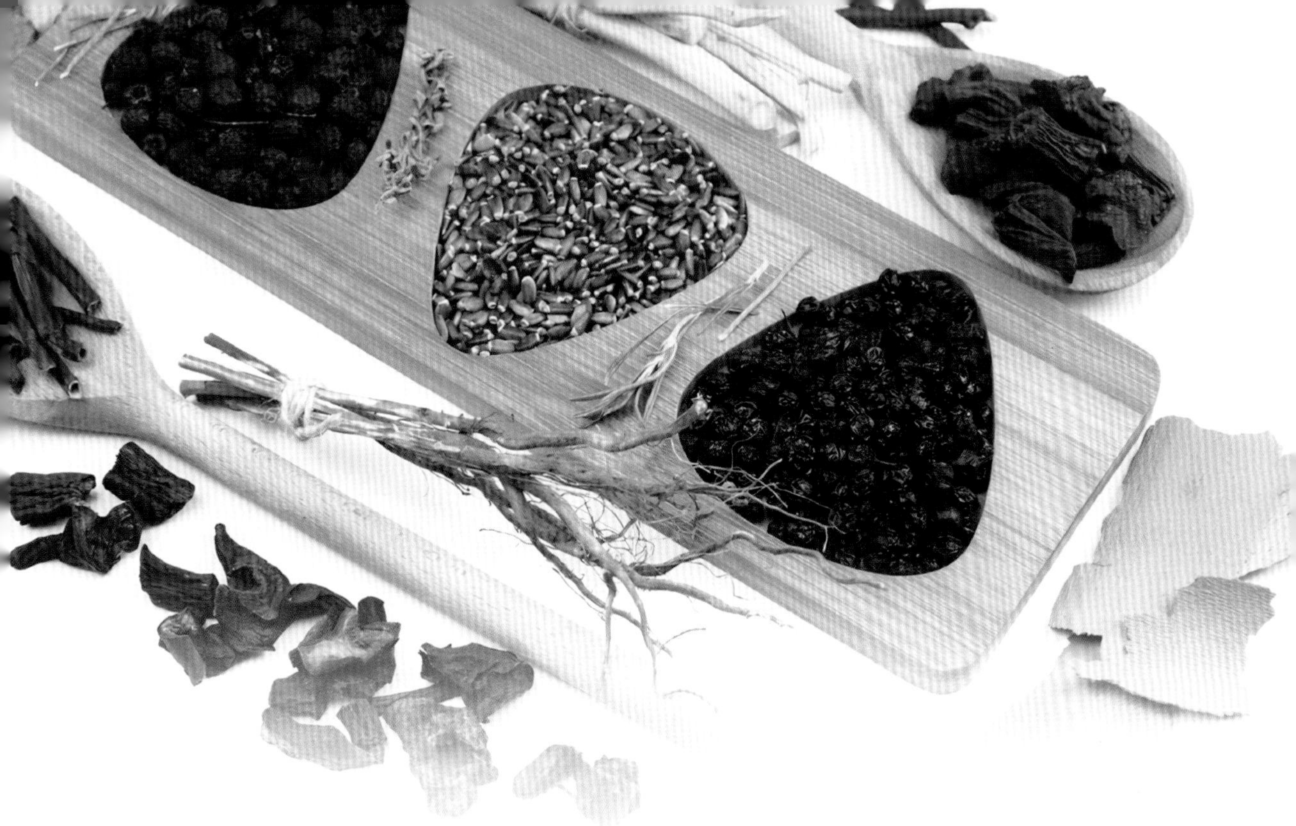

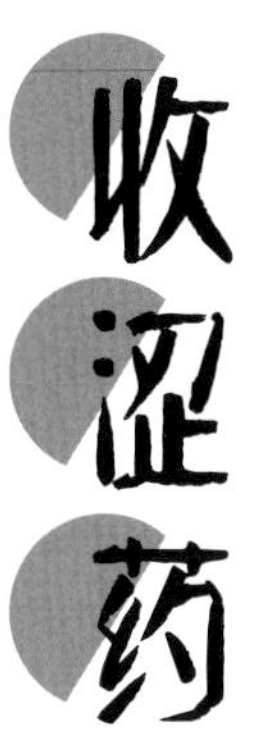
收
涩
药
shou
se
yao

380. 麻黄根

别名：苦椿菜。
性味：甘、涩，平。

来　　源　麻黄科植物草麻黄 *Ephedra sinica* 或中麻黄 *E. intermedia* 的干燥根和根茎。

形态描述　草本状灌木，高 20~40cm。木质茎短或成匍匐状，小枝直伸或微曲。叶 2 裂，鞘占全长 1/3~2/3，裂片锐三角形，先端急尖。雄球花常具总梗，雄蕊 7~8，花丝合生；雌球花单生，在幼枝上顶生，在老枝上腋生；雌球花成熟时肉质红色，近于圆球形。种子通常 2 粒，包于苞片内，不露出或与苞片等长，黑红色或灰褐色，三角状卵圆形或宽卵圆形，表面具细皱纹，种脐明显，半圆形。花期 5~6 月，种子 8~9 月成熟。

注意事项　有表邪者忌服。

功效主治　固表止汗。用于自汗，盗汗。

用法用量　3~9g。外用适量，研粉撒扑。

实用验方　产后虚汗：龙骨、麻黄根各 30g，捣细罗为散，不计时候，以粥饮调下 6g；或人参、大枣各 6g，白术、茯苓各 15g，炙黄芪、蜜大枣仁各 20g，牡蛎、浮小麦各 30g，防风、甘草各 3g，柏子仁、五味子、麻黄根、当归各 9g，每日 1 剂，水煎 2 次，混匀，分次饭后服。

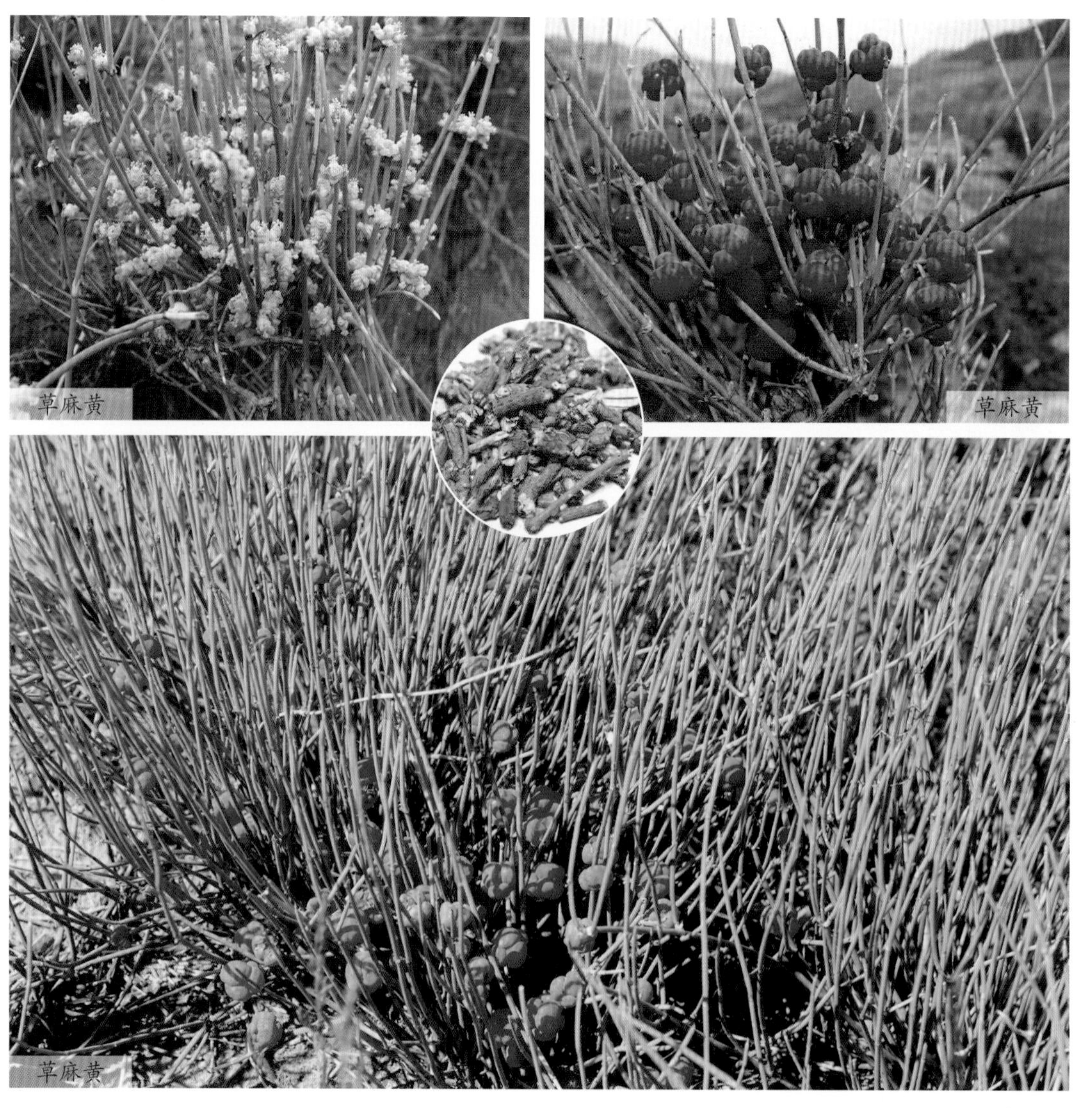
草麻黄
草麻黄
草麻黄

381. 五味子

别名：玄及、会及。
性味：酸、甘，温。

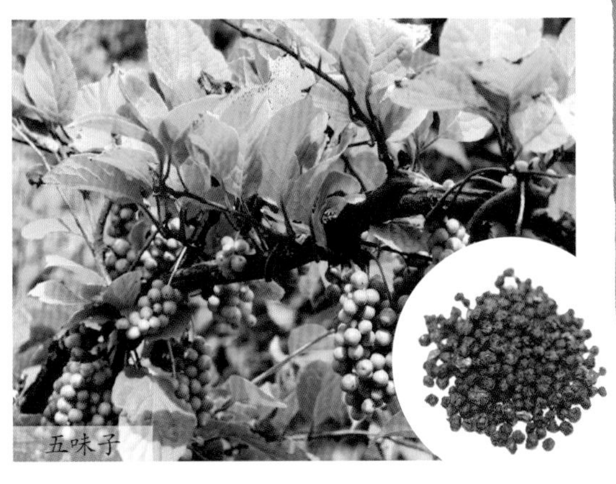

来　　源　木兰科植物五味子 *Schisandra chinensis* 的干燥成熟果实。

形态描述　落叶木质藤本。叶膜质，椭圆形至卵形。雄花花被片粉白色或粉红色，长圆形或椭圆状长圆形，外面的较狭小；雄蕊仅 5（6）枚，互相靠贴，形成近倒卵圆形的雄蕊群；雌花花被片和雄花相似；雌蕊群近卵圆形，子房卵圆形或卵状椭圆体形，柱头鸡冠状。小浆果红色，近球形或倒卵圆形，果皮具不明显腺点。种子 1~2 粒，肾形褐色，种皮光滑。花期 5~7 月，果期 7~10 月。

注意事项　外有表邪、内有实热，或咳嗽初起，痧疹初发者忌服。

功效主治　收敛固涩，益气生津，补肾宁心。用于久嗽虚喘，梦遗滑精，遗尿尿频，久泻不止，自汗盗汗，津伤口渴，内热消渴，心悸失眠。

用法用量　2~6g。

实用验方　**久咳虚喘**：五味子 6g，山茱萸 10g，熟地黄、山药各 15g，水煎服。**遗精**：五味子 6g，山茱萸、菟丝子、覆盆子各 15g，水煎服。**不孕**：锁阳、熟地黄、党参各 15g，五味子、白芍、川芎各 9g，当归 6g，水煎服。

382. 乌梅

别名：梅实、熏梅。
性味：酸、涩，平。

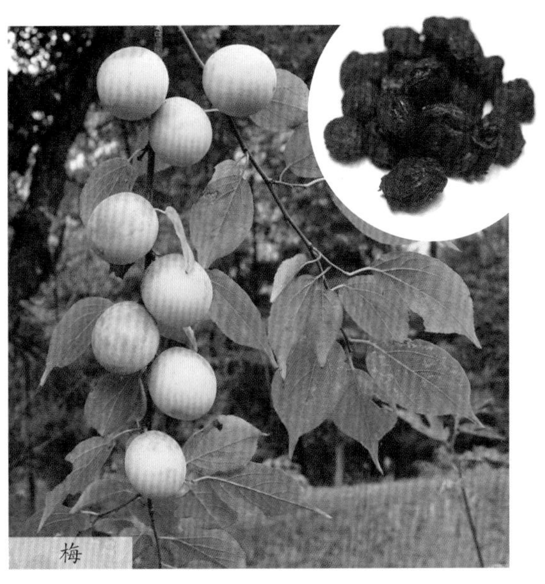

来　　源　蔷薇科植物梅 *Prunus mume* 的干燥近成熟果实。

形态描述　小乔木，稀灌木，高 4~10m。叶片卵形或椭圆形，边常具小锐锯齿，灰绿色。花单生或有时 2 朵同生于 1 芽内，香味浓，先于叶开放；花萼通常红褐色，但有些品种的花萼为绿色或绿紫色；花瓣倒卵形，白色至粉红色；雄蕊短或稍长于花瓣；子房密被柔毛，花柱短或稍长于雄蕊。果实近球形，黄色或绿白色，味酸；果肉与核粘贴。花期冬、春季，果期 5~6 月（在华北果期延至 7~8 月）。

注意事项　有实邪者忌服。

功效主治　敛肺，涩肠，生津，安蛔。用于肺虚久咳，久泻久痢，虚热消渴，蛔厥呕吐腹痛。

用法用量　6~12g。

实用验方　**久咳少痰或无痰**：乌梅肉（焙干）9g，罂粟壳 3g，共研末，睡前用蜜水送服。**小儿慢性腹泻**：乌梅肉（炒炭）、神曲各 10g，研末，每次 3~5g，炖服。**慢性结肠炎**：乌梅 15g，水煎，加适量白糖，代茶饮，每日 1 剂。

383. 五倍子

别名：文蛤、百虫仓。
性味：酸、涩，寒。

来　　源　漆树科植物盐肤木 *Rhus chinensis*、青麸杨 *R. potaninii* 或红麸杨 *R. punjabensis* var. *sinica* 叶上的虫瘿，主要由五倍子蚜 *Melaphis chinensis* 寄生而形成。

形态描述　落叶小乔木或灌木，高 2~10m。奇数羽状复叶有小叶 (2~) 3~6 对，叶轴具宽的叶状翅，小叶自下而上逐渐增大，叶轴和叶柄密被锈色柔毛。圆锥花序宽大，多分枝；雄花花萼外面被微柔毛，裂片长卵形；雄蕊伸出，花丝线形，花药卵形；雌花花萼裂片较短，花瓣椭圆状卵形；雄蕊极短；花盘无毛；子房卵形，花柱 3，柱头头状。核果球形，成熟时红色。花期 8~9 月，果期 10 月。

注意事项　外感风寒、肺有实热之咳嗽及积滞未清之泻痢者忌服。

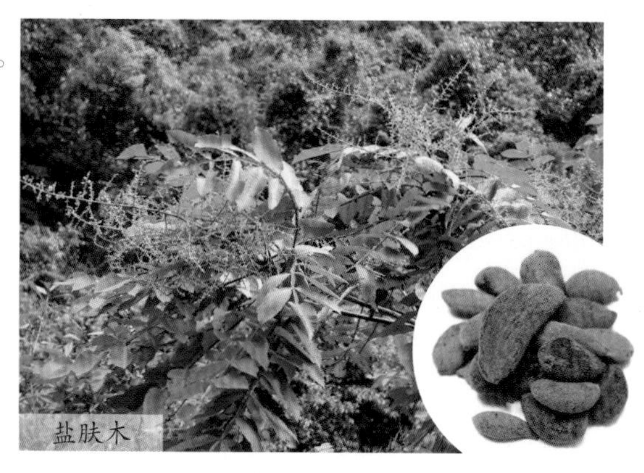
盐肤木

功效主治　敛肺降火，涩肠止泻，敛汗，止血，收湿敛疮。用于肺虚久咳，肺热痰嗽，久泻久痢，自汗盗汗，消渴，便血痔血，外伤出血，痈肿疮毒，皮肤湿烂。

用法用量　3~6g。外用适量。

实用验方　**肺虚久咳：**五倍子、五味子各 10g，人参 5g，紫菀 15g，水煎服，日服 2 次。**久泻久痢：**五倍子、诃子、五味子各 10g，水煎服。

384. 诃子

别名：诃黎勒、诃黎。
性味：苦、酸、涩，平。

来　　源　使君子科植物诃子 *Terminalia chebula* 或绒毛诃子 *T. chebula* var. *tomentella* 的干燥成熟果实。

形态描述　乔木，高可达 30m，径达 1m。叶互生或近对生，叶片卵形或椭圆形至长椭圆形，先端短尖，基部钝圆或楔形，偏斜。穗状花序腋生或顶生，有时又组成圆锥花序；花多数，两性；雄蕊 10 枚，高出花萼之上；花药椭圆形；子房圆柱形，被毛；花柱长而粗，锥尖；胚珠 2，长椭圆形。核果卵形或椭圆形，成熟时变黑褐色，通常有 5 条钝棱。花期 5 月，果期 7~9 月。

注意事项　外邪未解、内有湿热火邪者忌服。

功效主治　涩肠止泻，敛肺止咳，降火利咽。用于久泻久痢，便血，脱肛，肺虚喘咳，久嗽不止，咽痛音哑。

用法用量　3~10g。

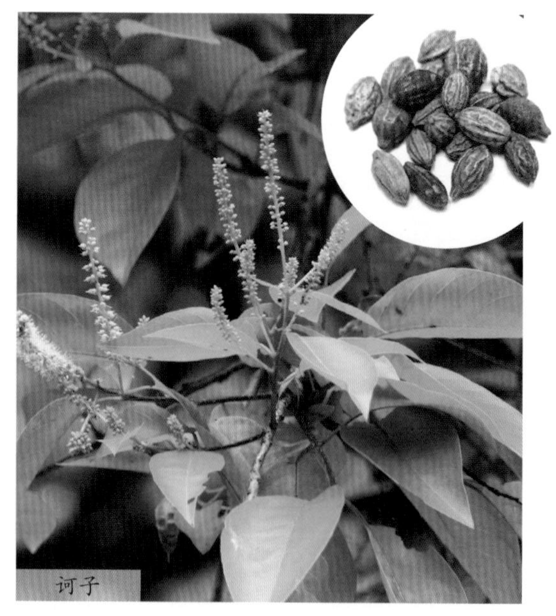
诃子

实用验方　**久泻久痢：**煨诃子 5g，研末吞服；或煨诃子、罂粟壳各 5g，党参、白术各 10g，肉豆蔻、木香各 6g，水煎服。**慢性支气管炎所致的久咳：**诃子、甘草、桔梗各 8g，百部、百合各 12g，水煎服。

385. 石榴皮

别名：石榴壳。
性味：酸、涩，温。

来　　源　石榴科植物石榴 *Punica granatum* 的干燥果皮。

形态描述　落叶灌木或乔木，高通常 3~5m，稀达 10m。叶通常对生，纸质，矩圆状披针形，顶端短尖、钝尖或微凹，基部短尖至稍钝形，上面光亮，侧脉稍细密；叶柄短。花大，1~5 朵生枝顶；花瓣通常大，红色、黄色或白色，顶端圆形；花丝无毛；花柱长超过雄蕊。浆果近球形，通常为淡黄褐色或淡黄绿色，有时白色，稀暗紫色。种子多数，钝角形，红色至乳白色，肉质的外种皮供食用。

注意事项　痢积未尽者不宜服用。

功效主治　涩肠止泻，止血，驱虫。用于久泻，久痢，便血，脱肛，崩漏，带下病，虫积腹痛。

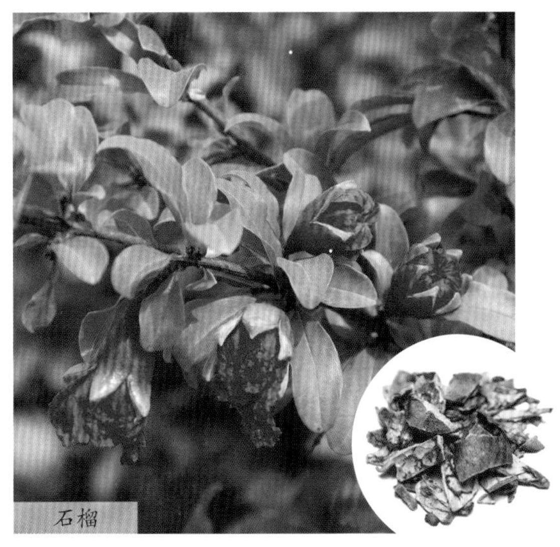
石榴

用法用量　3~9g。

实用验方　**久泻久痢**：石榴皮 9g，煎汤服，或炒后研末服。**细菌性痢疾**：石榴皮 9g，黄连 8g，马齿苋 30g，水煎服。**脱肛**：石榴皮 30g，五倍子 9g，白矾 3g，水煎洗患处，或研末，清洗肛门后外敷。

386. 肉豆蔻

别名：豆蔻、肉果。
性味：辛，温。

来　　源　肉豆蔻科植物肉豆蔻 *Myristica fragrans* 的干燥种仁。

形态描述　小乔木。幼枝细长。叶近革质，椭圆形或椭圆状披针形。雄花序着花 3~20，无毛，花被裂片 3 或 4，三角状卵形，外面密被灰褐色绒毛；花药 9~12 枚；雌花序较雄花序为长；总梗粗壮、着花 1~2 朵；花被裂片 3，外面密被微绒毛；花梗长于雌花；子房椭圆形，柱头先端 2 裂。果通常单生，具短柄，有时具残存的花被片。假种皮红色，至基部撕裂；种子卵珠形。

注意事项　大肠素有火热及中暑热泄暴注，肠风下血，胃火牙痛及湿热积滞方盛，滞下初起，皆不宜服。

功效主治　温中行气，涩肠止泻。用于脾虚寒，久泻不止，脘腹胀痛，食少呕吐。

用法用量　3~10g。

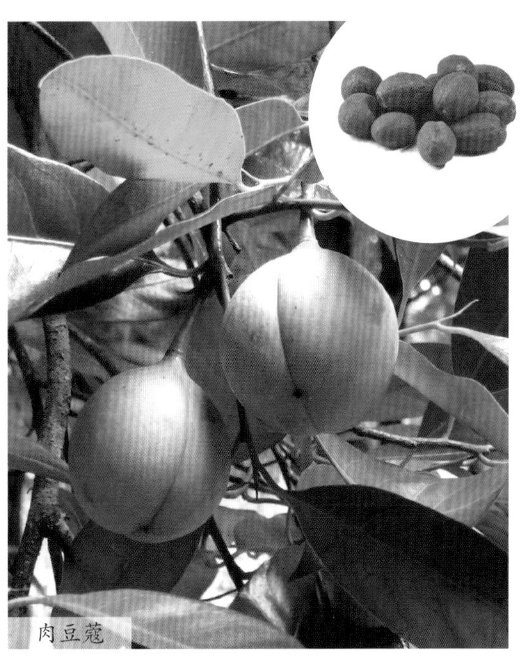
肉豆蔻

实用验方　**久泻久痢**：刀豆壳 30g，烧灰存性，肉豆蔻 10g，水煎送服，每次 6g。**五更泄泻**：补骨脂、肉豆蔻各 15g，吴茱萸、五味子各 6g，水煎服。

387. 山茱萸

别名：鸡足、山萸肉。
性味：酸、涩，微温。

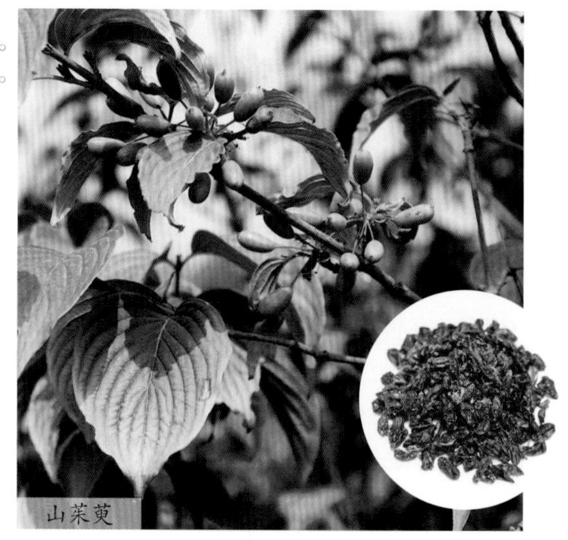
山茱萸

来　　源　山茱萸科植物山茱萸 *Cornus officinalis* 的干燥成熟果肉。

形态描述　落叶乔木或灌木，高 4~10m。叶对生，纸质，卵状披针形或卵状椭圆形。伞形花序生于枝侧，有总苞片 4，卵形，厚纸质至革质，开花后脱落；花小，两性，先叶开放；花萼裂片 4，花瓣 4，舌状披针形，向外反卷；雄蕊 4，与花瓣互生，花丝钻形，花药椭圆形，2 室；花盘垫状，无毛，花柱圆柱形，柱头截形；花梗纤细，密被疏柔毛。核果长椭圆形，红色至紫红色。花期 3~4 月，果期 9~10 月。

注意事项　命门火炽、素有湿热、小便淋涩者忌服。

功效主治　补益肝肾，收涩固脱。用于眩晕耳鸣，腰膝酸痛，阳痿遗精，遗尿尿频，崩漏带下，大汗虚脱，内热消渴。

用法用量　6~12g。

实用验方　**腰膝酸软：**山茱萸、熟地黄、山药各 12g，杜仲、附子、淫羊藿各 10g，水煎服。**遗精，尿频，遗尿：**山茱萸、鹿角霜各 12g，金樱子、鸡内金各 10g，水煎服。

388. 覆盆子

别名：覆盆、乌藨子。
性味：甘、酸，温。

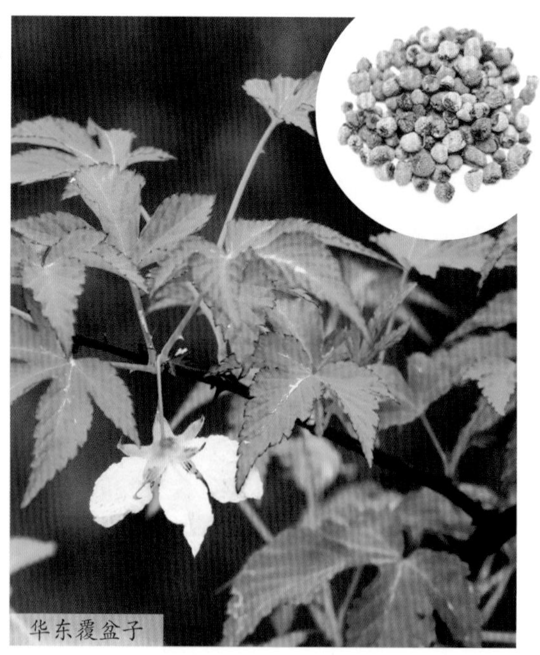
华东覆盆子

来　　源　蔷薇科植物华东覆盆子 *Rubus chingii* 的干燥果实。

形态描述　藤状灌木，高 1.5~3m。具皮刺，单叶边缘掌状深裂，裂片椭圆形或菱状卵形；叶柄疏生小皮刺；托叶线状披针形。单花腋生，萼片卵形或卵状长圆形，顶端具凸尖头，外面密被短柔毛；花瓣椭圆形或卵状长圆形，白色，顶端圆钝；雄蕊多数，花丝宽扁；雌蕊多数，具柔毛。果实近球形，红色，密被灰白色柔毛；核有皱纹。花期 3~4 月，果期 5~6 月。

注意事项　肾虚有火、小便短涩者慎服。

功效主治　益肾固精缩尿，养肝明目。用于遗精滑精，遗尿尿频，阳痿早泄，目暗昏花。

用法用量　6~12g。

实用验方　**遗精：**覆盆子 15g，焙干研末服。**视物昏花：**覆盆子、枸杞子、女贞子各 10g，熟地黄、何首乌各 15g，水煎服。

389. 金樱子

别名：刺榆子。
性味：酸、甘、涩，平。

来　　源　蔷薇科植物金樱子 *Rosa laevigata* 的干燥成熟果实。

形态描述　常绿攀缘灌木，高可达5m。小枝粗壮，散生扁弯皮刺。小叶革质，通常3，稀5，椭圆状卵形，边缘有锐锯齿。花单生于叶腋，花梗和萼筒密被腺毛，随果实成长变为针刺；花瓣白色，宽倒卵形，先端微凹；雄蕊多数；心皮多数，花柱离生，有毛，比雄蕊短很多。果梨形、倒卵形，稀近球形，紫褐色，外面密被刺毛，萼片宿存。花期4~6月，果期7~11月。

注意事项　有实火、邪热者忌服。

功效主治　固精缩尿，固崩止带，涩肠止泻。用于遗精滑精，遗尿尿频，崩漏带下，久泻久痢。

用法用量　6~12g。

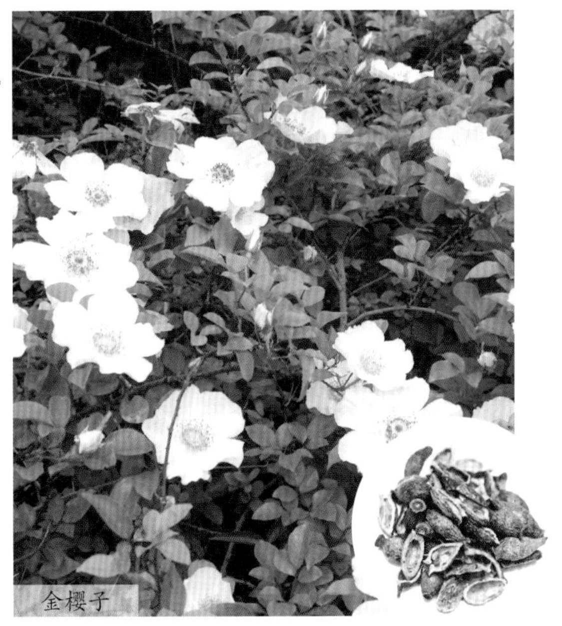
金樱子

实用验方　遗尿，多尿：鲜金樱子30g，益智仁9g，水煎服。肾虚：金樱子适量，熬膏，每次1汤匙，加水煮沸，冲入鲜鸡蛋内服。

390. 莲子

别名：藕实、水芝丹。
性味：甘、涩，平。

来　　源　睡莲科植物莲 *Nelumbo nucifera* 的干燥成熟种子。

形态描述　多年生水生草本。根状茎横生，肥厚，节间膨大，内有多数纵行通气孔道，节部缢缩。叶圆形，盾状，全缘稍呈波状；叶柄粗壮，中空，外面散生小刺。花直径美丽，芳香；花瓣红色、粉红色或白色，矩圆状椭圆形至倒卵形，由外向内渐小，有时变成雄蕊；花药条形，花丝细长；花柱极短，柱头顶生。坚果椭圆形或卵形，果皮革质，坚硬，熟时黑褐色。种子（莲子）卵形或椭圆形，种皮红色或白色。花期6~8月，果期8~10月。

注意事项　中满痞胀及大便燥结者忌服。

功效主治　补脾止泻，止带，益肾涩精，养心安神。用于脾虚泄泻，带下病，遗精，心悸失眠。

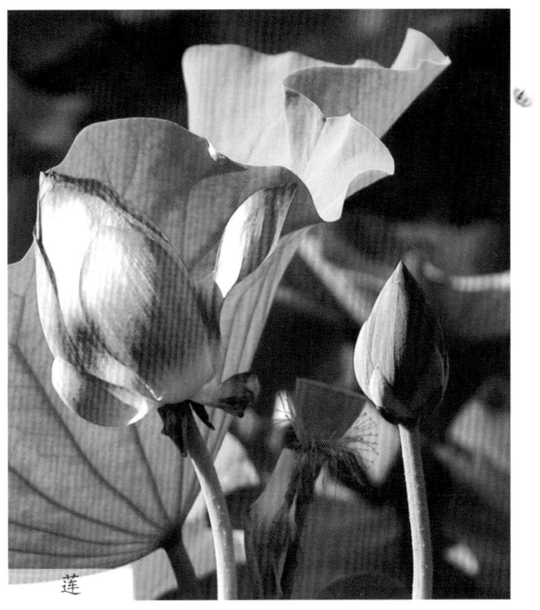
莲

用法用量　6~15g。

实用验方　遗精：莲子15g，沙苑子、金樱子、鹿角霜各15g，水煎服。**久泻，食少：**莲子50g，胡椒10g，炖猪肚服。**头皮痒，头屑多：**莲子适量，白糖少许，水炖服。

391. 莲子心

别名：苦薏、莲薏。
性味：苦，寒。

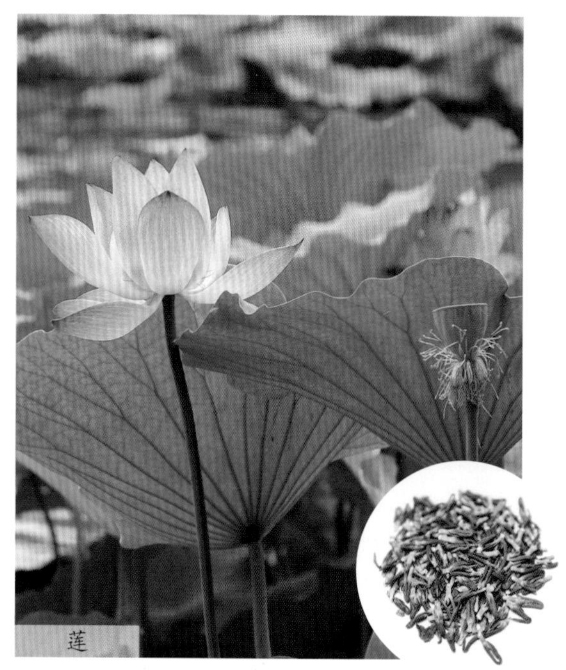
莲

来　　源　睡莲科植物莲 *Nelumbo nucifera* 的成熟种子中的干燥幼叶及胚根。

形态描述　同“390. 莲子”。

功效主治　清心安神，交通心肾，涩精止血。用于热入心包，神昏谵语，心肾不交，失眠遗精，血热吐血。

用法用量　2~5g。

实用验方　**心烦不眠：**莲子心 3g，炒酸枣仁、茯神各 12g，夜交藤 16g，水煎服。**高血压：**莲子心 9g，远志 6g，酸枣仁 12g，水煎服。**中耳炎：**莲子心 3~9g，玄参、麦冬、连翘各 3g，水煎服。

392. 芡实

别名：鸡头实、雁喙实。
性味：甘、涩，平。

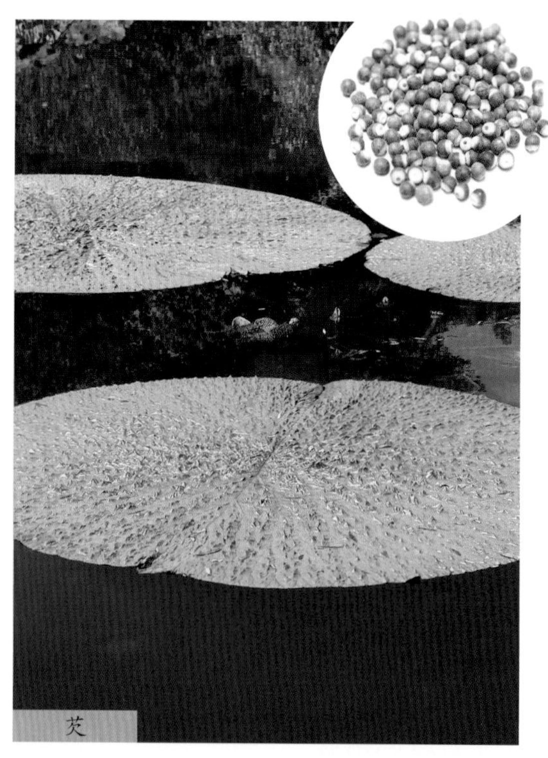
芡

来　　源　睡莲科植物芡 *Euryale ferox* 的干燥成熟种仁。

形态描述　一年生大型水生草本。沉水叶箭形或椭圆肾形，两面无刺；浮水叶革质，椭圆肾形至圆形，盾状，两面在叶脉分枝处有锐刺；叶柄及花梗粗壮，皆有硬刺。萼片披针形，内面紫色，外面密生稍弯硬刺；花瓣矩圆披针形或披针形，紫红色，成数轮排列，向内渐变成雄蕊；无花柱，柱头红色，成凹入的柱头盘。浆果球形，外面密生硬刺。种子球形，黑色。花期 7~8 月，果期 8~9 月。

注意事项　凡外感前后，疟痢疳痔，气郁痞胀，溺赤便秘，食不运化及新产后皆忌之。

功效主治　益肾固精，补脾止泻，除湿止带。用于遗精滑精，遗尿尿频，脾虚久泻，白浊带下。

用法用量　9~15g。

实用验方　**脾虚食少，泄泻：**芡实、白术、党参、山药各 12g，陈皮、山楂各 8g，水煎服。**小儿疳积：**芡实 15g，陈皮 3g，猪肚 1 个，炖烂食用。**小便不禁：**芡实、金樱子各 15g，莲须 10g，水煎服。

393. 椿皮

别名：臭椿、椿根皮。
性味：苦、涩，寒。

来　　源　苦木科植物臭椿 *Ailanthus altissima* 的干燥根皮或干皮。

形态描述　落叶乔木，高可达 20 余米。树皮平滑而有直纹。嫩枝有髓，幼时被黄褐色柔毛。叶为奇数羽状复叶，有小叶 13~27；小叶对生或近对生，卵状披针形。花序圆锥状；花淡绿色；萼片 5，覆瓦状排列；花瓣 5，基部两侧被硬粗毛；雄蕊 10，花丝基部密被硬粗毛，雄花中的花丝长于花瓣，雌花中的花丝短于花瓣；花药长圆形；心皮 5，花柱粘合，柱头 5 裂。翅果长椭圆形。种子位于翅的中间，扁圆形。花期 4~5 月，果期 8~10 月。

功效主治　清热燥湿，收涩止带，止泻，止血。用于赤白带下，湿热泻痢，久泻久痢，便血，崩漏。

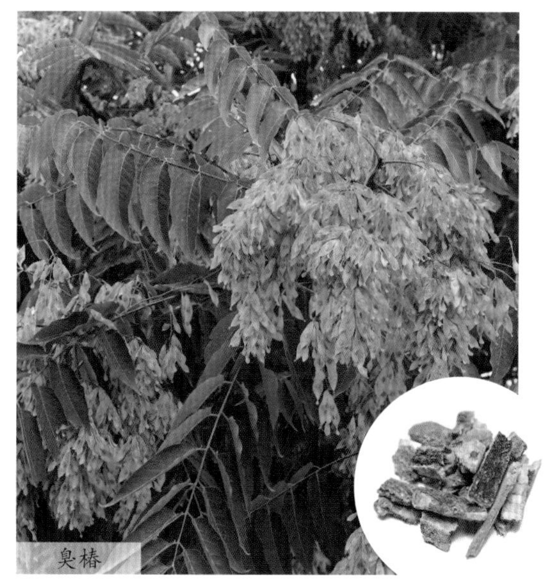
臭椿

用法用量　6~9g。

实用验方　**白带异常：**椿皮 9g，生薏苡仁 30g，炒苍术 10g，蒲公英、鱼腥草各 15g，水煎服。**便血：**椿皮 9g，侧柏叶、紫珠草各 10g，墨旱莲 15g，水煎服。

394. 鸡冠花

别名：鸡髻花。
性味：甘、涩，凉。

来　　源　苋科植物鸡冠花 *Celosia cristata* 的干燥花序。

形态描述　草本。叶片卵形、卵状披针形或披针形，宽 2~6cm；花多数，极密生，成扁平肉质鸡冠状、卷冠状或羽毛状的穗状花序，一个大花序下面有数个较小的分枝，圆锥状矩圆形，表面羽毛状；花被片红色、紫色、黄色、橙色或红色黄色相间。花、果期 7~9 月。

功效主治　收敛止血，止带，止痢。用于吐血，崩漏，便血，痔血，赤白带下，久痢不止。

用法用量　6~12g。

实用验方　**肠炎，痢疾：**鸡冠花 15g，石榴皮 9g，三颗针 6g，水煎服。**尿路感染：**鸡冠花、萹蓄各 15g，鸭跖草 6g，水煎服。**血淋：**鸡冠花 30g，烧存炭，米汤送下。

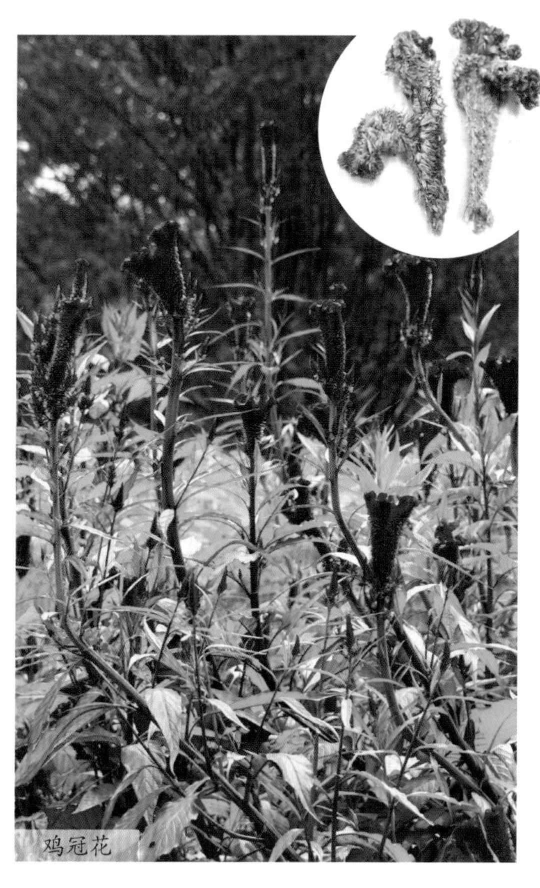
鸡冠花

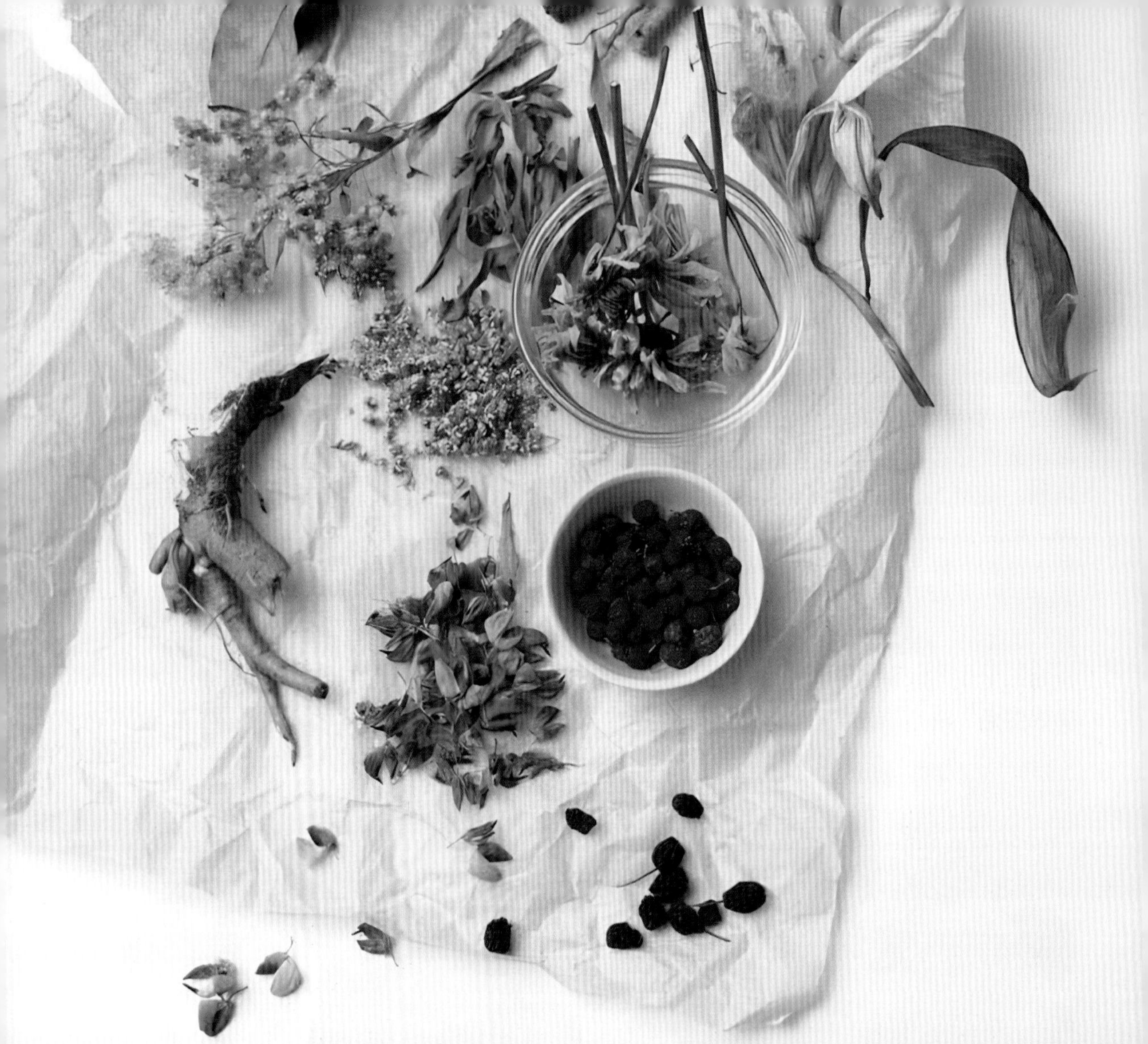

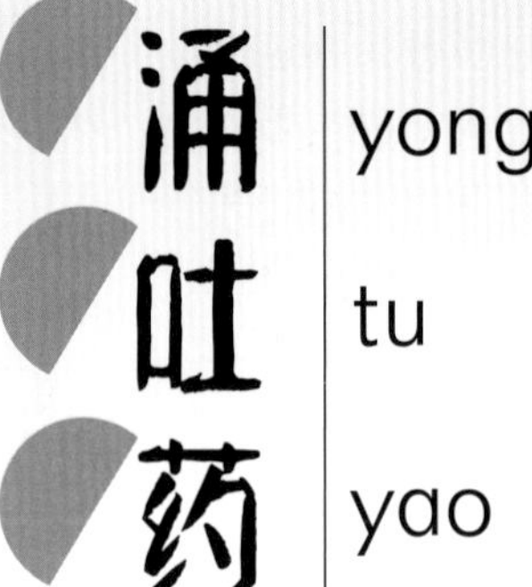
涌吐药
yong
tu
yao

395. 常山

别名：互草、恒山。
性味：苦、辛，寒；有毒。

来　源　虎耳草科植物常山*Dichroa febrifuga*的干燥根。

形态描述　灌木，高1~2m。叶常椭圆形、倒卵形、椭圆状长圆形或披针形。伞房状圆锥花序顶生，有时叶腋有侧生花序，花蓝色或白色；花萼倒圆锥形，4~6裂；花瓣长圆状椭圆形，稍肉质，花后反折；雄蕊10~20枚，花药椭圆形；花柱4（~6），棒状，柱头长圆形。浆果蓝色，干时黑色。种子具网纹。花期2~4月，果期5~8月。

注意事项　正气虚弱、久病体弱者及孕妇忌服。

功效主治　涌吐痰涎，截疟。用于痰饮停聚，胸膈痞塞，疟疾。

用法用量　5~9g。

实用验方　疟疾：常山、北柴胡各9g，草果6g，水煎服。荨麻疹：常山、防风、白蒺藜、蛇床子各15g，苍耳子30g，水煎服。

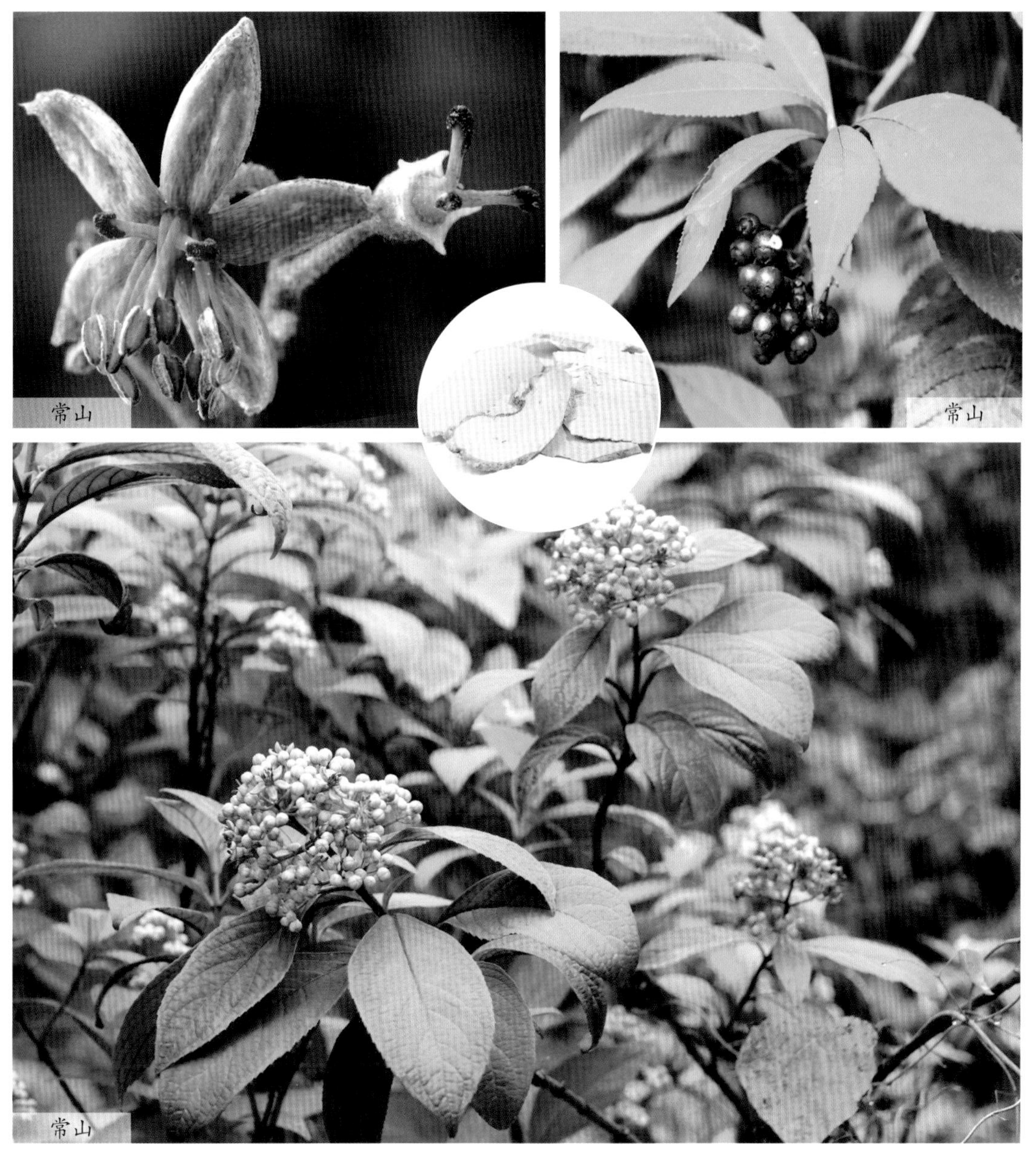

常山

常山

常山

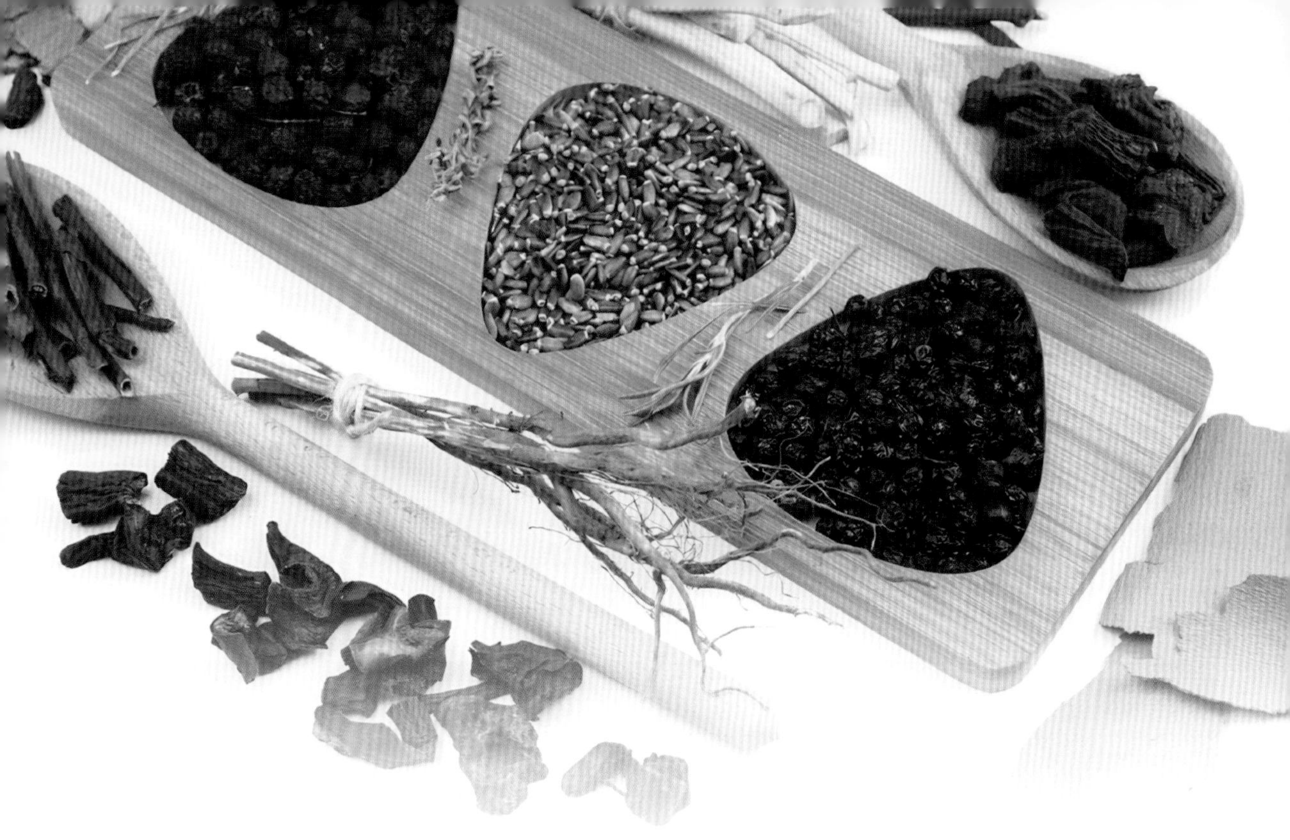

攻毒杀虫止痒药

gong du sha chong zhi yang yao

396. 狼毒

别名：续毒、绵大戟。
性味：辛，平；有毒。

来　　源　大戟科植物月腺大戟 *Euphorbia ebracteolata* 或狼毒大戟 *E. fscheriana* 的干燥根。

形态描述　多年生草本，除生殖器官外无毛。叶互生，形向上渐大，长圆形，长先端圆或尖，基部近平截；伞幅5；苞叶2枚，三角状卵形，先端尖，基部近平截。序单生二歧分枝的顶端，无柄；总苞钟状，具白色柔毛；腺体4，半圆形，淡褐色。雄花多枚，伸出总苞之外；雌花1枚，子房密被白色长柔毛；花柱3。蒴果卵球状，被白色长柔毛；花柱宿存；成熟时分裂为3个分果片。种子扁球状。花、果期5~7月。

注意事项　本品有毒，内服宜慎；体质虚弱者及孕妇忌服。

功效主治　散结，杀虫。用于淋巴结结核，皮癣，灭蛆。

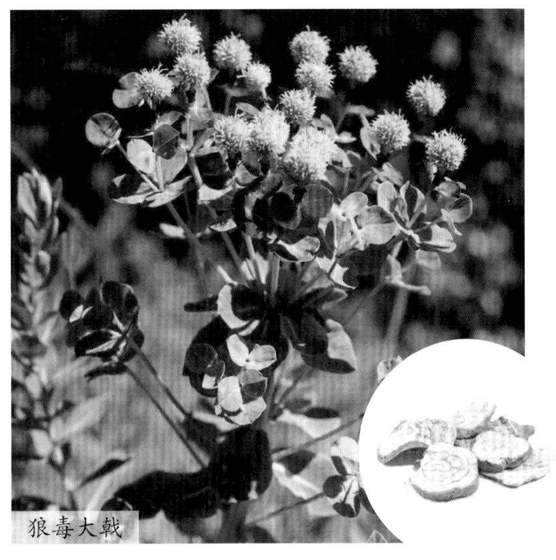
狼毒大戟

用法用量　熬膏外敷。

实用验方　**皮肤癣：**鲜狼毒磨醋，取汁涂患处。**神经性皮炎：**鲜狼毒根磨洗米水，涂患处。**颈淋巴结结核：**狼毒适量，水煎熬成膏，涂敷患处。

397. 蛇床子

别名：蛇米。
性味：辛、苦，温；有小毒。

来　　源　伞形科植物蛇床 *Cnidium monnieri* 的干燥成熟果实。

形态描述　一年生草本，高10~60cm。叶片轮廓卵形至三角状卵形，2~3回三出式羽状全裂。复伞形花序总苞片6~10，线形至线状披针形；伞辐8~20，不等长；小总苞片多数，边缘具细睫毛；小伞形花序具花15~20，萼齿无；花瓣白色，先端具内折小舌片；花柱基略隆起，花柱向下反曲。分生果长圆状，横剖面近五角形，主棱5，均扩大成翅；胚乳腹面平直。花期4~7月，果期6~10月。

注意事项　下焦有湿热，或肾阴不足、相火易动以及精关不固者忌服。

功效主治　燥湿祛风，杀虫止痒，温肾壮阳。用于阴痒带下，湿疹瘙痒，湿痹腰痛，肾虚阳痿，宫冷不孕。

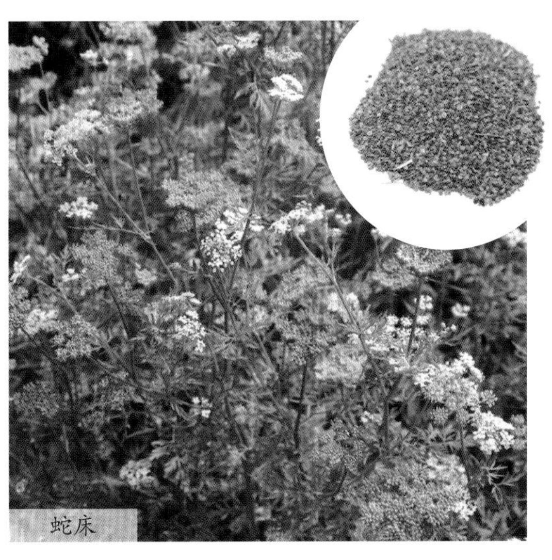
蛇床

用法用量　3~10g。外用适量，多煎汤熏洗，或研末调敷。

实用验方　**滴虫性阴道炎：**蛇床子30g，川椒10g，白矾9g，苦参20g，水煎熏洗患部，每日2次。**湿疹：**蛇床子30g，煎汤外洗；或蛇床子、苦参、黄柏、白矾、硼砂各适量，研末麻油调涂。

398. 木鳖子

别名：木蟹、土木鳖。
性味：苦、微甘，凉；有毒。

来　　源　葫芦科植物木鳖 *Momordica cochinchinensis* 的干燥成熟种子。

形态描述　粗壮大藤本，长达 15m。叶柄粗壮，叶片卵状心形或宽卵状圆形，3~5 中裂至深裂或不分裂，雌雄异株；雄花单生于叶腋或有时 3~4 朵着生在极短的总状花序轴上，花冠黄色，裂片卵状长圆形，雄蕊 3；雌花单生于叶腋，花冠、花萼同雄花；子房卵状长圆形。果实卵球形，顶端有 1 短喙，成熟时红色，肉质，密生具刺尖的突起。种子多数，卵形或方形，干后黑褐色。花期 6~8 月，果期 8~10 月。

注意事项　孕妇及体虚者忌服。

功效主治　散结消肿，攻毒疗疮。用于疮疡肿毒，乳痈，瘰疬，痔瘘，干癣，秃疮。

用法用量　0.9~1.2g。外用适量，研末，用油或醋调涂患处。

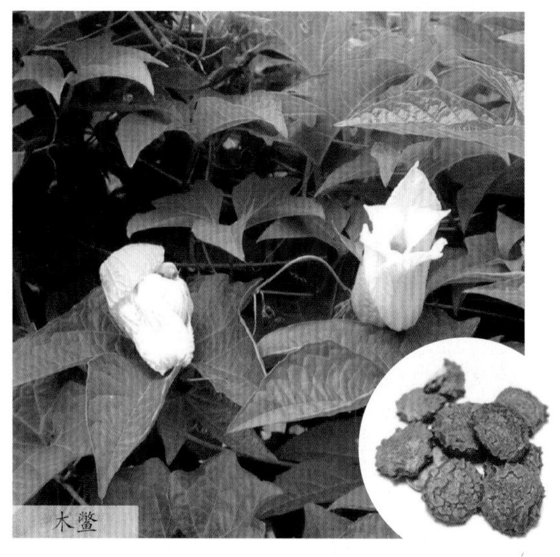
木鳖

实用验方　**小儿腹泻：**木鳖子（煨熟去外壳）、白胡椒各 2 粒，丁香 4 粒，共研末，与凡士林一起调成膏状敷于脐中，用胶布固定 3 日。**疔痈肿毒：**木鳖子适量，研末调敷患处。

399. 土荆皮

别名：土槿皮、荆树皮。
性味：辛，温；有毒。

来　　源　松科植物金钱松 *Pseudolarix amabilis* 的干燥根皮或近根树皮。

形态描述　乔木，高达 40m，胸径达 1.5m。树干通直，树皮粗糙，灰褐色，裂成不规则的鳞片状块片。叶条形，上面绿色，中脉微明显，下面蓝绿色，中脉明显，每边有 5~14 条气孔线；长枝之叶辐射伸展，短枝之叶簇状密生，平展成圆盘形。雄球花黄色，下垂，圆柱状；雌球花紫红色，直立，椭圆形。球果卵圆形或倒卵圆形；中部的种鳞卵状披针形；苞鳞长约种鳞的 1/4~1/3，卵状披针形，边缘有细齿。种子卵圆形，白色。花期 4 月，球果 10 月成熟。

功效主治　杀虫，疗癣，止痒。用于疥癣瘙痒。

用法用量　外用适量，醋或酒浸涂擦，或研末调涂患处。

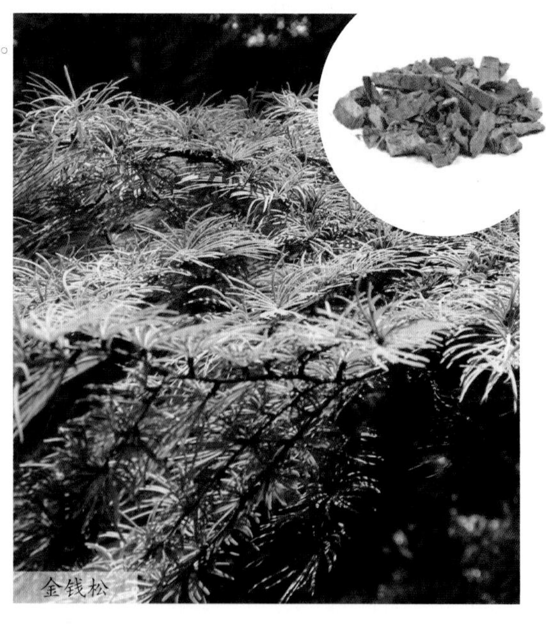
金钱松

实用验方　**足癣：**土荆皮适量，浸于 75% 酒精溶液中约 2 周，取药液涂患处。**阴囊湿疹：**土荆皮适量，水煎洗患处。**神经性皮炎：**土荆皮、木槿花、桃树叶各适量，水煎洗患处。

400. 蓖麻子

别名：革麻子。
性味：甘、辛，平；有毒。

来　　源　大戟物蓖麻 *Ricinus communis* 的干燥成熟种子。

形态描述　一年生粗壮草本或草质灌木，高达 5m。小枝、叶和花序通常被白霜，茎多液汁。叶轮廓近圆形，掌状 7~11 裂，边缘具锯齿。总状花序或圆锥花序，雄花花萼裂片卵状三角形，雄蕊束众多；雌花萼片卵状披针形；子房卵状，密生软刺或无刺。蒴果卵球形或近球形，果皮具软刺或平滑。种子椭圆形，微扁平，平滑，斑纹淡褐色或灰白色；种阜大。花期几全年或 6~9 月（栽培）。

注意事项　便滑者及孕妇忌服。

功效主治　泻下通滞，消肿拔毒。用于大便燥结，痈疽肿毒，喉痹，瘰疬。

用法用量　2~5g。外用适量。

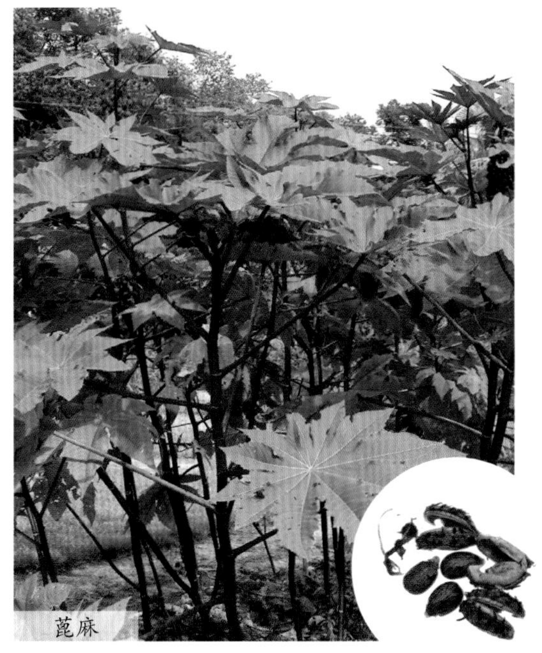
蓖麻

实用验方　**便秘：**蓖麻子 6~9g，捣烂，水煎服，每日 1 次。**口眼㖞斜：**蓖麻子适量，捣烂敷患侧。

401. 大蒜

别名：胡蒜、葫。
性味：辛，温。

来　　源　百合科植物大蒜 *Allium sativum* 的鳞茎。

形态描述　鳞茎球状至扁球状，通常由多数肉质、瓣状的小鳞茎紧密地排列而成，外面被数层白色至带紫色的膜质鳞茎外皮。叶宽条形至条状披针形，扁平，先端长渐尖。花葶实心，圆柱状，中部以下被叶鞘；伞形花序密具珠芽，间有数花；小花梗纤细；小苞片卵形；花常为淡红色；花丝比花被片短，基部合生并与花被片贴生；子房球状；花柱不伸出花被外。花期 7 月。

注意事项　阴虚火旺以及目疾、口齿、喉、舌诸患和时行病后者均忌食。

功效主治　解毒消肿，杀虫止痢。用于痈肿疮疡，疥癣，肺痨，顿咳，泄泻，痢疾。

用法用量　9~15g。

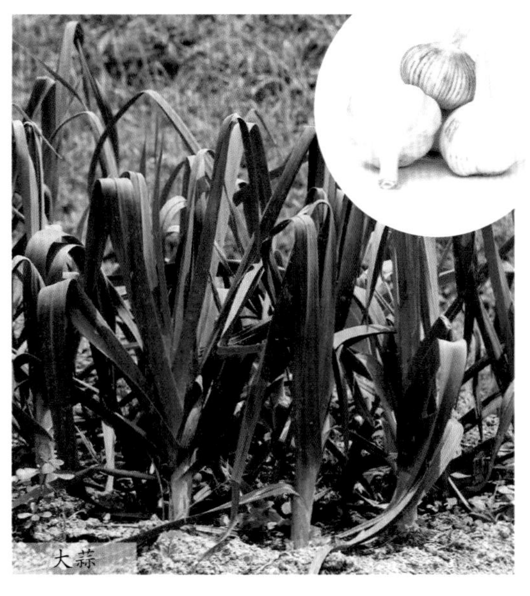
大蒜

实用验方　**痈疖肿痛：**大蒜适量，捣烂调大黄粉敷患处。**急性肠炎：**大蒜、鱼腥草、凤尾草各 15g，水煎服。**中暑四肢无力：**带土的小朵红菇 15 朵，大蒜 3~5 个，水煎，打入鸭蛋 1~2 个，煮熟服。

药名笔画索引

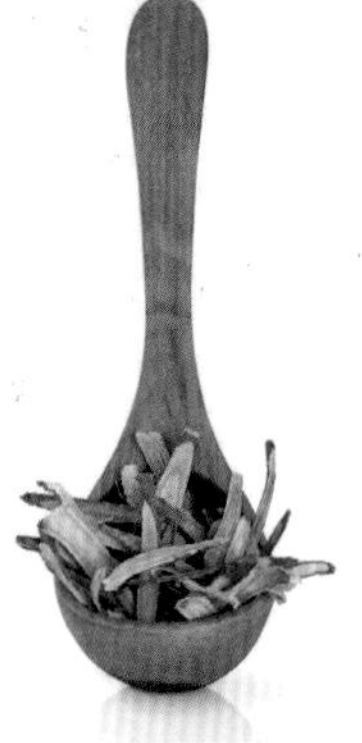

五画

六画

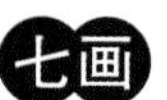

七画

八画

九画

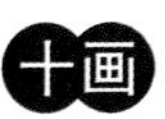

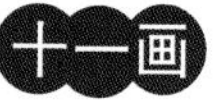
十一画

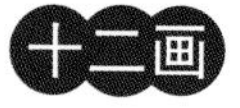
十二画

十三画

十四画

十五画及以上

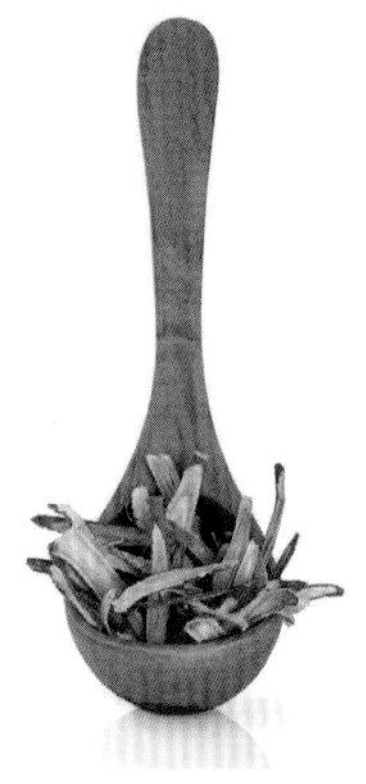

小儿常见病症

呼吸系统常见病症

消化系统常见病症

循环系统常见病症

泌尿系统常见病症

女性常见病症

男性常见病症

四肢筋骨常见病症

皮肤常见病症

头面五官常见病症

外科常见病症

其他常见病症